薛莎中医临证经验集

主　编　凌家艳　李雪松

副主编　（按姓氏笔画排序）

孙　敏　肖　彬　周良发

编　委　（按姓氏笔画排序）

马　威　文　阳　朱琼洁　罗琴琴

郑小利　夏　雪　徐嫣然　覃　鑫

科学出版社

北　京

内 容 简 介

薛莎教授是第二批全国老中医药专家学术继承人，第六批全国老中医药专家学术经验继承工作指导老师。其从医四十载，在疑难杂病的诊疗及脾胃病、代谢性疾病（痛风及骨质疏松症等）、铅中毒疾病等方面，积累了丰富的临床经验。本书系统总结了薛莎教授学术思想和临床经验，主要包括对常见病病因病机的认识及常用治法和心得、常用方剂，个人临床验方和医案，同时还囊括了相关实验内容。全书从理、法、方、药的不同角度，全面阐述薛莎教授的学术思想，从而更好地指导临床工作。

本书可供中医临床医师和中医科研、教学工作者参考使用。

图书在版编目（CIP）数据

薛莎中医临证经验集 / 凌家艳，李雪松主编. —北京：科学出版社，2023. 5
ISBN 978-7-03-074977-2

Ⅰ. ①薛… Ⅱ. ①凌… ②李… Ⅲ. ①中医临床-经验-中国-现代
Ⅳ. ①R249. 7

中国国家版本馆 CIP 数据核字（2023）第 069296 号

责任编辑：郭海燕 白会想 / 责任校对：王晓茜
责任印制：徐晓晨 / 封面设计：图悦盛世

科学出版社 出版
北京东黄城根北街 16 号
邮政编码：100717
http://www.sciencep.com
北京虎彩文化传播有限公司 印刷
科学出版社发行 各地新华书店经销
*
2023 年 5 月第 一 版 开本：787×1092 1/16
2023 年 5 月第一次印刷 印张：18 1/2
字数：450 000
定价：128.00 元
（如有印装质量问题，我社负责调换）

前　言

薛莎教授是第二批全国老中医药专家学术继承人，第六批全国老中医药专家学术经验继承工作指导老师，湖北省知名中医，武汉市中医名师；同济医科大学、湖北中医药大学兼职教授。2016年被评为享受国务院政府特殊津贴专家。薛师仁心仁术，学验俱丰，潜心于临床实践约四十载，遵循辨证施治，重视舌诊，以平为期，疗效颇著。本书简要论述了薛师约四十载杏林生涯的学术思想和临床经验，分为上篇、中篇和下篇三部分内容。

上篇着重论述了薛师治疗脾胃病、肾脏病、铅中毒、痛风、骨质疏松症、月经病的经验。薛师在传承古训的同时，不断总结创新，不仅在脾胃病的治疗上特色鲜明、形成了自己独特的理论，在肾脏病、骨质疏松症、痛风、月经病的治疗上也有独到的见解。该部分主要从薛师对疾病的病因病机的认识、治法心得和常用方剂、临床相关疾病的治疗经验方面进行讲述。

中篇介绍了薛师治疗临床常见病、多发病的经验，以临床医案的形式，详细记录了薛师毕生临床实践的精华。希望能给广大医务工作者提供一些参考。

下篇介绍了薛师的科研成果。薛师重视科研工作，曾主持和参与20余项国家、省市级课题，取得科研成果20项，获得科技进步奖19项，国家发明专利1项。微量元素实验、右归丸实验、驱铅丸实验、伸秦颗粒实验等都是薛师在科研方面付出的心血，通过这些实验，我们也学习到了薛师在科研方面的执着与坚持，为我们今后在科研这条道路上提供了前进的动力和方向。

由于水平有限，对薛莎教授的学术思想与临床经验的总结仅是观凤一羽，疏漏之处，敬请各位同仁斧正。在本书付梓之际，谨对各位参编人员表示衷心的感谢！

编　者

2022年5月

目　录

下篇 实验研究

上篇　学 术 思 想

第一章　脾胃病经验

在中医学理论中，“脾胃”为后天之本，气血生化之源，直接参与人体的营养吸收、糟粕排泄，其“脾升胃降”的升降机制，又调节着三焦五脏的整体平衡，维系着人体生命活动。薛师临证，重视脾胃，理论与实践博采众长、自成一派，本章将系统探讨薛师脾胃病诊疗经验的形成、发展及其临床特色等各方面内容。

第一节　对脾胃病病因病机的认识

一、理论基石

（一）遵从古训——《内经》《难经》为基础

薛师在中医的研究探索途中，一直提倡正统严谨的治学临证观点，其大量理论均源于中医典籍。传统的中医四大经典是中医临床必须掌握的，同时也是薛莎学术思想的理论基石。

1. 脾胃的生理特性

（1）消化吸收的通道：由唇齿进入至直肠末端排出的全过程，不外乎脾、胃、肠的协同运作，由摄入到消化再到吸收，完成人体能量的转化，以维系生命活动，故“后天之本”当之无愧。《素问·阴阳应象大论》云：“谷气通于脾……六经为川，肠胃为海，九窍为水注之气。”这是《内经》《难经》时期对脾胃功能做出的基础性论断，而到了李杲时期，对脾胃的功能认识则进一步具体及完善。

（2）能量转换的枢纽：《素问·六节藏象论》言：“脾、胃、大肠、小肠……仓廪之本……能化糟粕，转味而入出者也……此至阴之类，通于土气。”《灵枢·脉度》曰：“脾气通于口，脾和则口能知五谷矣。”《素问·玉机真脏论》云：“夫子言脾为孤脏，中央土以灌四傍……”《灵枢·营卫生会》亦曰：“谷入于胃，以传与肺，五脏六腑，皆以受气，其清者为营，浊者为卫。”这些均能看出脾胃肠为能量转化的枢纽。

2. 脾胃的病理表现

《内经》曰：“诸湿肿满，皆属于脾。”《灵枢·本神》曰：“脾忧愁而不解则伤意，意伤则乱，四肢不举。”《素问·玉机真脏论》云：“夫子言脾为孤脏，中央土以灌四傍，其太过与不及，其病皆如何？岐伯曰：太过则令人四肢不举；其不及，则令人九窍不通，名曰重强。”《灵枢·口问》曰：“中气不足，溲便为之变，肠为之苦鸣。”

由上可知：脾虚致运化失职，水谷不能化生精微，清阳之气不能升发，反停为湿滞，则肠鸣、飧泄、便溏；清气下陷，气虚失于固摄，而致肠滑不收，则久痢、脱肛、痔核出血或脱出不收。

（二）独崇李杲——《脾胃论》为蓝本

1. 生理作用

（1）生命活动的基础：《脾胃论·脾胃虚则九窍不通论》云：“真气又名元气，乃先身生之精气也，非胃气不能滋之。”又云：“脾胃俱旺而复于中焦之本位，则阴阳气平矣。”

只有脾胃元气旺盛，中焦健运功能正常，脾气散精，则肝之阴血充足，肝之气机运动正常，阳升阴降之气就会自然平衡。

（2）为水谷精微运化的开端：《灵枢·脉度》曰：“脾气通于口，脾和则口能知五谷矣。”《脾胃论·脾胃虚实传变论》曰：“食气入胃，散精于肝，淫气于筋。食气入胃，浊气归心，淫精于脉。脉气流经，经气归于肺，肺朝百脉，输精于皮毛。毛脉合精，行气于腑，腑精神明，留于四脏。”

（3）气机活动的中心：《脾胃论·脾胃虚实传变论》曰：“五谷入于胃也，其糟粕、津液、宗气，分为三隧。故宗气积于胸中，出于喉咙，以贯心肺，而行呼吸焉。”

2. 病理表现

《脾胃论》指出：“内伤脾胃，百病由生。”《脾胃论·脾胃虚则九窍不通论》指出：“胃者，十二经之源，水谷之海也，平则万化安，病则万化危。”《脾胃论·大肠小肠五脏皆属于胃，胃虚则俱病论》指出：“胃虚则五脏、六腑、十二经、十五络、四肢，皆不得营运之气，而百病生焉。”《脾胃论·天地阴阳生杀之理在升降浮沉之间论》中指出：“损伤脾胃，真气下溜，或下泄而久不能升，是有秋冬而无春夏，乃生长之用，陷于殒杀之气，而百病皆起。”

二、自成一派

薛师在传承古训的同时，不断总结创新，不仅在脾胃病的治疗上特色鲜明，而且在脾胃学说上形成了自己独特的理论，这些理论与实践经薛师及其门生总结推敲、提炼运用，并加以验证后形成薛氏一门独有的脾胃病诊疗思想。

（一）理论上的创新

1. 脾胃的重要性

薛莎教授用现代观点诠释“后天之本”理论。众所周知，人类赖以生存的物质基础在于食物的摄入，食物在体内的能量转换维系着人体生命活动，这整体的过程均体现着人体的消化吸收功能，这与中医描述的脾胃功能高度相似，五脏之中，生化最强者当属脾胃，并源源不断滋养人体，故为后天之本。

2. 脾胃功能的延展论

（1）“相表里”的立体延伸观：胃与脾是一对相表里的脏腑，通过经络相连接，功能上相互协同，最后转换成供给人体生命活动的精微物质（精液、气血等），因此这一对表里的脏腑实际上反映的是人体表里脏腑、表里经络、内在气血、整体阴阳全方位的概念。

（2）“升降枢纽”的动态纵横观：脏腑中的升降枢纽中心为脾胃，这一传统经典理论早已得到验证，且是不可否定的事实，在中医学理论中已是公认的，但是薛师在此理论基础上加以拓展，发现脾胃升降功能，除了中医传统理论中的上下升降变化之外，还存在着一种横向的交通，这种横向的气机运动，可以理解为一种衍生的、隐含的升降变化，在人体气机运动中，这种横向变化基于升降变化基础之上，发挥着制约、促进、交通等多种作用。典型的表现如肝脾的相互影响，肝与脾均属于五脏，均在中焦，有相克关系，临床上之所以常常同治，关键性的问题就在于二者的横向联系。另外，脾胃自身还存在一种内部的升降关系，薛氏一门称其为“微升降”，其中脾气、脾精在脾功能中内在升降运动以完成脾的水液分配输布、精微物质的吸收利用活动，胃气、胃津在胃主受纳中出入变化，从而保证胃对水谷、药物的正常接受及输出，使脾、肠等脏腑有物质来源，这些均提示脾胃总的升降枢纽下的微升降运动。

3. 药物吸收理论

通过药食同源理论，提出脾胃运化功能的具体表现不仅是对水谷精微的输布，对药物的吸收、调配，同样需要脾胃功能的健运。“药食”在体内的转化具有同样的道理，人体在疾病状态或阴阳失调，需要药物干预时，保证脾胃功能健运是首要任务，薛师指出“胃不纳、脾不运、药不化，用之何用”，与《外科证治全书·胃气论》所言“诸药不能自行，胃气行之。诸药入口，必先入胃，而后行及诸经，以治其病也”，有异曲同工之妙，因此出于药食同源理论，脾胃功能的消化吸收作用，在药物、食物的吸收上具备同样的效应。

（二）治疗上的创新思路

治疗本病经验，着眼脾胃自身，更注重脏腑之间的关联，针对脾胃系统疾病，提出“一调护、二关联、三通畅、四辨别”思路。

“一调护”：即调护胃气。一是调养，包含调、养两个方面的内容。在治疗脾胃疾病时，调指调整，首先调整脏腑功能，其次是调整药物用量，养即保养，薛师常引用古语“胃是三分治七分养”向患者宣教，让脾胃病的调养观贯穿整个治疗过程，同时延续至恢复阶段及平时的日常生活，以使其疗效提高及复发率大大降低。二是护顾，治疗上的这一理论，是药物吸收理论的直接反映，也就是说，在运用内服方法治疗疾病时，必须保护照顾“胃气”，只有胃气正常，药食物才能被人体吸收，发挥其治疗作用。

“二关联”：脾胃病的治疗存在着最直接的两种关联关系，即脏脏相关、腑腑相关，比如肝脾相关，肝脾的相克关系，肝病传脾为脾病最常见的演变途径之一，也是《金匮要略》开篇所述内容。另外，胃肠相关则表现为两者均为六腑之一，以通为用，胃肠通过幽门连接，若肠气不通，则胃气不下，临证中须将肠功能的通畅性纳入广义的胃气之中一同考虑才能调节好脾胃枢纽功能。

“三通畅”：为肺气通畅、肠气通畅、肝气通畅，这也是薛师特有的动态纵横观的具体化体现，脾胃上源肺、下接大小肠、横向联络肝，脾胃只有在前后通畅、“左右逢源”的前提下才能升降自如，和顺通畅，精微四布。

“四辨别”：辨脏腑、辨虚实、辨寒热、辨病邪是脾胃病的辨证要点。首辨在脏在腑，这决定脾胃病的治疗大法，次辨虚实、寒热，这个环节关乎脾胃病的治疗方向，辨病邪则关系加减用药。在脾，属虚、属寒者，薛师“以健为补、以温为运”，多补益；在胃，属实、属热者，常以清泻之法为主，若见虚实参半、寒热错杂之证，则突显“和”法之妙。总以脏腑通达、阴阳平衡为要，至于病邪，“痰、湿、热、瘀”乃脾胃大敌，治疗常常选用化痰祛湿、清热化瘀之品。

总之，薛师在治疗思路上牢牢抓住脾胃本脏及密切相关脏腑之特性，分门别类，辨证论治，如胃肠主收纳、喜通达，故多清多调，肝脾均为阴脏，前者条达，宜疏宜柔，后者喜燥恶湿，健运先行，故肝脾两脏多以补益、滋养为先。

（三）质疑经典、灵活改良

薛师向来崇尚先贤正统学术理论，但同时又善于思考并改良。“半夏泻心汤”源于《伤寒论》，为调和寒热之名方，临床运用非常广泛，薛师常以此方治疗痞满、腹痛、反酸、恶心、呕吐等多种病症。方中人参一药，甘温益气以补脾虚，为佐药，现代多以党参代替，而薛师认为半夏泻心汤主症为寒热错杂之痞满，此处党参甘温补气，显然非塞因塞用之意，用之易使腹胀痞满加重，遂大胆质疑《伤寒论》中半夏泻心汤之人参记载，同时将半夏泻心汤之党参改为偏于养阴清热之太子参，经多年使用验证，均无气滞腹满之忧。

第二节 治法心得和常用方剂

一、临证心得

（一）先分脏腑气血

脾胃病的治疗，首先区分属脏属腑，辨清脏腑是确定治疗方向的基础。属脾者，善用归脾汤、补中益气汤、参苓白术散、健脾丸等，若病位在胃，则考虑半夏泻心汤、平胃散、香砂六君子丸，若见脏腑合病，如肝脾同病，可考虑使用逍遥散，胃肠同病，则选藿香正气丸，属血者，可予归脾汤，属气者，补中益气汤可用之。具体而言，调胃用半夏泻心汤，养胃可用香砂六君子汤，补脾气予补中益气汤，生血可选归脾汤，健脾祛湿首当考虑参苓白术散，若见胃肠动力不足则加枳术丸。

（二）再分虚实寒热

香砂六君子丸偏温、半夏泻心汤偏寒，需化痰和胃者可选前者，有胃热者选后者，参苓白术散、补中益气汤、健脾丸、归脾汤等均偏补，对于脾虚湿盛、心脾两虚、气血不足、脾失健运、中气不足则均可灵活选用。另外，薛师承袭张介眉教授诊疗脾胃病经验，运用其自拟经验方镇痛汤（檀香、丹参等）治疗上腹痛，有很好的疗效。

（三）单味药物的选择

薛师用药，保护脾胃功能乃贯穿始终的不变之法，除使用经典方剂治疗脾胃本病外，在治疗其他疾病时，运用单味中药护胃也是极具特色的。最常用的药物有陈皮、佛手、香橼、砂仁、木香、草果等。尤其是陈皮一物，几乎运用于所有方剂之中，薛师认为，该药具有极好的护胃功能，其遇补则补、遇泻则泻的独特双向特性，加之无明显副作用，使得该药可在任何方剂中均可使用，但剂量不宜过大，以免喧宾夺主。佛手、香橼护胃兼健脾化痰，并有疏肝作用，不良反应少，亦较常使用，木香护胃兼行气止痛，砂仁偏于温中健脾祛痰浊，草果则和胃止呕，然均相对温燥，易耗气伤阴，使用时需注意。

（四）借西医之力，灵活加减、巧用成药

薛师早年有急诊、肾内等科室经历，西医基础扎实，且善于用科学的态度思考中医药，引用现代医学研究成果与中医临床相结合为薛师所提倡及运用。例如，在治疗糜烂性胃炎、胃溃疡时，薛师常考虑其与幽门螺杆菌（Hp）感染的关系，尤其在西医抗Hp感染效果欠佳时，薛师会使用中药抗Hp感染。大量研究表明，藿香、蒲公英有较好的抗Hp感染作用，因此薛师常将这两味中药加减使用于主方之中。抗Hp感染最怕出现抗生素耐药，薛师将该病的发病时间、治疗用药、舌脉象综合分析后发现，这类型患者多半经过长时间、多次的四联疗法，其体质已偏于虚。香菇多糖胶囊为治疗肝炎、消化道肿瘤的辅助用药，可调节免疫功能，以中医属性区分，其应属于补益药物，故薛师大胆使用该药治疗Hp感染耐药的患者，疗效显著，复查时转阴率高。考虑香菇多糖胶囊的提取物属性，薛师又提出该药的使用要点，对于高尿酸血症、有痛风病史患者不推荐，这些临证思路均体现了薛师借助西医发挥中医优势的学术观点。

对于胃痉挛导致的上腹痛，薛师予以炒白芍来解痉缓解疼痛，现代药理学研究证实，白芍可缓解平滑肌痉挛，这不仅解释了白芍疏肝柔肝的作用，也为中药的使用提供了科学的依据。因肠动力不足产生的便秘、腹胀等，加枳实一味常能缓解症状，现代药理学已证实该药对肠功能有调节作用，能促进肠蠕动。

（五）不拘泥汤剂，提倡脾胃病的综合疗法

薛师诊疗脾胃病，除了使用中药方剂内服外，还将中医外治法作为脾胃病诊疗的有效补充，针刺、穴位贴敷、灸法、耳穴埋豆、中药烫熨疗法均可根据脾胃病的寒热虚实，选择使用。偏寒、偏虚、久病者，可使用隔物灸、艾灸、烫熨疗法、穴位贴敷，甚至针刺治疗，而偏热、偏实、新病者，可予以耳穴埋豆、针刺、穴位贴敷等，如冬病夏治时，薛师针对胃寒、腹冷、腹痛、食欲不振、恶呕反酸的患者，开发了一款脾胃方敷贴，疗效显著。方中使用小茴香、丁香等打粉，姜汁调匀外敷于足三里、天枢、水道、丰隆等穴位，该方法集经络学说、中医外治法、药物透皮吸收、治未病、天人合一等多种理论于一体，为脾胃病物理治疗的典型代表。另外，卫生宣教、膳食指导、护理指导均为薛师脾胃病诊疗不可缺少的内容。

（六）脾胃功能的重要作用

薛师认为，脾胃功能不仅在治疗疾病时作用突出，在判断疾病预后转归、病情轻重方面也有非常重要的作用。如通过脾胃功能判断预后：能饮能食与否，为生死之转折，能食者则生，然回光返照之表现不在此列。通过脾胃功能判断病情之轻重：食多食少，为病情轻重之佐证，食量尚可多病情尚轻且预后好，当需除去消谷善饥重症。通过脾胃功能判断病邪虚实：思食与否、食后表现，可辨疾病虚实，不思食甚至厌食者多为虚证，而食欲尚可，食后不适，多为实证。

二、其他心得

薛师通过多年临床经验，总结认为脾胃病相关因素如下。

1. 脾胃与人体所需元素的关系

薛师师承管竞环教授，在中药微量元素理论上有很深入的研究。薛师指出，脾胃与有形物质（气血）关系密切，脾统血，血之运行上下，全赖乎脾，人体所需元素（如钾、钙、锌）的生成与供应，均源于脾胃的消化吸收功能。

2. 脾胃与机体的关系

（1）与附属器官的关系：脾为后天之本，脾主四肢，因此人体躯体的肌肉发育、四肢的功能正常，毛发的充足，皮肤的完好，均靠脾胃功能的健运。

（2）与头面官窍的关系：《重楼玉钥·咽喉总论》曰："咽者，咽也，主通利水谷，为胃之系，乃胃气之通道也。"由此可见，胃与咽相关。《素问·五常政大论》曰"脾开窍于口"，《灵枢·脉度》曰"脾气通于口，脾和则口能知五谷矣"，《灵枢·五阅五使》曰"口唇者，脾之官也"，明确指出脾胃与口腔的关系。

李东垣《脾胃论·脾胃虚实传变论》谓："谷气通于脾……六经为川，肠胃为海，九窍为水注之气。九窍者，五脏主之，五脏皆得胃气，乃能通利。"《脾胃论·脾胃虚则九窍不通论》谓："胃者，行清气而上……清气不升，九窍为之不利""胃气既病则下溜，经云：湿从下受之，脾为至阴，本乎地也，有形之土，下填九窍之源，使不能上通于天……则九窍不通"。可见，官窍通利有赖于脾胃功能正常。《脾胃论·脾胃虚实传变论》谓："头痛耳鸣，九窍不利，肠胃之所生也。胃气一虚，耳目口鼻，俱为之病。"由此可见，脾胃失调也可引起头面官窍的疾病。

（3）与经络关系：《灵枢·经脉》曰："脾足太阴之脉……挟咽，连舌本，散舌下。"又曰："胃足阳明之脉，起于鼻……入上齿中，还出挟口环唇。"

3. 脾胃与病邪、全身功能的关系

《脾胃论·脾胃胜衰论》中提到"夫饮食不节则胃病，胃病则气短，精神少而生大热"，饮食不规律是邪气产生的重要因素；《脾胃论·饮食劳倦所伤始为热中论》中曰"脾胃亏虚则湿浊下流，以致阴火上冲为害"，又言"脾胃气虚，则下流于肾，阴火得以乘其土位"；《脾胃论·脾胃胜衰论》中记载"脾为劳倦所伤……阴火乃独炎上，而走于空窍"。这些明确指出，湿邪、虚火、饮食不节均直接或间接与脾胃相关，反过来又可影响脾胃功能。火之来源有两途：一者为脾胃实火，多由"服补胃热药"或食"辛热大料物之类"所致；二者为下焦阴火，亦称"心火""相火"，因此脾胃伤损可致火气上攻，灼伤清窍。

元气的消长变化与升降出入运动维系着人的生命活动过程，《素问·六微旨大论》中指出"出入废则神机化灭，升降息则气力孤危"，说明升降出入的重要性，然元气升降之枢纽为脾胃，因此脾胃在生命过程中起着举足轻重的作用。李东垣将脾胃的运动轨迹描述得更为具体，言："盖胃为水谷之海，饮食入胃，而精气先输脾归肺，上行春夏之令，以滋养周身，乃清气为天者也；升已而下输膀胱，行秋冬之令，为传化糟粕，转味而出，乃浊阴为地者也。"这充分说明脾胃功能健运，才可上输于肺，下达肝、肾与膀胱，人体正常的升降运动得以维持。

4. 脾胃与疾病的关系

（1）与肿瘤的关系：中医对肿瘤有"积""聚""癌""岩"等不同称谓，但多因情志郁结、饮食所伤等而致肝脾受损，脏腑失和，气机阻滞，瘀血内停，聚而成积，如《景岳全书》云"积聚之病，凡饮食、血气、风寒之属皆能致之"，说明肿瘤与脾胃关系密切。另外，现代医学中的胃癌、胰腺癌、乳腺癌等发病率较高的恶性肿瘤，按中医病因病机，均与脾胃有关。

（2）与血液病的关系：《血证论》云："食气入胃，脾经化汁，上奉心火，心火得之，变化而赤，是谓血。"另外，"脾气不布，则胃燥而不能食，食少而不能化，譬如釜中无水，不能熟物也，故病膈食，大便难，口燥唇焦，不能生血……土虚而不运，不能升达津液，以奉心化血，渗灌诸经""治血者，必以脾为主"，说明在脾胃及心的作用下可生成血液，血虚者，现代医学之贫血等疾病均可从脾胃论治。

（3）与骨关节病的关系：《素问·金匮真言论》言"中央为土，病在脾，俞在脊"；《灵枢·经脉》言"胃足阳明之脉……是主血所生病者……膝髌肿痛"；《脾胃论》曰"脾病体重节痛，为痛痹，为寒痹，为诸湿痹，为痿软失力"。

由上述经文可知，肢体关节、肌肉骨骼的正常发育、生长、运动，有赖于脾胃的营养，现代医学中的类风湿关节炎、膝关节炎、颈腰椎病、皮肌炎等，病因病机均直接或间接与脾胃相关，这些骨骼关节、肌肉、免疫类疾病均可从脾胃论治，其治疗与健脾祛邪息息相关。

（4）与肾脏病的关系：肾为先天之本，脾为后天之本，在生理上是先后天关系，两者共同维持人体正常生命活动，同时两者又相互资生、相互促进，脾阳盛衰决定脾运化的强弱，脾阳又得肾阳温煦而充盛，肾精充盈全赖脾运化生成的水谷精微的化生与充养，故有"脾阳根于肾阳"之说。《圣济总录》云："肾，水也，脾土制之，水乃下行。"土克水，脾弱，无以制水，则会出现小便不利、水肿、胸腔积液、腹水等。薛己云"脾胃复伤，诸症蜂起"，说明脾健运失司，气血无以生化，气血不足，诸脏不养，正气下降，诸病丛生。另外，正气不足、病邪为发病的两项必要条件，疾病的发生、发展与人体正气的多寡关系密切，治疗上健脾和胃、益气养血为护顾正气的有效途径之一，因此调理中焦脾胃尤为重要。从脾胃论治也是治疗慢性肾病的重要环节。薛师师承管竞环教授，在治疗肾病时，继承与发展并举，不断总结脾肾关系及相应的治疗方法，如长期蛋白尿患者，或辨证运用补中益气汤、四君子汤，或单味使用健脾之品，常重用黄芪、党参等，见肾性贫血，则八珍汤、归脾汤、当归补血汤更是当仁不让。

（5）与妇科病的关系：脾胃为水谷气血之源，又有统摄血液的作用，女子以血为本，经、孕、产、乳都以血为用，脾胃与妇人密切相关，因此薛师在治疗月经病时，常分阶段用药。如经前多健脾疏肝，宜逍遥散加味，经后则由于气血消耗过多，妇人常处于虚弱状态，此时则当以健脾生血为要，归脾汤、当归补血汤、八珍汤均可灵活使用；术后体虚、康复调理者，健脾和胃更是重要，通过调理脾胃不仅能促进胃的消化功能，而且有利于脾、小肠更好地吸收，从而起到气血调和、阴平阳秘、修复机体组织的作用，六君子汤、黄芪建中汤、八珍汤等均运用广泛。

另外，脾胃湿热亦能导致妇科疾病，如盆腔炎等妇科炎性疾病、白带异常等，可清理胃肠邪气而起到治疗作用，三仁汤、连朴饮、藿香正气丸等可灵活选用。

（6）与情志病的关系：李东垣《脾胃论·胃虚脏腑经络皆无所受气而俱病论》中言"胃虚则胆及小肠温热生长之气俱不足，伏留于有形血脉之中，为热病，为中风……"说明胃、胆、小肠、血脉共同作用可发热病、中风，即易见情志异常。

《脾胃论·安养心神调制脾胃论》曰："凡怒、忿、悲、思、恐、惧皆损元气。夫阴火之炽盛，由心生凝滞，七情不安故也""善治斯疾者，惟在调和脾胃。"情志可使正虚邪入，反之又致七情不安，故东垣强调心神调护，治疗情志病重视从脾胃着手。

另有“夫饮食不节则胃病，胃病则气短精神少”之说，即饮食、脾胃、精神相互关联。

《医圣心源》所言“脾升则肝肾亦升，故水木不郁；胃降则心肺亦降，故金火不滞……以中气之善运也”，说明脾胃与情志关系密切。

（7）与发热的关系：“劳者温之……盖温能除大热，大忌苦寒之药泻胃土耳”，李东垣将此理论具体化，提出了甘温除热法，原理在于此种发热为（气、阳）虚弱而致，补气补阳之品皆有温性，故温药亦能除热。

（8）与五官科病的关系：《难经》曰：“五脏者，当上关于九窍也……五脏不和，则九窍不通。”《脾胃论·脾胃虚实传变论》有云：“九窍者，五脏主之，五脏皆得胃气乃能通利。”阳气不治，阴火乃独炎上，而走于空窍，以至燎于周身，故若脾胃之邪热上扰则可见口疮、唇糜、齿痛、龈肿等。

（9）与心脑血管病的关系：《素问·通评虚实论》曰：“头痛耳鸣，九窍不利，肠胃之所生也。”说明头痛、耳鸣等症与肠胃有关。《脾胃论·脾胃虚实传变论》曰：“火胜则乘其土位，此所以病也。”《脾胃论·脾胃胜衰论》曰：“心火亢盛，乘于脾胃之位，亦至而不至，是为不及也。”均能看出脾胃与心脑血管疾病存在相关性。《类经》指出“思动于心则脾应”，说明思维活动发自心而应于脾，心主血，脾主气，脾气不足，气血生化无源，心失所养，常见心悸、不寐等症。

（10）与皮肤病的关系：《内经》记载：“诸湿肿满，皆属于脾。”脾胃虚弱，运化失职，形成水湿，发于肌肤则见肿满。《素问·经脉别论》有“饮入于胃，游溢精气，上输于脾，脾气散精，上归于肺”之论，胃、脾、肺相关，且肺主皮毛，母病及子，而发皮肤病。

《外科证治全书·胃气论》载：“肌肉不能自病，脾胃病之。”说明皮肤肌肉的发病源头在于脾胃。

第三节　临床与实验研究

薛师在脾胃病诊疗的临床实践中形成了自己独特的风格，并总结出一套行之有效的体系，与实验研究互为补充，使其脾胃理论更加丰满严谨。

一、脾胃病的诊断

1. 脉象

《脾胃论·脾胃胜衰论》曰：“脾胃脉中见浮大而弦，其病或烦躁闷乱，或四肢发热，或口干舌干咽干……”《脾胃论·补脾胃泻阴火升阳汤》：“本部本证脉中兼见洪大，或见肌热，烦热，面赤而不能食，肌内消一二证，此心之脾胃病也。”

2. 舌象

舌色多见舌暗、鲜红舌，舌质舌体可有多种表现，胖大舌、瘦小舌、干瘪舌、齿痕舌等，舌苔可见白厚苔、少苔等。

3. 肤色、眼睑、语气、口气

脾胃病者，多肤色偏黄、苍白，眼睑浮肿，声音低微，口气较重。

二、用方用药分析

薛师在脾胃病的治疗上多分脏腑部位用方。其指出，使消化道功能和顺需上下通畅，注重胃肠功能的调理。病位在胃者，常用半夏泻心汤、香砂六君子丸；偏脾者，常用归脾汤、补中益气汤；偏肠者，常用枳术丸、乌梅丸。见外邪者，藿香正气散主之；若里虚者，多选用参苓白术散、理中丸等。

单味药物的使用见相关章节。

三、实验研究分享

1. 加味参苓白术散治疗肠内营养相关性腹泻的临床观察

（1）目的：观察加味参苓白术散治疗肠内营养相关性腹泻的临床疗效，并从理论和临床两个方面探讨参苓白术散治疗肠内营养相关性腹泻的作用机制。

（2）方法：收治的60例肠内营养相关性腹泻患者均来自2012年3月至2013年12月在武汉市中西医结合医院内科重症病房救治的病例。以就诊次序为参考，采用随机数字表法对患者进行分组，分为治疗组和对照组，其中治疗组30例，对照组30例。两组资料在性别、年龄、病情、病程等一般资料方面相比无明显差别（$P>0.05$）。①治疗组：予以内科基础治疗＋加味参苓白术散。方药组成：人参20g，白术10g，茯苓15g，甘草6g，白扁豆10g，薏苡仁30g，山药10g，莲子肉10g，砂仁6g，附片30g，干姜15g，桔梗10g（中药配方颗粒来自江阴天江药业有限公司，批号1212183-1310105）。每日1剂，温开水冲化，分2次鼻饲。②对照组：予以内科基础治疗＋蒙脱石散［由博福-益普生（天津）制药有限公司生产，批准文号：国药准字H20000690，每次1袋］＋双歧杆菌乳杆菌三联活菌片（由内蒙古双奇药业股份有限公司生产，批准文号：国药准字S19980004，一次2g），二药温水冲化鼻饲，每日3次。2组疗程均为5日，临床观察2组患者的药物起效时间、腹泻程度积分、患者症状评分、综合疗效等指标，评价加味参苓白术散治疗ICU肠内营养相关性腹泻的临床疗效。两组患者在治疗期间动态观察生命体征：持续心率、血压、呼吸、心电图监测，持续进行指标监测：血常规、尿常规、便常规、大便隐血试验、大便涂片、大便培养、肝肾功能、电解质（每日1次）；12导联心电图（治疗前后）。统计学分析方法：使用SPSS 16.0软件对所有数据进行比较分析。采用χ^2检验分析计数资料，采用t检验分析计量资料，采用Ridit检验分析等级资料。

（3）结果：①治疗前两组性别以及APACHEⅡ比较，分析结果示两组患者基线资料差异无统计学意义（$P>0.05$），具有可比性。②起效时间比较：两组患者治疗药物起效时间比较，差异有统计学意义（$P<0.01$），说明治疗组止泻效果快，优于对照组。③腹泻程度积分比较：中医治疗组和西医对照组均具有改善腹泻程度积分的作用，治疗组治疗前如有差异，则无可比性，第1、3、5日腹泻程度积分优于对照组，差异有统计学意义（$P<0.01$），说明中医辨证方案在改善腹泻程度积分方面具有明显优势。④主要临床症状评分比较：经t检验，治疗组和对照组所有主要症状治疗前积分比较，差异无统计学意义（$P>0.05$）。治疗组与对照组在腹泻次数、大便性状、肠鸣次数3个主要临床症状积分上，治疗前与治疗后比较，差异均有统计学意义（$P<0.05$），说明治疗组和对照组均能改善这3种临床症状；治疗组和对照组，在治疗后3个主要临床症状积分方面比较，差异有统计学意义（$P<0.05$），说明治

疗组改善腹泻次数、大便性状、肠鸣次数临床症状要优于对照组；在治疗畏寒症状方面，治疗组临床积分治疗前后比较，差异有统计学意义（$P<0.05$）；而对照组临床积分治疗前后无显著差异（$P>0.05$），不具可比性，说明治疗组在改善畏寒症状方面明显优于对照组。⑤综合疗效比较：治疗组 30 例，临床痊愈 7 例，显效 10 例，有效 12 例，无效 1 例，总有效率 96.67%；对照组 30 例，临床痊愈 5 例，显效 9 例，有效 12 例，无效 4 例，总有效率 86.67%。经统计学处理，两组比较差异具有统计学意义（$P<0.01$），说明治疗组总体疗效优于对照组。

（4）结论：本课题研究提示加味参苓白术散是治疗肠内营养相关性腹泻安全有效的方药，在提高肠内营养相关性腹泻治愈率、改善相关临床症状方面优于西药组，值得进一步研究和推广。

2. 加味异功散治疗腹泻型肠易激综合征（D-IBS，脾胃虚弱型）临床疗效观察

（1）方法：将 70 例 2016 年 7 月至 2018 年 9 月在武汉市中西医结合医院消化内科及中医专科门诊诊断的 D-IBS（脾胃虚弱型）患者按随机数字表法分为观察组（35 例）和对照组（35 例），至试验观察结束，共计脱落 8 例，最终完成观察组 30 例、对照组 32 例。观察组给予加味异功散，基本组方及剂量：焦三仙（焦山楂、焦神曲、焦麦芽）各 10g，太子参 20g，甘草 6g，茯苓 10g，佛手 6g，陈皮 6g，炒白术 10g，防风 10g。服用方法：每日 1 剂，煎服，每次 200ml，每日早、晚饭后半小时服用。对照组给予经典胃肠道解痉剂匹维溴铵片 50mg 口服，每日 3 次。疗程共 8 周，随访 6 个月。运用统计学分析：比较两组患者（观察组加味异功散、对照组匹维溴铵片）治疗前性别、年龄、病程、病情分级、中医症状积分，治疗后病情分级、疾病疗效、证候疗效、中医症状积分、不良反应、远期复发率。

（2）结果：①治疗前两组一般资料（性别、年龄、病程）、病情分级方面，差异无统计学意义（$P>0.05$），具有可比性。②治疗后两组疾病疗效对比，观察组有效率为 90%、对照组有效率为 72%，差异有统计学意义（$P<0.05$）；治疗后症状疗效对比，观察组有效率为 93%，对照组有效率为 75%，差异有统计学意义（$P<0.05$）。提示加味异功散在 D-IBS 治疗中改善疾病、症状疗效方面优于匹维溴铵片。③治疗前两组中医症状积分无统计学意义（$P>0.05$），具有可比性。治疗后，组内比较，观察组肠鸣、排便不尽感较治疗前无明显改善（$P>0.05$）；粪便性状、排便频率、排便急迫感、腹痛、餐后腹胀、纳食、倦怠乏力、神疲懒言、情绪均较治疗前有改善（$P<0.05$）。对照组肠鸣、排便不尽感、纳食、倦怠乏力、神疲懒言、情绪较治疗前无明显改善（$P>0.05$）；粪便性状、排便频率、排便急迫感、腹痛、餐后腹胀较治疗前有改善（$P<0.05$）。组间比较，观察组对于肠鸣、排便不尽感的改善与对照组比较无明显差异（$P>0.05$），对于粪便性状、排便频率、排便急迫感、腹痛、餐后腹胀、纳食、倦怠乏力、神疲懒言、情绪的改善优于对照组（$P<0.05$）。④随访 6 个月，观察组复发率为 6.67%，对照组复发率为 18.75%，差异有统计学意义（$P<0.05$），匹维溴铵组复发率高于加味异功散组。⑤研究过程中，观察组未出现不良反应，对照组 1 例患者出现腹痛加重、1 例患者出现前胸轻微皮疹，对症处理后均继续本项研究。

（3）结论：加味异功散与匹维溴铵片均能改善 D-IBS（脾胃虚弱型）的临床症状，但加味异功散对于排便急迫感、餐后腹胀、纳食、倦怠乏力、神疲懒言、情绪方面的改善经统计学研究优于匹维溴铵片。此外，加味异功散无不良反应，安全性高、远期复发率低，值得临床推广应用。

3. 加味香砂六君子汤治疗 Hp 阳性慢性胃炎（脾虚湿热型）的临床观察

（1）目的：从治疗前后中医证候疗效、中医症状积分对比、Hp 根除率、Hp 复发率、临床总有效率、不良反应等方面，探讨、观察中药加味香砂六君子汤治疗脾虚湿热型 Hp 阳性慢性胃炎，与单独使用西药四联疗法同期治疗相比较，临床疗效是否具有可比性，为中药治疗 Hp 阳性慢性胃炎（脾虚湿热型）提供思路及方法。

（2）方法：将 2017 年 1 月至 2018 年 1 月在武汉市中西医结合医院中医门诊及住院病房就诊经 ^{14}C 呼气试验（^{14}C-UBT）确诊为 Hp 阳性（＞100dpm），经胃镜检查提示为慢性非萎缩性胃炎，且经中医辨证为脾虚湿热型的 70 例患者，根据就诊先后顺序，将其随机分成观察组和对照组。观察组在治疗过程中有 3 例脱落，最终完成 32 例；对照组在治疗过程中有 2 例脱落，最终完成 33 例。对两组患者的性别、年龄、胃炎分型、病程、病情轻重程度等进行统计学分析，均无统计学意义（$P>0.05$），具有可比性后，33 例对照组患者给予标准西药四联疗法：克拉霉素缓释片 0.5g，每日 2 次，阿莫西林克拉维酸钾片 0.95g，每日 2 次，泮托拉唑钠肠溶胶囊 40mg，每日 2 次，胶体果胶铋胶囊 0.2g，每日 2 次，2 周为 1 个疗程。32 例观察组患者则以香砂六君子汤为基础加减用药。基础方：太子参 20g，麸炒白术 15g，陈皮 6g，姜半夏 6g，砂仁 6g，广藿香 15g，蒲公英 30g，酒黄芩 8g，黄连 3g，炮姜 2g，炙甘草 6g。每日 1 剂，每次 200ml，早、晚餐后半小时服用，4 周为 1 个疗程。嘱患者治疗期间清淡饮食，尽量单独器具进食，避免交叉感染，全部疗程结束停药 4 周后，再次复查 ^{14}C-UBT，并观察、比较两组患者的临床总有效率、Hp 根除率、Hp 复发率、中医证候疗效、中医症状积分、治疗前后病情程度变化以及不良反应的发生情况等。

（3）结果：①两组患者 Hp 根除率比较，治疗后，观察组的 Hp 根除率（68.75%）低于对照组（87.88%），但差异无统计学意义（$P>0.05$），可能与样本量偏少有关系。②两组中医证候疗效比较，观察组证候疗效的总有效率（93.75%）高于对照组（84.85%），差异有统计学意义（$P<0.05$）。③两组中医症状积分比较，治疗前，两组患者的各项中医症状积分之间差异无统计学意义（$P>0.05$）；治疗后组内比较：观察组和对照组各项中医症状积分均较前降低，表明两组治疗药物均能改善 Hp 阳性慢性胃炎（脾虚湿热型）患者的临床不适症状。治疗后组间比较，观察组的中医症状总积分要低于对照组，差异具有统计学意义（$P<0.05$），表明观察组在改善患者中医临床症状方面相对于对照组有显著优势。④两组患者 Hp 复发率比较，治疗后观察组有 22 例患者 Hp 转阴，对照组有 29 例患者 Hp 转阴；半年后，复查 ^{14}C-UBT，观察组、对照组的复发率分别是 4.55%、17.24%，差异有统计学意义（$P<0.05$）。1 年后，再次复查 ^{14}C-UBT，观察组、对照组的复发率分别是 9.09%、34.48%，差异有统计学意义（$P<0.05$）。结果表明中药加味香砂六君子汤可显著降低 Hp 的远期复发率。⑤两组患者不良反应比较，观察组共有 2 例患者出现不良反应，恶心干呕 1 例，腹泻 1 例；对照组共有 8 例患者出现不良反应，恶心呕吐 2 例，便秘 3 例，腹泻 3 例。上述患者不良反应都较轻，未达到病例的脱落标准，在研究过程中经对症处理后均好转或痊愈。

（4）结论：中药加味香砂六君子汤和标准西药四联疗法对于 Hp 阳性慢性胃炎（脾虚湿热型）均有治疗作用，但相比较而言，中药在临床上对抗生素耐药患者、素体脾虚不耐攻伐患者、不良反应重的患者有明显的优势，可以提高患者的生活质量，具有较高的安全系数，值得临床推广应用。

第二章 肾脏病经验

第一节 对肾脏病病因病机的认识

肾脏病是一种临床综合征，包含了各种急慢性原发性与继发性肾脏疾病。中医文献中无肾脏病的称谓，在肾脏病的诊断上主要通过临床表现的症状来进行命名。在临床上包括了急慢性肾小球肾炎、肾病综合征、IgA 肾病、急慢性间质性肾炎、各种继发性肾病以及急慢性肾衰竭等。肾脏病属中医学“水肿”“尿血”“腰痛”“虚劳”“癃闭”“溺毒”“关格”的范畴。病位涉及五脏六腑，以肾脏为主，与肺、脾关系密切。

肾脏病的病因有外因与内因之分，以内因居多，如禀赋不足、七情内伤、饮食失宜、劳倦过度、久病失治等。历代医家以邪实立论者居多，如巢元方认为是“阴阳气不和，营卫不通”，朱丹溪认为是“痰阻”，李东垣认为是“邪热”，张子和认为是“三焦约束不行”，等等。而张景岳以正虚立论，他认为是因于“酒色伤肾，情欲伤精”。但目前多数医家认同脾肾衰败为本，痰浊壅塞三焦为标这一正虚邪实的病机特点。近年来，亦有不少医家提出邪实之说。傅晓骏提出“瘀浊”之邪（瘀指瘀血，浊指湿热、痰浊、水饮）是慢性肾功能不全的主要邪实因素。孙伟以肾虚湿瘀立论，肾虚以肾气虚为主，湿为湿热之邪，瘀为瘀血。肾虚为发病之根，湿热为进展之基，瘀血为疾病之果。叶任高认为慢性肾脏病的病机是本虚标实，并在国内首先提出可逆性尿毒症之说，认为本病存在着虚、浊、瘀、毒四大病理机制，以脾肾虚衰浊毒潴留为病机关键，四大因素互为因果，形成恶性循环。总之，薛教授认为慢性肾脏病的病因病机总为本虚标实，虚实夹杂。病位不外乎肺、脾、肾这个中心；风邪、湿热、瘀血、浊毒是贯穿始终的病理因素；肾元亏虚，开阖不利则为其主要病机。

一、肾脏独损

人体蛋白质是构成生命的物质基础，与中医学说中的“精气”“精微”“阴精”等概念类似。慢性肾炎蛋白尿从中医来讲是人体精微物质的外泄。《素问·经脉别论》曰：“饮入于胃，游溢精气，上输于脾，脾气散精，上归于肺，通调水道，下输膀胱，水精四布，五经并行。”由此可知，肺、脾、肾三脏之间协同作用于精气其才能运行如常。先天禀赋不足、惊恐过度、饮食失宜、房劳过度等均可导致肾精（气）不足，或肾阴肾阳受损，肾脏虚损将使肾的生理功能出现异常。例如：肾虚精微不固可出现蛋白尿、血尿；肾阴亏损，虚热灼络亦可致血尿；肾失开阖可出现少尿或多尿，少尿则可使水液内聚出现水肿。肾脏独损可见于各种原发性肾脏病早期、囊肿性肾脏病早期、遗传性与先天性肾脏病早期等。随着疾病的逐渐进展，可损及他脏，出现脾肾亏虚、肝肾亏虚、心肾亏虚等证。至晚期由于水湿内聚，日久化饮生痰，最终酿生浊毒，导致血肌酐、尿素氮等毒素升高，并出现多种脏腑同病的证候。

二、他脏及肾

（一）肺病及肾

肺为水之上源，主气，主行水。肺、肾二者为母子关系，肺病日久不愈，可母病及子，导致肾病发生，形成肺肾同病。表现在：第一，肺主气、司呼吸失职，宗气的生成受影响，宗气不足，不能下聚丹田资助元气，使肾元功能受到影响。第二，肺主宣降与通调水道，对机体水液的转输与排泄非常重要，肺主宣降与通调水道功能失常既可使水液停聚，生饮生痰，痰饮流窜于肾，使肾脏受损，又可使水液不能下输肾与膀胱，使气化无源。例如，肾虚精微失固或肾络受损可出现蛋白尿、血尿，痰饮等浊邪聚甚成毒，可出现血肌酐、尿素氮等毒素升高，气化无源则可见少尿、水肿。肺病及肾在肺肾综合征中最为常见，如肺出血肾炎综合征（Goodpasture 综合征）、显微镜下多血管炎、韦格纳肉芽肿病、变应性血管炎等。

（二）肝病及肾

肝病可以通过多种途径影响肾，形成肝肾同病。第一，肝与水液代谢直接或间接相关。首先，肝的调畅气机功能对水液的输布非常重要，正如尤在泾在《金匮要略心典》中所云："肝喜冲逆而主疏泄，水液随之上下。"如果肝气郁结，则易产生痰饮水湿等浊邪，从而影响肾之开阖及肾与膀胱之气化。其次，由于肝与胆直接相连，互为表里，两者常常互患，胆与三焦又同属少阳，少阳病有"易生痰生饮生水"的特点，因此可产生多种浊邪流窜于肾而损伤肾脏。再次，肝的疏泄功能对脾的运化功能至关重要，正如清代医家徐彬在《金匮要略论注》中所云："肝木侮土，则土衰而水浊。"脾的运化失职，势必导致水湿不运，如果仍未及时转输，可进一步化饮生痰，导致多种浊邪为患，损及肾脏。第二，肝肾同源的生理关系决定了两者在病理上也常相互影响，如果肝血不足，可导致肾精亏损，形成临床常见的肝肾阴虚证。第三，肝失疏泄，易致气机郁滞，而气滞势必导致瘀血的形成，从而损及肾脏。早期由于肾虚失固、肾络损伤，可仅表现为血尿、蛋白尿。随着病情的进展，由于水湿、痰饮内停，可出现胸腔积液、腹水，或肢体水肿。至晚期由于多种浊邪泛滥，愈积愈甚，酿成浊毒，出现血肌酐、尿素氮等毒素升高。肝病及肾多见于肝硬化相关性肾病、肝炎病毒相关性肾病、肝肾综合征等。

（三）心病及肾

《素问·痿论》曰"心主身之血脉"，指出心的主要生理功能包括主血与主脉两个方面。心主血脉功能是否正常，有赖于三个条件，即心气充沛、血液充盈和脉道通利。如果心气（阳）不足、血液亏虚、脉道不利，可致瘀血形成，阻滞肾络；或致血脉空虚，肾失血养，导致肾脏受损。肾失血养，肾气亏虚，固摄无权，可见蛋白尿。瘀血阻滞，血溢脉外，可见血尿。严重者可因水火不济，心肾阳虚，失于温煦气化，水湿泛滥，积饮生痰，最终酿成浊毒导致血肌酐、尿素氮等毒素升高。心病及肾多见于心肾综合征。

（四）脾病及肾

脾与肾的生理功能十分密切，因此病理上必然互相影响。第一，先天后天，相互资生。

如果脾虚失运，水谷精微乏源，后天之本就得不到充养，可使肾脏虚损，出现功能失常。第二，肾为胃关，其主脾也。脾土有制约水液的作用，只有脾土的“堤防”作用正常，肾所主之水才不致妄行。如《景岳全书》曰：“盖水为至阴，故其本在肾……其标在肺……其制在脾……”又如《医经精义·上卷》曰：“脾土能制水，所以封藏肾气也。”如果脾土不能制水，则肾主水功能也将失常，导致水湿泛滥。脾病及肾可出现各种脾肾虚损的证候，如神疲乏力、纳差、腰酸腰痛、面色少华等，肾虚失固可导致蛋白尿、血尿，水湿内停可导致水肿，甚者可因水湿内聚，生饮生痰，浊聚酿毒而致血肌酐、尿素氮等毒素升高。脾病及肾在各种原发性与继发性肾脏病中均常见，尤其多见于各种自身免疫性疾病肾损害。

三、浊邪致病

“浊”的含义是什么，古典医籍中没有明确的解释，在许多文献与著作中的解释也较混乱不清。《诗经·邶风》载“泾以渭浊”，其中浊为“水不清”之意。陶兴等认为，“浊”的最初含义为浊气、浊阴，前者诸如风浊、寒浊、暑浊、燥浊等，后者如痰浊、水湿、湿浊、饮浊等。笔者认为，在慢性肾脏病中，“浊”邪主要指浊阴之类，它应有3个特点，第一是流动的，第二是污秽的，第三是有害的。“浊”本身并不是一种独立的邪气，而是包括了一类具有以上3个主要特点的病邪，如痰、饮、水、湿以及部分瘀血（血行缓慢之瘀血），因此可称其为痰浊、饮浊、水浊、湿浊、瘀浊。当多种并存时，常常概称为浊邪。

薛教授认为浊的概念，有生理与病理两种解释。生理之浊是指浓稠的饮食精微物质和体内正常排出的污浊之物。《素问·阴阳应象大论》中指出：“清阳出上窍，浊阴出下窍；清阳发腠理，浊阴走五脏；清阳实四肢，浊阴归六腑。”这是指其生理之浊而言的。《素问·至真要大论》中说“诸转反戾，水液浑浊，皆属于热”，《金匮要略》亦指出“清邪在上，浊邪在下”，意为浊邪是一种阴邪。而《素问·阴阳应象大论》中明确提到“清气在下，则生飧泄；浊气在上，则生䐜胀”，则是指其病理之浊而言，是脏腑功能长期失调而出现的一种病理产物。在薛教授看来，疾病早期，尚不至于称之为浊，所谓冰冻三尺，非一日之寒，浊之为浊，必是病程较长，反复发作方能考虑。所以，薛教授认为浊邪是一种具有胶结难解、黏滞稠厚、秽浊的特点，外在环境或饮食习惯导致脏腑功能长期失调而出现的一种病理产物。浊为阴邪，易伤阳气，导致气机不畅，使清气不升，浊阴不降，并且常常合并湿、痰、瘀等，缠绵难解，病久日深，迁延难愈，表现在慢性肾脏病患者则见头晕、胸闷等浊邪上犯，清气不升，清窍失养诸症；若浊邪中阻，则见纳差、呕恶、口腻等症。浊邪既是一种病理产物，也是慢性肾脏病患者反复发作的一个重要的病理因素，若治疗不当，终致三焦壅塞，五脏失养。

通过病因病机的分析可以看出，在慢性肾脏病的发生、发展过程中，伴随着许多病理产物的产生，主要包括痰饮、水湿、瘀血、浊毒等，这些病理产物可以互为因果，互相演化，因而变化多端，临床容易混淆，在此我们扼要地进行辨别分析。

（一）湿浊

湿浊的形成，多与肺、脾、肾三脏功能失调相关，与三焦及膀胱的气化也密不可分。肺主通调水道，脾主运化，肾主水，三焦通调水道，膀胱主气化，若平素嗜食肥甘厚腻或外邪侵袭，使肺之宣肃失常，脾之运化不及，肾之主水失制，三焦通调失常，膀胱气化失司，均可导致湿浊内生。由于它们可相互转化，常合并存在，不能区分，故常并称，如水湿、痰饮、水饮、痰湿等。痰、饮、水、湿均为阴邪，其性之本属寒，易于困阻阳气，因而治疗多以张仲景之法，即“病痰饮者，当以温药和之”。此时的治疗往往单纯而易于获效。但是，痰、饮、水、湿可因体质或药质从阳而化热，也可因久郁不泄而化热，形成与热邪胶结之势，不仅造成肾络血运不畅，而且易使肾络灼伤，一方面使精微泄漏，另一方面又使机体代谢产物排泄不畅，出现当藏不藏、当泄不泄的病理结果。此时使用温药则助热邪，使用寒药则助浊邪，因此治疗变得复杂而难以速效。湿浊者，乃浊之清者，可停聚于内，亦可泛溢肌肤，形成水肿，症见全身或仅双下肢浮肿、舌淡苔白腻、脉沉弦等。值此，薛教授谓欲治本病，必先治其水肿，常用经验方水肿汤为主治疗，用麻黄、桂枝、党参、黄芪、冬瓜仁、赤小豆、泽泻、山药、车前子等攻补兼施，祛湿化浊。若恐麻、桂太盛，伤及正气，可改用荆芥、防风代之。内生之湿浊可因患者体质不同而产生不同的病理变化，若素体胃热亢盛，则湿浊从热化，症见口中异味、小便不利、舌红苔黄厚腻、脉弦滑等，常用半夏泻心汤、四妙散等加味以辛开苦降，清热利湿化浊；若素体脾阳不足，则湿浊从寒化，症见腹泻不爽、纳呆、口中黏腻、舌淡苔白腻，脉弦等，方用藿香正气散、藿朴夏苓汤等加减以散寒除湿。

（二）痰浊

《景岳全书》云：“痰即人之津液，无非水谷之所化，但化得其正，则形体强，营卫充；若化失其正，则脏腑病……而血气即成痰涎。”若肺、脾、肾不足，则水液内停，湿聚成痰。痰浊者，乃浊之浊者，随气机之活动而流窜全身，使三焦壅塞，最常见就是咽部的表现。薛教授在临床发现就诊患者中大约 70%的慢性肾脏病患者在病程中会因为咽炎而诱发或加重疾病，常常表现为咽干、咽痒不适，咽中异物感，咯之不出，吞之不下等。究其病机，一则为邪气循足少阴之脉上扰，二则痰浊阻滞气机，终使痰气交阻，发为“梅核气”之状，若不早治，久则耗气伤阴。薛教授提出从咽论治慢性肾病八法，其中一法就是养阴清热、疏肝降逆，方用玄麦甘桔汤合四七汤加味。若痰阻心肺出现胸闷、胸痛等不适时，则常用仲景“瓜蒌三方”加味以调之。

（三）瘀浊

《普济方·方脉总论》曰：“气行则血行，气止则血止，气温则血滑，气寒则血凝。”《血证论》提出“离经之血为瘀”“水病致瘀”的观点。当代医家奚九一教授则提出“因邪致瘀”的观点，说明瘀血的形成途径很多，有气虚血行缓慢成瘀，阳虚寒凝成瘀，阴虚内热、津亏血凝成瘀，气不行则血停为瘀，血溢脉外成瘀，水病致瘀，浊阻血运，血停为瘀，等等。瘀浊的形成，与湿、痰二浊相关，此二邪阻滞气机，气滞则血瘀，正所谓“久病入络，久病多瘀”。《医学正传》云：“津液稠黏，为痰为饮，积久渗入脉中，血为之浊。”终致痰瘀互结之象，且常常合并有痰湿之象，见口中黏腻、神疲乏力、舌暗红苔白腻、脉沉弦等。现代研究表明，许多肾病患者血浆白蛋白偏低，血液常呈高凝状态，不仅有脏腑气血阴阳亏虚，而且痰饮水湿等浊邪的产生非常普遍，因此，几乎在慢性肾脏病的各期，均伴有瘀血的形成，是临床上治疗慢性肾脏病广泛使用活血化瘀法的重要依据。故薛教授治疗时，活血化瘀常常贯穿疾病治疗的始终，常以血府逐瘀汤加味、经验方肾衰合剂等为主，选用一些活血化瘀通络的药物，如牛膝、泽兰、三棱、莪术、桃仁、红花等。另外，痰瘀互结，阻滞络脉，血瘀不行，且瘀血不去，新血不生，故慢性肾病患者常见贫血、双肾彩超常见双肾体积缩小等，值此，薛教授常加用龟甲、鳖甲、牡蛎等软坚散结之品，以求活血散瘀。

（四）毒、浊毒

《博雅》曰："毒，恶也，一曰害也。"《说文》曰："毒，厚也，害人之草。"二者指出了毒的主要特点是"有害"，但我们知道，有害的物质非常之多，但不能都称为毒物，说明还有一个程度的问题，"厚"即对程度的描述，因此"害之甚"才能称为"毒"。慢性肾脏病产生的各种病理产物，当其由量变产生了质变，即成为"毒"，如水过甚称水毒，湿过甚称湿毒，痰过甚称痰毒，饮过甚称饮毒，瘀过甚称瘀毒，等等。再结合"浊"的含义，"浊毒"的概念也就明晰了，因此，在慢性肾脏病中，笔者并不赞同将"浊"或"浊毒"当作一种独立的病邪，而应看作是一类病邪的统称。目前，不少学者认为慢性肾脏病中的"浊毒"与现代医学中尿毒症毒素类似，但两者之间的联系与区别还需要深入研究。

无论机体是否正气充足，当邪气过甚时，肾脏的损害也在所难免。例如，张景岳云："或以败精，或以槁血，阻塞水道而不通也。"这些过甚的邪气通常称为邪毒，包括药物毒、食物毒、生物毒、放射线之毒等。邪毒直接伤肾大多呈急性过程，但易残留慢性肾损害。邪气也可在机体内缓慢积累成毒，造成慢性肾损害。邪毒伤肾，可严重影响肾的开阖、肾的气化、肾的固摄等功能，临床表现为蛋白尿、血尿、小便不利等症状，严重者由于水液代谢障碍，使多种浊邪内生，浊聚成毒，出现血肌酐、尿素氮等毒素升高。邪毒伤肾多见于各种药物性肾损害、金属中毒性肾病、放射性肾炎等。

综上所述，薛教授认为慢性肾脏病的各期虽然临床表现、病理类型各不相同，但多因饮食不节、劳倦过度、情志失调、外感六淫、素体虚弱等因素导致肺、脾、肾三脏功能失调。肺失宣降通调，脾失健运，肾失开阖，体内水液潴留，泛溢肌肤。三焦为水液代谢之通道，津液代谢失常亦与三焦密切相关。其中尤以脾、肾虚损为主、为本。虽宋代钱乙《小儿药证直诀》曰："肾主虚，无实也。"张元素《医学启源》曰："肾本可实，本不可泻……无泻肾之药。"但我们不可局限于此，仍应注重标实，标实的病理因素包括"湿、热、痰、浊、瘀、毒"等，"湿、热、痰、浊"多为水病，其可单独出现，亦可相合为患，辨证论治时不可忽略。

第二节　治法心得和常用方剂

肾脏病病机是肾气虚损，本虚标实。薛教授认为，一方面由于肾气虚损、固摄无权，易感外邪，另一方面由于病延日久，阴阳两虚，涉及五脏，导致气血失调，复因水湿、湿热、火毒、瘀血等相互兼夹为病，导致病情缠绵而见标本同存、虚实夹杂之证。但"虚"之病机贯穿疾病始终，虚多在肾、脾、肺三脏，或肾气亏虚，或脾肾阳虚，或气阴两虚，或阴虚湿热，或气虚夹瘀、湿热夹瘀等。根据病情的不同阶段，制定相应的治法和方药。薛教授认为，慢性肾炎病程长，缠绵不愈，属本虚标实。脾肾虚弱在其演变过程中起重要作用，但邪气留滞（湿、热、瘀、浊）对该病的影响亦不容忽视。从而薛教授指出健脾补肾、清利湿热、活血化瘀为治疗慢性肾炎的基本原则。在这一前提下，根据临床不同证型，辨别邪正虚实，进而提出健脾补肾法、清热利湿法、活血化瘀法三法为治疗慢性肾炎的基本方法。她认为，在肾脏病的发生、发展过程中，正虚主要与肺、脾、肾之不足有关，而脾肾亏虚乃诸脏之虚的核心。所以，健脾补肾法是扶正的关键。健脾是充养后天之本，补肾是培其精气不足。肾阴虚者宜予甘润壮水之剂，以补阴配阳，使虚火降而阳归于阴，即所谓“壮水之主，以制阳光”；肾阳虚者宜予甘温助阳之品，以补阳配阴，使沉阴散而阴归于阳，即所谓“益火之源，以消阴翳”；阴阳两虚者宜阴阳双补。脾为后天之本，气血生化之源，若先天之精气不足，赖后天脾胃仍可渐充，即谓后天可以养先天。活血化瘀法也是薛教授治疗肾病最常用的治法。他认为，肾实质内的瘀滞是各种肾病发展过程中的病理产物，也是加重肾损害的主要原因。病程越长，瘀滞越明显，即所谓的“久病入络”。几乎在慢性肾脏病的各期，均伴有瘀血的形成，此为临床上治疗慢性肾脏病广泛使用活血化瘀法的重要依据。故薛教授治疗时，活血化瘀常常贯穿始终。

一、常 见 证 型

1. 脾肾阳虚证

本证常见蛋白尿为主，兼腰酸乏力等肾虚症状，而无明显水肿及肾功能障碍。薛教授特别强调在补肾气时，温热之药宜少不宜多，用量宜轻不宜重，尤应避免大热刚燥之品，以防助火伤阴。

处方举例：补气温肾汤（自拟方）。党参 15g，黄芪 30g，肉苁蓉 10g，补骨脂 12g，枸杞子 15g，熟地黄 24g，丹参 30g，益母草 30g。

薛教授临证喜用黄芪、党参益气固摄，认为二者合用能提高细胞免疫、促进蛋白质合成、减少蛋白质分解，且能利尿、降压，减少尿蛋白；肉苁蓉、枸杞子均为平补之品，肉苁蓉温而不热，补而不峻、暖而不燥，枸杞子合阴药滋阴，佐阳药助阳；补骨脂暖水脏，使阴中生阳，为壮火益水之要药。本方适用于各种肾脏病表现为肾气虚者。

补肾常用药及用量：熟地黄 20g，山茱萸 12g，枸杞子 15g，菟丝子 15g，何首乌 15g，女贞子 15g，肉苁蓉 12g，补骨脂 12g，沙苑蒺藜 12g，杜仲 15g。

补气常用药及剂量：黄芪 15g，人参 10g，党参 15g，山药 15g，白术 12g。

2. 肝肾阴虚证

肾藏精，肝藏血，肝肾同源。肾阴亏虚、精不化血，致肝失濡养，亦令肝肾不足，阴虚则火旺，可见头晕耳鸣、潮热颧红、腰膝酸软、胸脘隐痛、烦躁失眠、咽干口燥、舌红少津、脉细数等症。此时须用滋补肝肾法并侧重滋阴降火。本法常用于肾病综合征首始大剂量激素治疗阶段，亦可用于急性肾炎恢复期、慢性肾炎、肾结核、狼疮性肾炎等具备肝肾阴虚见证者。

处方举例：麦味地黄丸。六味地黄丸加麦冬 12g、五味子 6g。麦味地黄丸重在滋补肝肾之阴，若表现为阴虚火旺者可结合滋阴降火法施治，若表现为肝阳上亢，可按下述滋补肝肾药论治。

滋补肝肾常用药及剂量：玄参 15g，枸杞子 15g，白芍 12g，麦冬 12g，生地黄 12g，何首乌 12g，女贞子 15g，旱莲草 15g，龟甲（先煎）15g，鳖甲（先煎）15g，五味子 6g。

3. 气阴两虚证

肾主藏精。肾的封藏失职，精微下泄，必将暗耗肾精，致头晕耳鸣、腰酸腿软、口干舌红、脉细数，可见于急性肾炎恢复期、慢性肾炎伴血压升高、止痛药性肾病、肾结核、狼疮性肾炎等疾病。此外，在肾病综合征大剂量糖皮质激素首始治疗阶段，若出现上述症状，亦可使用本方。

处方举例：滋阴补肾汤（自拟方）。女贞子 15g，旱莲草 15g，益母草 20g，丹参 12g，地骨皮 12g，全蝎 2g，生地黄 15g，牡丹皮 12g，玄参 15g。

本方以二至丸为基础，取女贞子、旱莲草、生地黄滋补肝肾，地骨皮、牡丹皮养阴清透虚热，又用活血利水的益母草、善引瘀血的丹参、通络解毒的全蝎，以养阴益肾为主，又寓引瘀解毒之效，对各类原发性、继发性肾小球肾炎表现为肾阴虚为主者常选用。二至丸对肾活检诊断为系膜增生性、局灶节段性肾小球硬化，膜增生性肾小球肾炎或慢性肾炎有高凝状态尤为适合。薛教授认为，肾实质内的瘀滞是各种肾病发展过程的重要一环，且病程越长，瘀滞越显著。从免疫角度来看，许多疾病的发生与免疫稳定功能失调有关，而补肾药、活血化瘀药确有稳定机体免疫功能的作用。因此薛教授拟此方，目的是以此来调整免疫功能，改善微循环，使机体一些病理过程逆转，从而达到治疗和修复的目的。如为狼疮性肾炎，可在上方基础上加乌梢蛇 12g、白花蛇舌草 25g、蜈蚣 2g，以加强祛风解毒化瘀之力；若为反流性肾脏病，可加北芪 15g、当归 10g、川芎 6g、赤芍 12g，以加强益气化瘀、延缓肾瘢痕的形成和发展。总之，临床应用时可随证加减，灵活变通，但以不失本方之意为原则。

滋补肾阴常用药及剂量：地黄 15g，山茱萸 12g，枸杞子 15g，女贞子 15g，旱莲草 15g，玄参 10g，龟甲（先煎）20g，鳖甲（先煎）20g，五味子 8g。

二、常用治法

1. 健脾补肾法

脾胃为后天之本，肾为先天之本，先天充盛得于后天滋养。肾脏病虽病位在肾，但与脾虚密切相关，脾运化水谷，升清降浊，从而使脾气得以统摄而制下，肾气得以充沛而藏精。脾虚则肾水失制而发病。故治当以补脾胃调中气，健脾补肾，控制精气下泄，精微物质流失，蛋白从尿外泄；以补中益气丸合六味地黄丸加减治之。

薛教授以六味地黄丸为补肾平补之剂，若无明显表证或实证都可长期使用。

药用：黄芪 30g，党参 30g，白术 15g，茯苓 15g，橘红 10g，升麻 10g，柴胡 10g，山药 15g，山茱萸 12g，熟地黄 12g，牡丹皮 10g，当归 12g，甘草 10g。

肾阳虚者用平补肾阳之菟丝子、补骨脂等；肾阴虚者用补而不腻之女贞子、旱莲草；血虚者用参芪四物汤；气滞水停者，加以川厚朴、扁豆、砂仁、薏苡仁。

2. 清热利湿法

肾脏病在演变过程中，热邪与水湿互结贯穿病变始终，是反复慢性感染和产生炎症的主要因素。薛教授认为，慢性肾炎其病本虚，极易反复感受外邪，外邪入里化热，致使热毒内蕴。慢性肾炎发生和疾病过程中，感染、炎症都是不可忽视的因素。薛教授常谓“善治肾炎者，首治感染”。慢性肾炎反复迁延，必有潜在诱因，积极寻找诱因（如咽部感染、皮肤感染、肠道感染、泌尿系感染、胆道感染等）是治疗的关键，病因消除而蛋白自消。如蛋白尿合并扁桃体炎、咽炎者，常用自拟“二半汤”加减治疗。“肾足少阴之脉，循喉咙”，与经络有直接联系。

药用：半枝莲 12g，半边莲 12g，金银花 12g，连翘 12g，辛夷 15g，黄芩 12g，生黄芪

20g，党参 10g，玄参 12g，麦冬 12g，甘草 10g，桔梗 10g，地肤子 12g，益母草 12g，蝉蜕 10g。

方中党参、黄芪补益脾气，玄、麦、甘、桔滋阴利咽，针对咽喉症状。半边莲、半枝莲本为肿瘤科常用药，具有清热解毒、化瘀利尿之功，因其清热解毒效果好，常配合金银花、连翘以清利咽喉；地肤子、益母草、蝉蜕乃消蛋白的经验组合，诸药合用，以泻为主，以补为辅，共消蛋白尿。本方适应证：①扁桃体肿大，咽充血者；②舌质红（赤），苔少或苔黄者；③青少年无症状者。反复感染者，可摘除发炎扁桃体、拔除牙残根或修补龋齿、选用适当抗生素。蛋白尿合并泌尿系统感染、前列腺炎者，用八正散和龙胆泻肝汤加减；年老体弱，热象不明显者，泌尿系统症状反复者，常采用滋阴清热，佐以利尿通淋，以知柏地黄丸加利尿通淋之品；蛋白尿腹痛腹泻合并肠道感染者，宜给予葛根芩连汤合痛泻要方、香连丸加减。

3. 活血化瘀法

肾脏病发展过程中存在瘀血内停、瘀浊阻滞之病机，而瘀血、瘀浊又是新的致病因素，即所谓“血不利则为水”。瘀血在慢性肾炎病机中居重要位置，薛教授认为，久病入络，久病必瘀，瘀水互结，气机不畅，则疾病缠绵，蛋白尿难消。所以薛教授临床亦注意血瘀的治疗。故慢性肾炎症见腰痛，痛有定处，舌质紫暗，舌底络脉迂曲、脉涩，为血瘀之征，可予活血化瘀法治疗。现代药理学研究也表明，活血化瘀药可以扩张血管，减少血管阻力，增加血流量，调整肾脏微循环，改善肾组织的血氧供应，增强全身和肾脏的抗病能力，保护残存肾单位。研究还表明，大黄、丹参等可抑制肾小球系膜细胞和系膜基质的增生，改善患者体内高凝状态、清除自由基、防止钙超载、减轻肾损害等。故常选用具有双向调节功能，既能活血又能止血之品，如牡丹皮、丹参、益母草、生地黄、三七等，其祛瘀不伤正，止血不留瘀。气行则血行，气为血之帅，气虚运行无力则血易瘀滞，故常选用黄芪、川芎、当归、泽兰、益母草，成药选用各种冬虫夏草制剂益气活血以化瘀。

方用少腹逐瘀汤加减。药用：黄芪 30g，当归 12g，川芎 12g，蒲黄 12g，五灵脂 10g，赤芍 12g，没药 12g，延胡索 12g，干姜 5g，肉桂 5g，丹参 15g，牡丹皮 15g，益母草 15g，川牛膝 15g，怀牛膝 15g，小茴香 5g，山药 15g。

4. 滋阴祛湿法

老年慢性肾病多以肾阴虚为主，兼脾虚湿盛或脾肾阳虚，肾阳久衰，阳损及阴，则导致肾阴亏虚，脾虚湿盛。临床表现腰酸遗精，神疲乏力，口咽干燥，纳少便溏，舌红苔白或少苔，脉细无力。薛教授在滋补肾阴基础上加健脾祛湿法，以知柏地黄丸合二至丸为主，加健脾利湿药物。方药组成：知母 10g，黄柏 10g，生地黄 12g，山茱萸 12g，泽泻 10g，茯苓 15g，猪苓 15g，丹参 15g，女贞子 15g，旱莲草 15g，枸杞子 15g，桑椹 15g，甘草 10g，黄芪 20g，党参 20g。

5. 补肾固精法

蛋白质当属中医之精的范畴。蛋白尿的形成主要与肾气不固、精微外泄有关，临床常见遗精、遗尿、白带多、夜尿多、腰膝无力等，故补肾涩精以治蛋白尿。方药组成：沙苑子 15g，芡实 15g，莲须 15g，龙骨 30g，牡蛎 30g，山药 15g，山茱萸 12g，黄芪 30g，党参 30g，桑螵蛸 15g，金樱子 12g，菟丝子 12g，龟甲 20g。

6. 清热解毒法

现代医学认为，慢性肾炎是指由于细菌、病毒侵入人体，激活机体免疫系统而引起的一系列反应。同时，慢性肾炎由于机体抵抗力下降也常因感染而加重。因此，慢性肾炎发生和发病过程中，感染、炎症都是不可忽视的因素。薛教授认为，慢性肾炎其病本虚，极易反复感受外邪，外邪入里化热，致使热毒内蕴。因此慢性肾炎合并感染，尤其皮肤、呼吸道的感染，症见咽喉反复肿痛、口舌生疮或皮肤疮肿等，舌红苔黄者，薛教授用黄连解毒汤合五味消毒饮加减治疗，效果显著。

方药组成：黄连 10g，黄芩 10g，黄柏 10g，栀子 10g，金银花 15g，野菊花 15g，蒲公英 12g，紫花地丁 12g，天葵子 12g，连翘 15g，板蓝根 15g，柴胡 10g，白蔹 12g，黄芪 20g，山药 15g，甘草 12g。

7. 清热润肺法

薛教授临床发现其就诊患者中大约 70%的慢性肾炎患者在其病程中会因为咽炎、扁桃体炎而诱发或加重疾病。咽喉证临床表现为咽干、咽红、扁桃体肿大（或悬雍垂充血肿大）、咽痒、易感冒，或者因上呼吸道感染而诱发蛋白尿反复发作加重。其病因病机主要为风热蕴结咽喉，临床多以实证为主。此时从咽论治多能收效。用药方面取细辛通十二经，辛夷主治耳鼻咽之疾，大青叶、黄柏为入肾经的清热药，诸药合用清热利咽润肺，则咽疾除尿蛋白消。

方药组成：玄参 12g，麦冬 12g，甘草 10g，桔梗 10g，金银花 15g，连翘 15g，山豆根 12g，射干 10g，鱼腥草 15g，辛夷 12g，细辛 3g，大青叶 12g，苦参 12g，黄柏 10g。

8. 清热疏风补气法

风邪袭表，卫阳被遏，循经脉入里，郁而化热，损伤肾气，开阖失司，水湿泛溢，或封藏失职，精微失固，导致肾病水肿、蛋白尿、血尿。临床表现为汗出恶风、面浮肢肿、腰酸乏力、舌淡苔白或薄黄、脉浮数或细数。

薛教授以清热疏风补气为法，自拟二半汤。

方药组成：半枝莲 15g，半边莲 15g，金银花 15g，连翘 15g，黄芪 30g，党参 30g，山药 15g，山茱萸 12g，白术 12g，茯苓 12g，地肤子 15g，益母草 15g，蝉蜕 10g。其中半枝莲和半边莲具有清热解毒、化瘀利尿之功。参、芪、术、山药具有增强免疫力的作用，方中地肤子、蝉蜕祛风消蛋白佳，全方攻补兼施，祛邪不忘益气扶正。

9. 清热通淋法

急、慢性肾炎常有下焦湿热证候出现，因肾与膀胱同居下焦，其尿频、尿急、尿痛多由肾与膀胱之湿热蕴结下焦而成，治疗重在清热利湿通淋。

八正散：萹蓄 18g，瞿麦 18g，栀子（包煎）9g，车前子（包煎）9g，灯心草、木通各 8g，滑石、甘草梢各 6g，生大黄（后下）12g。

本方是治疗淋证的代表方，方中木通、瞿麦、萹蓄、滑石清利湿热、利水通淋；栀子苦寒，善清三焦之热，生大黄泻火降浊，灯心草导热下行，甘草梢既能通下窍，又调和诸药。全方共奏清热泻火、利水通淋之功，热除水利，则小便畅通，淋证自愈。如兼尿血，本方尚嫌止血力小，可再加白茅根 30g、小蓟 10g。对慢性肾炎迁延日久、体质较差的患者，一旦尿路感染，薛教授则主张给予强有力的抗生素来治疗，以防病情突变，对非微生物引起的排尿不适综合征，薛教授常选用逍遥散加车前子（包煎）12g 疏肝解郁通淋，常获得满意效果。治疗石淋，薛教授常用穿破石 30g，滑石（包煎）15g，石韦 30g，鸡内金 15g，海浮石 15g，茯苓 9g，柴胡 9g，车前子（包煎）12g。

清热通淋常用药及剂量：黄柏 8g，栀子 6g，车前子（包煎）15g，土茯苓 12g，萹蓄 18g，瞿麦 18g，滑石（包煎）12g，石韦 12g。

三、常用治则

1. 见血休止血，治本当求源

血尿，其病因多为热在下焦，但热有实热虚热之分，实热者为热盛伤络，迫血妄行，虚热者为阴虚内热，虚火扰络，络伤血溢。而脾气亏虚，气不摄血以及久病入络，气滞血瘀，络脉受损，亦为本病的重要病因。薛教授反对用大量止血药治疗血尿，主张治本求源。对于反复发作的肉眼血尿，薛教授认为其与阴虚的关系密切，治疗上以养阴益肾止血为主，薛教授以小蓟饮子为代表方，用时加大白茅根、生地黄的用量（最好用鲜品），配以女贞子、旱莲草，诸药合用，具有滋肾填精、养阴止血的功效。对于血尿持久不消者，又多从血瘀论治。清代王清任云“久病入络为瘀”，瘀积不散，血不归经，又是血尿反复发作的重要原因，故治疗当补泻兼施、瘀热同治，使热清血宁，瘀化血行，血气调和，虽未止血而血可自止。常用药物有丹参、川芎、红花、当归、赤芍、益母草等活血化瘀之品，可促进气血运行，活血而止血。临床中有不少患者用此法治疗后，血尿会减轻或消失。

2. 精微勿外流，蛋白需固摄

蛋白尿是肾脏病较为常见的症状表现，亦是引起疾病进展的重要因素。蛋白质是人体三大营养物质之一，亦属人身精微。故将蛋白尿的病机概括为“精气下泄”。精气的封藏除五脏本身的“藏精气而不泄”的功能特点之外，还主要依赖脾气固摄和肾的封藏之力。因此，脾肾亏虚是引起“精气下泄”的最直接原因。治疗上以健脾益肾为主，佐以清热活血之法，常用药物有黄芪、太子参、金樱子、芡实、杜仲、桑寄生、丹参、川芎、黄芩、半枝莲等。其中太子参、黄芪补气健脾，补虚消蛋白，金樱子、芡实，补肾摄精，固摄精微。药理学研究表明，黄芪、太子参能增加肾小球滤过膜的通透性，改善肾小球功能，减轻免疫性因素对血管内皮的损伤。丹参、川芎可扩张血管以抗凝，抑制细菌炎症及免疫反应，减少尿蛋白。

3. 衷中参西，护肾防变

强调抑制肾脏免疫炎症反应，减少蛋白尿、血尿，控制血压，是治疗肾脏病的主要临床目标，要以保护肾功能为最终目的，对可能影响肾功能的因素要极为重视，治疗重点是抑制病程中的进行性发展因素及免疫损伤因素，有时并不是单纯地针对蛋白尿和血尿的消失。往往用中医中药治疗时，加具有免疫抑制或免疫调节的中药，如黄葵胶囊。黄葵的主要化学成分为黄酮类，具有抗凝、降血脂、清除氧自由基、减轻肾小球免疫炎症反应、减少尿蛋白的作用。清热解毒类中药如半枝莲、黄芩等，有抗感染和抗变态反应的作用，可帮助恢复肾功能，有利于蛋白尿转阴。

4. 首重感染，祛除诱因

善治肾炎者应先治感染。临床上许多肾脏病的起病、复发及加重均与各种感染有关。临床血尿有两种情况：①无任何临床症状，仅尿中长期有异常红细胞，或伴轻度腰酸、双下肢浮肿、易疲劳等，用普通疗法效果不好；②病情缓解后，血尿、蛋白尿又突然“反跳”。薛教授以为，这些情况多与感染有关，治疗当从寻找感染灶入手。感染有显性和隐性之分，显性感染自不必言；临床最易被医者和患者忽略的是各种隐性感染，这是血尿持续不消最主要、最常见的原因。常见的有上呼吸道、头面部（口、咽、鼻、扁桃体、牙齿、耳）感染，以及皮肤、胃肠、泌尿道、前列腺、阴茎包皮感染。治疗应首先去除感染。此时西医一般运用抗生素，但有时用之却未必都能取效。而金银花、连翘、菊花、蒲公英等清热解毒类中药，经过现代药理学研究已证实有确切的抗菌、抗病毒功效，在中医辨证基础上加用这些中药，可以增加疗效、缩短疗程、减少毒副作用，往往体现出中西医结合的优势。薛教授多以清热解毒兼以扶正的中药内服或外用，常用玄麦二花汤（玄参、麦冬、桔梗、生甘草、金银花、连翘、山豆根、黄柏、浙贝母、细辛）治疗肾炎血尿兼咽炎；血尿兼慢性鼻炎者，则以鼻通汤（辛夷、细辛、鱼腥草、石菖蒲、麻黄、金银花、连翘、僵蚕、鹿角霜、藁本、川芎、甘草）治疗。同时采用摘除发炎的扁桃体、拔除牙残根或修补龋齿，以及运用西药抗生素等方法。一般上呼吸道感染时多见风热表证，加用银翘散；皮肤疮疡或溃烂，多为湿热内蕴化毒所致，常用五味消毒饮加苦参、土茯苓、赤小豆、牡丹皮、赤芍等；肠炎致腹痛泄泻，多为湿热侵肠，常用葛根芩连汤加金银花、茯苓、车前子等；尿路感染多见下焦湿热，常用八正散加忍冬藤、败酱草、蒲公英、半枝莲等。感染一经去除，血尿自然就会消退。

5. 重视舌诊，灵活施治

症有真假，舌不欺人。对于无症状的血尿患者，临床医师一般往往无从下手，因其无证可辨。薛教授每遇此时，最详于辨舌，对舌之舌质、舌苔、舌色、舌态、润泽等辨证最为精细。辨舌验齿乃温热病之重要依据，此早已遍为人知，其实无论外感内伤，辨舌验齿均有重要意义。舌胖大边有齿痕为气虚，舌瘦小主阴虚；舌质红为有热，舌暗红为有瘀血，舌绛红少苔或无苔为阴虚有热；舌苔腻为有湿邪为患。血尿以虚者为多，治之本当以补虚为主，然而对无症状的血尿，在补虚时就应注意舌诊，当分清补阴补阳、注意补虚和泻实的分寸。如舌淡红、苔薄白的无症状的血尿当以平补为主，若治疗过程中出现舌苔由白转黄或由薄转厚提示有潜在感染，宜补中有清或清利为主兼以补益；若舌暗红当以化瘀为主兼以补益。

6. 扶正固本，顾护脾胃

“邪之所凑，其气必虚。”肾脏病是属于本虚标实的病症，气虚、阴虚为其本，故治疗过程中滋阴益气乃为总则，尤其要重视脾胃功能的保护。因脾胃乃后天之本，所以寒凉清热运用虽为必要，但不可过量，以免损伤脾阳，不利于疾病的进一步治疗。所以必须掌握好剂量和时间。如已出现脾胃失调的表现，可以先和胃、后祛邪，或和胃与祛邪兼顾，并尽量避免碍胃药物。另外，西医使用免疫抑制剂时，常会有肝损害、骨髓抑制等毒副反应，如同时予补肾、护肝、益气、补血类中药，往往可以增效而减毒。

7. 辨证求因，补泻兼施

肾脏病是属于本虚标实的病症，气虚、阴虚为其本，滋阴益气乃为总则。肾性血尿一方面由于肾气虚损、固摄无权，易感外邪，另一方面由于病延日久，阴阳两虚，涉及五脏，导致气血失调，复因水湿、湿热、火毒、瘀血等相互兼夹为病，导致病情缠绵而见标本同存、虚实夹杂之证。但“虚”之病机贯穿疾病始终，虚多在肾、脾、肺三脏，或肾气亏虚，或脾肾阳虚，或气阴两虚，或阴虚湿热，或气虚夹瘀、湿热夹瘀等。治疗当扶正与祛邪兼顾，时时不忘补虚与清利。常以六味地黄丸、知柏地黄丸、杞菊地黄丸、参芪地黄丸之类加半边莲、半枝莲、鱼腥草、女贞子、旱莲草、三七等清利化瘀之品。病延日久，气血阴阳受损，出现卫阳不固、中气亏虚之证，如神倦、气短乏力、易感冒等，常以玉屏风散、参苓白术散、补中益气丸之类加减，少佐 2～3 味化瘀止血药，亦可收到血止病除的效果。由于血尿病久易致血虚阴伤，易滋生内热，因此一般不宜过用温补，以防助热化燥，伤阴动血。

8. 专病专药，善用药对

薛教授根据多年经验发现，治疗肾性血尿时，在辨证用药的基础上加入以下几种中药，有助于消除或减少尿中异常红细胞。

白花蛇舌草：性寒，味微苦、甘，可清热解毒，利尿通淋，常用量为20～40g。现代药理学研究表明，该药可明显抑制机体免疫功能。肾炎血尿在很大程度上可能与机体存在不断的免疫反应有关。

旱莲草：性寒，味甘、酸，长于补肝肾之阴，且有凉血止血之效。血尿患者肾本亏虚，病久易致血虚阴伤、滋生内热。该药补清兼顾，常配女贞子，用量为15～30g。

三七：性温，味甘、微苦，长于化瘀止血而不留瘀，可改善肾脏微循环，增加肾脏血供，常用10～15g入煎剂，或1～3g研末冲服。

薛教授善用药对，认为药物配对后疗效将大大提高。常用药对有：黄芪、太子参，治疗气虚血尿；女贞子、旱莲草，治疗阴虚血热之血尿；半边莲、半枝莲，治疗热毒血尿；仙茅、淫羊藿，治疗肾阳不足之血尿；金银花、连翘，治疗血尿兼头面部感染；山药、山茱萸治疗脾肾双亏之血尿；蝉蜕、地肤子治疗血尿兼大量蛋白尿者；蒲黄、五灵脂治疗血尿属瘀者；荆芥炭、防风治疗血尿兼外感；金樱子、芡实、桑螵蛸治疗血尿兼夜尿频多。

9. 注重滋阴清热利湿

薛教授据多年临床观察发现，大多数肾病患者因出现阴虚湿热相互胶结，病情易反复而迁延不愈，如慢性肾炎、肾病综合征、慢性肾盂肾炎、肾结石、多囊肾、狼疮性肾炎等。分析其原因可能与下列因素有关：①素体阴虚，复受湿热、寒湿、湿毒之邪，由表入里，犯及五脏，定位于肾；②或因房事不节，精髓亏耗，或五志过极化火伤及肝肾之阴，或邪热炽盛燔灼肺脾之阴，进而损及肾阴，复因痰浊、瘀血、秽浊湿毒之邪相互交结为患；③或清利伤阳耗阴，或温补化燥伤阴，或用激素和细胞毒性药物致阴精肝血耗损；④久病重病伤及肾本而脾肾双亏，或复生内湿，或易复感外邪。临证多见肝、脾、肾三脏同时受累，形成以肾为主的本虚标实之证。虚不外气虚（脾气、肾气）、阴虚（肝肾阴虚）、阳虚（脾肾之阳）；实不外湿邪（湿浊、湿热、湿毒、溺毒）、痰饮、瘀血等。有阴虚湿热、气阴两虚、阴虚火旺、阴阳俱虚等证，然以阴虚湿热证最常见、最为棘手，单纯滋阴则碍其湿，若利其湿又恐伤阴，诊治不当，往往缠绵难愈，迁延多年。

10. 三补三泻

“三补三泻”是六味地黄丸组方之主旨，六味地黄丸出自《小儿药证直诀》，由金匮肾气丸化裁而来，方中熟地黄滋阴补肾，填精益髓而生血，山茱萸温补肝肾，收敛精气，山药健脾补肺兼固精缩尿，此为“三补”，用以治本。泽泻利水通淋泻肾火，牡丹皮凉血化瘀清肝火，茯苓健脾和中渗脾湿，此为“三泻”，用以治标。薛教授认为本方重用“三补”，且熟地黄用量为山茱萸、山药的2倍，大补肝、脾、肾之阴而以肾为主，针对阴虚之病机；轻用“三泻”着眼于清利湿热，针对湿热之病机。“三补”则脾健肾实，水有所制，“三泻”则热从下泄，水湿得出。故她十分赞同张山雷所言：本方之立方大旨，无一味不从利水着想。三补三泻巧妙配合，形成甘淡平和，不温不燥，补而不滞，标本同治的平补之剂，对于慢性肾病阴虚湿热之病机十分契合。

11. 灵活化裁加减

灵活化裁用于治疗各类肾脏病。针对肾病常见阴虚湿热之因，薛教授以六味地黄丸治疗多种肾脏病，灵活化裁后还可治疗许多非阴虚湿热证。例如：①改熟地黄为生地黄，加白茅根、女贞子、旱莲草、大蓟、小蓟、当归、连翘治疗阴虚湿热的肾性血尿；②加黄芪、当归、金樱子、芡实、车前子、冬瓜仁、乌药、赤小豆治疗湿热稽留、肾阴亏损的慢性肾炎蛋白尿；③改熟地黄为生地黄，加知母、黄柏、龟甲、白芍、玄参治疗服用激素所致的阴虚阳亢证；④加枸杞子、菊花、牛膝、龙齿、石决明、泽泻、丹参治疗肝肾阴虚阳亢的肾性高血压；⑤合四物、四君子汤加炒三仙，治疗五脏亏损、气血衰败的肾性贫血；⑥加炮附子、白术、黄芪、桂枝、麻黄、冬瓜仁、车前子治疗脾肾阳虚、水湿泛滥的肾性水肿；⑦加麦冬、五味子、桂枝、厚朴、杏仁、法半夏治疗慢性肾病合并慢性支气管炎急性发作属肺肾亏虚、痰浊阻肺证；⑧合五泻心汤，加藿香、佩兰、炒二芽（炒谷芽、炒麦芽）治疗尿毒症所致的脾肾亏虚、溺毒犯胃的恶心呕吐；⑨改熟地黄为生地黄且重用，加当归、地肤子、地龙、白鲜皮、苦参、酒大黄、赤芍治疗尿毒症所致的溺毒内盛、泛溢肌表之皮肤瘙痒；慢性肾病复感外邪者，亦以本方为基础，或疏散，或清利，或攻下，或收涩等，运用十分广泛。

12. 肾脏病“中环强”阶段疗法

对肾病综合征患者采用激素、环磷酰胺和中药的三阶段疗法（“中环强”阶段疗法），取得较好的疗效，本部分内容就此加以重点介绍。

（1）三阶段划分：肾病综合征在治疗前划分为第一阶段；治疗后自觉症状，阳性体征逐渐消失，尿常规及肾功能检查逐渐恢复正常，激素副作用尚不明显划分为第二阶段；激素所表现阴虚阳亢的副作用出现后，则划分为第三阶段。

（2）三阶段疗法

1）第一阶段治疗方法：本阶段治疗容易被忽视，以为患者只要具备“三高一低”（大量蛋白尿、低血浆蛋白、高度水肿、高胆固醇）就可以用激素，结果使有些患者继发感染迅速扩散，甚至到不可收拾的地步，说明仅有“三高一低”这些条件还不够，还要为这些患者在用激素和环磷酰胺之前创造一定的条件。根据临床不同的表现，凡是出现以下 3 种情况者，暂缓使用激素。

A. 阳虚严重者：患者表现出严重的脾肾不足，如浮肿按之如泥，面色㿠白，怯冷肢凉，纳差乏力，精神萎靡，血浆蛋白在 20g 以下，这类患者必须予以扶正培本，待全身状况好转后再使用激素，或者在使用激素同时予以扶正培本。扶正培本以济生肾气丸、附子理中汤为主，选用红参、黄芪、五味子、仙茅、淫羊藿、枸杞子、菟丝子、补骨脂等。并据《难经》“损其肾者益其精”之说，加用紫河车、龟甲胶、阿胶、鹿角胶、冬虫夏草等血肉有情之品培补脾肾，或配合少量多次输入白蛋白。

B. 阴虚严重者：患者表现出舌质绛红或龟裂、舌面少津，伴有五心烦热、潮热盗汗等，此时若用激素往往会加重阴虚症状而疗效不理想。这类患者先用养阴合剂（生地黄、玄参、麦冬、石斛、龟甲胶、白芍、山药、知母、黄柏、橘红、远志、白术、茯苓），或用知柏地黄丸加一贯煎、二至丸，同时配合少量多次输入白蛋白，待阴虚的症状减轻后再用激素治疗。

C. 湿热内盛者：多为感染所致，舌苔黄厚腻、舌质赤多为其临床特点，常伴有脉弦数、发热、口干、便结、血白细胞计数偏高等。治疗以五味消毒饮，或大承气汤为主，热偏重者加栀子、黄芩、黄连；湿偏重者加车前子、泽泻、冬瓜仁、藿香、佩兰；咽痛加山豆根、射干、玉蝴蝶等；配合使用敏感抗生素治疗。治疗后患者舌苔黄腻褪尽，白细胞计数、体温恢复正常后，方可用激素治疗。

2）第二阶段治疗方法：本阶段是治疗的关键，中西药合理使用，症状得到缓解，尿常规和肾功能逐渐恢复正常而激素副作用又不明显。若治疗方法欠妥，就易出现激素引起阴虚阳亢的副作用，从而进入第三阶段疗效就差。本阶段采用中西医结合治疗，尽量使阴虚阳亢不出现，稳定“证”的变化。

A. 泼尼松使用剂量和方法：掌握泼尼松用法至为重要，若剂量过大［1.2～1.5mg/（kg·d）以上］，又是早、中、晚分服，很快就出现第三阶段症状，而使第二阶段为时甚短；其次副作用表现十分明显，祖国医学强调“阴平阳秘，精神乃治”，证的波动太大不利于辨证论治。由于激素不能耐受或继发感染，泼尼松往往被迫撤减。用量过小［0.5mg/（kg·d）以下］虽然副作用较轻，但疗效差。薛教授认为泼尼松开始用量为40～45mg/d，服法为清晨一次顿服，能使第二阶段稳定，直到病情缓解。泼尼松撤减要根据三阶段的具体情况而定，一般是第二阶段稳定时撤减要慢，第三阶段出现时撤减要快。有效时撤减要慢，无效时撤减要快，有效者平均每2个月减泼尼松5mg，从用药到停药，大约为一年半时间，越是敏感的患者，疗程越要相对拖长一些。无效患者泼尼松的开始用量最长不超过2个月，因为这类患者即使长期使用泼尼松也很难取效，相反还加重了阴虚阳亢的症状，所以泼尼松的撤减要快，每次减5mg，每周减1片，直到减完为止。

B. 环磷酰胺使用剂量、用法与注射时间：薛教授用环磷酰胺曾到22g，副作用较大，经常被迫停药。剂量大时证的波动较大，不利于病情稳定。目前薛教授每疗程环磷酰胺的常用总量为6～8g，既减轻了副作用又不影响疗效。环磷酰胺0.2g加0.9%的生理盐水40ml，静脉推注，隔日1次，30～40针为1个疗程。选择注射时间也很重要，在清晨注射对有消化道反应的脾胃虚弱患者，常影响食欲。在晚上睡前推注，因夜间饮水少尿量亦较少，药物在膀胱中的浓度较高易造成出血性膀胱炎。故通常采取午睡后注射，并嘱患者注射后多饮水，可明显减少以上两种不良反应。

C. 泼尼松和环磷酰胺配合使用的问题：现在国内多数杂志上讲的是，先用泼尼松，等尿蛋白转阴后再用环磷酰胺，认为这样可巩固激素取得的疗效。然而从三阶段的辨证来看，这种配合有不足之处。为说明这个问题，先将泼尼松和环磷酰胺的副作用列表如下（表2-1）。

表2-1　泼尼松和环磷酰胺副作用对比

药物	WBC计数	精神	饮食	面色	舌象	脉象	心率	辨证
泼尼松	升高	亢奋	亢进	潮红	绛红	数	快	阴虚阳亢
环磷酰胺	降低	萎靡	减退	皖白	淡红	不数	不快	阳虚

表2-1中显示泼尼松和环磷酰胺的副作用在许多方面相反，从中医的辨证观点来看，泼尼松的副作用以阴虚为主，环磷酰胺的副作用以阳虚为主，所以泼尼松类似温阳药。过用温阳药必然会耗伤津液而导致阴虚阳亢；环磷酰胺类似寒凉药，久用则脾胃虚寒、阳气不振。中医学认为，温阳药与寒凉药合用时可以互相抑制，比如在温阳方剂中恐温热太过，常佐以寒凉药，施用寒凉方剂亦然。如先用泼尼松后用环磷酰胺，就造成泼尼松的副作用在前、环磷酰胺副作用在后。也就是说，当泼尼松这味“温阳”药的副作用表现出来时，得不到环磷酰胺的这味“寒凉”药的抑制；当环磷酰胺引起的“阳虚”明显表现出来时，又得不到泼尼松的“温煦”，于是它们的副作用会表现出来，这就是先用泼尼松后用环磷酰胺的不足所在。

薛教授认为，患者的脾胃功能尚佳时，泼尼松和环磷酰胺可同用；若脾胃功能欠佳，有食欲减退、恶心、便溏等症，可先用泼尼松2周之后再用环磷酰胺。

D. 中药与泼尼松的配合使用问题：环磷酰胺的剂量控制在6～8g后，其副作用不是主要的矛盾，所以中药主要是用来抑制激素的副作用。临床经验证明，当看到泼尼松引起明显阴虚阳亢的症状后，再用滋阴潜阳药，颇有缓不救急之憾，既然泼尼松副作用或轻或重总要表现出来，可将滋阴潜阳的中药与泼尼松同时使用，泼尼松撤减时，阴虚阳亢又逐渐变为阳虚，故应随证更方，在激素用量撤减到一半时，加用一些阴阳双补的补肾药（如菟丝子、肉苁蓉、枸杞子等）可减少病情的反跳。

3）第三阶段治疗方法：泼尼松的副作用所表现出来的阴虚阳亢症状是本阶段的辨证特征。本阶段有虚实之分，虚证指阴虚阳亢，症见舌绛红、少苔、脉弦细数、潮红、烦热、消谷善饥但不发热、白细胞计数正常、无明显的感染灶，治宜滋阴潜阳，方以养阴合剂（方同前）。实证指本虚标实，在阴虚阳亢的基础上继发感染，除阴虚阳亢症状外，必伴有舌苔黄厚腻、发热、血白细胞计数升高，常从寻找感染灶入手。临床常见的各种隐匿性感染［如头面部（口腔、咽喉、鼻、扁桃体、牙齿、中耳）、皮肤、胃肠道、泌尿道、前列腺、阴茎包皮等处的感染］往往不易被医患发现，这是用激素疗效不好的最主要、最常见原因。应采取中西医结合治疗，首先去除感染，中医根据不同的病证选药。薛教授善用清热解毒兼以扶正的中药，如山豆根、射干、黄芩、金银花、连翘、板蓝根、鱼腥草、黄连、栀子、大黄、红藤、白芍、生黄芪、玄参、当归、甘草等。同时摘除发炎扁桃体、拔除牙残根或修补龋齿、选用适当的抗生素，必要时泼尼松要撤减。

“三阶段”疗法是在使用泼尼松、环磷酰胺这一条件下，在中医辨证论治基础上形成的。只要在临床中很好地掌握应用，充分发挥中西药之所长，避其所短，就能使疗效不断提高。

13.中西医分阶段结合

薛教授反复告诫我们，中西医结合不应是中药和西药的混合，而是取中西医各自之长，补各自之短，同一疾病，所处的阶段不同，中西医结合的内容各异，也就是分阶段结合，是薛教授中西医结合的特点之一。如同样是原发性肾病综合征，根据激素治疗的不同阶段和对激素的反应程度，采取相应的中医药结合治疗。按阶段分述如下。

（1）起始治疗阶段：对新诊断的病例，首始大剂量激素［泼尼松1mg/（kg·d）］治疗阶段的激素剂量要足够大才能诱导肾病综合征迅速缓解。薛教授认为，激素为阳刚之品，服用时间过长，常出现燥热伤阴的现象，如兴奋、激动、失眠、盗汗、两颧潮红、多毛、痤疮、五心烦热、口干咽燥、舌红少津、脉细数，此阶段中医辨证属阴虚火旺，薛教授自拟滋阴降火方，常用药物有旱莲草、女贞子、生地黄、枸杞子、知母、龟甲（或鳖甲）、泽泻、玄参。兼有湿热见症者，加黄柏、栀子、龙胆、石韦、金钱草、白花蛇舌草；夹瘀者加丹参、桃仁、藏红花（或川红花）、川芎、当归、赤芍、益母草、怀牛膝；阴虚热毒者可加金银花、板蓝根、黄柏等。通过上述中药治疗，可明显减少激素的副作用。

（2）减量治疗阶段：通常用大剂量激素8周后便须减量，如果经8周大剂量治疗不见好转，甚或恶化，则应按此速度继续减量，乃至停药，改用中药治疗。由于激素的撤减，患者常由阴虚向阳虚转化而呈阴阳两虚。主症常为腰膝酸软，头晕耳鸣，神疲体倦，少气懒言，面色苍白，口干咽燥，舌象由红少苔逐渐转为淡，脉象逐渐由细数转为沉弱。薛教授主张此阶段应阴阳双补，药用肉苁蓉、补骨脂、菟丝子、淫羊藿、锁阳、巴戟天、党参、黄芪等。

若以阴虚为主则重用滋阴药而伍以补阳药，若以阳虚为主则重用温阳药，伍以滋阴药，即所谓“善补阳者，必于阴中求阳”之意。

（3）持续治疗阶段：经过减量治疗阶段，视患者对激素的反应程度，选择相应的中西医结合治疗方案。

1）首始大剂量治疗后部分缓解的中西医结合治疗方案：首始大剂量治疗仅获部分缓解者减至小剂量［泼尼松 0.5mg/（kg・d）］时，可服 8 个月或更长一些时间，若在小剂量维持治疗中获完全缓解，则于缓解后按原量再服 4 周，然后缓慢规则地减量至维持量，视情况再酌量维持一段时间后逐渐减量至停药，若未能完全缓解者，此时薛教授主张加用环磷酰胺。此时中医配合治疗，仅获部分缓解者在临床上大都属肾病综合征Ⅱ型，病损一般不是微小病变型，而是其他病理组织类型所致，该病由于缠绵不愈，正气损耗，脾肾俱虚，肾虚则不能固摄，脾虚则中气下陷，故精微下注而见蛋白尿；久病入络，必有瘀血内停，症见神疲体倦，腰酸腿软，头晕耳鸣。实验室检查尿蛋白持续阳性，可有血尿，尿纤维蛋白降解产物（FDP）升高，血多呈高凝状态，且临床不少患者有腰钝痛，面色暗滞，唇暗舌暗或有紫斑，即有血瘀的见症。故治则应为在滋阴基础上，适当加用益气补肾固涩之中药，如黄芪、党参、山茱萸、金樱子、补骨脂等；同时应重用活血化瘀通络药，如当归尾、赤芍、红花、丹参、益母草、泽兰、全蝎、地龙等，气虚明显而无高血压血尿者，重用黄芪（30～60g）；有热毒见症者加金银花、蒲公英、板蓝根。此时在辨证论治基础上可加用小叶石韦、黄芪、昆明山海棠、雷公藤、黑大豆、白果、地龙、乌梅、山楂、冬虫夏草等对消除蛋白尿有一定疗效的中药。如病情需要加用环磷酰胺时，由于该药为免疫抑制剂，故宜重用温阳药（如淫羊藿、巴戟天、菟丝子）方能提高疗效，且由于它有骨髓抑制致白细胞下降的副作用，故酌加补血养气的中药，如当归、鸡血藤、黄精、北芪、党参等。

2）首始治疗获完全缓解的中西医结合治疗方案：首始治疗已获得完全缓解的病例，通常可按上述方法减量至维持量［泼尼松 0.5mg/（kg・d），隔日服］，此为生理需要量，由激素所致之阴虚火旺之症已大为减少，此期大多属肾病综合征缓解期，为了防止其复发，宜加强补肾健脾，成人着重补肾，小儿着重补脾。

3）对复发和激素依赖型肾病综合征的中西医结合方案：有些患者虽在首始治疗完全缓解，但短期内（<6 个月）易复发，甚或药量减至一定程度即复发（即激素依赖型）。可重新使用激素治疗并加用环磷酰胺，激素按上述常规减量至小剂量［0.5mg/（kg・d）］持续治疗 8 个月，然后缓慢减量至维持量时，可持续服药 12～18 个月。在用大量激素及环磷酰胺时，其中中药的治则与上同，在激素维持剂量持续治疗阶段，重点在益气、补肾、健脾，常用药物如党参、白术、茯苓、北芪、补骨脂、肉苁蓉、山茱萸、菟丝子、熟地黄等。

在肾病综合征缓解后，主要是巩固疗效，防止复发。复发因素甚多，但主要是感染，特别是感冒。薛教授根据中医阳主卫外，阳气不足则容易感受外邪，以及“四季脾旺不受邪”的理论，加强机体卫外能力多从健脾益气固表着手，薛教授常用玉屏风散（黄芪、白术、防风）配合治疗，对易于伤风感冒使病情反复的肾病综合征患者，预防感冒，巩固疗效，对减少其复发有一定帮助。

从上述举例来看，根据肾病综合征激素治疗的不同阶段和是否配合免疫抑制剂治疗，其出现的主要矛盾亦不相同，应针对其主要矛盾，选择相应的中西医结合治疗方案，既可提高疗效，又可减轻激素和免疫抑制剂的副作用。

第三节　对蛋白尿/血尿/水肿/肾性贫血/泌尿系结石治疗的经验

一、治疗蛋白尿经验

薛教授从事肾脏病临床研究 40 余年，经验丰富，用药独特，衷中参西，因人因病因证而异。在治疗慢性肾炎蛋白尿时，针对慢性肾炎肾气虚损，本虚标实的病机特点，以辨证论治为基础，根据疾病的标本缓急，提出慢性肾炎中医辨证论治七法，同时灵活应用激素、火把花根片、针灸、食疗等综合治疗，临床疗效显著。笔者有幸随薛教授临证，现将其治疗慢性肾炎蛋白尿经验总结如下。

（一）虚实并重，八纲辨证

薛教授认为慢性肾炎的病机特点是肾气虚损，本虚标实。慢性肾炎之发病，是在脏腑亏虚、正气不足的基础上，遭受外邪或内伤因素，导致脏腑功能损伤，病理产物生成，产生慢性肾炎本虚标实的病机特点。在疾病过程中，脏腑亏损不复，致病理产物难以消除，病理产物又使脏腑愈加亏损，二者相互为害，形成恶性循环。薛教授认为，蛋白尿是由肾之精微外漏形成的，但外漏之精微对肾脏而言亦是一种致病因子，故补漏同时应该尽快消除此病理产物——蛋白尿，阻断疾病的恶性循环。现代研究亦表明，蛋白尿不仅反映肾小球损伤，而且是一个独立的导致肾脏病变进展的主要因素，任何能够使蛋白尿减少的治疗干预都有利于减慢肾脏病的进展。按脏腑八纲辨证，薛教授认为慢性肾炎病位主要在肾、脾、肺三脏，就气血阴阳而论，则以阴虚、气虚、气阴两虚由轻到重发展。外邪是慢性肾炎发生、发展过程中一个关键因素，多数学者认为慢性肾炎发病与感染有关，并造成免疫介导的肾小球炎性损害，而慢性肾炎病久体虚免疫力低下，又易发生各种感染，临床发现慢性肾炎蛋白尿反复发作难愈，感染是一个重要因素。故薛教授治病首重感染，认为在外感风、寒、湿、热之邪中，唯湿热缠绵难治。“久病入络，久病必瘀”，瘀水互结，气机不畅，则疾病缠绵，蛋白尿难消。所以薛教授临床亦注意对血瘀的治疗。

（二）辨证求因，七法论治

慢性肾炎治疗离不开辨证论治，薛教授认为，不能千人一方，亦不能一方到底，应该因人因证而异，审因治证。针对慢性肾炎本虚标实病机，临床采取补泻兼施、温清并用、表里同治原则，强调脏腑八纲辨证，提出慢性肾炎从肾治、从肺治、从心治、从脾胃治等，或滋肾健脾，或滋阴祛湿，或补肾固精，或活血化瘀，或清热解毒，或清热润肺利咽，或清热祛风等辨证论治大法。同时注重脏腑与五行关系，肾病多本虚标实，虚则补其母，按五行金水相生，则需补肺气以固肾水，故每法中多重用党参、黄芪，同时在功效相同的药物中多采用入肾经之品。

（三）衷中参西，食治结合

1. 激素应用

慢性肾炎若尿蛋白在＋＋＋以上或 24h 尿蛋白定量大于 2.5g，经过去除感染等诱因亦不能缓解的，薛教授在中药辨证论治的同时，亦考虑使用激素治疗，如此不但可及时控制蛋白尿，减少低蛋白血症的发生及其所致并发症，同时也降低了激素的副作用，使尿蛋白迅速转阴，而且复发率低，疗效巩固，易于疾病的痊愈。

2. 火把花根片

薛教授很早就将火把花根片这一治疗风湿类疾病的药物用于肾炎蛋白尿的治疗，经过多年临床实践发现，部分慢性肾炎患者使用激素无效而使用火把花根片有效，激素与火把花根片有互补作用，但该药在治疗过程中可引起部分患者血清转氨酶升高和少数女性患者闭经。薛教授用当归、柴胡、黄芩、党参、白术、茯苓、甘草、川楝子、延胡索、黄芪、紫草、虎杖、蒲公英调理肝脾、清热解毒以降酶；用仙茅、巴戟天、菟丝子、鹿角片、牛膝、桃仁、红花、当归、熟地黄、白芍、川芎、益母草、泽兰、甘草，以温补肾阳、活血化瘀来调经。用法：火把花根片每次 4～5 片，每日 3 次，疗程为 3 个月。火把花根片治疗时，须逐步减量，以免引起疾病反跳，同时要加用保肝药物治疗。

3. 针灸治疗

从 20 世纪 70 年代开始薛教授就将针灸应用于蛋白尿的治疗中，取得较好疗效，并经过临床和实验研究证实。临床用中药针剂鱼腥草、板蓝根等做穴位注射，主要取足三里、肾俞等穴。此法配合药物治疗，不仅疗效增强，并且病情稳定，复发次数减少。

4. 食疗

（1）鲤鱼汤：鲤鱼 1 条，清除内脏，加茶叶 50g 后用纱布包裹，适量冬瓜皮、生姜皮、陈皮切丝共炖，吃鱼喝汤，此法主要针对蛋白尿所致水肿的治疗。

（2）阿胶膏：阿胶 500g、黄酒 500ml、冰糖 100g，将黄酒浸泡阿胶、冰糖一夜后隔水炖，待阿胶完全烊化后即成膏药，取 1 小汤匙阿胶膏用开水冲服，每日 2 次。

（3）紫河车颗粒：新鲜紫河车洗净焙干碾末或用制好的颗粒剂，每次 10～15mg，每日 2～3 次，冷开水冲服。紫河车大补气血，临床发现对大量蛋白尿导致的低蛋白血症有提高血浆白蛋白的作用，可增强免疫力，减少感染的发生。

二、治疗血尿经验

血尿，中医称为“溺血”“溲血”，属血症、失血范畴。大多患者血尿反复发作，迁延难愈，目前少有特效性治疗。薛莎教授将尿血的病机归纳为脏虚湿瘀，证属本虚标实，其中以脾肾亏虚为本，下焦湿热，扰动血室，瘀阻肾络为标。薛莎教授认为在治疗上若单用补虚则湿热不除，瘀血不去，仅用活血则易加重出血。治疗时宜明辨标本，注重缓急，根据病变的不同程度、不同阶段，权衡健脾补肾、清热泻火止血之轻重，分期分阶段用药，以取得较好疗效。薛莎教授认为血尿反复发作，迁延不愈，会导致肾脏进行性损害，因此对于血尿患者要进行早期干预。薛莎教授在临证中以辨体质为主线，结合辨证与辨病，采取清热泻火以治标，健脾补肾以固本，活血化瘀以通络的治法。

三、治疗水肿经验

《素问·水热穴论》指出：水肿之病“其本在肾，其末在肺”。《素问·至真要大论》指出：“诸湿肿满，皆属于脾。”薛莎教授认为肾性水肿可归属于中医“水气”“水肿”“肿胀”范畴，气虚为本，水停为标。本虚是慢性肾炎的主要病机，在水肿期间又以气虚、脾虚为主，肺为水之上源，故在益气健脾的基础上，佐以宣肺之品麻黄、桂枝“提壶揭盖”以消肿。薛莎教授根据多年临床经验总结出治疗肾性水肿的四个要点：①消肿须理气：肺主一身之气，肺气宣通，则脾气得升，肾气得化，水津四布，其肿自消。提出“水气本为同类，治水者当兼理气，气化水自化”。②消肿宜活血：气行则血行，气滞则血凝，血不利则为水。在临床中注重运用活血化瘀法改善血液黏稠度，促进消肿。③消肿要提升：慢性肾炎患者多有脾阳受损之证，除表现在运化水湿功能减退外，升降失调也是主要病理机制，故要恢复脾胃升降之机，水湿自除，乃取培土制水之意。④消肿勿伤阴：所谓“治湿不利小便非其治也”，薛莎教授指出有可利与不可利之分，新病、体实、阴津未伤者可利，久病、体虚、阴津不足者不宜贸然利湿，否则愈利气虚愈重，血瘀愈显，水肿愈甚。阴虚水肿者常育阴清利同用，薛莎教授常用泽泻利水不伤阴，适用于阴虚水肿之证。

四、治疗肾性贫血经验

薛莎教授认为肾性贫血当属中医“虚劳”等范畴。分析其病机为本虚标实，虚在五脏，以脾肾为主，病程缠绵，经久不愈。久则使先后天更虚，胃气疲乏，化源告竭而气血大亏，治疗益肾健脾、培补气血。常以参黄芪归芍地黄汤为主补肾健脾、益气生血，使气旺精充，患者不仅临床症状减轻或消除，且可使血红蛋白上升及血肌酐下降。用紫河车、龟板胶、阿胶、鹿角胶、冬虫夏草等血肉有情之品，益肾和填精相结合，使精血互化，气血共生，并在方中加行气运脾的药物如砂仁、陈皮、藿香等以防补益药滋腻碍胃。另外，通络祛瘀以生新血。久病入络、久病多虚而多有瘀血倾向。治以活血化瘀、行气通络、软坚散结，肾络通、瘀血去而新血生。常以血府逐瘀汤、当归养血汤、鳖甲煎丸三方化裁，加泽兰、益母草、蒲黄、五灵脂、乳香、没药等活血养血而生新血。此外，薛莎教授认为肾性贫血是一个长期的过程，除了积极的药物治疗外，还可以配合食疗，如阿胶膏、桑椹子膏等。长期服用可明显改善患者头昏、乏力、怕冷等症状。

五、治疗泌尿系结石经验

薛莎教授认为泌尿系结石的形成乃湿热、血瘀等因素作用的结果。基本病因病机在于湿热下注，化火灼阴，煎熬尿液，结为砂石。结石瘀结水道，致气血运行不畅，不通则痛。《丹溪心法》提到：“诸淋所发皆肾虚而膀胱湿热也。肾主水，水结则化为石，肾虚而膀胱气化不行，为热所乘，热则成淋。”《诸病源候论》指出：“肾主水，水结则化为石，故肾客砂石。”治宜清利湿热，排石通淋。湿热蕴结下焦，气化不利，而致气滞血瘀水停，故在清利湿热的同时，配以化气行水、活血化瘀，以除下焦气机郁滞状态。清利湿热，以八正散加减，多用石韦、白茅根清热利水，配以桃仁、红花或王不留行、穿山甲等化瘀通经破气行血之品，加强通淋排石之力。结石久留或攻伐太过而出现脾肾气虚之证，则以健脾益气固摄为主，方以补中益气汤加减。

六、病案举隅

1. 蛋白尿病案

应某，女，31岁，已婚。自诉泡沫尿3年余。患者3年余前体检时，尿常规示“尿蛋白（+++），尿隐血（+）”，肾穿刺活检提示“IgA肾病”。

咽红痛，腰膝酸软，伴胃纳欠佳，少气乏力，下肢浮肿明显，夜间尤甚；扁桃体轻度肿大，小便色黄，舌质红，苔黄，脉细弱。

诊断：水肿（气阴两虚兼热证）。

治法：益气养阴，清热解毒。

方药：一半汤加减。

处方：黄芪 30g，海浮石 15g，半枝莲 15g，西洋参 15g，地肤子 12g，益母草 12g，玄参 12g，天冬 12g，大青叶 10g，败酱草 10g，菊花 10g，连翘 10g，女贞子 10g，甘草 10g。14 剂，水煎服，每日 1 剂，分 3 次温服。

二诊：服上方后无明显咽痛，下肢仍有浮肿，腰酸乏力、少气好转，复查尿常规示“尿蛋白++，尿隐血+”。守上方再服 14 剂。

三诊：上述症状继续好转，无咽痛咽红，扁桃体无明显肿大，腰酸乏力、少气好转，胃纳仍欠佳，浮肿大致同前，舌淡红，苔薄黄，脉沉细。

方药：一半汤与水肿汤加减。

处方：黄芪 30g，西洋参 15g，茯苓 15g，半枝莲 12g，益母草 12g，地肤子 12g，猪苓 12g，泽泻 12g，白术 10g，防风 10g，荆芥 10g，薏苡仁 10g，甘草 10g。

后以上方加减治疗 2 个月，水肿消退，胃纳佳，复查尿蛋白波动于微量～＋，尿隐血阴性，病情稳定至今。

按：本病起于 IgA 肾病合并蛋白尿，病程迁延 3 年难愈，按中医辨证，肾为先天之本，久病必虚，伤阴耗气致气阴两虚，且患者咽红咽痛，舌红苔黄，兼有热证，故投以“一半汤”益气养阴，清热解毒。三诊时患者水肿明显，咽红咽痛好转，薛教授常谓“消肿要升提，消肿重培补”，故调整组方继续予黄芪、西洋参、半枝莲益气养阴，清热解毒，加用水肿汤中的猪苓、泽泻、茯苓、薏苡仁利水渗湿，使水湿从下而行，黄芪、白术补益肺脾之气，荆芥、防风宣肺利水消肿，自能升降运行枢机，则水自行。久服以图巩固疗效。

2. 肾性水肿病案

案 1 陈某，男，19 岁，2015 年 3 月 19 日初诊。

2 年前因反复扁桃体肿痛，查尿常规示隐血（＋＋），蛋白（＋＋），肾穿刺活检示 IgA 肾病。此次患者发热、扁桃体肿痛、纳差、腰酸乏力半个月来诊。查体示体温 38.2℃，扁桃体Ⅲ度肿大，伴散在淡黄色脓点，颈前淋巴结肿大，眼睑水肿伴双下肢轻度凹陷性水肿，舌红苔薄黄，脉浮细弱。查尿常规示隐血（＋），蛋白（＋＋＋）。

西医诊断：慢性肾炎（IgA 肾病）。

中医诊断：水肿（肺肾不足、风热伤肾证）。

治法：益气固肾，清热解毒，兼疏散风热。

处方：黄芪 20g，菊花 12g，大青叶 15g，玄参 10g，地肤子 10g，西洋参 20g，海浮石 15g，天冬 10g，败酱草 15g，甘草 6g，半枝莲 15g，益母草 15g，蒲公英 15g，板蓝根 15g，牛蒡子 15g，金银花 10g，茯苓 15g，泽泻 20g。7 剂，水煎服，每日 1 剂。

二诊（2015 年 3 月 26 日）：患者发热、扁桃体红肿消失，眼睑、下肢轻度水肿，仍感纳差、腰酸乏力。复查尿常规示隐血（＋），蛋白（＋＋）。

守上方黄芪加至 30g，西洋参加至 30g，加山药 20g、炒山楂 10g、炒麦芽 15g、建曲 10g，去板蓝根、牛蒡子、金银花、泽泻，继服 15 剂。

三诊（2015 年 4 月 10 日）：患者眼睑、下肢水肿消失，仍感轻微腰酸、乏力。查尿常规示蛋白（+），隐血（-）。

守上方加淫羊藿 10g、仙茅 10g、女贞子 10g、旱莲草 10g，去炒山楂、建曲、茯苓，再服 15 剂。

四诊（2015 年 4 月 26 日）：患者自诉不适症状皆除，查尿常规示微量蛋白，隐血（-），守上方去淫羊藿、仙茅、女贞子、旱莲草继服 3 个月。多次复查尿蛋白为（-）或（+），病情稳定至今。

按：本病属于中医学“水肿”范畴，主要以肺、脾、肾气阴不足为其内因，外感风热或风寒化热入里而诱发。患者初起尚有表证，不可专求补涩，以免邪气留恋、病势缠绵，宜先解表清热，体现薛教授“三先”原则之先抗感染，故重用大青叶、金银花、牛蒡子、板蓝根等疏表清热之品，且用茯苓、泽泻等利水以消肿，待表解肿退则以焦三仙、山药调其脾胃，既可对症消其纳差，又可健脾以升清，待外证皆消、脾胃调和，则加归肾经之品（如二仙、二至丸）以助全方调补气阴，待兼证皆消以一半汤为主方平补平泻，调和阴阳。且方中诸药皆入肾经，主以益气固肾，以消“本病”之内因，同时清热解毒以防助邪生变。纵观整个治疗阶段，自始至终均以一半汤为基础方化裁，无不体现了薛教授疾病归经理论的思想及其相关治疗思路。

案 2　肖某，男，72 岁，2009 年 6 月 14 日初诊。

双下肢浮肿，血肌酐升高 1 年余。患者 1 年前因纳差、乏力、下肢水肿到某院就诊。肾功能示肌酐高于正常。诊断为慢性肾功能不全，其间未予正规治疗。现双下肢水肿，伴纳差。肾功能示肌酐 296μmol/L，尿酸 358nmol/L，尿素氮 13.3mmol/L。证属肾之气阴不足，薛教授以肾衰合剂加减以益气温肾，补血活血。

处方：党参 10g，黄芪 10g，龟甲 10g，鳖甲 10g，枸杞子 10g，杜仲 10g，川续断 10g，菊花 6g，菟丝子 10g，山药 10g，茯苓 10g，泽泻 10g，牡丹皮 10g，川牛膝 10g，没药 6g，红花 6g。20 剂，水煎服，每日 1 剂。

二诊：水肿减轻，苔黄厚，蛋白减少，苔黄厚为内仍有实邪，故去党参、龟甲以免闭门留寇，加熟大黄 10g 以荡涤浊毒，加乌药 10g、砂仁 10g，以行气化湿。

按：本案患者素有慢性肾炎，迁延失治，终至脾肾衰败。脾肾亏虚，气血化生无源，则乏力、纳差。“气为血之母”，气虚无力行血，则血行瘀阻。肾虚不能化气行水，遂致膀胱气化失常，开阖不利，水液内停，发为水肿。水瘀互结，久郁成浊化毒，壅塞三焦，无以排泄，则各生化指标升高。祖国医学认为，“精气夺则虚”，故薛教授以党参、黄芪、龟甲、鳖甲益气填精；龟甲、鳖甲滋阴潜阳。因湿浊瘀毒胶结难解，易成痰结，故以鳖甲软坚散结。枸杞子、菊花、杜仲、川续断、菟丝子、山药补益肝肾，扶正以消肿。菊花、枸杞子防微杜渐，平肝降浊。杜仲、川续断并用，一则温补阳气，二可阳中求阴；茯苓、牡丹皮、泽泻利水消肿兼清郁热；没药、红花、川牛膝活血化瘀、利水消肿。全方合用，气血并调，阴阳同治，标本兼施，使水去肿消。薛教授临床还善用大黄，并强调应在顾护正气的前提下辨证应用，认为“大黄乃药中良将也，浊毒不降则清阳不升，瘀血不去则新血不生，故以大黄通畅，推陈致新”。

3. 尿血病案

熊某，男，37 岁，2009 年 6 月 30 日初诊。

血尿3个月余，眼睑浮肿、咽干咽痛半个月。3个月前时有尿痛，未予以治疗，近半个月眼睑及面部浮肿，晨起加重。现眼睑浮肿，神疲，面色少华，咽部充血，纳差，眠欠佳，小便量少，大便正常，舌红苔薄黄，脉细数。尿液分析：过氧化物酶（++），尿隐血（++）。正气不足，风邪袭表，卫阳被遏，损伤肾脏，导致肾病水肿、蛋白尿、血尿，咽部充血不适。

西医诊断：慢性肾炎。

中医诊断：尿血（风热蕴结型）。

治法：清热疏风，益气健脾。

方药：自拟二半汤加减。

处方：党参10g，黄芪20g，半边莲15g，半枝莲15g，地肤子10g，益母草15g，金银花10g，连翘10g，浙贝母10g，黄芩10g。20剂，水煎服，每日1剂，分2次温服。

二诊：咽干、咽痛及眼睑浮肿较前好转，现腰部酸胀不适，纳可，眠可，二便正常。血压140/80mmHg*，咽部轻度充血，双下肢不肿，舌红苔薄黄，脉细数。尿液分析：过氧化物酶（+），尿隐血（++）。久病及血必兼瘀，故见腰部不适。

治法：清热解毒，凉血止血。

处方：半边莲12g，半枝莲12g，地肤子12g，益母草12g，金银花12g，连翘12g，玄参12g，麦冬12g，桔梗10g，甘草10g，蝉蜕10g，郁金12g，柴胡12g，赤芍12g，生地炭12g，旱莲草12g，大蓟12g。20剂，水煎服，每日1剂，分2次温服。

三诊：腰部酸胀缓解，口干，血压120/70mmHg，双下肢不肿，舌红少苔，脉细数。尿液分析：过氧化物酶（－），尿隐血（－）。慢性肾炎乃本虚标实之证，风热蕴结咽喉为标，肾虚为本，热伤津液则见口干，舌红少苔，脉细数。

治法：清热解毒，凉血止血。

处方：半边莲12g，半枝莲12g，金银花12g，连翘12g，玄参12g，麦冬12g，桔梗10g，甘草10g，生地炭12g，荆芥10g，防风10g，仙鹤草12g，阿胶珠12g，血余炭10g，桑椹12g。14剂，水煎服，每日1剂，分2次温服。服后口干明显好转，后巩固治疗，蛋白尿无复发。

4. 肾性贫血病案

雷某，男，36岁。

自1996年患慢性肾衰竭（CRF），当时血肌酐200μmol/L，并肺部感染后，病情恶化，血肌酐升至670μmol/L，且出现严重的贫血，血红蛋白仅为60g/L，伴恶心，呕吐清水，纳差，胃脘胀，咳嗽咳痰，尿少，便秘，头昏体乏，眶周黧黑，时心慌气促，舌淡苔黄腻，脉沉细；24h尿量不足400ml，病情十分危急。

诊断：关格（浊毒壅塞三焦）。

治法：急则治其标，以降腑气泻浊毒，疏通三焦，以救化源。

方药：半夏泻心汤合小承气汤加减。

处方：姜半夏10g，藿香10g，熟大黄10g，枳实10g，陈皮10g，竹茹10g，黄芩10g，大枣10g，黄连6g，紫苏梗6g，广木香6g，砂仁6g，黄芪24g，党参15g，茯苓30g。

服药1剂后，二便即通，胃纳稍增；同时配合西药控制感染、利尿、纠酸对症治疗，3剂后精神转佳。继以前方加减服用10剂，复查血肌酐下降为480μmol/L，血红蛋白上升为

---

* 1mmHg≈0.133kPa

72g/L。此时标证已缓，复治其本，治宜健脾补肾、益气养血、活血化瘀、解毒泻浊，以经验方坚肾合剂为主方。桑椹、制何首乌、黄芪、熟地黄、茯苓皮、鸡血藤各30g，党参、白术、当归、丹参各15g，川牛膝、熟大黄、牡丹皮各12g，厚朴、枳实、泽兰、泽泻各10g。加减治疗1个月，同时配合中药灌肠（生大黄、黄芩、黄连、黄柏、栀子、甘草、肉桂、蒲公英各10g）、紫河车研粉装胶囊（2g/d）冲服；阿胶膏长期食疗，西药对症处理后［未用促红细胞生成素（简称促红素）治疗］，复查血肌酐下降为308μmol/L，尿素氮10.62mmol/L，血红蛋白上升为102g/L，贫血基本得到纠正，病情一直稳定，血肌酐控制在350μmol/L左右，门诊定期治疗至今。

按：纠正贫血，中西药联用效果最佳。促红素促进骨髓细胞造血，治疗机制明确，疗效肯定，但停用后血红蛋白容易下降。加用健脾补血中药，提高脾胃运化水谷功能，提供造血原料，贫血改善明显优于单纯使用促红素治疗，而且维持时间持久。自拟补血方：当归12g，黄芪20g，白芍12g，熟地黄12g，川芎12g，阿胶15g，桑椹20g，丹参15g。方中四物汤、当归补血汤为传统中医血虚治疗方。薛教授补血中西互参，结合药理实验研究，喜用丹参及桑椹。曾在“一味丹参功同四物的实验研究”中证实丹参补血作用并不亚于四物汤，同时检测出桑椹中微量元素铁的含量在补血药中最高。在中医辨证基础上加用确有生血作用的中药，既符合中医思想，又结合了现代药理，提高了临床疗效。

5. 肾衰竭病案

周某，男，53岁，2008年6月就诊。

12年前发现无症状性镜下少量血尿、蛋白尿，曾间断中药治疗，疗效不显。2年前开始出现脚趾关节疼痛，体检发现肾功能不全，2年间血肌酐进行性增高，一直中药保守治疗。症见：面色萎黄、夜尿频多、食少纳呆、腹胀泛恶，右跖趾关节疼痛、乏力身重、双下肢轻度浮肿，舌淡暗，舌下有瘀筋，脉沉细。检查：血肌酐510μmol/L，尿素氮20.4mmol/L，血尿酸628.3mmol/L。尿常规示过氧化物酶（+）。

诊断：慢性肾衰竭（脾肾气虚、湿毒瘀阻型）。

治法：补血行气，泻浊化湿祛瘀，补肾健脾。

方药：坚肾合剂加减。

处方：太子参12g，黄芪12g，木香10g，厚朴10g，茯苓12g，枸杞子12g，赤芍12g，丹参10g，当归10g，益母草15g，川牛膝10g，白术12g，生地黄10g，红花10g，大黄炭粉（另包）6g。每日1剂，水煎服，酌情使用大黄炭粉适量冲服。30剂后，腹胀、跖趾关节疼痛、浮肿消失，复查肾功能示血肌酐480μmol/L、尿素氮17.8mmol/L、血尿酸502mmol/L，病情较前改善。

按：大黄能改善慢性肾衰竭患者的症情，可能与其能显著降低血中非蛋白氮，延缓慢性肾衰竭的进展有关。大黄治疗氮质血症的机制可能是：①大黄泻下作用减少了肠道氨基酸的吸收；②血液中必需氨基酸的增加，使蛋白质合成增加；③大黄抑制蛋白质分解，减少了尿素氮的来源；④通过大黄利尿作用促进尿素和肌酐的排泄；⑤抑制肾脏代谢性肥大、缓解高代谢状态。在病理生理上，大黄能有效抑制肾小球系膜细胞增生，减少系膜纤维连接蛋白的沉积，降低残肾耗氧量。大黄虽然为峻猛的泻下药，但因为其有涤荡诸腑，入气分、血分的特点，故作为治疗慢性肾衰竭的首选用药。通过改变大黄剂量、给药途径和炮制方法，可发挥大黄多重功效，从而改善肾功能，延缓慢性肾病进展。

6. 泌尿系结石病案

案 1 张某，男，40 岁。

患肾结石伴肾盂积水 2 年余。现行 B 超检查示左肾结石伴少量肾盂积水。因长期服用苦寒清利之品，导致四肢无力，少气懒言，面色少华，舌胖而淡，脉沉细。辨证为脾胃气虚，治予补中益气汤加味。药用：黄芪、党参各 30g，甘草、白术、升麻、当归、白茅根、车前子各 12g，陈皮、柴胡、泽泻各 10g，石韦 15g。嘱患者服药半小时后跳绳 15min。服药 10 剂后，排出结石 1 枚（11mm×5mm），乏力症状好转，根据上方加减再服 1 个月，诸症消失，复查 B 超未见结石。

按： 泌尿系结石在临床上常见腰痛、下腹痛、尿道刺痛等症状，严重时可表现为肾绞痛及肉眼血尿，由长期湿热下注内蕴，煎熬尿液所致，属中医石淋的范畴。临床上常用石韦散治疗湿热型，血府逐瘀汤治疗瘀滞型，肾气丸或知柏地黄丸治疗肾虚型，同时，辅以体位拍打等疗法，疗效尚可。但诸方对气虚患者疗效欠佳。薛教授认为，泌尿系结石的治疗时间一般均较长，久病必虚，且排石中药大多以苦寒药为主，故更易导致气虚。临证时应根据证型的变化而调整治疗方案。薛教授提出清利药与补气药交替使用，对于常用八正散、石韦散等治疗效果不佳者，用补中益气汤治疗，往往能取得意想不到的效果。

案 2 邹某，女，44 岁，2006 年 6 月 10 日初诊。

患慢性肾盂肾炎并肾结石 5 年，反复尿频、尿急伴右侧腰酸痛，用多种抗生素不愈。半个月前劳累后再次复发，尿蛋白（＋），红细胞（＋＋），白细胞（＋＋），经抗生素及清热解毒利尿中药治疗后，尿频、尿急等减轻，但总有尿不畅及尿道口烧灼感，稍紧张即想排尿，伴神疲乏力，头昏心烦，纳呆寐差，尿赤便结，舌暗红少津、苔薄黄腻，脉细弦。薛教授认为此乃清利太过，利甚伤阴；证属湿热稽留下焦，兼心肾阴虚，治宜清利湿热、滋养心肾，佐以安神之法。处方为生地黄、茯神、牡丹皮、生白芍、炒二芽各 15g，当归、山药各 12g，天冬、冬葵子、炒栀子、莲子各 10g，白花蛇舌草、白茅根、山楂各 30g。服药 3 周后，诸症悉除，尿检转阴，查 B 超示右肾小结石消失。继服 15 剂以巩固疗效，追访年余，未见复发。

第三章 铅中毒经验

第一节 对铅中毒病因病机的认识

铅是一种重金属元素，具有神经毒性，在人体内最理想的血铅浓度为零。近年来由于环境污染，膨化食品的大量摄入等，大多数人体内都存在不同浓度的铅，尤其是儿童对铅易感性强及易在体内造成蓄积，所以铅对儿童的毒性作用更为明显。儿童铅中毒并不意味着临床意义上的铅中毒，而是表示体内铅负荷已处在有损于健康的危险水平。与环境污染关系密切的儿童铅中毒，已成为当今医学界关注的重要课题。

一、铅中毒的概念

随着人们对铅毒性的认识，铅中毒的概念在不断变化，1985 年美国疾病控制和预防中心（CDC）规定铅中毒标准是血铅≥250μg/L（1.2μmol/L），红细胞原卟啉（EP）≥35μg/dl（0.6μmol/L）。而此后的一系列研究结果提示当血铅处于 100～250μg/L（0.48～1.2μmol/L）时即可对儿童智能产生不良影响。1991 年 CDC 制定新的儿童铅中毒诊断标准：当血铅水平≥100μg/L（0.48μmol/L），无论是否有相应的临床症状体征和其他血液生化变化，均会对儿童神经或智能产生影响。血铅含量分为 5 级，具体如下。

Ⅰ级：＜100μg/L（0.48μmol/L）。相对安全（但已具胎儿毒性，易使孕妇流产、早产，胎儿宫内发育迟缓）。

Ⅱ级：100～199μg/L（0.48～0.96μmol/L）。对神经传导速度及认知能力有影响。

Ⅲ级：200～449μg/L（0.96～2.17μmol/L）。可引起缺钙、缺锌、缺铁，生长发育迟缓，免疫力低下，厌食，贫血，反应迟钝，腹痛等。

Ⅳ级：450～699μg/L（2.17～3.38μmol/L）。可致腹绞痛，高血压，学习困难，易怒甚至出现攻击行为。

Ⅴ级：＞700μg/L（3.38μmol/L）。可致铅性脑病，多器官损伤，昏迷甚至死亡。

Ⅱ～Ⅴ级属不同程度的铅中毒。这一标准及分级也正被各国学者所接受。随着保健意识的增强，人们更注重亚临床状态的危害。叶广俊等则认为铅对儿童发育的影响是一个剂量-效应连续的过程，以 100μg/L（0.48μmol/L）作为儿童铅中毒的诊断标准并不意味着血铅水平低于 100μg/L（0.48μmol/L）就是正常范围，就绝对不会对儿童发育产生不良的影响。近年来国外的一些研究表明，儿童血铅水平在大于 73μg/L（0.35μmol/L）时即可出现神经行为和认知缺陷，因而提出铅对儿童的损伤无安全的临界水平。铅在人体内无任何生理功能，理想的血铅水平应为零。

二、铅的危害

铅是一种对身体有害的重金属元素，它没有任何生理功能，具有多脏器毒性，在体内的量超过一定水平即能对智能发育产生不可逆的损害。儿童对铅毒性尤其敏感，铅毒性对身体健康影响是多系统、多器官的，对神经系统和免疫系统的影响尤为突出。近几年低水平铅暴露对儿童生长发育影响的研究发现，孕母铅负荷增加时，铅可通过胎盘对胎儿的生长发育产生影响，即所谓产生先天性铅暴露；生命早期的铅暴露不仅危害儿童期智能和行为发育，对成年后心血管异常、骨质疏松等也有影响。同时由于儿童铅中毒的隐匿性和不可逆性，与成人相比，铅对儿童健康的影响发生得更早、更严重、更广泛，危害性也更大。

（一）铅对婴幼儿及儿童健康的影响

铅对人体的影响是全身性的、多系统的，对儿童的身体发育等均有毒性作用，其中神经和血液系统对铅最为敏感。

1. 铅对神经系统的毒性作用

由于铅的神经发育毒性较为突出，所以目前研究主要集中在铅和神经发育关系方面。儿童长期接触低浓度铅，可引起行为功能改变，常见的有学习困难、空间综合能力下降、运动失调、多动、易冲动、注意力不集中、侵袭性增强和智商下降等。调查表明，铅作业工人的子女比非铅作业工人的子女智商水平低。另有调查研究表明：铅污染区的儿童智商比对照区儿童智商低，这是由铅毒作用造成的。铅可影响神经系统多方面的功能，如低血铅水平即可影响儿童的听觉和视觉神经传导；神经生理学研究表明，铅还可以影响神经突触的*N*-甲基-*D*-天冬氨酸（NMDA）受体功能，大脑海马旁回长时程增强（LTP）功能等。从有关人群调查资料来看，血铅每上升1倍[从0.1mg/L（0.48μmol/L）上升至0.2mg/L（0.97μmol/L）]或牙铅从5μg/g（0.02μmol/L）上升至10μg/g（0.05μmol/L）均可导致儿童总智商值平均下降1～2分。

评测儿童智能发育的指标有心理发育指数（MDI）、精神发育指数（PDI）、儿童的注意力、对测试问题的反应速度、灵活性、语言处理能力等。调查表明，铅暴露水平与以上有关指标均有负相关联系。Minder调查了43名8～12岁男童发铅水平与其注意力的关系，结果表明，高铅组儿童对短时间问题的反应速度较低铅组儿童要慢得多。除此之外，前者在转换注意力焦点的灵活性上也不及后者。Fergusson的研究表明，牙铅大于8μg/g（0.04μmol/L）的儿童其文字识别能力总评分比低铅组儿童［牙铅在0～3μg/g（0～0.01μmol/L）］低3分。据估计，文字识别上3分的滞后相当于4~6个月的发育时间。另外，铅对儿童的语言发育能力具有一定潜在性的影响，Campell调查了156名11～14岁儿童的骨铅水平与语言处理能力的关系，结果发现，高骨铅组儿童在一般难度的语言测试中与低铅组儿童表现相同，而在最难的测试段则表现出较大的差异。由此可见，铅对智能发育的这种潜在性影响应引起人们的注意。

MDI与PDI是对幼儿认知发育进行测评较好的指标。Sheng连续报道了其调查结果，测定了160名来自铅作业工厂托幼机构的儿童血铅水平，结果显示血铅均值为0.227mg/L（1.097μmol/L），46月龄以上的儿童血铅水平与贝利婴儿发育量表中的MDI与PDI显示出负相关关系。又有报道3、6、12月龄婴儿的脐血铅水平，发现早期的铅暴露与儿童的心理测试 MDI、PDI 评分有负相关关系。

John 对纽约 154 名血铅水平在 0.125～0.154mg/L（0.6～0.74μmol/L）的儿童进行驱铅治疗时发现，治疗 6 个月后的儿童血铅每减少 30μg/L（0.145μmol/L），其智商值可提高 1 分。对于儿童神经系统来说，铅是一种极为敏感的毒物，其损害作用从胎儿期就开始了。母体血铅与脐带血铅浓度接近，且呈明显的正相关，而胎盘对铅几乎不起或只起微弱的屏障作用，因此铅很容易通过胎盘进入胎儿体内，导致各种严重的远期后果。David 报道了他对 148 名学龄儿童的随访研究，发现出生前接触低剂量铅的［100μg/L（0.48μmol/L）］，10 年后这些儿童的智能和学习成绩均有明显的下降。

2. 铅对血液系统的影响

表现为小红细胞、血红蛋白过少性贫血及轻度溶血性贫血。这是由铅通过对血红素合成中几种酶的抑制作用及红细胞膜的损伤引起的。儿童贫血比成人更敏感，可出现面色苍白、心悸、气短、乏力等重症表现。

儿童铅接触过高可引起小细胞低色素性贫血。铅对血红蛋白的合成有抑制作用，其机制为：①铅可抑制与合成血色素有关的酶，如δ-氨基-γ-酮戊酸脱水酶（ALA）、亚铁螯合酶（FECH）及粪卟啉氧化酶（COPRO-O）等，从而使血红蛋白合成减少。血红素含量下降的反馈作用使δ-氨基-γ-酮戊酸合成酶活性升高，使血中血红素的前体物δ-氨基-γ-酮戊酸水平升高，尿中 ALA 的排出量也增多。②铅还抑制红细胞膜 Na^+，K^+-ATP 酶，使红细胞的稳定性下降，红细胞寿命缩短。

3. 铅对儿童肾功能的影响

Verberk 等人首先证明环境铅暴露能够引起儿童肾小管病变，且血铅水平越高，损害越严重。

4. 铅对儿童免疫系统的影响

孙鹂等人研究认为，学龄前儿童免疫系统对铅十分敏感，铅中毒具有刺激 IgE 的产生，使儿童易患某些自身免疫性疾病或过敏性疾病的危险。

（二）铅对成人健康的主要损害

1. 铅对神经、消化系统的损害

冶炼厂接铅工人神经衰弱的检出率为 42%，对照组为 0.01%（$P<0.01$）；消化系统症状（有腹痛、恶心、呕吐、食欲减退中 1 项或 1 项以上者），接触组阳性率为 37.4%，对照组为 17%（$P<0.01$）。随工龄的延长（0～10 年、11～20 年、>20 年）接触组神经衰弱的检出率（分别为 33.6%、48.2%、56.4%）呈上升趋势（$P<0.01$）。

2. 铅对生殖系统的损害

实验表明，用 0.05mg/kg 醋酸铅经口给大鼠染毒，短期（20～30 日）可见 Lerdig 细胞营养不良和通透性轻微破坏，长期（6～12 个月）可致精子生成减少和一些形态学改变，提示铅对睾丸的直接毒性作用或是由于睾丸生精系统代谢障碍的结果。铅可致精原细胞正常分裂受到抑制，成熟精子减少或缺乏。铅可使生精细胞核变形，线粒体空化以及胞质中出现包涵体。铅能通过睾丸屏障，诱发小鼠精原细胞和初级精母细胞染色体畸变。铅可致染色体断裂、姐妹染色单体交换（SCE）、DNA 单链和（或）双链断裂、DNA 片段缺失等。吴卫平等报道，铅能降低 Ser2toli 细胞蛋白质生物合成，造成该细胞代谢障碍，抑制精子生成；铅能使精子顶体反应作用增加，使精子与卵细胞相互作用发生障碍，精子穿透卵细胞能力下降，造成生育能力降低。暴露于铅的动物常表现为精液量减少、精子活动降低、果糖减少、畸形率增加等，这与铅对睾丸脂质过氧化作用及对睾丸支持细胞损害有关。支持细胞的功能是支持和营养生精细胞，铅对支持细胞的影响势必造成生精过程的障碍。

铅不仅对生殖过程的各个环节产生直接的毒性作用，而且还影响性激素的合成及其下丘脑-垂体-性腺轴的正常生理调节功能。许多研究表明，无论是出生前，还是出生后接触铅，均可改变青春期和成年期大鼠子宫雌激素受体的数量和雌激素受体的亲和力，从而改变子宫对雌激素的反应性，干扰受精卵的着床和发育。铅对受精卵的着床过程有不良影响，国外有研究报道，胚泡置于含铅介质中培养，发现胚泡的附着力和发育能力降低，从而认为铅对着床的抑制可能与胚细胞的发育和附着力受抑制有关。研究表明，高水平铅接触对胚胎植入过程有抑制作用，可引起不孕症；低水平铅接触与胎膜早破有关，增加了早产的机会。Kuritis通过大量的流行病学研究，认为非职业环境中产铅暴露明显增加早产的危险性。研究资料表明，孕期接触高浓度铅的作业女工死产率和流产率显著增高。鲍桂芳报道，铅作业工人自然流产、妊娠高血压综合征、早产的发生率明显高于非铅作业者。还有研究资料表明，铅接触可以引起女工的月经紊乱和自然流产增多，早产、死胎等女性生殖功能改变。动物实验及人群流行病学研究均证实铅极易通过胎盘。张国禾用 $Pb(NO_3)_2$ 进行的研究证实，投予地鼠少量铅后，其 15min 内即可通过胎盘进入胎鼠体内。对产妇血铅与胎儿血铅进行的研究表明，母体血铅与胎儿血铅呈高度正相关；儿童出生前接触 0.08～0.15mg/L（0.37～0.72μmol/L）的铅对胎儿期发育产生不良影响，主要表现为胎儿发育迟缓、出生时体重降低，婴儿期生长缓慢及细微先天异常等。产前铅接触不但可提高新生儿铅负荷，还可降低婴儿的出生体重。铅对作业女工子代健康有不良影响。某印刷厂 1 名女工铅作业 3 年，已脱离 2 年后生头胎一子 15 日死亡，第二胎流产。周仁报道，铅作业 3～7 年的女工已脱离 3～5 年后所生的子女中，仍有 45.5%“过量铅吸收”。这些女工脱离铅作业后即使机体铅负荷较低，但对下一代的危害依然存在。

3. 铅对心血管系统的影响

长期以来，人们认为心脏不是铅的靶器官，但大量报道显示，铅对心血管系统的影响是可以肯定的。铅可干扰心肌兴奋性、传导性和收缩性；诱导 ROS 产生，ROS 使一系列 H_2O_2、O_2^-、OH^-组成反应氧族链，可使 NO 减少，血管平滑肌收缩，血压升高。

4. 铅对肾脏的影响

魏肖莹等报道，急性染毒小鼠（1%醋酸铅）的肾组织肉眼未见异常，光镜下见近曲肾小管上皮细胞肿胀、颗粒变性、细胞核增大等变化。这种组织学损害是可逆的。对大鼠进行 50 种化合物的毒性实验时，发现肾脏质量显著改变者占 38%。肾脏质量的异常往往不伴有病理组织改变，一般认为属适应性改变。肾脏体积的变化目前报道不一。国内报道 B 超下 9 例慢性铅性肾病体积均在正常范围，而国外报道 53 例死于慢性铅性肾病的患者中 47 例肾体积缩小。肾脏的早期病理形态学改变主要在近曲小管：①肾小管上皮细胞核内包涵体形成；②肾小管上皮细胞线粒体的功能和超微结构改变；③肾小管对葡萄糖、氨基酸和磷的重吸收受损。长期铅接触所致肾脏的主要改变为肾间质纤维化和肾小管萎缩。晚期可见肾小球膨胀，球囊粘连，中、重度系膜细胞及基质增多，肾间质局灶纤维化，炎症细胞浸润。

三、流行病学调查

尽管我国关于儿童铅中毒的研究起步较晚，但现有资料足以证明，铅中毒对儿童身心健康影响的普遍性和严重性。根据近年国内有关研究资料统计，我国儿童铅中毒的发生率是相当高的，并且呈越来越严重的趋势。有报道在2006年通过对我国9省19个城市的6502名3～5岁的幼儿静脉血血铅的测定发现，儿童血铅浓度的总体均值为88.3μg/L（0.43μmol/L），有近30%的幼儿血铅浓度超过国际公认的儿童铅中毒水平。2017～2019年东莞2～12岁1126例儿童血铅水平调查结果显示，有60例约5.33%的儿童血铅＞100μg/L（0.48μmol/L），伴有显著头晕、头痛、多动、咬指甲等行为，且血红蛋白含量显著降低；2016～2017年泉州10 426例14岁以下儿童血铅水平检测发现，有329例（3.16%）儿童血铅含量＞100μg/L（0.48μmol/L），并认为血铅含量与当地的空气质量水平有一定的关系；另外一份太原市2014～2018年0～7岁5768例儿童的血铅含量及相关问卷调查资料显示，儿童铅中毒35例，占0.6%，多因素有序多分类Logistic回归分析显示，母亲文化程度、居住房屋楼层［平房/（2～3层）］、住所周围是否有印刷厂、进食前是否洗手、是否食用铅罐爆米花、是否食用膨化食品、是否常啃咬手指甲、是否常咬玩具等因素有显著意义。

四、铅中毒的病因病机认识

我国对铅中毒的研究可谓历史悠远，早在李时珍《本草纲目》中就有记载“铅性带阳毒，不可多服”。目前中医对铅中毒尚无统一的病名认识，故对本病的病机亦是众说纷纭。例如：胡淑霞等认为本病有痰浊湿毒致病的特点，铅入体内首先肝、脾两脏受累，渐及心肾，湿困脾胃，壅遏气机；游祖生等认为铅邪阻碍气机，影响血行而致瘀，瘀久则毒凝，使毒瘀交结；谭美珍等认为病机关键为脾胃失调，肝失疏泄，气血不荣，心肾不交；魏小维等认为本病病机关键是气机被遏；冯宗怀等认为铅为阴毒之品，其性重坠，易积聚，而损伤肝、脾、肾诸脏，小儿之体“稚阴稚阳”，五脏六腑成而未全、全而未壮，感受铅毒，伤阳损阴，致脏腑功能失调，出现脾虚、肝旺、肾亏的病理改变；刘兴烈等认为本病病机转化始终以脾胃虚损为中心环节。总之，多数认为铅为阴寒之邪，致虚损或血瘀之证。

铅为外邪，由于防护不利，致使铅毒从口、鼻而入。杨斌、赵英环等认为：铅毒伤络劫阴，内伤肝肾，导致肝肾阴虚；肝主血海，故铅中毒有铅面容和贫血体征；肝主情绪，故有情绪改变的症状；肝与脾胃消化有关，故有脾胃症状；肝主谋虑，故有神经系统症状；肝主筋，故有运动系统症状；肝与疼痛有关，故有腹痛，筋骨、关节痛，头痛等症状；肝为“罢极之本”，故有疲乏无力、伸肌无力等症状。肾阴虚致肾精耗损，可出现腰酸肢软、疲乏无力、头晕耳鸣、健忘、口干咽痛、五心烦热等肾阴虚症状。王晓鸣等认为，肾阴不足、阴虚火旺是儿童铅中毒的主要病机。卢其廉等认为铅伤脾肾，肾虚则骨、髓、脑不足，可致智力迟钝、动作缓慢、骨软、腰酸、眩晕、健忘；脾虚生湿，可使面黄体瘦、食少脘痞；脾虚肝阴不足，则头晕耳鸣。张喜莲等认为儿童铅中毒肝的疏泄功能在疾病发展过程中起关键作用，肝的疏泄功能促进胆汁的正常分泌，从而直接影响着肠道排铅的作用。肝失疏泄，不仅易变生毒、瘀、湿、痰等邪，与铅邪共同为患，还可致肾之气化、膀胱之开阖功能失常。胡淑霞等认为铅为阴邪，易伤阳气，小儿“稚阴稚阳”之体，“肝常有余”而“脾常不足”，铅入体内首先累及肝、脾两脏，渐及心肾，其证候本质为虚实夹杂，即肝、脾、肾三脏不足，心肝火旺，湿邪内阻。周燕玲等认为小儿铅中毒其症类疳，但非疳证，其病机为脾胃失调，肝失疏泄，气血不荣，心肾不交。占金玉亦认为小儿乃“稚阴稚阳”之体，脏腑娇嫩，脾胃易伤。周玉梅认为，脾胃虚弱，气血不足，感受秽毒之邪，出现虚实夹杂之证，为铅中毒病机。苏映认为，铅毒为阴寒之邪，性濡滑坠，易伤阳气，导致脾肾阳虚证。游祖生等认为，铅邪重坠，瘀积脏腑，导致气滞血瘀。李红等认为，肾虚肝旺为铅中毒患儿之病机。黄援等认为，铅中毒病机为脾胃失调，肝失疏泄，气血不荣，心肾不交。高树彬教授认为，本病皆由铅毒聚集体内，阻遏气机，肝之疏泄功能失调而致。

第二节 治法心得和常用方剂

我国对儿童铅中毒的认识和防治时间较短，目前主要借鉴国外儿童铅中毒的防治经验，坚持环境干预、健康教育和药食治疗相结合的原则。环境干预是根本办法，健康教育是基本手段，药物治疗是重要环节，三者相辅相成，是成功处理儿童铅中毒的保证。现代医学对铅中毒的处理方法相对比较单一，不良反应较多，临床应用有一定的局限性，更无法用于血铅水平不是很高的亚临床铅中毒和铅中毒的预防。中药治疗铅中毒可扶正祛邪，标本兼治，不良反应小，排铅选择性高，具有良好的应用前景。

一、铅中毒的防治

对铅中毒的防治，包括驱铅治疗，控制环境铅污染、儿童玩具和学习用品含铅量及健康教育，其中主要是驱铅治疗。目前，西医常用的驱铅药物有金属络合剂，如依地酸钙钠、钙促进灵、二巯基丁二酸钠、锌促进灵等药物，但此类药物在驱铅的同时可造成机体脏器的损伤，以及不同程度排泄出多种人体所必需的元素，引起微量元素代谢紊乱。因此在使用络合剂的同时常加用辅助性药物，如必需微量元素（锌等），既防止其内源性的丢失，又可与铅竞争配体而加速解毒过程，增强驱铅效果，以减少铅吸收，降低内、外源性铅接触的毒性。碘化钾因其对肾无毒性，主要用于治疗铅性肾病，有研究表明其与维生素B及其代谢产物与铅形成更易排泄的复合物有关，还能通过降低$CaNa_2EDTA$的离子特性，使其容易进入细胞，从而有效地螯合细胞内的结合铅，但具体的驱铅机制及化学过程尚不明确。

二、中医对铅中毒的辨证治疗

铅，又名“青金、黑锡、金公、水中金”，传统医学中记载铅味甘，性寒，有小毒。《本草逢原》曰：“性带阴毒，恐伤心肾，不可多服。”《本草纲目》记载：“铅出山穴石间，人扶油灯入，至数里，随矿脉上下曲折砍取之，其气毒人，若连日不出，则皮肤萎黄，腹胀不能食，多致疾而死。”随着对铅中毒研究的深入，中医药防治铅中毒成为被日益关注的课题。但由于铅中毒中医并无此病名，故目前各医家多从自身体会及经验立论。近年来，中医药治疗儿童铅中毒多有报道，大多医家从脏腑辨证而论。

（一）从肾治

陈健等用降铅冲剂（制何首乌、益智仁、枸杞子、五味子、生龙齿、石菖蒲、甘草等）滋补肝肾、益智安神，治疗儿童注意缺陷多动障碍伴高铅血症，血铅浓度明显下降。唐宏荣用智杞颗粒剂（枸杞子、益智仁、煅牡蛎等）滋补肝肾、强壮筋骨，预防、治疗铅超标儿童，效果显著。盛凯等通过实验研究认为，以银杏叶、土茯苓等排毒利湿、补肾安神药物组成的银苓Ⅰ号具有驱铅、改善学习记忆能力的作用。有人研究了由茯苓、熟地黄、山茱萸、枸杞子及麦饭石组成的复方浸提液对 PC12 细胞铅中毒的防护作用，认为该中药复方对铅中毒的细胞有明显的防护作用。王晓鸣等用降铅Ⅰ号冲剂（益智仁、枸杞子、牡蛎、何首乌、生甘草等）补肾益脑、解毒开窍，治疗肾阴不足、阴虚火旺型铅中毒儿童。以血铅降为 0.1mg/L（0.48μmol/L）以下为治疗有效，有效率达 90%。胡淑霞等认为，治疗要着眼于调节水液代谢功能，补益脾肾，提高机体对毒素的排泄能力。李培国等应用杞枣口服液（枸杞子、大枣、太子参、海参、益智仁等）补肾健脾、益气养血，治疗儿童轻度铅中毒，血铅均值水平显著性降低，相关症状也有明显改善。

（二）从脾治

周玉梅用参芪散Ⅱ号（以党参、黄芪、陈皮、茯苓、白扁豆、当归、白术、麦芽等药物组方，同时使用清热解毒与清热利尿药物）健脾开胃、益气解毒，治疗铅中毒，2 个月后复查，痊愈 198 例（占 66%），有效 69 例（占 23%），无效 33 例（占 11%）。有效率为 89%。占金玉认为治疗铅中毒宜补脾气、实中焦、排铅毒，自拟黄芪健脾汤（黄芪、白术、怀山药、炒扁豆、薏苡仁、青皮、土茯苓、生甘草等）并随症加减。例如：情绪不稳定、烦躁多动、注意力不集中者，加莲子须、灵芝；不思饮食、大便干稀不定、形体消瘦者，加神曲、麦芽、鸡内金；面色萎黄、形寒肢冷者，倍用黄芪，生白术改焦白术，加防风。治疗了 168 例不同分级铅中毒的患者，Ⅱ级 102 例，显效 36 例，有效 64 例，无效 2 例，总有效率 98.04%；Ⅲ级 46 例，显效 15 例，有效 26 例，无效 5 例，总有效率 89.13%；Ⅳ级 20 例，显效 2 例，有效 12 例，无效 6 例，总有效率 70%。黄援等用《医宗金鉴》人参启脾丸化裁治疗，以党参、牡蛎、扁豆、怀山药、甘草、独脚金等为主组成健脾加味清毒方。服用中药 2 周后复查，患儿的血铅水平明显低于服药前，差异具有显著性（$P<0.01$），血锌水平明显高于服药前，差异有显著性（$P<0.05$），其他血微量元素铜、铁、锰水平无明显差异。谭美珍等用健脾加味清毒方治疗早期铅中毒，服药后血铅水平明显低于服药前。黄雪梅等自拟参杞散Ⅱ号（党参、黄芪、甘草等）治疗，治疗后发铅含量明显下降，其作用强度优于对照组。杨清泉等用健脾生血颗粒（党参、白术、茯苓、甘草、黄芪、山药、五味子、龙骨、牡蛎、龟甲、大枣、鸡内金、硫酸亚铁等）观察其降低儿童血铅的临床疗效，与凯思立（碳酸钙 D_3）组对照。两组用药前后血铅变化比较，用药后治疗组为（103±34）μg/L（0.5±0.16μmol/L），对照组为（213±40）μg/L（1.03±0.19μmol/L），两组较用药前均明显下降，差异有显著性（$P<0.01$）。血铅值下降幅度治疗组为（158±58）μg/L（0.76±0.28μmol/L），对照组为（55±46）μg/L（0.27±0.22μmol/L），治疗组明显优于对照组（$P<0.01$）。两组愈显率比较，差异有显著性（$P<0.01$）。本组观察用健脾生血颗粒治疗高血铅儿童，服药 1 个月后，排铅效果较好。王璟璠等用依尔康族口服液（黄芪、党参、酸枣仁、枸杞子、白术、茯苓等）治疗儿童铅中毒，80 例患者中，痊愈 49 例，血铅在 13～37μg/L（0.06～0.18μmol/L），显效 9 例，有效 14 例，无效 8 例，总有效率 90%。赵英环等用土茯苓、木瓜、当归、扁豆、乌梅、甘草等组方对铅中毒患者进行系统治疗，患者服药后 10 日尿铅明显降低，与服药前比较有极显著差异（$P<0.01$），尿铅降至正常值（0.39μmol/L 以下）者有 107 人（97.3%）。中药

排铅高峰在第2~4日，第6日开始下降，绝大部分患者于服药第8日尿铅即降至正常水平（0.39 μmol/L以下）。周萍等通过实验观察，认为中药复方驱铅灵（土茯苓、甘草、当归、枳实、党参等）具有与依地酸钙钠功效相当的排铅作用，给药治疗2周后，驱铅灵3.3g/（kg·d）组、6.6g/（kg·d）组、13.2g/（kg·d）组、依地酸钙钠组大鼠海马齿状回一氧化氮合酶阳性细胞数目多于阳性对照组，其海马齿状回、CA1、CA2区阳性细胞光密度显著大于阳性对照组，说明驱铅灵可通过排铅而改善铅致学习记忆损害。吴文莉等通过实验研究发现，富含锌的健脾和胃中药驱铅丸（白术15g，黄连6g，党参10g，甘草6g，山药6g，肉豆蔻6g，柏子仁6g，丹参10g）能有效地降低血液及各脏器如肝、肾、脑、骨等的铅含量，同时使其中的锌、钙含量增高而趋向正常，促进铅经尿液排出，并降低尿锌、钙的含量，减少锌、钙元素经尿的排出，保持体内锌、钙等元素在体内含量的平衡。

（三）从肝治

张喜莲等认为本病病机关键是气机被遏，而人体气机条达与否，关键在于肝脏的疏泄功能是否正常，因此确立了疏肝利胆的治疗原则，以柴胡、黄芩、郁金、生大黄、金钱草、茵陈等为基本组方，用疏肝利胆法治疗儿童铅中毒。周燕玲等认为，对铅中毒的治疗，宜健脾解毒排铅，平肝宁心，用党参、牡蛎、龙骨、甘草等中药为主组成排毒方，效果良好，不存在微量元素失衡。

（四）从多脏治

胡淑霞等认为本病符合痰浊湿毒致病的特点，患儿按症状体征辨证分为肝郁脾虚型、湿热内蕴型、肝肾亏虚型及无症状型四型。治疗基本方组成为陈皮、佛手、菖蒲、云苓、薏苡仁、赤小豆、神曲、甘草、黄芪、远志、白芍、枸杞子、鸭血。肝郁脾虚型和无症状型用基本方；湿热内蕴型去枸杞子、白芍、黄芪，加木瓜、黄连、半夏、厚朴；实热顽痰蒙蔽清窍者加礞石滚痰丸；肝肾亏虚型去薏苡仁、陈皮、赤小豆，加乌梅、山茱萸；阴虚明显者加左归丸；肝阳上亢者加龙骨、珍珠母。李红等认为，肾虚肝旺为铅中毒患儿之病机，宜用滋阴潜阳、调和阴阳之乌蓉液（何首乌、肉苁蓉、珍珠母、磁石、熟地黄、白芍、甘草）治疗儿童轻度铅中毒证属阴虚阳亢型。苏映对铅中毒患者按临床表现分三型：①心脾两虚型，治宜补益心脾，用归脾汤或香砂六君子汤，随症加减治疗；②肝肾阴虚型，宜以滋阴降火、补养肝肾，以一贯煎为基础方，随症以朱砂安神丸或酸枣仁汤加减治疗；③脾肾阳虚型，治以温里散寒、行气止痛，用附子理中汤合小建中汤加减治疗。卢其廉针对辨证分型，认为治疗上宜补益脾胃、肝肾，滋阴降火，而滋阴补脾剂及杞菊地黄丸组方中的益智仁、怀山药具有温脾益肾的作用；煅龙骨、煅牡蛎有清热补阴、潜阳镇惊的功能；生地黄、山茱萸、枸杞子补肝益肾；菊花清肝明目；牡丹皮清泻虚火；泽泻、茯苓等补脾渗湿；而牛磺酸可营养神经。高树彬教授根据其多样的临床症状、体征及舌苔脉象，治疗上根据肝胆湿热型，肾阴不足、引动肝风型，肝肾亏虚型，肺脾两虚型，脾胃虚寒型等不同证型分证论治。

（五）其他辨证治法

游祖生等认为铅邪重坠，瘀积脏腑，导致气滞血瘀，故治宜化瘀行滞解毒。选用丹参、桃仁、郁金、炙大黄、绿豆、土茯苓、金钱草、甘草等组方治疗，疗效良好。陈铸对急性铅中毒性肠梗阻以通利泻火、解毒除痞之法，用大黄、枳实、泽泻等组成驱铅汤，治疗急性铅中毒肠梗阻。林锡谦等认为以排毒利湿、温补肾阳、气血双调法为治疗原则，自拟驱铅方剂，由土茯苓、当归、黑豆、乌梅、甘草等 7 味制成蜜丸或汤剂，并随症加减，使铅中毒患者尿铅下降。杨斌按脏腑辨证论治，标本兼顾，主张采用介乎和、下法之间的消法（利水渗湿、利胆排石）加清法中的清热解毒进行治疗。处方：甘草 15g，绿豆 120g，茯苓 30g，土茯苓 60g，郁金 15g，金钱草 30g，海藻 15g，昆布 10g，车前子 6g，泽泻 10g，茵陈 20g，白术 12g。王学东根据中医学“通则不痛”的理论，用复方丹参注射液对铅绞痛患者进行治疗，取得满意效果。徐明庚用大承气汤治疗慢性铅中毒腹绞痛。高远平用连朴茵砂汤（川黄连 10g，焦栀子 6g，绿豆 30g，茵陈 10g，大黄 10g，连翘 6g，川厚朴 6g，砂仁 6g，射干 6g，粉葛 3g，紫苏梗 6g）治疗铅中毒脘腹痛。

三、驱铅丸的组方原则

驱铅丸是薛莎教授在中医辨证论治基础上，结合体内金属元素含量的拮抗/协同关系，根据前期中药性味功效的微量元素量化研究成果而精心研制而成的。

中医学认为，铅为阴毒之品，其性重坠，侵入人体伤损人体之阳气，阳气受阴寒之邪所遏，造成脏腑功能失调，阳损及阴，使其生长发育产生障碍。铅毒积聚于体内，造成脏不能藏精，腑不能疏泄而致新陈代谢紊乱、气血不和的脾虚夹积之积滞。临床中所见早期铅中毒患者多伴有多动、注意力不集中、偏食、厌食、烦躁易怒、夜睡不宁、腹痛、腹胀、便秘等症状，是“脾不足”之积滞证。治之以健脾和胃，利湿解毒排铅，消补兼施为宜。

早期在分析 4000 多例人头发 9 种微量元素含量的关系时，发现在各个年龄阶段，发铅含量的多寡与锌元素含量的多少均呈非常显著的负相关关系，饮食中适当浓度的钙含量能降低铅元素的吸收，生物态的锌钙等能与铅竞争细胞位点，从而降低铅对细胞的毒害。

因此，在中医辨证论治的宏观指导下，以健脾和胃为治则，符合这一治则的方剂、药物有很多，再根据微量元素选药原则，在健脾和胃的原则下，挑选锌元素含量高的方剂和药物。我们从所检测的 110 首方剂和 105 味常用中药中，选出了符合健脾和胃治则且锌含量最高的经典方——健脾丸为基本方，再加入含锌量高的丹参、柏子仁组成驱铅丸。

健脾丸原方中黄连、蔻壳、白术等药锌含量位列所检测 105 味中药的前茅，加入的柏子仁既能养心安神解决夜寐不宁，又因其锌元素含量较高（在 105 位中药中排第 2 位），补充了体内锌元素的不足；根据中医理论“久病必虚，久病必瘀”，用丹参是取其“一味丹参饮，功同四物汤”之意，即丹参补血活血，祛瘀生新，升高血红蛋白，改善贫血状况，且锌元素含量在所检测的常用 105 味中药中排在第 36 位，在活血化瘀药中排第 3 位。虽然活血化瘀药中红花（在 105 味中药中排第 14 位）和桃仁（在 105 味中药中排第 29 位）的锌含量排在前面，但红花和桃仁没有补血的作用，而铅中毒患者普遍有贫血症状，因此选用丹参。

可见，驱铅丸组方既符合中医宏观辨证论治，又符合微量元素的微观辨证，共奏健脾消食、解毒和胃、除痞化积、补血养心之效。

第四章　痛风经验

第一节　对痛风病因病机的认识

随着生活方式和饮食习惯的改变，痛风的发病率也越来越高，成为仅次于糖尿病的第二大代谢性疾病。

高尿酸血症是导致痛风的最主要的病因。当血尿酸超过饱和浓度，尿酸盐晶体析出可直接黏附、沉积于关节及周围软组织、肾小管和血管等部位，晶体与中性粒细胞、巨噬细胞相互作用后，释放致炎症因子以及金属蛋白酶、水解酶等，引起关节软骨、骨质、肾脏以及血管内膜等急慢性炎症损伤，最终导致痛风。

一、脾肾亏虚为本

中医学认为，脾主运化水谷精微，化生气血，为后天之本，肾藏先天之精，乃主水之脏，为先天之本。脾运化水液的功能正常，依赖于肾气的蒸化及肾阳的温煦，肾主水液输布代谢，又依赖于脾气及脾阳的升清。脾肾两虚，则水谷运化、水液代谢失衡，继则水湿内聚，聚湿成痰，郁久化热，痰湿互结，痹阻经脉，发为痛风。

二、湿、痰、瘀为标

湿热之邪为痛风的基本病理产物，先天禀赋不足、脾肾亏虚、时令变换、环境湿冷、饮食不当等因素，致使机体卫气不固，风寒湿邪入侵，流注经络关节为病。

痛风急性期多由寒湿郁热化毒、湿热、痰瘀、浊毒导致，治则为“急则治其标”；痛风间歇期以脾肾亏虚为主，治则为“缓则治其本”。在临床上应该结合患者不同情况辨证论治。

第二节　治法心得和常用方剂

急性痛风以湿热蕴结型最为多见，西医属于急性痛风性关节炎。临床上出现肌肉或关节红肿热痛，有沉重感，步履艰难，发热，口渴不欲饮，烦闷不安，局部触之发热，溲黄浊，舌质红，苔黄腻，脉濡数或滑数。治疗以清热利湿泻浊为法则。

急性痛风性关节炎诊断标准（1977 年美国风湿病协会）：①急性关节炎发作 1 次以上，在 1 日内即达到发作高峰；②急性关节炎局限于个别关节，整个关节呈暗红色，第一跖趾关节肿胀；③单侧跗骨关节炎急性发作；④有痛风石；⑤高尿酸血症；⑥非对称性关节肿痛；⑦发作可自行停止。

具备上述条件 3 条以上，并可除外继发性痛风者即可确诊。

治疗上给予伸秦颗粒合四妙散、四妙勇安汤化裁（伸筋草颗粒 30g，秦皮颗粒 30g，车前子颗粒 30g，陈皮颗粒 6g，苍术颗粒 10g，牛膝颗粒 15g，黄柏颗粒 10g，薏苡仁颗粒 30g，当归颗粒 10g，忍冬藤颗粒 30g，甘草颗粒 6g 等），每日 2 次，用水冲服，连用 3 周。

伸秦颗粒由伸筋草、秦皮、车前子、陈皮等药组成，具有清热燥湿、利尿、祛风通络等作用。痛风性关节炎的急性期属于中医湿热痹的范畴，则需合用由四妙丸、四妙勇安汤化裁的苍术、怀牛膝、黄柏、薏苡仁、当归、忍冬藤、甘草，共奏清热解毒、活血止痛、利湿除痹之效。伸筋草味苦、辛，性温，具有祛风除湿、疏经活络解毒之效。其含伸筋草碱、石松碱，提取物能镇痛，石松能利尿及增进尿酸排泄。秦皮，味苦、涩，性寒，具有清热燥湿解毒的作用。据报道，秦皮苷有利尿作用，并能促进家兔和风湿病患者的尿酸排泄。秦皮甲素多种给药途径也均可促进大鼠及兔的尿酸排泄，促进尿酸排泄的机制与兴奋交感神经系统抑制肾脏对尿酸的重吸收等有关。车前子，味甘，性寒，具有利尿通淋渗湿之效，药理研究表明其能抑制肾脏草酸钙结晶，煎剂少量多次注入兔膝关节腔内，能引起结缔组织增生，加强关节囊的紧张度。陈皮味辛，性温，理气和胃，可防其他药苦寒伤胃，起到护胃的作用。当归活血止痛，忍冬藤清热解毒，通络止痛。黄柏清热燥湿，薏苡仁泻浊利尿，具有排尿酸作用。有研究发现，薏苡仁所含的薏苡内酯对中枢有镇静作用，并有一定抗炎作用。苍术燥湿健脾，怀牛膝有补益肝肾、强筋骨、逐瘀通经、引血下行之功，二药合用使药透达足膝。《本草正义》指出："牛膝曲而能达，无微不至，逐邪者，固倚为君，养正者，亦赖以辅佐，所以痿弱痹着骨痛筋挛诸证，皆不可一日无此也。"甘草清热解毒，调和诸药药性。总而言之，本研究结果表明，伸秦颗粒合用由四妙丸、四妙勇安汤化裁的苍术、怀牛膝、黄柏、薏苡仁、当归、忍冬藤、甘草对于急性痛风性关节炎和高尿酸血症疗效肯定，具有明显降低血尿酸、红细胞沉降率（血沉）、白细胞计数、中性粒细胞百分比的作用，改善临床症状，减轻患者的痛苦，无毒副作用，安全性较好，患者容易接受。痛风性肾病是由高尿酸血症造成的尿酸盐结晶沉积在肾小管及肾间质所致，痛风性肾病不仅损害肾小管间质，还可导致肾小球的损害。

痛风性肾病诊断标准采用 1977 年美国风湿病协会的诊断标准：①具有原发性高尿酸血症（男＞416μmol/L，女＞357μmol/L），并除外其他肾病、噻嗪类利尿剂等所致的继发性高尿酸血症；②至少有下列肾损害之一者，即蛋白尿、血尿、一项或数项肾功能减退、泌尿系结石、其肾损害可排除其他病因。

治疗上给予伸秦颗粒合六味地黄汤（伸筋草颗粒 30g，秦皮颗粒 30g，车前子颗粒 30g，陈皮颗粒 6g，每日 2 次，用水冲服；熟地黄 24g，山药 12g，山茱萸 12g，牡丹皮 9g，泽泻 9g，茯苓 9g，水煎，分 2 次服用），连用 30 日。

痛风性肾病属于中医"水肿""虚劳""痹证"等范畴，中医学认为，痛风多是由湿浊阻滞于经脉、关节所致，早期以邪实为主，中晚期以本虚为主。六味地黄丸中的熟地黄、山药、山茱萸三药相配，具有滋阴补肾、减少蛋白尿的作用。牡丹皮、泽泻、茯苓具有渗湿利水作用。伸秦颗粒合六味地黄丸，在清热燥湿、利尿、祛风通络的基础上具有保护肾脏之功效。伸秦颗粒合六味地黄丸对于痛风性肾病疗效肯定，能明显降低血尿酸、白细胞介素-6、血肌酐、尿素氮含量，减少蛋白尿，改善临床症状，保护肾脏。

第五章　骨质疏松症经验

第一节　骨质疏松症的定义

一、西医骨质疏松症的定义

1994 年世界卫生组织（WHO）定义骨质疏松症为：一种以骨量减少、骨微结构破坏导致的骨骼脆性增加、骨折风险增加为特征的代谢性骨病。2001 年美国国立卫生研究院（NIH）定义骨质疏松症是一种以骨强度降低、骨折风险增加为特征的骨病。骨强度反映了骨密度和骨量。骨量丢失和骨质疏松性骨折的发生率随就诊年龄的增加而增加。

骨质疏松症分为原发性骨质疏松症（primary osteoporosis）（Ⅰ型）、继发性骨质疏松症（secondary osteoporosis）（Ⅱ型）和特发性骨质疏松症（idiopathic osteoporosis）三大类。原发性骨质疏松症是指由于各种生理因素或基因因素导致的骨骼发育或代谢失衡且原发于骨骼的骨质疏松症，包括绝经后骨质疏松症（postmenopausal osteoporosis，PMOP）和老年性骨质疏松症（senile osteoporosis，SOP）两种。绝经后骨质疏松症发生在女性绝经后 5～10 年，由于雌激素下降，导致骨量迅速丢失。老年性骨质疏松症一般发生在 70 岁以后，以骨骼疼痛、易于骨折为特征。

继发性骨质疏松症是指由任何影响骨代谢的疾病和（或）药物及其他明确病因导致的骨质疏松。常见病因如下。①内分泌性：糖尿病、甲状腺功能亢进症、皮质醇增多症、肢端肥大症、性腺功能低下等。②营养性：蛋白质缺乏，维生素 C、维生素 D 缺乏，低钙饮食，酒精中毒，胃肠大部切除术后等。③遗传性：成骨不全、染色体异常。④妊娠、哺乳。⑤结缔组织疾病：系统性红斑狼疮、类风湿关节炎、干燥综合征、皮肌炎等。⑥慢性肝脏疾病、慢性肾脏疾病。⑦药物引起：糖皮质激素、免疫抑制剂、肝素、抗惊厥药、抗癌药、含铝抗酸剂、甲状腺激素、促性腺激素释放激素类似物（GnRHa）等。⑧废用性：长期卧床、骨折后、截瘫等。⑨肿瘤：多发性骨髓瘤转移癌、单核细胞性白血病等。

特发性骨质疏松症是指非目前所知的任何原因引起的骨质疏松。它包括特发性青少年骨质疏松症和特发性成年骨质疏松症。特发性青少年骨质疏松症比较罕见，可能是由青少年时期在骨构建和骨再建时，发生了骨形成和骨吸收的偶联不平衡，出现骨基质形成减少和骨吸收增加所致。特发性成年骨质疏松症较常见，多发生在成年女性闭经前和男性 60 岁前，可能的原因是骨量的峰值下降造成骨量与同龄人比相对减少，骨量减少可能在早年就已经开始，并持续至成年。

二、中医对骨质疏松症病名的认识

骨质疏松症在中医学中无明确病名，但其类似症状如腰背酸痛、身长缩短、驼背、易骨折在中医古籍中记载很多，属“骨痿”“骨痹”“腰痛”“腰背痛”“骨枯”“骨空”“骨蚀”“骨厥”“骨极”等范畴。

《素问·痿论》云：“肾主身之骨髓……肾气热，则腰脊不举，骨枯而髓减，发为骨痿。”《素问·逆调论》亦云：“肾不生则髓不能满……名曰骨痹。”《素问·气穴论》中说：“积寒留舍，荣卫不居，卷肉缩筋，肋肘不得伸，内为骨痹。”《难经·十四难》曰：“四损损于筋，筋缓不能自收持；五损损于骨，骨痿不能起于床。”《内经》所言的“骨痿”“骨痹”，只是用词不同而没指出两者的异同。

汉代张仲景在《金匮要略·中风历节病脉证并治》中说：“味酸则伤筋，筋伤则缓，名曰泄。咸则伤骨，骨伤则痿，名曰枯。”华佗在《中藏经·论痹》中说：“大凡风寒暑湿之邪……入于肾则名骨痹。”《备急千金要方·肾脏》云：“肾主腰脚，肾经虚损，风冷乘之，故腰痛也。又邪客于足少阴之络，令人腰痛引少腹，不可以仰息。”《备急千金要方·肾脏·肾脏脉论》中说：“骨应足少阴，少阴气绝则骨枯。少阴者，冬脉也，伏行而濡骨髓者也。故骨不濡，则肉不能着也。骨肉不相亲，则肉软却。肉软却，故齿长而垢，发无泽。发无泽者骨先死。”《备急千金要方·肾脏·骨极》中论述：“骨极者，主肾也。肾应骨，骨与肾合……若肾病则骨极，牙齿苦痛，手足疼，不能久立，屈伸不利，身痹，脑髓酸。以冬壬癸日中邪伤风，为肾风。风历骨，故曰骨极。”“骨极”与“骨枯”反映了肾虚精亏，骨失所养，与骨质疏松症病因病机、临床表现相一致。宋代《扁鹊心书》云：“骨缩病此由肾气虚惫，肾主骨，肾水既涸则诸骨皆枯，渐至短缩。”与骨质疏松症身高变矮的描述极其相似。

第二节　对骨质疏松症病因病机的认识

骨质疏松症是涉及多器官、多脏腑的复杂病变，其发生与肾、脾、肝、血瘀等均有关系，其中肾亏为主要病因，肝虚乃关键因素，脾虚是重要病因。

一、肾与骨质疏松症的关系

中医学认为，肾为先天之本，主藏精，精生髓，髓藏于骨中，滋养骨骼，故骨为肾所主。《素问·六节藏象论》曰，肾“其充在骨”。《素问·脉要精微论》曰：“骨者，髓之府。”《素问·痿论》曰：“肾主身之骨髓。”肾所藏之精是其主骨功能的重要物质基础，肾精充足则骨髓生化有源，骨骼得以滋养而强劲有力；肾精亏虚则骨髓生化无源，骨骼失养而痿弱无力，最终导致髓空骨软、骨髓空虚的骨质疏松症。

《素问·逆调论》中说：“肾者水也，而生于骨。肾不生则髓不能满，故寒甚至骨也。”《素问·刺要论》曰：“肾动则冬病胀腰痛。刺骨无伤髓，髓伤则销铄胻酸，体解㑊然不去矣。”《灵枢·本神》中曰：“精伤则骨酸痿厥。”《医经精义》指出：“肾藏精，精生髓，髓生骨，故骨者肾之所合也，髓者肾精所生，精足则髓足，髓在骨内，髓足则骨强。”以上所述均提出了肾精和骨的病理关系。《素问·痹论》云：“肾痹者，善胀，尻以代踵，脊以代头。”《灵枢·邪气脏腑病形》云：“肾脉急甚为骨癫疾……微滑为骨痿，坐不能起，起则目无所见。”以上文献均指出了骨质疏松症的主要症状，如腰背四肢疼痛、骨痛、驼背等，与肾关系密切。《备急千金要方》中说：“骨应足少阴，少阴气绝则骨枯。少阴者，冬脉也，伏行而濡骨髓者也。故骨不濡，则肉不能着也。骨肉不相亲，则肉软却。肉软却，故齿长而垢，发无泽。发无泽者骨先死。”又论：“肾脉急甚，为骨痿癫疾……微滑为骨痿，坐不能起，目无所见，视见黑花。”描述中肌肉瘦削不丰、发无泽、齿垢、两目昏花均是肾虚精亏的表现。

《素问·上古天真论》详细描述了肾气的盛衰与人体生长发育及盛壮衰老密切相关，肾精在肾气的作用下产生天癸，天癸又发挥着调控骨骼生长发育的功能。“女子七岁，肾气盛，齿更发长。二七而天癸至，任脉通，太冲脉盛，月事以时下，故有子……七七，任脉虚，太冲脉衰少，天癸竭，地道不通，故形坏而无子也。丈夫八岁，肾气实，发长齿更。二八，肾气盛，天癸至，精气溢泻，阴阳和，故能有子……七八，肝气衰，筋不能动，天癸竭，精少，肾脏衰，形体皆极。八八，则齿发去。”当人体逐渐长大，“肾气盛，天癸至”，开始具备生殖功能，骨骼也渐强壮坚实。进入中老年以后，“肾气衰，天癸竭”，生殖功能减退，骨质疏松症也随之而来。

隋代《诸病源候论》是继《内经》之后对骨质疏松症病因病机论述比较系统全面的著作。《诸病源候论》中说：“肾主腰脚。肾经虚损，风冷乘之，故腰痛也”，“凡腰痛病有五：一曰少阴，少阴肾也，十月万物阳气皆伤，是以腰痛。二曰风痹，风寒着腰，是以腰痛。三曰肾虚，役用伤肾，是以腰痛。四曰肾腰，坠堕伤腰，是以腰痛。五曰寝卧湿地，是以腰痛”。《诸病源候论·卒腰痛候》曰：“夫劳伤之人，肾气虚损，而肾主腰脚，其经贯肾络脊，风邪乘虚卒入肾经，故卒然而患腰痛。”《诸病源候论·肾着腰痛候》说：“肾主腰脚，肾经虚则受风冷，内有积水，风水相搏，浸积于肾，肾气内着，不能宣通，故令腰痛。”《诸病源候论·腰脚疼痛候》说：“肾气不足，受风邪之所为也。劳伤则肾虚，虚则受于风冷，风冷与真气交争，故腰脚疼。”强调了肾虚而复感外邪的病机，肾虚是腰痛发生的根本原因，在此基础上，邪气乘虚而入，致腰部“不荣”和“不通”则痛。陈士铎在《石室秘录·射集·卧治法》中说：“痿废之证，乃阳明火症。肾水不足以滋之，则骨空不能立。”《石室秘录·长治法》说：“久卧床席，不能辄起……则骨中空虚无滋润，则不能起立。”指出肾水不能滋养骨骼而久卧，导致骨中空虚，发为骨质疏松症。此述与现代医学废用性因素导致骨质疏松症不谋而合。

现代研究表明，肾虚可以通过多个途径影响骨代谢：肾虚可引起下丘脑-垂体-靶腺轴功能紊乱，导致免疫力下降，参与骨代谢的局部调节因子功能紊乱；肾虚证可影响钙、磷代谢，使血清锌含量降低，导致骨密度明显低下，发生骨质疏松症。

二、脾胃与骨质疏松症的关系

肾为先天之本，脾为后天之本，先天之精有赖后天水谷精微的不断充养以滋养骨骼。脾的运化水谷精微功能旺盛，则四肢肌肉强健有力，若脾失健运，水谷精微不足，气血生化乏源，必使肾精乏源或肾精亏虚，致精亏髓空、骨髓失养，发生骨质疏松症。

早在《内经》中已认识到脾胃功能与骨质疏松症之间关系密切。《素问·生气通天论》曰：“谨和五味，则骨正筋柔，气血以流，腠理以密。如是则骨气以精，谨道如法，长有天命。”《素问·五脏生成》曰：“肾之合骨也，其荣在发，其主脾也。”说明骨骼、肌肉、脾肾之间的相关关系，强调肌肉丰满壮实，是骨骼强壮的力学保证。《素问·太阴阳明论》云：“今脾病不能为胃行其津液，四肢不得禀水谷气，气日以衰，脉道不利，筋骨肌肉，皆无气以生，故不用焉。”《灵枢·本神》云：“脾气虚则四肢不用。”《证治汇补》云：“胃气一虚，百骸溪谷，皆失所养，故宗筋弛纵，骨节空虚。”若脾胃功能衰惫，则气血皆虚，骨骼失养而致骨质疏松。《素问•痿论》提出的“治痿独取阳明”的观点，为后世医家采用健脾法预防治疗骨质疏松症提供了理论依据。

金元四大家李东垣提出“脾胃内伤，百病由生”的观点。《脾胃论・脾胃胜衰论》曰：“大抵脾胃虚弱，阳气不能生长，是春夏之令不行，五脏之气不生。脾病则下流乘肾，土克水，则骨乏无力，是为骨蚀，令人骨髓空虚，足不能履地。”明确指出“骨蚀”的病位在骨，病因病机为脾胃虚弱，脾胃阳气不能升发，失去对五脏的濡养致五脏虚损。脾虚导致肾虚，使肾不能主骨生髓，而导致骨髓空虚的骨蚀。治疗上用辛味的发汗药，扶助脾阳上升以逐阴气。同时使用甘味补气药，使脾胃之气旺盛，从而治愈骨蚀。李中梓《医宗必读・痿》曰“阳明虚则血气少，不能润养宗筋，故弛纵，宗筋纵则带脉不能收引，故足痿不用”，指出脾胃虚弱，气血不能濡养宗筋，导致骨质疏松症的发生。

肾藏精，主骨生髓；脾主运化，合肌肉，主四肢。肾中精气充盈，骨髓得以温养，则骨骼轻劲有力，又能助脾运化。脾气健运，则气血生化有源，肌肉四肢得以濡养，肌肉丰满，四肢活动有力，充盈的气血又能反过来充养肾气，使得先后天相互资生，相互促进。可见肾脾共司骨骼与肌肉作为人体运动的基础，二者关系密切，相辅相成。

三、肝与骨质疏松症的关系

肝藏血，司血海，主疏泄，濡养各脏腑组织器官，调节人体各种功能活动。肝主筋，筋病及骨，肝血亏虚则骨骼失养，导致骨质疏松症。《素问・上古天真论》曰：“肝气衰则筋不能动。”《灵枢・经脉》云：“足少阴气绝则骨枯。”《难经、十四难》曰：“四损损于筋，筋缓不能自收持；五损损于骨，骨痿不能起于床。”《证治准绳・杂病》云：“肝虚无以养筋，故机关不利。”《临证指南医案・痿・邹滋九按》所言：“夫痿证之旨，盖肝主筋，肝伤则四肢不为人用，而筋骨拘挛。”以上说明痿证与肝密切相关。

肝藏血，肾藏精，肾的精气有赖于肝血的滋养。肝与肾经脉相连，五行相生，肝为肾之子，肾为肝之母。故称“肝肾同源”“精血同源”。若肝失条达，肝气郁滞，耗伤阴血，肾精亏损，骨骼失养，则肢体不用。《诸病源候论・虚劳病诸候》曰：“肝主筋而藏血，肾主骨而生髓。虚劳损血耗髓，故伤筋骨也。”又曰：“夫风、寒、湿三气合为痹。病在于阴，其人苦筋骨痿枯，身体疼痛，此为痿之病。”薛己《正体类要・正体主治大法》中说：“筋骨作痛，肝肾之气伤也。”王肯堂《证治准绳・杂病・诸痛门》曰：“肾虚不能生肝，肝虚无以养筋，故机关不利。”以上论述了肝、肾与筋的关系，指出肝肾气伤、肾气虚均可导致骨质疏松症。

清代叶天士提出“女子以肝为先天”之说，可见肝在女性衰老中的地位尤显突出。女性一生经、孕、产、乳，数伤于血，故易肝血亏虚。绝经后女性多有情志不遂，肝郁而化火，易灼伤肝阴而致肝血不足，不能濡养筋骨，骨髓失养，导致骨质疏松。调查表明，绝经期早的妇女骨密度比正常同龄妇女骨密度低，60 岁以后发生骨折的风险比同龄妇女高。

四、血瘀与骨质疏松症的关系

气血是维持人体功能活动的物质基础，气血的正常运行，既充养五脏六腑之形，又维系五脏六腑之用。骨骼的生长代谢主要与脏腑气血充盛相关，若气血亏虚、代谢紊乱，骨骼失养，则易发生骨质疏松症。若气血亏虚无以对骨骼濡养，不荣则痛，如《素问·举痛论》云："脉泣则血虚，血虚则痛。"若气滞血瘀，经络不通，不通则痛，如《证治要诀》曰："痛则不通，通则不痛。"气血旺盛，则筋骨强健有力；元气亏虚，无力推动气血运行则血行迟缓，停而留瘀，瘀血不去，脏腑功能失调，影响骨的营养和代谢。唐容川《血证论·吐血》曰："旧血不去，则新血断然不生。"王清任《医林改错》中曰："元气既虚，必不能达于血管，血管无气，必停留而瘀。"叶天士针对"老者之气血衰，其肌肉枯，气道涩""病在筋骨，实难见效"的特点，创身痛逐瘀汤以活血祛瘀。

瘀血既是致病因素，又是病理产物，停滞于骨骼脉络，阻塞气血，造成气血运行不畅，进而导致躯体的疼痛。其机制多与微循环障碍以及血液流动、变形等能力的失常有关。血瘀可影响血液-骨细胞间的营养物质交换、钙磷代谢及钙盐沉积，导致骨量丢失、下降，骨小梁脆性增加，加剧骨质疏松。因此，对于原发性骨质疏松症，在辨证论治的基础上还需重视运用行气、活血、化瘀类的药物，如三七、骨碎补、丹参等，以期取得更好的疗效。

第三节　骨质疏松症的治疗

一、辨证分型

骨质疏松症以脾肾亏虚为本，因虚致瘀，病久入络，临床上常见以下三型。

1. 脾肾阳虚证

腰背冷痛，酸软乏力，甚则驼背弯腰，活动受限，畏寒喜暖，遇冷加重，尤以下肢为甚，小便频多，或大便久泄不止，或浮肿，腰以下为甚，按之凹陷不起，舌淡，苔白，脉沉细或沉弦。

2. 肝肾阴虚证

腰膝酸痛，膝软无力，下肢抽筋，驼背弯腰，患部痿软微热，形体消瘦，眩晕耳鸣，或五心烦热，失眠多梦，男子遗精，舌红少津，少苔，脉沉细数。

3. 气滞血瘀证

骨节疼痛，痛有定处，痛处拒按，筋肉挛缩，骨折，多有外伤或久病史，舌质紫暗，有瘀点或瘀斑，脉涩或弦。

骨质疏松症总的治疗原则是：补肾健脾活血。常用代表方为阳和汤，加仙茅、千年健、黄芩。阳和汤出自《外科证治全生集》，功效以温阳补血、散寒通滞为主。方中重用熟地黄，滋补阴血，填精益髓；配以血肉有情之鹿角胶，补肾助阳，益精养血，两者合用，温阳养血，以治其本，共为君药。肉桂温经通脉，白芥子消痰散结，千年健祛风湿止痛，仙茅补肾助阳共为臣药。少佐以麻黄宣通经络，炮姜破阴和阳，引阳气由里达表，通行周身。黄芩清热，制约麻黄之辛温。丹参、延胡索活血止痛，甘草生用为使，解毒而调诸药。综观全方，补血与温阳并用，化痰与通络相伍，益精气，扶阳气，化寒凝，通经络，温阳补血以治本，化痰通络以治标。前期临床研究表明仙茅、千年健含钙量较其他补肾药高，并具有促进成骨细胞和抑制破骨细胞的作用。

临证时常以本方为基础，随证加减。若偏肾阳虚者，加狗脊、淫羊藿、杜仲、续断以壮阳强骨。若偏脾虚者，加茯苓、白术、山药补脾益气。肝肾阴虚者，去肉桂、麻黄、黄芩，加白芍、生地黄以滋阴柔肝；阴虚火旺证明显者，可加知母、黄柏。气滞血瘀者，适当加三七、川牛膝以活血行气止痛。疼痛明显者，可加姜黄、桑枝、威灵仙、秦艽、独活、鸡血藤等药物以通络止痛。夜尿频多，加用桑螵蛸、乌药、金樱子。

二、常用中药

近年来单味中药治疗骨质疏松症疗效确切，药理机制得到证实。临床常用防治骨质疏松症的中药有补骨脂、淫羊藿、杜仲、骨碎补、千年健、肉苁蓉、川续断、牛膝、仙茅、菟丝子、枸杞子、狗脊、巴戟天、鹿茸、葛根、黄芪、人参等。

1. 补骨脂

补骨脂味苦、辛，性温，归肾、脾经，具有助阳补肾、纳气平喘、温脾止泻的功效。研究表明，补骨脂中的香豆素类化合物补骨脂素能够上调小鼠成骨细胞护骨因子（OPG）、RANKL mRNA 的表达和 OPG/RANKL 的比例，促进成骨细胞 OPG 的表达，增加与 RANKL 的结合，抑制破骨细胞。补骨脂素还可以通过 ERβ直接作用于成骨细胞，促进成骨细胞的骨形成。补骨脂中的黄酮类物质被称为“植物雌激素”，能促进成骨细胞生成，抑制破骨细胞分化。

2. 淫羊藿

淫羊藿又名仙灵脾，味辛、甘，性温，归肝、肾经，具有温肾壮阳、祛除寒湿、平喘等功效。淫羊藿总黄酮或黄酮各单体都具有抗骨质疏松的作用，其中以淫羊藿苷作用最强，它能调控成骨细胞与破骨细胞的平衡，减弱骨吸收；提高骨保护素的基因表达，刺激成骨细胞的增殖和分化，促进骨形成；降低破骨细胞内 Ca^{2+}浓度，减少肌动蛋白环回缩和细胞内超氧阴离子自由基，使成骨细胞吸收陷窝面积减小，骨吸收量减少，防止骨质丢失，达到预防骨质疏松症发生的目的。

3. 杜仲

味甘，性温，归肝、肾经，具有补肝肾、强筋骨、安胎等功效。杜仲防治骨质疏松的主要活性成分为木脂素类、环烯醚萜类、黄酮类及苯丙素类。研究发现，杜仲叶、杜仲皮都可以促进Ⅰ型胶原蛋白的合成，调节骨质代谢。杜仲可通过抑制破骨细胞增殖分化及其功能发挥抗骨质疏松作用。杜仲叶提取物可呈浓度依赖性地促进骨髓间充质干细胞（bone marrow stem cell, BMSC）的增殖，杜仲皮的水提物和醇提物可上调成骨分化标志物碱性磷酸酶（ALP）的活性，并可促进钙化结节的形成，从而起到抗骨质疏松的作用。

4. 骨碎补

味苦，性温，归肝、肾经，具有补肾强骨、续伤止痛等功效。骨碎补中抗骨质疏松的主要成分是总黄酮、柚皮苷。骨碎补总黄酮可促进 BMSC 增殖，促进 BMSC 的成骨性分化。骨碎补总黄酮通过增强血管内皮生长因子和成纤维细胞生长因子等细胞因子的表达，从而增加局部血管形成，进而促进成骨细胞的活性和增殖与分化，促进骨组织的钙化，提高骨密度。骨碎补总黄酮可促进雄激素受体 mRNA 的表达，从而促进骨生成，并抑制破骨细胞的骨吸收。骨碎补柚皮苷通过 PI3K-Akt-c-Fos/c-JunAP-1 信号通路调节骨形成蛋白-2（BMP-2）的表达，促进 hBMSC 的增殖，提高碱性磷酸酶活性，增强钙化结节的形成，并促进骨钙素、骨桥素和 BMP-2 的合成及分泌。

5. 千年健

味苦、辛，性温，归肝、肾经，具有舒筋活络、止痛消肿、祛风湿、健筋骨的功效。千年健既能抑制骨吸收，同时又能抑制骨形成，使骨形成大于骨吸收而达到对骨质疏松症的治疗作用。千年健不仅可以增加成骨细胞和间充质干细胞 OPG 蛋白及其 mRNA 的表达，还能抑制 RANKL 蛋白及其 mRNA 的表达，从而达到治疗骨质疏松症的目的。

6. 肉苁蓉

味甘、咸，性温，归肾、大肠经，具有补肾阳、益精血、润肠通便之功效。肉苁蓉通过调节钙磷代谢平衡、提高性激素水平、抗氧化、调节细胞因子等，影响成骨细胞、破骨细胞活性，从而起到预防和治疗骨质疏松症的作用。

7. 川续断

味苦、甘、辛，性微温，归肝、肾经，具有补肝益肾、通利血脉、接骨疗伤、安胎止血等功效。川续断中抗骨质疏松的主要成分是续断皂苷。体外研究表明：续断皂苷可诱导大鼠骨髓间充质干细胞向成骨细胞分化，能促进成骨细胞分化和矿化，使碱性磷酸酶活性和骨钙素升高，从而具有抗骨质疏松的作用。体内研究表明：续断皂苷可以增加大鼠骨密度，保护骨小梁微结构，降低骨转换率，提高股骨强度，同时可以调节骨形成和骨吸收的生化指标，重新建立成骨与破骨活动的平衡。

8. 牛膝

味苦、酸，性平，归肝、肾经，具有补肝肾、强筋骨、活血通经、利尿通淋的功效。牛膝中的三萜皂苷类成分可以抑制破骨细胞形成从而发挥抗骨质疏松的作用。研究表明：三萜皂苷类中的竹节参苷Ⅳa、竹节参苷Ⅳa 丁酯、竹节参苷Ⅳa 甲酯、竹节参苷Ⅴ、木鳖子皂苷Ⅰb 对破骨细胞均有较强的抑制活性。

9. 仙茅

味辛，性温，有毒，归肾、肝、脾经，具有温肾壮阳、祛除寒湿的功效。仙茅提取物以及仙茅酚苷作用于成骨细胞，两者均能明显地促进成骨细胞的增殖与分化，并且仙茅酚苷是仙茅促骨形成的主要成分；仙茅酚苷可以明显提高去卵巢雌性大鼠的骨密度，抗骨质疏松作用明显。

10. 菟丝子

味甘，性温，归肝、肾、脾经，具有滋补肝肾、固精缩尿、安胎、明目、止泻的功效。菟丝子具有性激素样作用，能促进体外成骨细胞的增殖，提高成骨细胞内碱性磷酸酶的活性，同时降低破骨细胞的生存率，诱导其凋亡，从而发挥抗骨质疏松症的作用。

11. 枸杞子

味甘，性平，具有滋补肝肾、益精明目、润肺的功效。枸杞子抗骨质疏松的主要化学成分是枸杞多糖，枸杞多糖可增加糖皮质激素性骨质疏松模型大鼠骨密度，提高血清中钙的含量、ALP 活性，增加钙的吸收率、减少钙排泄，从而达到防治糖皮质激素性骨质疏松的作用。

12. 狗脊

味苦、甘，性温，归肝、肾经，具有补肝肾、强筋骨、祛风除湿等功效。狗脊生、制品的正丁醇及乙酸乙酯提取物均可提高卵巢去势大鼠的子宫指数、提高骨皮质和骨松质的密度、提高骨生物力学指标、降低血清碱性磷酸酶水平，可以使骨小梁的排列更整齐、连续性更好，达到防治骨质疏松症的目的。狗脊中含有的黄酮、异黄酮等成分具有雌激素样作用，能够影响骨的生长，具有抗骨质疏松的作用。

13. 巴戟天

味辛、甘，性微温，归肾经，具有补肾壮阳、祛除风湿等功效。巴戟天水提物和巴戟天醇提物均能使核心结合因子α1 表达增强，从而促进骨髓基质细胞成骨分化，达到骨形成的作用。巴戟天醇提物可以增加去卵巢大鼠胫骨的骨总量和骨密度，提高磷、钙、OPG 在大鼠血清中的水平，对去卵巢大鼠骨量丢失有一定的保护作用，通过抑制骨吸收，起到抗骨质疏松的作用。

14. 鹿茸

味甘、咸，性温，入肝、肾经，具有补肾阳、益精血、强筋骨的功效。鹿茸抗骨质疏松的机制主要包括性激素样作用（雌酚酮、雌二醇、磷脂类物质）、增加骨基质（脯氨酸）、促进骨生长（鹿茸多肽）等多个方面。

15. 葛根

味甘、辛，性凉，具有解表退热、生津、透疹、升阳止泻之功效。葛根通过影响碱性磷酸酶活性，促进成骨细胞分化。通过雌激素受体介导促进成骨细胞的骨形成效应。通过转化生长因子β_1及 Smad2/3 信号转导途径促进骨形成。

16. 黄芪

味甘，性微温，归脾、肺经，具有固表止汗、补中益气、托疮生肌、利尿消肿的功效。黄芪通过促进蛋白质合成，使胶原蛋白合成增加，从而促进成骨细胞分泌类骨质，还可以通过 VD/VDR 对 FGF23-Klotho 轴的调控作用，改善衰老 BMSC 活力和骨形成；促进成骨细胞分泌Ⅰ型胶原蛋白，上调核心结合因子α1 mRNA 的表达，从而促进成骨细胞的增殖。

17. 人参

味甘、微苦，微温，归脾、肺、心经，具有大补元气、补益脾肺、生津止渴、安神定志的功效。人参皂苷通过上调 RUNX2 蛋白的表达，调节 Wnt/β-catenin 信号通路、调节 OPG、NF-κB 受体活化因子配体（RANKL）以及基因 p2 和 p27 mRNA 的表达来促进成骨细胞的分化和增殖；通过抑制 RANKL 诱导的 TNF-α的表达、NF-κB 活性、破骨细胞特异性转录因子（c-Fos、NEATc1）活性、MAPKS 通路来抑制骨吸收。

三、治法心得

（一）善用藤药，少佐虫药

久病不愈，邪气入络，骨质疏松症患者病久多瘀。《本草便读》云：“凡藤类之属，皆可通经入络。”对络脉瘀阻加藤类药物以理气活血、散结通络，常用药物如伸筋草、鸡血藤、透骨草等。伸筋草味微苦、辛，性温，归肝、脾、肾经，具有祛风除湿、舒筋通络之效，如《本草拾遗》言：“伸筋草，主久患风痹，脚膝疼冷、皮肤不仁，气力衰弱。”鸡血藤味苦、甘，性温，归肝、肾经，具有活血补血、调经止痛、舒筋活络之功效。《本草纲目拾遗》载其“活血，暖腰膝，已风瘫”，《饮片新参》载其“去瘀血，生新血，流利经脉。治暑痧，风血痹症”。透骨草味甘、辛，性温，归肺、肝经，另有活血止痛之效。《本草纲目》言：“透骨草治筋骨一切风湿疼痛挛缩，寒湿脚气。”络石藤味苦，性微寒，归心、肝、肾经，具有祛风通络、凉血消肿的功效。《要药分剂》曰：“络石之功，专于舒筋活络。凡病人筋脉拘挛，不易伸屈者，服之无不获效，不可忽之也。”《别录》云：“主大惊入腹，除邪气，养肾，主腰髋痛，坚筋骨，利关节。”同时少佐以搜风、通络、化瘀的虫类药物，如全蝎、蜈蚣、地龙、僵蚕等，其能深入筋骨络脉，有攻剔痼结、瘀痰之功效。

（二）合理配伍获良效

1. 芍药配伍甘草

芍药甘草汤出自《伤寒论》，其载：“伤寒脉浮，自汗出，小便数，心烦，微恶寒，脚挛急……作干姜甘草汤……若厥愈足温者，更作芍药甘草汤与之，其脚即伸。”方中白芍味酸、苦，性微寒，益阴养血；炙甘草味甘，性温，补中缓急。两药合用具有滋阴血、缓挛急的功效，常用量配比为2∶1。药理学研究证实，该方具有很好的抗炎、镇痛作用，且对平滑肌有松弛作用。

2. 麻黄配伍黄芩

阳和汤中麻黄辛温，宣通经络，引阳气由里达表，通行周身，用量为6g。配伍黄芩10g清热，以制约麻黄之辛温。

3. 鹿角胶配伍陈皮

鹿角胶为血肉有情之品，补肾助阳，益精养血，胶类药物滋腻易碍胃，配伍陈皮以理气健脾。

4. 杜仲配伍牛膝

骨质疏松症患者年龄偏大，常见腰腿疼痛，腰为肾之府，故常用杜仲和牛膝补肝肾、强筋骨，偏肾虚用怀牛膝，偏血瘀用川牛膝。

（三）顾护脾胃，补后天以助先天

骨质疏松症患者多为体形瘦弱者，素体脾胃虚弱。脾胃为气血生化之源，脾胃运化功能强健，水谷精微得化，气血旺盛，骨骼得到濡养，筋骨强劲。脾胃健运又能培土生金，肺气充盛则输布气血有力，筋骨得以充养；肺卫气足，则肌肉腠理得以温养，便可御寒于外。同时脾胃为后天之本，补益脾胃还能资助先天，精血充足，营养骨骼。常用黄芪配伍党参以益气健脾。黄芪味甘，微温，归脾、肺经，为补益脾气之要药，同时与党参相须为用，可加强健脾益气之力。此外，若患者合并有胃胀、食欲欠佳等，常用陈皮理气健脾、燥湿化痰，焦三仙消食健胃。药理学研究表明，黄芪能提高机体的性激素水平，增强胃肠的吸收功能，提高骨密度。

（四）配合中医外治法

1. 穴位贴敷法

穴位贴敷治疗是以中医经络学说为理论依据，把药物研成细末，用水、醋、酒、蛋清、蜂蜜、植物油、清凉油、药液调成糊状，或用呈凝固状的油脂（如凡士林等）、黄醋、米饭、枣泥制成软膏、丸剂或饼剂，或将中药汤剂熬成膏，或将药末散于膏药上，再直接贴敷穴位、患处（阿是穴），用来治疗疾病的一种无创无痛穴位疗法。常用药物有白芥子、补骨脂、吴茱萸、延胡索等。运用穴位贴敷治疗时有以下注意事项：①久病、体弱、消瘦及有严重心、肝、肾功能障碍者以及孕妇慎用毒性药物；②颜面部、糖尿病患者慎用发泡药物；③贴敷药物后注意局部防水和观察贴敷皮肤的反应，若出现范围较大、程度较重的皮肤红斑、水疱、瘙痒现象，应立即停药，进行对症处理；④对胶布过敏者可改用无纺布制品固定贴敷药物。

2. 中药熏洗

中药熏洗是指用药液浸洗身体或身体的某一部位（多为患部），以达到治疗局部或全身疾病的目的。这种方法洗浴时间长，药液直接浸于体表，可使药液中的有效成分有足够的时间进入体内，以便发挥治疗作用，是临床中常用的、疗效确切、治疗范围广的药浴技术之一。常用药物如伸筋草、桂枝、刘寄奴、威灵仙、杜仲等。多用于四肢损伤后期关节僵硬，或并发风寒湿邪侵袭。皮肤有破损者，不宜应用。

3. 中药热奄包

根据病情选择适当的方剂，将中草药置于布袋内，放入锅中加热或蒸 20 余分钟制成中药热奄包。用自己的手腕掌侧测试布袋温度是否适当（必须不烫时才能敷于患部），上面再盖以棉垫，以免热气散失，总计 20～30min。每日可敷 1～2 次。常用中药如桂枝、透骨草、艾叶、桑寄生、独活、桑枝等。

4. 艾灸

施灸时，将艾条的一端点燃，对准应灸的腧穴部位或患处，距皮肤 1.5～3cm 进行熏烤。熏烤使患者局部有温热感而无灼痛为宜，一般每处灸 5～7min，至皮肤红晕为度。对于昏厥、局部知觉迟钝的患者，医者可将中、示二指分开，置于施灸部位的两侧，这样可以通过医者手指的感觉来测知患者局部的受热程度，以便随时调节施灸的距离以防止烫伤。艾灸具有温经散寒、行气通络、扶阳固脱的功效。

5. 针刺法

在进行针刺操作时，一般应双手协同操作，紧密配合。左手爪切按压所刺部位或辅助针身，故称左手为“押手”；右手持针操作，主要是以拇、示、中三指夹持针柄，其状如持毛笔，故右手称为“刺手”。进针时，运指力于针尖，而使针刺入皮肤；行针时，以便于左右捻转，上下提插或弹震刮搓以及出针的手法操针。必要时可加用电针，对于疼痛有明显的缓解作用。针刺多选用肾俞、命门、足三里、阳陵泉、阿是穴等穴位。

6. 推拿

骨质疏松症患者可以用㨰法、拿法、肘推法、按法等手法，缓解关节疼痛。

（五）强调功能锻炼

骨质疏松症患者因其骨骼脆性增加，容易发生骨折，因而提前预防干预尤为重要。强调“治未病思想”，在整个治疗过程中落实“未病先防、既病防变、瘥后防复”的原则。治疗骨质疏松症，首先要改善患者痛苦的症状，其次提高患者骨密度或者减缓骨丢失进程，降低骨质疏松性骨折的发生率，最终的目的是改善患者生存质量。因此在运用药物治疗的基础上，强调功能锻炼，预防骨质疏松性骨折的发生。多参加户外运动，如晒太阳、做体操、练瑜伽、打球、散步、游泳、打太极拳、练八段锦等，可对腰背部核心肌群及髋关节周围肌肉进行有针对性锻炼，增加髋部及腰部肌肉的稳定性，从而减少老年人跌倒的风险及脆性骨折的发生。研究表明，运动有助于体内维生素 D 的合成及转化，有利于维持正常的血清钙磷浓度。通过运动加强四肢肌肉力量，增加肌肉对骨组织的应力，改善肌肉和骨骼局部的血液微循环，使骨量增加。同时运动能改善患者情绪，怡情易性，有助于疾病的恢复。

（六）药膳治疗

中医学认为“药食同源”“药补不如食补”。《太素经》中记载“五谷、五畜、五果、五菜，用之充饥则谓之食，以其疗病则谓之药”。骨质疏松症属人体功能下降，正气不足，为衰老过程中的一种慢性疾病，适宜药食相辅而治，临床实践也证明传统的食补在防治骨质疏松症方面有一定的积极作用。饮食疗法的原则是“补其所虚，增其不足”，通过饮食调节骨质代谢，维持骨量的平衡，预防和辅助治疗骨质疏松症。根据“以形补形”的原则，常选用猪骨、牛骨、羊骨、猪腰、羊肾、甲鱼等以补肾填精、强筋健骨。合理食用奶制品及植物蛋白，补充饮食钙、奶类及奶制品是膳食钙的最佳来源，每人每天饮奶300g，可减少骨质丢失，有利于骨健康。植物蛋白、豆制品均为我国居民膳食的优质蛋白来源。应避免辛辣、刺激、甜腻的食物。此外，还应戒烟、限酒、少饮浓茶，因为长期吸烟会影响骨峰的形成，过量饮酒不利于骨骼的新陈代谢，饮浓茶、浓咖啡会增加尿钙排泄，影响身体对钙的吸收。

现介绍几种原料来源方便，烹制方法简单，长期食用无副作用，且效果颇佳的药膳，供读者参考。

1. 肉苁蓉焖羊肉汤

（1）原料：肉苁蓉50g，羊肉250g，生姜10g，料酒、食盐、调味料若干。

（2）烹制方法：先将肉苁蓉、生姜洗净，切成薄片，羊肉洗净，切成小块。锅烧热下油、生姜炒香，再下羊肉炒香，最后下肉苁蓉及清水一碗，料酒若干，文火慢炖至羊肉烂熟，加盐及调味料调味即可。

肉苁蓉补肾填精，《药性论》云其可“益髓，悦颜色，延年”。《本草纲目》中说：“羊肉能暖中补虚，补中益气，开胃健身，益肾气，养胆明目。治虚劳寒冷，五劳七伤。”本药膳适用于肾阳虚型骨质疏松症患者，常表现为腰膝酸软、畏寒怕冷。阴虚有热者不适用。

2. 杞菊地黄羊肾汤

（1）原料：羊肾90g，枸杞子15g，白菊花10g，熟地黄20g，怀山药20g，食盐及调味料若干。

（2）烹制方法：羊肾清水洗净后，用清水浸泡1h，除去异味，切片。枸杞子、白菊花、熟地黄、怀山药洗净，将全部用料一齐放入锅内，加清水适量，武火煮沸后，文火煮2h，加盐及调味料调味即可。

羊肾味甘，性温，能补肾气，益精髓。枸杞子、熟地黄、怀山药平补脾肾，益髓生骨，凡真阴不足、精髓亏虚者皆可用之。白菊花平肝清火，可佐制羊肾之性热。本药膳整体搭配较平和，适用于各种类型的骨质疏松症患者。

3. 虾皮豆腐白菜汤

（1）原料：虾皮20g，嫩豆腐200g，白菜叶200g，姜块5g，葱花、食盐、调味料若干。

（2）烹制方法：虾皮洗净，豆腐切小块，白菜叶洗净撕碎。锅中加清水或骨头汤适量，放入虾皮、姜块，水烧开后放入豆腐，后下白菜叶，白菜煮软后放入葱花、盐、调味料等即可。

虾皮含钙极高，每100g高达900mg，但虾皮性温偏燥，阴虚者不宜长期服用，但是搭配豆腐既可补钙又能防止上火。本方适用于原发性骨质疏松症患者。

4. 杜仲狗脊汤

（1）原料：杜仲、狗脊、枸杞子、黄芪、当归、山药、白术、三七各15g，海带、猪骨、黄豆适量。

（2）烹制方法：前8位中药加清水洗净用纱布包裹浸泡30min，与海带、猪骨、黄豆同煮60min，取出中药渣，加入食盐及调味品。

杜仲有补益肝肾、强筋壮骨的功效，在《神农本草经》中被列为上品。狗脊祛风湿，补肝肾，强腰膝，《神农本草经》中评价其“主腰背强，机关缓急，周痹寒湿，膝痛，颇利老人”。枸杞子、黄芪、山药、白术健脾益气，补肾生髓。当归、三七活血补血，散瘀止痛。海带是一种营养价值很高的蔬菜，含有丰富的碘等矿物质元素，含热量低、蛋白质含量中等、矿物质丰富。猪骨根据“以形补形”的原则，有强筋健骨、促进骨骼生长之效。

5. 栗子芡实鲫鱼汤

（1）原料：芡实30g，栗子250g，活鲫鱼1条（约500g），葱、姜、盐、料酒、鸡精等各适量。

（2）烹制方法：栗子去壳及内衣，取其肉。芡实洗净，提前用水浸透。鲫鱼去鳞及内脏，同入锅内，加适量水，武火煎开，改文火再煮1h左右，放入以上调料，煮沸即成。

栗子素有“肾之果”之称，鲫鱼味甘性平，入脾、胃、大肠经。《医林纂要》谓：“鲫鱼性和缓，能行水而不燥，能补脾而不濡，所以可贵耳。”此汤有补肾壮腰、强筋健骨、益精养血的功效，适用于肾虚所致的腰酸背痛、足膝软弱无力、筋骨疼痛、中老年骨质疏松症。

6. 桑椹牛骨汤

（1）原料：桑椹25g，牛骨250～500g，食盐、葱、姜等调味料若干。

（2）烹制方法：将桑椹洗净，加酒、糖少许蒸制；另将牛骨置砂锅中，水煮开锅后撇去面上的浮沫，加姜、葱再煮，到牛骨发白时，捞出牛骨，加入桑椹，开锅后调味即可饮用。

桑椹有补肝益肾、生津润燥、乌发明目等功效。牛骨以无机成分为主，其中磷酸钙约占86%，磷酸镁约占1%，其他钙盐约占7%。其有机成分为多种蛋白质。根据“以形补形”的原则，有着强筋健骨、促进骨骼生长之效。

7. 甲鱼补肾汤

（1）原料：甲鱼1只，枸杞子30g，熟地黄、生地黄各15g。

（2）烹制方法：甲鱼1只切小块，入枸杞子30g及熟地黄、生地黄各15g，加适量水，用锅小火炖熟，食肉喝汤，隔日1剂。

甲鱼富含蛋白、维生素D等营养素，能够增强身体的免疫能力及调节人体的内分泌功能，对骨科外伤的愈合有很好的疗效。《随息居饮食谱》载：鳖味甘性平，滋肝肾之阴，清虚劳之热，宜蒸煮食之。配合生地黄、熟地黄、枸杞一起食用，可滋补肝肾，滋阴凉血。此汤适用于肾阴虚型骨质疏松症患者，常表现为腰膝酸痛、失眠多梦、形体消瘦、潮热盗汗、五心烦热。

总之，骨痿以肾虚为本，血脉瘀阻为标，肝郁、脾虚皆为发病因素，在治疗的过程中，应根据患者的不同情况，辨证施治，注意补泻兼施，急则治其标，缓则治其本。同时，骨质疏松症的治疗可以配合针灸、推拿改善疼痛症状。在骨质疏松症的治疗上应思路灵活，立法不拘一格，着眼于整体，调理肝、脾、肾三者内在平衡，同时还应正确处理标与本的关系，控制病情发展，促进骨质疏松症的恢复。

（七）病案举隅

案1 张某，女，73岁，退休工人。初诊日期：2018年10月9日。

主诉腰背疼痛5年余，加重1个月。患者5年前开始出现腰酸背痛，劳累后明显，天冷时明显。伴手脚冰冷，双下肢乏力。曾服用塞来昔布及碳酸钙D_3，症状稍许缓解，其后反复发作。近1个月来上述症状加重前来就诊。刻下腰背酸痛，休息后减轻，怕冷，小便可，大便溏，纳可，睡眠可，舌暗红，苔白，脉细涩。

辅助检查：腰椎正侧位X线片示腰椎退行性改变；骨密度检测示腰椎T-3.05，股骨颈T-2.51。

西医诊断：原发性骨质疏松症。

中医诊断：骨痹。

辨证：脾肾阳虚，血瘀。

治法：温阳补肾，通络止痛。

方药：阳和汤加减。

处方：淫羊藿10g，熟地黄15g，炒白芥子10g，麻黄6g，鹿角胶（烊化）6g，肉桂3g，炮姜6g，制麻黄6g，陈皮6g，黄芩10g，杜仲10g，续断10g，川牛膝15g，炒白术10g，甘草6g。共7剂，水煎服，每日1剂，早、晚饭后服用。

嘱患者饮食清淡，多晒太阳，避免跌倒。

二诊：2018年10月16日。患者诉腰背酸痛稍减轻，手脚冰冷缓解，大便成形，舌暗红苔白，脉细涩。在原方基础上加千年健10g、白芍10g，10剂，用法同上。

三诊：2018年10月26日。患者诉腰背酸痛明显减轻，食纳可，睡眠可，二便调，舌暗红苔白，脉细。继续服上方15剂调理，症状消失。

按：肾为先天之本，肾藏精主骨，脾为后天之本，气血化生之源，两者互补互用。肾阳与脾阳激发和推动着人体血液的运行和输布，为人体吸收精微物质提供原动力，阳气不足，无力推动血行，脉络瘀滞。患者腰背酸痛，手脚冰冷，双下肢乏力，考虑为脾肾阳虚，湿邪留于下肢所致。血运不畅，瘀血阻滞经脉，致经脉不通，故痛，舌质紫暗亦为血瘀之象。治当温阳补肾，通络止痛。方以阳和汤加减，鹿角胶填精补髓，强筋壮骨；肉桂、炮姜温阳散寒；炒白芥子消痰散结；千年健祛风湿止痛；黄芩清热，制约麻黄之辛温；炒白术祛湿；川牛膝活血祛瘀；杜仲、续断补肝肾强筋骨；芍药甘草汤缓急止痛，效果较佳。

案2 余某，女，77岁，退休教师。初诊日期：2019年4月10日。

主诉全身疼痛4个月。患者近4个月无明显诱因出现全身疼痛，以腰背、双膝关节明显，活动后明显，休息后稍减轻。曾行针灸治疗后稍缓解。刻下食欲可，睡眠欠佳，视物模糊，眼睛干涩，大便干结，1～2日一次，小便可，舌红苔少，脉细。

辅助检查：骨密度检测示腰椎T-3.22，股骨颈T-3.1。

西医诊断：原发性骨质疏松症。

中医诊断：骨痹。

辨证：肝肾亏虚。

治法：滋补肝肾，填精止痛。

方药：杞菊地黄丸汤加减。

处方：枸杞子 15g，菊花 10g，生地黄 10g，地龙 10g，山药 15g，山茱萸 10g，茯苓 10g，泽泻 10g，牡丹皮 10g，金雀根 30g，佛手 10g，当归 10g，仙茅 10g，千年健 10g，怀牛膝 15g，甘草 6g，延胡索 10g，青葙子 10g。共 7 剂，水煎服，每日 1 剂，早、晚饭后服用。

二诊：2019 年 4 月 18 日。患者诉全身疼痛稍减轻，视物模糊好转，睡眠多梦，大便每日能解，不干，舌红苔薄白，脉细。在原方基础上茯苓改为茯神 30g，加合欢皮 10g。共 7 剂，水煎服，每日 1 剂，早、晚饭后服用。

三诊：2019 年 4 月 25 日。患者诉疼痛明显减轻，睡眠可，眼睛干涩，食纳可，二便调，舌红苔薄白，脉细。在上方基础上加石斛 10g，10 剂，每日 1 剂，水煎服，早、晚饭后服用。随症调理 2 个月后患者症状缓解。

按：肝藏血，肾藏精，肾的精气有赖于肝血的滋养。故称“肝肾同源”“乙癸同源”。女子经、孕、产、乳，数伤于血，故易肝血亏虚，不能濡养筋骨，骨髓失养，肢体不用。患者全身疼痛，视物模糊，眼睛干涩，大便干结，舌红苔少，脉细。考虑肝肾阴虚，骨骼失养。治当滋补肝肾，通络止痛。方以杞菊地黄丸加味，地龙、延胡索通络止痛，仙茅、千年健温肾祛风止痛，微量元素测量提示两味药含钙丰富，为补钙首选药物。佛手行气护胃，既可补后天以助先天，又能防止药物伤胃。

第六章　月经病经验

月经，是指胞宫周期性地出血，月月如期，经常不变，又称为“月事”“月水”“月信”等。正如明代医家李时珍所说：“女子，阴类也，以血为主，其血上应太阴，下应海潮。月有盈亏，潮有朝夕，月事一月一行，与之相符，故谓之月水、月信、月经。”

一、月经的生理现象

月经第一次来潮，称为初潮。健康女子一般到 14 岁左右，月经开始来潮。但是地区、气候、体质、营养及文化水平等因素也会影响初潮年龄，导致其提早或推迟，因此，在我国女子初潮年龄在 11～18 岁，都认为属于正常范围。健康女子一般到 49 岁左右月经闭止，称为“绝经”或“断经”。在我国女子 46～52 岁期间绝经，都属正常范围。

正常月经是女子发育成熟的标志之一。正常情况下，除了妊娠期、哺乳期外，月经从初潮到绝经，都是有规律地按时来潮。正常月经周期一般为 28 日左右，21～35 日也属正常范围。经期是指每次行经持续的时间，正常者为 3～7 日，多数为 4～5 日。经量是指经期排出的血量，一般行经总量为 50～80ml。经色是指月经的颜色，正常者多为暗红色，但是有的女性受经量的影响，月经颜色较淡，也属于正常现象。经质是指经血的质地，正常经血应是不稀不稠，不凝结，无血块，也无特殊气味。经期一般无不适感觉，仅有部分女性在经前和经期有轻微的腰酸、腹胀、情绪变化等，均属于正常现象。

二、月经的产生机制

根据《素问・上古天真论》“女子七岁，肾气盛，齿更发长；二七而天癸至，任脉通，太冲脉盛，月事以时下”的记载，可以明确月经产生的主要过程及其环节，即“肾气-天癸-冲任-胞宫”的作用机制。

月经的产生涉及的作用机制主要是“肾气-天癸-冲任-胞宫”，但与气血、脏腑和督、带二脉也密切相关。气血是化生月经的基本物质，气血充盛，血海按时满盈经事才能如期。月经的成分主要是血，而血的统摄和运行有赖于气的调节，同时气又要靠血的营养，输注和蓄存于冲任的气血，在天癸的作用下化为经血。因此在月经产生的机制上，气血是最基本的物质。脏腑为气血之源，在经络上，五脏六腑、十二经脉与冲、任、督、带相连，并通过冲、任、督、带四脉与胞宫相通。在功能上，心主血，肝藏血，脾统血，胃主受纳腐熟，与脾同为生化之源；肾藏精，精化血；肺主一身之气，朝百脉而输布精微。故五脏安和，气血调畅，则血海按时满盈，可见脏腑在月经产生的机制上有重要作用。督、带二脉，相辅相成，督脉调节，带脉约束。肾脉通过冲、任、督、带四脉与胞宫相联系，同时冲、任、督、带四脉是相通的。肾所化生的天癸能够作用于冲任，同样可以作用于督、带，即在天癸的作用下，督、带二脉调节和约束冲任及胞宫的功能，使月经按时来潮。因此，督脉的调节和带脉的约束也是控制月经周期性的重要因素。

综上所述，在“肾气-天癸-冲任-胞宫”这一月经产生机制中，肾气化生天癸为主导；天癸是元阴的物质，表现出化生月经的动力作用；冲任受督带的调节和约束，受脏腑气血的资助，在天癸的作用下，广聚脏腑之血，血海按时满盈，满溢于胞宫，化为经血，使月经按期来潮。

三、月经产生机制的临床意义

月经的产生机制集中应用了妇科全部基础理论而成为妇科理论的核心，对妇科临床的病机和治疗原则的确定有重要的指导意义。

“肾气-天癸-冲任-胞宫”的月经产生机制表明，肾气在妇女生理活动中具有特殊地位，起主导作用，因此临床上在治疗妇科疾病时，肾气是时刻要考虑的因素。例如，月经不调、崩漏、经闭、痛经、胎动不安、滑胎、不孕等多由肾气虚损所致，因此补益肾气是治疗的关键，而又常收到较好的效果。所以补肾是妇科疾病重要的治疗原则。气血参与月经产生的生理活动，是冲任经脉维持胞宫正常生理活动的基本物质。因此，无论何种原因导致气血失调，如气血虚弱、气滞血瘀、气郁、气虚、血热、血寒等，都能直接影响冲任的功能，导致胞宫发生经、带、胎、产诸病，所以气血失调成为妇科疾病的重要病机。因而调理气血在妇科疾病的治疗中占有重要地位，而成为又一治疗原则。脏腑化生气血，与冲任有密切的经络联系，参与月经产生的生理活动，因此，致病因素导致脏腑功能失常也会影响冲任而使胞宫发生经、带、胎、产诸病，所以脏腑功能失常成为妇科疾病的又一重要病机，其中肾、肝、脾、胃与冲任在经络上和功能上关系最为密切，因此在治疗上，疏肝养肝、健脾和胃也成为妇科疾病重要的治疗原则。

薛师认为，中医学的“肾气-天癸-冲任-胞宫”的月经产生机制与西医学的“丘脑-垂体-卵巢-子宫”的环路相对应，这为中西医结合治疗月经病提供了理论根据。从西医学角度看，一些归属于“丘脑-垂体-卵巢”轴调节障碍的功能性疾病，如月经不调、功能失调性子宫出血（功血）、闭经等月经病，运用中医的“补肾气，调冲任”的方法治疗，可收到较好的治疗效果。因此，中医学的月经产生机制具有重要的临床意义。

四、月经病经验总结

凡月经的周期、经期和经量发生异常，以及伴随月经周期出现明显不适症状的疾病，称为月经病，其是妇科临床的多发病。常见的月经病有月经先期、月经后期、月经先后无定期、月经过多、月经过少、经期延长、经间期出血、崩漏、闭经、痛经、经行发热、经行头痛、经行吐衄、经行泄泻、经行乳房胀痛、经行情志异常、绝经前后诸证、经断复来等。

薛师认为，月经病发生的病因除外感邪气、内伤七情、房劳多产、饮食不节之外，还应注意个人体质、身体素质对月经病发生的影响。月经病产生的主要机制是脏腑功能失调，气血不和，导致冲、任二脉的损伤。临床上，对于月经病的辨证，要重点看月经的期、量、色、质及伴随月经周期出现的症状，同时结合全身证候，运用四诊八纲进行综合分析。月经病的治疗原则重在治本以调经，在辨证论治的过程中，应该做到以下几点：第一，辨他病、经病的不同。例如：因他病致经不调者，当治他病，病去则经自调；若因经不调而生他病者，当予调经，经调则他病自愈。第二，辨标本缓急的不同，急则治其标，缓则治其本。例如，痛经剧烈，应以止痛为主，若经崩暴下，当以止血为先，缓则审证求因治其本，使经病得到彻底治疗。第三，辨月经周期各阶段的不同。经期血室正开，大寒大热之剂用时宜慎；经前血海充盛，勿滥补，宜予疏导；经后血海空虚，勿强攻，宜于调补，但总以证之虚实酌用攻补。这是月经病论治的一般规律。薛师认为，月经病的治本大法有补肾、扶脾、疏肝、调理气血等。因为“经水出诸肾”，故调经之本在肾，补肾在于益先天之真阴，以填精养血为主，佐以助阳益气之品，使阳生阴长，精血俱旺，则月经自调。即使在淫邪致病的情况下，祛邪之后，也应该补肾。扶脾在于益气血之源，以健脾升阳为主，脾胃健运，气血充盛，则源盛而流自畅，但用药不宜过用甘润或辛温，以免滞碍脾阳或耗伤胃阴。疏肝在于调畅气机，以开郁行气为主，佐以养肝之品，使肝气得疏，气血调畅，则经病可愈。调理气血当辨气病、血病，病在气者，以治气为主，治血为佐；病在血者，以治血为主，治气为佐。气血来源于脏腑，其补肾、扶脾、疏肝也寓调理气血之法，因此这四种治疗大法在临床上又相互影响，相辅相成，但常常以补肾扶脾为要，正如《景岳全书》中所说：“故调经之要，贵在补脾胃以资血之源，养肾气以安血之室，知斯二者，则尽善矣。”

总之，薛师认为，月经病的病变多种多样，病证虚实寒热错杂，必须在充分理解肾主司月经的基础上，注意脾、肝以及气血等对月经的影响，全面掌握其治法，灵活运用。在临床治疗月经病时，还应考虑到不同年龄阶段的妇女有不同的生理特点，治疗的侧重点也应有所不同。同时，由于体质、气候变迁、生活环境等影响，月经周期、经期、经量等有时也会有所改变。更应当根据月经不调之久暂、轻重、有症、无症而细细辨之，不可概作常论，以免贻误调治良机。

上述是薛师治疗月经病的经验总结，下文主要从不同的月经病种谈谈薛师治疗月经病的诊治思路、辨证方法。

（一）月经过多

月经过多是指月经周期正常，经量明显多于既往者。薛师认为，月经过多常见于月经先期的患者，二者在病因病机方面有相同的地方，比如气虚、血热均可以导致月经提前、月经过多，但临床上单纯的气虚型、血热型、肾虚型的月经过多往往少见，多兼有瘀血内停，若瘀阻冲任，血不归经，则发为经行量多；气虚运血无力，血运迟滞，也可致瘀；且虚、瘀皆可生热，热可动血，也可耗血，且经血受热煎熬则瘀结更甚，因此瘀血是月经过多常见的病因。

气虚、气滞、血热等诸多因素均可导致瘀血，月经过多与瘀血之间互为因果，一方面瘀血可直接导致月经过多的发生，另一方面离经之血作为瘀血，又可阻塞冲任经脉，血不归经，以致经行量多，正如唐容川在《血证论》中所指出的：“失血何根？瘀血即其根也。”月经过多说明血已离经，离经之血，留而不去，或去而不净，久则必成瘀滞。瘀血阻滞经脉，又影响血液的正常运行，致新血不得归经，循环往复，互为因果，缠绵难愈。因此，薛师认为，在临证治疗月经过多时，不可一味地追求固涩止血，使离经之血凝滞不能排出体外，最终导致旧血不去，新血不生，加重月经过多的病情，从而形成恶性循环。

在月经过多的辨证施治上，薛师的观点如下。

1. 辨证求因，活血化瘀

月经过多的病因，或因气虚不能摄血，血行缓慢而瘀，或因气滞血瘀、瘀血不去，瘀血阻滞胞络，或血热致瘀，或因肾虚、脾虚冲任失固而出血，其结果都是使血液溢于脉外，失去正常生理功能，成为瘀血。因此，瘀血是引起月经过多的中心环节。所以活血化瘀，是治疗月经过多的基本方法。薛师在治疗月经过多过程中，不主张一味止血，反对滥用固涩法，固涩法虽然可以暂时减少出血量，但瘀血不去，新血必不得归经，临床经验已证实，不久必将出血复多，并伴有大血块。因此，在临证之时根据患者瘀血的轻重、正气的盛衰，因势利导，从“瘀”论治，推陈出新，以通为补，在治疗过程中始终贯穿活血祛瘀的思想。

2. 治病求本，标本兼治

薛师在临证治疗月经过多时，坚持“治病求本，标本兼治”的原则，通过四诊合参，辨明导致瘀血的因素，制订相应的治法，临床上多用补气祛瘀法、行气祛瘀法、凉血祛瘀法。

（1）补气祛瘀法的适应证及其治疗：症见经行量多，阴道流血色淡兼有血块，质清稀；神疲肢倦，气短懒言，小腹坠痛，舌质淡，舌边可见瘀斑、瘀点。可在活血化瘀的基础上，加用党参、黄芪、白术、升麻等药物健脾益气、固冲止血。

（2）行气祛瘀法的适应证及其治疗：症见阴道流血迁延日久，经色紫红或暗红，伴大量的血块，少腹两侧胀痛，舌边可见瘀斑、瘀点。可加用柴胡、青皮、香附、郁金、薄荷等疏肝理气、调畅气机之品。

（3）凉血祛瘀法的适应证及其治疗：症见经行量多，色鲜红或深红，质黏稠，或有小血块；伴心烦口渴，尿黄，大便干燥，舌红，苔黄，脉滑数者，可酌加牡丹皮、地骨皮、黄芩、白头翁、熟大黄、煅龙骨、煅牡蛎、地榆等药物以清热凉血祛瘀，固冲止血。

3. 通因通用，祛瘀止血

胞宫属奇恒之腑，薛师认为，月经来潮时有如“传化物而不藏”，属腑的功能，应以通为用，以降为顺。所谓通者，即通因通用。对于瘀血内阻、血不归经之月经过多，重在祛瘀以止血，引血以归经，预防涩血之弊。与此同时，还应该注意止血不留瘀，祛瘀不伤正，选用“止中有化，化中有止”之药，以达到既成之瘀能化，未成之瘀能防的目的。

4. 根据不同年龄段生理特点辨证施治

薛师认为，青春期前后，肾气初盛，机体仍处在生长、发育阶段，病则多从肾论治；中年期妇女，因经、孕、胎、产、乳数损耗其血，肝失血养，气机易乱，病则多以调肝为主；经断以后，肾气渐衰，天癸已竭，用后天水谷精微补养先天之气，当以健脾养肾为主，以达以后天补先天之效。

5. 经期在调，平期在养

薛师认为，在月经过多的治疗当中，应掌握经期与非经期的不同，采取不同的治疗方法。经期以固冲止血为主，目的在于减少血量，防止失血伤阴。平素应根据机体脏腑阴阳偏盛偏衰的状况进行辨证治疗，采用益气、清热、养阴、化瘀等法以治本，慎用温燥动血之品，以免增加血量。止血是治疗月经过多的重要环节，月经过多出血时，如不迅速止血，就会危及生命，止血方法则要看证型的寒热虚实，虚则补之，实则泻之，寒则温之，热则清之，并非一味地固涩收敛，切忌不问原因，概投寒凉或补益之剂，以免犯虚虚实实之戒，引起不良后果。

6. 中西医结合治疗

月经过多在西医治疗上一般都采用激素治疗，但激素治疗也存在一定的副作用，如抑制排卵、长时间服用易引起水钠潴留、对肝肾功能有一定的损害、停药后易复发等。中药治疗月经过多重在调养，治疗周期较长。因此，薛师认为，临床上应中西医结合治疗月经过多，尤其在出血量大、情况危急时，单纯用中药止血效果较慢，此时宜迅速止血，有效地争取治疗时间才是第一位的，主张先采用西药激素止血；止血之后，因人而异，再配合中医治疗，运用中医理论通过对肾-天癸-冲任-胞宫生殖轴的建立和协调它们之间的平衡，促使下丘脑-垂体-卵巢轴功能的建立与恢复，避免了运用激素药物副作用及复发率高的缺陷，实现中西医结合，优势互补。

（二）月经先期

月经先期是指月经周期提前 1～2 周，月经先期伴月经过多可进一步发展为崩漏，应及时进行治疗。中医学认为，月经先期的病因有气虚和血热，其主要机制是冲任不固，经血失于制约，月经提前而至。气虚则统摄无权，冲任不固，血热则热伏冲任，伤及子宫，血海不宁，均可使月经先期而至。

薛师认为，临证当先辨虚实。病程长多虚，病程短多实；先期量多多为实，先期量少多为虚。年轻女性多为实证，实证多以阳盛血热、肝郁血热证多见；年长女性多为虚证，虚证多以脾气虚、肾虚为主；肾虚又包括肾气虚、肾阴虚、肾阳虚的不同。

根据多年临床经验，薛师认为，月经先期实证以肝郁血热证、虚证以脾气虚常见。肝郁血热证的患者素性多焦虑、抑郁不乐，肝气郁结，郁久化热，热伤冲任，迫血妄行，致月经提前而至。脾气虚的患者素体虚弱，或劳力过度，忧思不解，饮食失节，损伤脾气，脾伤则中气虚弱，冲任不固，不能统摄经血，故月经提前而至。

临床上在治疗月经先期的患者时，薛师常结合病因病机、病情虚实，以安冲为主要治疗大法，或补脾固肾益气，或疏肝解郁，或滋阴清热，或清热泻火。

在辨证、遣方用药上，薛师也有自己独特的见解：

辨证当先辨虚实，因虚导致月经提前的患者中，因伴随的全身症状不同，治法方药亦有所不同。若见患者经期提前，色淡质稀，神疲肢倦，气短懒言，纳少便溏，舌淡红，苔薄白，脉缓弱，考虑脾气虚导致，治疗上擅用补中益气汤补脾益气、固冲调经。若伴有月经过多，则去当归，重用黄芪、党参以益气摄血；伴便溏者，可加山药、薏苡仁、砂仁以扶脾止泻。若心脾两虚，症见月经提前，心悸怔忡，失眠多梦，四肢倦怠，舌淡苔薄，脉细弱，则多用归脾汤补脾养心，固冲调经。患者月经提前，伴有腰酸腿软，头晕耳鸣，小便频数，面色晦暗，乃肾气虚所致，多用补肾益气的方法固冲调经。常用的药物有菟丝子、熟地黄、山茱萸等，可达到补肾益精的目的，同时配合使用一些健脾益气的药物，如人参、山药、炙甘草，补后天养先天以固命门；加用交通心肾的药物，如五味子、远志，可加强肾气固摄之力；腰痛甚者，加续断、杜仲补肾而止腰痛；夜尿频数者，加益智仁、金樱子可固肾缩小便。

血热是导致月经提前的病因之一，临证时要分清血热的虚实性质。月经提前，经色紫红、质稠，伴有血块，经前胸胁、少腹、乳房胀痛，烦躁易怒，为肝郁血热所致，属于实证。薛师认为，肝郁化热，热扰冲任，迫血妄行，故月经提前；血为热灼，故经色紫红，质稠，伴有血块；气滞于肝经，故经前胸胁、少腹、乳房胀痛；气机不畅，则烦躁易怒。治疗上应用丹栀逍遥散清肝解郁，凉血调经；若经行不畅，伴有血块者，加泽兰、益母草以活血化瘀；经行乳房胀痛甚者，可加佛手、郁金以解郁行滞止痛。月经提前、量多、紫红、质稠，伴心烦，渴喜冷饮，大便燥结，小便短赤，面赤，舌红，苔黄，脉滑数，为阳盛血热所致，属于实证，在用药上多选用黄柏、青蒿、牡丹皮、熟地黄等清实热的药物，同时可以使用地骨皮、白薇等清虚热的药物，以达到热去则阴不伤，血安而经自调的目的；若经行腹痛，经血夹瘀块者，酌加炒蒲黄、三七以化瘀止血。月经提前伴面赤、唇红，手足心热，咽干口燥，舌红，苔少，脉细数，为阴虚内热，热扰冲任，冲任不固所致，属于虚证，在用药上多选择滋阴清热的药物，如地骨皮、玄参、麦冬、生地黄等，可以配合白芍和血敛阴，阿胶滋阴止血；手足心热甚者，可加白薇、生龟甲滋阴潜阳以清虚热。

（三）月经过少

月经过少是指月经周期正常，经量明显少于既往，经期不足 2 日，甚或点滴即净者。月经过少伴月经后期者，可发展为闭经。月经过少的病因有肾虚、血虚、血寒和血瘀。主要机制为精亏血少，冲任气血不足，或寒凝瘀阻，冲任气血不畅，血海满溢不多。

薛师认为，本病的发生与肾、肝、脾三脏关系密切。月经过少的病机离不开月经的产生机制，“肾-天癸-冲任-胞宫轴”是产生月经的中心环节，月经的产生是脏腑、天癸、气血、经络协调作用于胞宫的生理现象。肾气盛，天癸至，任通冲盛，督带调约，协调作用于胞宫，使子宫血气满盈，应时而下，是月经产生的主要机制。肝血充足，气机条达，血气调畅；脾胃健运，则血海充盈，血循常道。故月经的产生，肾起主导作用，且与肝、脾关系尤为密切。肾气亏虚，精血不足，冲任受损，可致经行量少；若肾气衰败，则可致天癸竭，经水断绝。长期肝气不舒，气机不畅，气滞血瘀，瘀血阻滞胞宫，致月经过少；肝血不足，无以下注冲脉，则经行量减少。脾失健运，胃失受纳，则气血生化乏源，以致月经量少。临床上，月经过少患者多以虚证为主，其起病可能只是肝、脾、肾其中一脏的生理功能失常，但随着病情的迁延，往往会造成两脏或三脏同病。

薛师在治疗月经过少方面的经验总结如下。

1. 重视生活方式指导

随着社会生活压力的增加，患者承受着身体和心理的双重压力，特别女性素来多思多虑，易于产生悲观焦虑情绪，部分患者往往担心疾病进展，以致闭经、不孕不育。这不仅会影响疗效，还可能加重病情。薛师在临床上常劝导患者调整心态、放松心情、规律生活，建议患者多参加户外活动，积极锻炼身体，同时注意饮食健康，建立健康的生活方式，从而促进身体的恢复。

2. 结合月经过少病因病机

薛师认为，本病病位为在肝、脾、肾，病机主要为肝郁、肝肾不足、脾虚，可兼夹血瘀，病性多为虚证或虚实夹杂，治疗上以补肾疏肝健脾为主，注重肝、脾、肾同调，临证时注重辨证和辨病相结合。对虚者，注重滋补肝肾以养精血，同时健脾益气，以生气血；对实证重者，注重疏肝解郁，活血通利。

3. 强调中西医结合治疗

随着科技的发展，月经过少的致病因素也在不断增加。中医药对部分月经量少患者的疗效不甚明显，特别是由宫腔粘连等造成的月经过少。因此，薛师在临床上较注重中西医结合。对本病的治疗，薛师在结合现代检查技术的同时，施行辨证论治、采用中西药结合治疗。若患者确有宫腔粘连或生殖道畸形，则建议先手术治疗，再配合中药治疗。

4. 以补肾疏肝健脾为主，活血祛瘀为辅

女子以血为用，以肝为先天。薛师认为，经、孕、胎、产数伤于血，故女子多阴血不足；阴病日久则损及阳，加之现代女性缺乏锻炼，阳气不得升发，往往有阴阳俱损的表现。因此她擅用一些滋阴温通的药物，慎用寒凉、耗散之品，在治疗月经过少时，以补肾疏肝健脾为主，活血祛瘀为辅。

（1）肾虚常用药：女贞子、旱莲草、菟丝子、枸杞子等。女贞子入肝肾经，善补肝肾之阴，乌发明目；旱莲草归肝肾经，善凉血止血、益阴补肝肾。女贞子、旱莲草为常用的补肾阴之药，合而用之即为名方二至丸，两者甘凉平补，可滋肾阴而去虚火，两相配伍更可补而不滞，润而不腻，久服亦不碍脾。菟丝子归肝、脾、肾经，善补益肝肾、安胎止泻，乃平补阴阳之品，且补肾阳而不燥，滋肾阴而不壅，阴中有阳，能守能走，故常用其治疗肾阳虚或肝肾不足者。枸杞子善补肝肾、养血补精、明目润肺，乃平补肝肾精血之品。

（2）肝郁常用药：柴胡、香附、郁金等。柴胡长于疏少阳之邪、泻肝解郁、升举阳气，乃妇科常用药；香附乃女科主帅、血中气药，善解肝郁、止腹痛，同气药则入气分，配伍柴胡可增强其解郁行气之功、柴胡可增强其解郁化滞活血之功，现代药理学认为它有抑制子宫收缩等作用。郁金有保护肝细胞、抗炎止痛等作用。三者单用或相互配伍，对肝郁气滞、气滞血瘀患者疗效明显。

（3）脾虚常用药：白术、茯苓、党参、陈皮、山药等。白术善健脾利水，安胎止汗，现代药理学认为它有调节肠胃运动、保肝、抗肿瘤等作用，茯苓善健脾渗湿，白术、茯苓乃健脾祛湿的常用对药，两者配伍共奏甘温平补、补而不壅之效，对脾气虚患者疗效甚佳。党参善补中气、益肺气，生津养血，陈皮善理气健脾、燥湿化痰，两者合用，共奏健脾化痰之效，对脾虚痰湿患者疗效佳。山药归脾、肺、肾经，善平补气阴、补脾养胃、补肾涩精，素有“治诸虚百损，疗五劳七伤”之美誉，是平补脾、肺、肾三经的良药。山药亦食亦药，补益之力和缓，在补脾的同时兼顾肺、肾，为滋补之佳品，与其他药物相配伍更能取得良好的疗效。

（4）血瘀常用药：益母草、丹参等。益母草主入血分，善能活血调经，现代药理学认为它有兴奋子宫、抗早孕等作用。丹参善活血凉血、除烦安神，可用于血瘀有热的患者。

5. 温经汤治疗血寒型月经过少

薛师对于血寒型月经过少的患者擅用温经汤，取得了较好的临床疗效。血寒型月经过少症见经行量少，色暗红，小腹冷痛，得热痛减，畏寒肢冷，面色青白，舌暗，苔白，脉沉紧。薛师认为：血为寒凝，冲任阻滞，血行不畅，故经行量少，色暗红；寒客胞脉，则小腹冷痛，得热痛减；寒伤阳气，则畏寒肢冷，面色青白。舌暗苔白，脉沉紧，为寒邪在里之征象。故治疗上应温经散寒，活血调经，方用温经汤加减（制吴茱萸 6g、阿胶 6g、知母 10g、川芎 10g、当归 10g、干姜 6g、太子参 20g、桂枝 6g、姜半夏 6g、甘草 6g、佛手 6g、净山楂 20g、陈皮 6g）。方中吴茱萸、桂枝温经散寒，通利血脉；当归、川芎活血祛瘀，养血调经；阿胶养血止血；人参、甘草益气健脾。

（四）月经后期

月经后期是指月经周期错后 7 日以上，甚至错后 3～5 个月一行，而经期正常者。常见的病因有血寒、气滞、痰湿、肾虚、血虚。主要发病机制是精血不足或邪气阻滞，血海不能按时满溢。

薛师通过临床实践认为，肾气封藏有度，肝气疏泄有序，脾气运化有常，冲脉聚脏腑之血，任脉司全身之阴液，二脉阴血下注胞宫，依时由满而溢，月经方能如期而至。而肝、脾、肾三脏功能失调，冲任损伤瘀阻，胞宫经血不能依时由满而溢，是月经后期的基本病机。冲任损伤瘀阻为其标，肾精亏虚、肾气不足，肝郁气滞、肝血损伤，脾失健运、湿浊瘀阻为其本。虽然上述三大因素导致月经后期在临床上都很常见，但薛师认为，肾精亏虚、肾气不足是月经后期一个重要的发病原因。其理论依据有以下两个方面：一方面，月经按时来潮有赖于天癸的激发作用。肾精亏虚，天癸亦随之衰减，天癸激发作用减弱，月经故不能如期而至。另一方面，月经按时来潮也有赖于肾阳充盛，肾中阳气的温煦和推动作用将脏腑气血津液汇聚冲任，冲任通利，阴血方可按时下注胞宫。肾气不足，温煦推动作用减弱，亦可致胞宫经血不能依时由满而溢。先天禀赋不足，房事不节，早婚多产，多次人工流产等均可致肾精肾气亏虚，天癸失资，冲任虚损，日久因虚致瘀而阻于冲任，经血不能按时下注胞宫而发为月经后期。

在月经后期的治疗上，薛师有自己的治法特色。

1. 经前调畅冲任，疏其瘀滞以治标

薛师认为，胞宫在功能上有“藏”有“泄”，其规律符合西医学中子宫内膜增生期、分泌期、月经期的周期规律。对于月经后期的患者，首当调畅冲任，疏其瘀滞，冲任通利，胞宫则按时汇聚经血，从而促使胞宫“泄”的功能恢复。薛师强调，调畅冲任如同通调沟渠，通利水道，江湖之水方可应时给水成池，池水满而溢之，以溉四方。若沟渠之水久积不泄便成瘀，江湖新水不行，日久成死水矣。故调畅之法首当行之。

（1）养血疏瘀、调补充任：因精气亏虚，冲任虚损，日久因虚致瘀而阻于冲任者，症见月经错后 1 周以上，甚至 3～5 个月一行，量少色淡，淋漓而下，伴面色少华、少气懒言、头晕腰酸、倦怠乏力，舌胖，苔白，脉细弱。薛师认为，应运用养血疏瘀之法，投以养血调经之药以达到静中求动的目的，帮助胞宫完成“泄”的变化，调补冲任促其功能恢复。常用药物为党参、熟地黄、当归、白芍、枸杞子、山药、丹参、鸡血藤、紫河车。腰酸痛甚者加川续断、桑寄生；有虚寒之象（如平素怕冷）者加肉桂、小茴香；有虚热之象（如平素烘热汗出）者加牡丹皮、银柴胡。

（2）理气活血、疏通冲任：薛师强调辨证论治首当辨其虚实。肝气失于条达，气机经血不畅瘀阻冲任，大多见于实证患者，症见月经错后 1 周以上，甚至 3～5 个月一行，经行量多或少，色暗红，夹有血块，经行小腹多有胀痛，平素烦躁易怒或情志抑郁，善太息，乳房胀痛，舌质暗红，或有瘀点，舌苔白，脉弦。治疗应用行气破气之法开其郁结，散其气滞，血结宜决之，故同时运用活血之力偏强的药物方可复冲任之通调，用此疏通治法，经血方可依时藏泄。常用药物为柴胡、白芍、枳壳、陈皮、香附、赤芍、桃仁、红花。

（3）化湿行血、疏利冲任：湿浊阻滞冲任，是由脾失健运引发，脾失健运亦提示脾气不足，症见月经错后 1 周以上，甚至 3～5 个月一行，经行量少，色不鲜，伴形体肥胖、肢倦懒言、胸闷气短、纳呆便溏，带多，舌质胖有齿痕，苔腻，脉滑。故薛师在化湿健脾兼顾行气的同时，常配以性味平和的活血调经之药促使冲任通利。因破血之力强的活血调经药会更伤已虚之脾气，所以临床避免使用。常用药物为苍术、厚朴、半夏、桔梗、山药、白术、益母草、泽兰。

2. 调理肝、脾、肾三脏功能，经后扶正固本

《素问·刺法论》说："正气存内，邪不可干。"《素问·评热病论》云："邪之所凑，其气必虚。"薛师认为，《内经》中阐述的正气不足是发病的内在依据，正气旺盛与否是决定发病与不发病的关键，在治疗月经后期这一疾病中有一定的指导意义。她指出，经后冲任胞宫气血偏虚，应就其虚以补之。特别是在经前治以调畅冲任、疏其瘀滞之后，更应顾护正气，补虚培元。因此在经血来潮后，胞脉空虚之时通过调理肝、脾、肾三脏功能，使气血生化有源、脏腑功能有常、冲任调摄有度。

3. 经后重视防治疾病转变

薛师根据多年的临床观察，发现很多月经后期的患者往往合并月经不能如期而净的症状，经血淋漓超过 7 日，甚者持续十几日。还有些患者经行推迟时间过长，一旦行经，经量过多。因此在月经来潮后，有上述症状的患者，在调脏腑治疗月经后期的同时，还应该加入几味止血药，以防止病情变严重。薛师运用止血药，重视药物的功效和归经，特别注意止血而不留瘀，常用的止血药物有仙鹤草、炮姜、艾叶等。

4. 中西医结合思维辨证论治

根据中医学对月经产生及调节机制和月经后期病因病机的认识，结合现代医学中月经的概念，薛师认为，"肾-天癸-冲任-胞宫"系统与西医学"下丘脑-垂体-卵巢-子宫"调节系统具有相似的生理功能。机体内外任何因素影响了下丘脑-垂体-卵巢-子宫轴任何部位的调节功能，均可导致月经失调。最主要的是卵巢功能的失调，影响子宫内膜的周期性变化，导致月经失调。因此，在临床实践中薛师经常在辨证论治的基础上，结合现代医学有关月经周期的调节理论，参考彩色超声诊断结果（子宫内膜厚度），判断卵巢功能的状况，以中药周期疗法调整脏腑气血阴阳的动态平衡，从而达到治疗月经后期的目的。

（五）经间期出血

经间期出血是指月经周期基本正常，在两次月经之间，发生周期性出血者。若出血期长，血量增多，不及时治疗，进一步发展可致崩漏。经间期出血的病因有肾阴虚、脾气虚、湿热和血瘀。

薛师认为，导致经间期出血的病因，与患者的体质、生活方式以及经期生理密切相关。经后期，阴精有所不足，而至氤氲期，阴精难以达到充盛，则阴阳转化不利，子宫藏泄必然会受到影响，导致排卵时见有出血。患者平素思虑过度、长期熬夜、房劳多产等易耗损精血，损伤阴液，肾阴亏虚，则阴长较慢，于氤氲期，阴精不能接近充盛，虽有氤氲之候，但转化不利，影响子宫藏泄，常见经间前期出血。现如今随着生活节奏的加快，人们长期不良的饮食生活习惯、嗜烟酗酒等，暗耗肾阴，长期如此则导致身体气血阴阳失衡。若肾阴不足，则于氤氲转化期，将导致阳气不足，统摄失职，进而常出现经间期出血。

（1）经间期出血的辨证要点：薛师临床中注重脏腑辨证，经间期出血的病因为：肾阴虚、湿热、血瘀。然肾阴虚又生内热，阴虚日久，出现阴损及阳，终至肾阴阳两虚等。肾阴虚症见少量或稍多量鲜红色阴道出血，伴腰膝酸软，头晕难寐，五心烦热，大便困难，小便色黄，舌脉见舌体偏小质红，脉细数。湿热型症见量稍多、深红色、质黏腻的阴道流血，伴带下量异常增多、色黄或伴异味，小腹时痛，骨节酸楚，神疲乏力，口苦咽干，胸闷烦躁，舌脉见舌质红，苔黄腻，脉细弦或滑数。血瘀则有虚实寒热之不同，如气虚、气滞、血虚、血热、寒凝等，血瘀型症见阴道出血量多少不一，色紫暗或夹血块，伴小腹疼痛拒按，胸闷烦躁，情志抑郁，舌脉见紫暗或有紫斑，脉细弦。

（2）经间期出血的辨证治疗：肾阴虚型经间期出血患者症见少量或稍多量鲜红色阴道出血；阴偏虚，则虚火内生，在氤氲期时，虚火与阳气相搏，临床可见腰膝酸软，头晕难寐，五心烦热；阴液不足则见大便困难，小便色黄；肾阴虚见舌质红，脉细数。薛师提出用滋肾益阴法治疗，方用左归丸加减。湿热型经间期出症见氤氲期可见稍多量、深红色、质黏腻的阴道流血；若湿热流注下焦，则可见带下量异常增多、色黄或伴异味；若湿热搏结，瘀滞胞宫，不通则痛，可见小腹时痛；若湿邪黏滞，络脉受阻，可见骨节酸楚，神疲乏力；若湿热熏蒸于上，可见口苦咽干，胸闷烦躁，同时有舌质红、苔黄腻、脉细弦或滑数。薛师采用清热利湿法，方用清肝止淋汤进行加减治疗。血瘀型经间期出血症见氤氲期出血量多少不一，血色紫暗，或夹有血块；若瘀血阻于胞脉，则可见小腹疼痛拒按；若瘀血内阻，导致气机不畅，则可见胸闷烦躁，情志抑郁，同时见舌质紫暗或有紫斑，脉细弦。薛师采用化瘀止血法，方用逐瘀止血汤加减治疗。

（3）经间期出血的外治法：可采用灸法辅助治疗，疗效颇佳。因灸法可调整阴阳，通经活络，升阳泻热，扶正祛邪，故经间期出血患者治疗取关元、三阴交、隐白，每日治疗 1 次，每次施灸 20min，两侧交替灸。如偏气虚者加足三里、肝俞，培补中气，使气充而摄血；如偏阴虚者加内关、太溪，调养心肾而退虚热。

（六）崩漏

崩漏是指妇女不在行经期间阴道突然大量出血，或淋漓下血不断。前者称为“崩中”，后者称为“漏下”。一般突然出血，来势急，血量多的称为崩；淋漓下血，来势缓，血量少的称为漏。两者出血情况虽然不同，但有着基本相同的病因病机，常互相转化，故统称为崩漏。本病是妇科常见病，也是疑难急重病症，自青春期初潮后至绝经前的任何时期均可发生。崩漏的病因有血热、血瘀、肾虚和脾虚。主要病机是冲任损伤，不能制约经血。

对崩漏的治疗，临床上要结合出血的量、色、质变化和全身证候辨明寒、热、虚、实。应根据病情的缓急轻重、出血的久暂，遵循“急则治其标，缓则治其本”的原则。灵活运用塞流、澄源、复旧三法。塞流是止血，澄源是求因治本，复旧是调理善后。

针对崩漏的治疗：首先，薛师认为总的辨证规律应以虚、实为纲。虚证的重点是气虚，气虚不能摄血，而致血崩血漏；实证以血热最为常见，邪热迫血妄行，轻则为漏，甚则为崩。虚、实之外，还有血瘀证，血瘀证是虚实夹杂证，亦虚亦实，本虚标实。其次，薛师认为应根据年龄阶段治疗崩漏，妇女不同年龄阶段的生理特点各有不同，发生崩漏的病因病机也不尽相同，故治疗上亦应有别。青春期少女多先天肾气不足，治疗上首当补肾，但勿忘健脾；育龄期女性多为肝阴亏虚，补肝为其主要治法，同时兼疏肝；更年期患者多为脾气虚弱，当以健脾为先，兼补肾气。

1. 青春期崩漏

青春期崩漏的根本在于肾。青春期少女，肾气初盛，天癸尚微，冲任尚虚，虽有月经来潮，但肾气虚则失其封藏之职，冲任无权固摄，经血不受制约，胞宫藏泄失度导致崩漏的发生。此外，青春期情绪容易波动、生活习惯不规律、过食辛辣生冷刺激性食物、学习压力大等，易使脾、肝受损，导致后天失养，则先天得不到后天的滋养，引起肾中元阴元阳失衡。

肾虚还可以导致肾-天癸-冲任-胞宫轴的失调，导致子宫藏泄功能失常，引起崩漏的发生。在治疗上，出血期当以止血为先。青春期少女，正处于身体的生长发育阶段，生殖功能还处于未完备状态，肾气受到损伤，引起冲任功能失调，经血不受制约，故其治疗的关键在于补肾。脾为气血生化之源，只有脾气旺盛，先天才能得到后天不断的充养，先天之精才能泉源不绝，又脾主统血，脾气的统摄功能正常，才能保证血液循正常脉道运行而不溢出脉外。所以补肾的同时不忘健脾，组方选用举元煎加减。血止后期治疗应因人而异，有偏阳虚、阴虚之不同。偏脾肾阳虚的患者，临床表现为经色淡红或淡暗，质稀，肢冷畏寒，纳呆便溏，舌苔白，舌质淡，脉沉细无力，治宜温补脾肾。偏肾阴虚内热者，临床表现为月经量少，质稍稠，色鲜红，夜寐不安，五心烦热，舌质红，苔薄黄，脉细数，治宜滋阴清热，选方二至丸联合清经散加减。

2. 育龄期崩漏

育龄期妇女崩漏的发病率呈上升趋势。薛师认为，育龄期崩漏与肝脏功能减退有关。首先，育龄期妇女正值生育期，经、带、胎、产、乳、房劳最易耗血伤阴，阴虚则热，虚火内动，扰动血海，迫血妄行，发为崩漏。其次，由于“妇人善怀而多郁”的生理特点，加之受社会、生活、环境等的影响而情绪易波动，肝气郁结，郁久化火，肝火内炽，使血海不宁，血不循经而妄行，遂成崩漏。出血期治疗以补血养肝、收敛止血为主，同时佐以理气化瘀之品，效果更佳，方用逍遥散加减。育龄期女性，正值生殖功能旺盛的时期，血止后要重在恢复和建立正常的排卵周期。根据患者体质及发病原因的不同，可把育龄期患者分为肝郁气滞型崩漏和瘀热互结型崩漏。肝郁气滞型，主要表现为经色暗红，量时多时少，双乳在经前期出现胀痛，经期小腹胀痛，焦躁善怒，往往伴有长叹息，舌暗红，苔白薄，脉弦。以疏肝补肾调经为治法，选用逍遥散加二至丸加减。

瘀热互结型，主要表现为月经量往往较多或时少时多，色暗红或鲜红，夹有血块，质黏稠，经行下腹部疼痛，按则痛剧，烧灼感，腰部有胀痛感，治宜清热化瘀。

3. 更年期崩漏

更年期女性脾气虚，肾气衰减，天癸趋于枯竭，脾统摄无权，肾失其封藏之用，冲任失其固摄之功，经血不受制约，导致崩漏的发生，所以在治疗上应健脾兼补肾。出血期治疗应益气固本，健脾养血，但兼补肾亦为必需，因更年期女性“任脉虚，太冲脉衰少”，先天肾精衰竭，冲任失调而发生崩漏，若在健脾的基础上配合填精补肾的治法，则临床疗效更好，方用固冲汤。血止后的治疗，应根据更年期女性的年龄特点，将更年期患者分为心脾两虚型和脾肾两虚型。心脾两虚型，主要表现为经色淡红，量少，质清稀，或伴下腹隐痛，面色萎黄或苍白，失眠、心悸，眼花头晕，舌淡红，脉细弱，治宜补养心脾，选用归脾汤加味。脾肾两虚型，临床表现为经量多，质清稀，色淡红，伴乏力气短，腰酸膝软，四肢不温，耳鸣头晕，舌淡红，苔薄白，脉沉弱，治宜补肾健脾，选用归芍地黄汤加味。

（七）闭经

闭经是指女子年逾 18 周岁，月经尚未来潮，或月经来潮后又中断 6 个月以上者。前者称原发性闭经，后者称继发性闭经。闭经的病因有肾虚、脾虚、血虚、气滞血瘀、寒凝血瘀和痰湿阻滞。发病机制主要是冲任气血失调，有虚、实两个方面，虚者由于冲任亏虚，源断其流，实者因邪气阻隔冲任，经血不通。

薛师结合现代疾病的研究以及多年的临床经验，认为导致闭经的病因复杂，但影响月经正常来潮与脏腑气血功能关系密切，尤其与肾、肝、脾关系密切，其中肾虚为本病的根本。而闭经病程较长，不论是肝肾不足、气血虚弱、阴虚血燥，还是气滞、寒凝、痰湿都可以使气血运行不畅，形成血瘀，导致瘀阻冲任，胞脉闭阻，经闭不行。由此可见，血瘀也是导致闭经的关键。因此，薛师认为本病的基本病机是肾虚血瘀。

在治疗上，薛师归纳总结为补、通、调、缓四个方面。

1.“虚则补之”

首先，闭经的治疗重在补肾，闭经主要是由于肾气亏虚，天癸不至，冲任不通，胞脉不充，血海空虚，以致无血可下。肾阴是月经主要的化源，滋养肾阴，乃治疗闭经的要点。其次，注重调节脾之运化功能，“妇人以血为本，血旺则经调”，补中益气，使阳生阴长，气血充盛，则经血自来。“水谷之海在阳明”，因此虚证闭经重视调理气血，而脾胃为气血生化之源，故虚证闭经中补脾胃为其主要治法之一。

2.“实则泄之”

首先，应注重散肝气之郁结，心、肝、脾任何一经郁结，气机不通，都会通过经脉影响到肾气的充盛，因此治疗应“散心肝脾之郁，而大补其肾水，仍大补其心肝脾之气，则精溢而经水自通矣”。其次，痰饮也是导致闭经的常见因素，治宜化痰祛湿，兼调理脾胃，以标本兼治。最后，有寒邪侵袭者应以温中散寒为主，运用温热药物使寒邪散则经脉通，气血运行自畅，经血可下。

3.“不虚不实，以经调之”

首先，闭经为顽固性疾病，可因虚致实，亦可因实致虚，导致病情虚实错杂，因此在治疗时要灵活变通，补泻结合，在补虚的同时兼以祛除实邪。其次，在治疗过程中要注意调节患者的情志，给予患者精神心理上的支持与鼓励，从而达到调理患者不遂情志和纠正其不良生活方式的目的。

4.“缓则治本”

闭经的治疗过程一般较其他疾病的疗程要长，因此，应鼓励患者建立信心，坚持治疗，最终才能够达到治疗的预期目标。

薛师认为，临证时在确诊闭经之后，尚须明确是经病还是他病所致，他病致闭经者先治他病然后调经。结合多年的临床实践，采用辨证与辨病相结合，闭经多以肾虚为本，血瘀为标，故治疗上多采用补肾化瘀之法。薛师认为，补而通之，因势利导，则血海充盈，由满而溢，可达到水到渠成之效。薛师临证擅用左归丸。月经初潮来迟，或月经后期量少，渐至闭经，症见头晕耳鸣，腰膝酸软，或足跟痛，手足心热，甚则潮热盗汗，心烦少寐，颧红唇赤，舌红，苔少或无苔，脉细数，治宜滋肾益阴，养血调经。

用药经验：在月经期子宫泄而不藏，排出经血，治宜温经活血祛瘀，故用少腹逐瘀汤，常用当归、川芎、炒桃仁、红花、醋香附、醋延胡索、蒲黄、醋五灵脂、制吴茱萸、炒芥子、肉桂、干姜、茴香、炒白芍、炙甘草，除瘀血以利于内膜的生长；若经量偏多可配合清热凉血的药物清热凉血、化瘀止血，使瘀血去而不伤阴血；经后期血海空虚，此期为肾中精气、精血蓄积之时，故此期治宜滋肾益阴养血，常用药物有知母、盐黄柏、熟地黄、生地黄、桑椹、茯苓、牡丹皮、山药、酒萸肉、续断、淫羊藿等；经间期是重阴转阳、阴盛阳动之时期，多因气滞血瘀阻碍卵子排出，故此期治宜调补肝肾，常用药物有柴胡、党参、白术、茯苓、当归、川芎、白芍、枸杞子、续断等，还可增加理气化瘀通络之品，如柴胡、路路通、皂角刺、炮山甲（代）等。现代研究表明，经间期补肾活血有助于卵泡的发育及卵泡顺利排出，更有利于受精卵的着床；经前期阴盛阳生渐至重阳，此时宜服用血府逐瘀汤，常用药物有当归、生地黄、炒桃仁、红花、川牛膝、川芎、柴胡、赤芍、桔梗、炙甘草，在此基础上通常加入温补肾阳之品，如淫羊藿、续断等。

（八）痛经

痛经是指凡在经期或经行前后，出现周期性小腹疼痛，或痛引腰骶，甚至剧痛晕厥者。痛经的病因有肾气亏损、气血虚弱、气滞血瘀、寒凝血瘀和湿热蕴结。主要病机在于胞宫的气血运行不畅，“不通则痛”，或胞宫失于濡养，“不荣则痛”，故使痛经发作。

1. 薛师对痛经的认识

脾肾阳虚为本，血瘀为标。临床常见闭经患者多为青春期少女或者未育青年女性，主要表现为经期小腹疼痛，得热痛减，或伴恶心呕吐或腹泻等，月经量少，经血色暗，血质黏稠，夹有血块，块下痛减等，且伴有平素怕冷，口淡不渴，腰部酸痛，畏寒肢冷，舌体胖大，舌质淡暗或有瘀斑瘀点，脉沉无力，尺脉尤弱等脾肾阳虚症状。结合多年临床实践，辨证此类患者为先天之本肾气不足，加之后天调护不当，导致脾肾阳气受损，温煦推动无力，气血运行不畅，瘀血内停，不通则痛，疾病为本虚标实证，脾肾阳虚为本，瘀血阻于冲任为标。冲、任二脉同起于胞中，“冲为血海”，能调节十二经脉之气血；任脉主胞胎，又称“阴脉之海”，二者共同调节月经。肾脉与任脉交会于关元，与冲脉交会于三阴交，肾为冲任之本，肾虚则冲任不和，胞宫气血运行不畅，气滞血瘀，痛经发生。脾脉与任脉交会于中极，脾为气血生化之源，脾虚则冲任失于濡养，功能失调，冲任气血运行失常，引发痛经。

2. 痛经的治疗

薛师灵活运用中医辨证施治的理论精髓，结合自己多年的临床经验，针对痛经的病因病机特点，认为治疗应当从温补脾肾、活血化瘀入手。补充肾气，增加机体活力，促进血液运行，血行正常，瘀血渐消，补益肾阳，温煦卫外兼温化凝滞之血；活血化瘀，清除病理产物瘀血，使瘀血去而新血生，冲任通畅，气血正常运行，通则不痛，从而治疗痛经。肾为五脏六腑之根本，肾病往往波及其他脏腑，导致病情复杂难治，肾阳虚则“火不生土”，命门火衰导致中土虚馁，即肾阳虚难以资助脾胃之气，难以温煦脾胃之阳，脾胃阳虚，转化水谷精微之能力下降，久而气血亏虚，血海匮乏，冲任不调，痛经愈加严重，所以临床在补肾的同时，不应忽略补脾，先后天互为资助，则脏腑冲任和调，瘀血不生；配合活血化瘀治疗，使瘀血去新血生，冲任通畅，通则不痛。

3. 辨证论治

（1）肾气亏损型：症见经期或经后小腹隐隐作痛，喜按，月经量少，色淡质稀，头晕耳鸣，腰酸腿软，小便清长，面色晦暗，舌淡，苔薄，脉沉细。治法：补肾填精，养血止痛。方药：调肝汤。若经量少者，加鹿角胶、熟地黄、枸杞子；腰骶酸痛剧者，加桑寄生、杜仲。

（2）气血虚弱型：症见经期或经后小腹隐痛喜按，月经量少，色淡质稀，神疲乏力，头晕心悸，失眠多梦，面色苍白，舌淡，苔薄，脉细弱。治法：补气养血，和中止痛。方药：黄芪建中汤加减。方中黄芪、党参、桂枝补气温中，通络止痛；当归、白芍、饴糖养血和中，缓急止痛；炙甘草、生姜、大枣健脾胃以生气血，欲补气血先建中州。

（3）气滞血瘀型：症见经前或经期小腹胀痛拒按，胸胁、乳房胀痛，经行不畅，经色紫暗有块，块下痛减，舌紫暗，或有瘀点，脉弦或弦涩有力。治法：行气活血，祛瘀止痛。方药：膈下逐瘀汤。

（4）寒凝血瘀型：症见经前或经期小腹冷痛拒按，得热则痛减，经血量少，色暗有块，畏寒肢冷，面色青白，舌暗，苔白，脉沉紧。治法：温经散寒，祛瘀止痛。方药：温经汤加减。

4. 病案举隅

张某，女，17岁，2017年8月12日初诊。

主诉：痛经3年余。

现病史：患者诉月经初潮年龄为12岁，自初潮开始即出现痛经症状，经期多出现小腹冷痛，痛经严重时冷汗淋漓，手足冰冷，痛不可忍，得温痛减；经色暗红，伴有血块，伴腰骶酸痛。月经周期尚正常，一般为28～30日，偶有提前，经期5～7日，月经量偏少。末次月经日期为2017年8月4日。饮食、睡眠、大小便尚可，精神可。舌暗红，苔白，脉细涩。

诊断：经行腹痛。

治法：温经散寒，养血祛瘀止痛。

方药：温经汤加减（制吴茱萸6g、阿胶6g、知母10g、川芎10g、当归10g、干姜6g、太子参20g、桂枝6g、姜半夏6g、甘草6g、佛手6g、麦冬10g、净山楂20g、陈皮6g）。7剂，下次月经来潮前一天开始煎药服用，每日1剂，水煎服，早、晚各服用一次。

二诊（2017年9月11日）：患者痛经症状较前减轻，经色暗红，血块较前减少，偶有腰骶部酸痛，无恶心、呕吐，无头晕、头痛症状。舌脉大致同前，舌色暗红较前好转。

5. 外治法　薛师认为痛经的患者，还可采用外治法以缓解症状。痛经严重的患者，尤其在冬天发作明显的患者，可以在三伏的时候进行冬病夏治的穴位贴敷治疗，还可以用温灸法以达到暖宫驱寒的功效，从而缓解痛经症状。

中篇　临 床 医 案

第七章 发　热

案1 胡某，男，73岁。初诊日期：2012年10月11日。

主诉：发热恶寒1日。

患者昨日下午游泳时受凉，夜间开始头痛，轻微恶寒，今晨发热，时测体温37.4℃，打喷嚏，流清涕，咽痛，痰多色白，舌红，苔白，脉浮数。

西医诊断：急性上呼吸道感染。

中医诊断：外感发热。

治法：益气解表，散寒除湿。

方药：人参败毒散加减。

处方：太子参15g，羌活10g，独活10g，柴胡10g，枳壳10g，茯苓15g，荆芥10g，防风10g，桔梗10g，川芎10g，甘草6g，陈皮6g，生姜10g，薄荷6g。

5剂，水煎服，每日1剂，分3次口服。

3剂后热退，5剂服完后诸症皆好转。

按：患者高龄，两本亏虚，游泳时受凉，感受风寒湿邪而发病，故予以人参败毒散加减扶正解表、散寒除湿。人参败毒散出自钱乙《小儿药证直诀》，原为治疗小儿感冒，因小儿元气未充，故予小量人参补充元气。现在多用于治疗年老体虚、产后、大病后尚未复原等虚人外感。组方上，有医家认为，此方之妙在人参一味。一是扶正气，二是为开升降路与鼓荡邪出提供能量，其力能致开阖，鼓舞羌、独、柴、前各致开阖，继而协调精津血气各守其乡，以断邪气复入之路，避免虚陷。在此基础上调气机升降，解表和里。柴胡、茯苓、桔梗、枳壳，皆可使邪出正复，开升降路。用羌活、独活意在辛温治风祛湿。生姜、薄荷配合羌活、独活，是为解表路，使邪从表出，而不内陷其里，以汗解为主，故更能体现用人参之深意，因汗出耗津液，以人参存阴备救在先。体质虚弱的人，受风寒湿患感冒，反复不愈，身体虚弱，医师往往会加一些人参、黄芪之类所谓补气药，攻补兼施，不扶正，就难以祛邪。喻昌说："虚弱之体，必用人参三、五、七分入表药中，少助元气以为驱邪之主，使邪气得药一涌而去，全非补养衰弱之意也。即和解药中，有人参之大力者居间，外邪遇正，自不争而退舍。设无大力者当之，而邪气足以胜正气，其猛悍纵恣，安肯听命和解耶？……古今诸方表汗用五积散、参苏饮、败毒散，和解用小柴胡、白虎汤、竹叶石膏汤等方，皆用人参，领内邪外出，乃得速愈为快。"然，亦有医家认为："但谓表药中有用人参之法则可，若谓表药中用人参更为得力则不可。"外感药中用人参，稍有不慎确有恋邪之弊。本方中以太子参代人参，既补其元气，使邪气不再继续内陷，又可以辅助正气驱除邪气。羌活、独活可以驱除风、寒、湿邪气，从而治疗肢体疼痛重浊；柴胡散热升清；桔梗、枳壳一上一下，调通人体气机，使人体正常的脏腑功能得以恢复；茯苓、甘草健脾化湿，辅助人参增加内部储备，抵御外来不正之气；川芎可以祛风解表，治疗头痛。

案 2 赵某，女，51 岁。初诊日期：2013 年 5 月 7 日。

主诉：发热 2 周。

患者 2 周来每日下午发热，体温 37.7～38.6℃，或有恶寒，至傍晚逐渐热退，伴口干、口苦，纳差，偶有反酸、恶心，无明显腹胀腹痛，小便微黄，大便溏。曾自服头孢地尼 5 日，症状无改善。舌淡红，苔薄黄，脉弦数。

辅助检查：腹部彩超提示慢性胆囊炎。血常规、血生化未见明显异常。

西医诊断：慢性胆囊炎。

中医诊断：发热（少阳证）。

方药：小柴胡汤加减。

处方：柴胡 15g，黄芩 10g，党参 10g，姜半夏 10g，甘草 6g，生姜 10g，大枣 10g，煅瓦楞子 15g，枳壳 10g，白芍 15g，白术 15g，芦根 15g，郁金 10g。

7 剂，水煎服，每日 1 剂，分 3 次口服。

二诊：2013 年 5 月 14 日。患者已无发热，胃纳仍欠佳，偶有饭后腹胀，余证皆好转，二便尚可，舌红，苔薄白，脉弦。

方药：小柴胡汤加减。

处方：柴胡 15g，黄芩 10g，党参 10g，姜半夏 10g，甘草 6g，生姜 10g，大枣 10g，枳壳 10g，白芍 15g，白术 15g，焦山楂 10g，焦麦芽 10g，焦神曲 10g。

7 剂，水煎服，每日 1 剂，分 3 次口服。

后电话随访患者午后未再发热。

按：患者每日下午发热，如潮水之定时而至，是为潮热。潮热分为阳明潮热、阴虚潮热和湿温潮热等。阳明潮热一般认为是阳明腑实已成。然阳明腑实证应有大便不通、腹部硬满痛等表现。患者大便溏、小便可，无腹胀腹痛等，非阳明腑实证，且患者发热时或伴有恶寒。《伤寒论》曰：“阳明病，发潮热，大便溏，小便自可，胸胁满不去者，与小柴胡汤。”故予小柴胡汤从少阳论治。小柴胡汤首载于张仲景《伤寒论》，其曰：“少阳之为病，口苦，咽干，目眩也。寒热往来，胸胁苦满，默默不欲饮食，心烦喜呕。小柴胡汤主之。”小柴胡汤证之主症，可概括为口苦，咽干，目眩，往来寒热，胸胁苦满，默默不欲饮食，心烦喜呕。本证多由太阳之邪不解，传入少阳引起，亦可因气血不足，腠理不固，邪气相乘，发自少阳，或由厥阴转入少阳所致。邪犯少阳，枢机不利，正邪纷争于半表半里，邪郁则恶寒，正盛则发热，故往来寒热。少阳经脉循行于两胁，邪犯少阳，经气不利，故多见胸胁苦满。胆气犯胃，气机不畅，升降失常，故见神情默默，心烦喜呕。胆火上炎，则口苦、咽干。少阳病苔有黄白相兼，或薄黄不燥之苔。脉弦，为少阳病主脉。临床中若切中病机，“但见一证便是，不必悉具”。

案 3 徐某，女，69 岁。初诊日期：2013 年 11 月 19 日。

主诉：反复发热 2 个月余。

患者 2 个月余前开始出现发热，常于午后发作，体温波动于 37.4～38.1℃，伴神疲乏力、气短，手足心热，或有汗出，纳差，无明显恶寒，无咳嗽咳痰，无腹胀腹痛，二便尚可。曾于外院就诊，查血常规、类风湿因子、血沉、C 反应蛋白、胸片等均未见明显异常，服抗生素 2 周无好转。舌红，苔薄白，脉细无力。

西医诊断：不明原因发热。

中医诊断：气虚发热。

治法：益气除热。

方药：补中益气汤加减。

处方：黄芪 30g，白术 15g，太子参 15g，当归 10g，炙甘草 15g，柴胡 10g，升麻 10g，陈皮 6g，当归 15g，生姜 10g，大枣 10g。

7 剂，水煎服，每日 1 剂，分 3 次口服。

二诊：2013 年 11 月 26 日。患者未再发热，精力仍稍差，因煎药不便，嘱自备补中益气丸，续服 1 个月后电话随访，精神明显好转，纳、眠可。

按：甘温除热法是指用甘温药物为主治疗内伤发热的方法。该方法最早萌芽于《素问·至真要大论》，其有“劳者温之……损者温之”之说。张仲景《伤寒杂病论》中小建中汤、黄芪桂枝五物汤等，开创了甘温除热法的先河。李东垣在《内外伤辨惑论·饮食劳倦论》中说“既脾胃气衰，元气不足，而阴火独盛”，指出内伤发热多由脾胃虚弱、元气衰微所致。李东垣称之为“阴火”，认为“惟当以甘温之剂，补其中，升其阳，甘寒以泻其火则愈”。他创立了以补中益气汤、当归补血汤为代表的甘温除热方剂。张景岳在《景岳全书·火证》中说：“形而火盛者，可泻以苦寒之物；形而火衰者，可助以甘温之物”“若使命门阴胜，则元阳畏避，龙火无藏身之地，故致游散不归，而为烦热、格阳等病。凡善治此者，惟从其性，但使阳和之气直入坎中，据其窟宅而招之诱之，则相求同气，而虚阳无不归原矣。故曰：甘温除大热，正此之谓也”。补中益气汤多治疗因饮食失节、劳役过度、喜怒忧恐及素体虚弱等导致脾胃虚弱，中气下陷，阴火上冲而引起的发热，以及脏腑功能失调，气血阴阳亏虚而致的发热。与本案病机相符，故予此甘温之剂以补脾胃，升阳气，治其本而达到“阴火”降藏的目的。补中益气汤原方由黄芪、甘草、人参、当归、橘皮、升麻、柴胡、白术组成。方中重用甘温之黄芪补中气、升阳固表，为君药，配伍人参、炙甘草、白术补气健脾，为臣药，助黄芪发挥补益中气之功；当归养血和营，协助黄芪、人参以补气养血，橘皮理气和胃，使得诸药补而不滞，二者共为佐药；并以少量升麻、柴胡升阳举陷，协助君药以升提下陷之中气。此方重在补中益气、升阳举陷，而养阴之力不足，临床上难治性发热除气虚不足，常兼营血亏虚、营卫不和、肝胆失疏等证，故治法须兼顾益气补血、调和营卫、疏肝利胆等。

案 4 赵某，女，33 岁。初诊日期：2014 年 5 月 8 日。

主诉：发热 10 日。

患者 10 日前受凉后出现发热，伴恶寒、乏力、鼻塞、咽痛、头痛、微汗出，时测体温 37.9℃，自服感冒清 3 日，症状无好转，后服阿莫西林 4 日，仍无好转，目前仍反复发热，轻微恶寒，伴头痛、微汗出，舌淡胖，苔薄白，脉弦细略浮。

西医诊断：急性上呼吸道感染。

中医诊断：发热（太阳证）。

方药：桂枝汤加减。

处方：桂枝 15g，白芍 15g，炙甘草 10g，生姜 15g，大枣 15g。

3 剂，水煎服，每日 1 剂，分 3 次温服。

嘱服药后加衣覆被，避风寒，喝热水或热粥以助药力，服药后以微汗出为宜。

3 剂后热退，诸症皆消。

按：《伤寒论》13 条：“太阳病，头痛发热汗出恶风者，桂枝汤主之。”42 条：“太阳病，外证未解，脉浮弱者，当以汗解，宜桂枝汤。”患者虽发热 10 日，但以发热、恶寒汗出为主症，舌淡胖苔薄白，脉弦细略浮，桂枝汤证仍在，故投桂枝汤以解肌发表、调和营卫。方中桂枝为君药，解肌发表，外散风寒，又用白芍为臣，益阴敛营。桂、芍相合，一治卫强，一治营弱，合则调和营卫，于发散中寓敛汗之意，于固表中有微汗之道。生姜辛温，助桂枝以解肌表。大枣甘平，既能益气补中，又能滋脾生津。姜、枣相合，还可以升腾脾胃生发之气而调和营卫，所以并为佐药。炙甘草之用有二：一为佐药，益气和中，合桂枝以解肌，合白芍以益阴；一为使药，调和诸药。所以本方虽只有五味药，但配伍严谨，散中有补，“为仲景群方之魁，乃滋阴和阳，调和营卫，解肌发汗之总方也”。

案 5 周某，男，38 岁。初诊日期：2015 年 10 月 13 日。

主诉：发热 3 日。

患者 3 日前运动汗出后吹空调，当晚即出现发热，体温最高达 39.2℃，伴乏力、恶寒。遂服用对乙酰氨基酚治疗，服用后半小时左右全身大汗，体温降至 38℃，汗止后体温又升至 39℃左右。次日继续服用对乙酰氨基酚，并服用阿莫西林，仍反复高热。目前患者恶寒减轻，仍高热，口干口苦，咽干痛，全身肌肉酸痛，颈项僵硬，头痛，无汗，需服解热镇痛药后才有汗出，心烦，饮食欠佳，无咳嗽咳痰等，舌红，苔薄黄，脉浮数。

西医诊断：病毒性感冒。

中医诊断：发热（外感风寒，入里化热）。

治法：解肌清热。

方药：柴葛解肌汤。

处方：柴胡 20g，葛根 30g，甘草 10g，黄芩 10g，生石膏 30g，羌活 15g，白芷 15g，白芍 15g，桔梗 10g，生姜 10g，大枣 6g。

3 剂，水煎服，每日 1 剂，分 3 次温服。

服药后加衣覆被，避风寒，喝热水或热粥以助药力，服药后以微汗出为宜。2 剂服完后诸症皆消，遂停服。

按：柴葛解肌汤是治疗太阳风寒未解，入里化热，初犯阳明或三阳合病的常用方。主治外感风寒，郁而化热证。恶寒减轻，身热增盛，无汗头痛，目痛鼻干，心烦不眠，咽干耳聋，眼眶痛，舌苔薄黄，脉浮微洪。治疗太阳风寒未解，而又化热入里。外感风寒，本应恶寒重，而恶寒减轻，身热日盛，为寒邪郁于肌腠化热所致；但因表寒未解，故仍有恶寒，并见头痛、身痛、无汗等症；热扰心神，则见心烦不眠；脉浮数为外有表邪，里有热邪。此为太阳风寒未解，郁而化热，渐次传入少阳、阳明，属三阳合病。薛师辨证施治，投以柴葛解肌汤以辛凉解肌，兼清里热。《医宗金鉴・删补名医方论》对柴葛解肌汤的见解为：“此方得之葛根、白芷，解阳明正病之邪，羌活解太阳不尽之邪，柴胡解少阳初入之邪。佐膏、芩治诸经热，而专意在清阳明。佐芍药敛诸散药而不令过汗，桔梗载诸药上行三阳，甘草和诸药通调表里。”方中以葛根、柴胡为君。葛根味辛性凉，辛能外透肌热，凉能内清郁热；柴胡味辛性寒，为“解肌要药”，且有疏畅气机之功，又可助葛根外透郁热。羌活、白芷助君药辛散发表，并止诸痛；黄芩、石膏清泻里热，四药俱为臣药。方中葛根配白芷、石膏，清阳明之邪热；柴胡配黄芩，透解少阳之邪热；羌活发散太阳风寒。诸药合用，三阳并治。桔梗利咽、宣畅肺气；白芍、大枣敛阴养血，防止疏散太过而伤阴；生姜发散风寒，均为佐药。甘草调和诸药而为使药。本方的配伍特点为温清并用，重于辛凉清热；表里同治，重于疏泄透散。不论邪在三阳与否，凡是表邪未解，里热又盛的证候，即可考虑应用。临床运用中随证加减：若无汗而恶寒甚者，可去黄芩，加麻黄增强发散表寒之力；热邪伤津而见口渴者，可加天花粉、知母以清热生津；恶寒不显而里热较甚，见高热烦躁、舌质偏红者，可加金银花、连翘，并重用石膏以加强清热之力。若太阳表邪未入里者，不宜使用本方，恐其引邪入里；若里热而见阳明腑实者，亦不宜使用。

第八章　咳　　嗽

案 1　李某，女，78 岁。初诊日期：2014 年 12 月 12 日。

主诉：反复咳嗽 5 年，再发 1 个月。

患者反复咳嗽 5 年，冬季多发，常为感寒或饮冷而诱发。多次住院诊断为慢性气管炎。近 1 个月来，因降温受凉，咳嗽再次发作，咳白黏痰，胸闷，夜间咳嗽加剧，形寒肢冷，精神欠佳，食纳无味，舌淡红、边有齿痕，苔白腻，脉弦细。

西医诊断：慢性支气管炎急性发作。

中医诊断：咳嗽（肺肾亏虚）。

治法：补肺纳肾，祛痰止咳。

方药：金水六君煎加减。

处方：法半夏 15g，炙甘草 10g，陈皮 6g，茯苓 15g，当归 15g，熟地黄 15g，麻黄 10g，杏仁 10g，石菖蒲 10g，紫菀 15g，款冬花 15g，生姜 10g。

7 剂，水煎服，每日 1 剂，分 3 次温服。

二诊：2014 年 12 月 19 日。白天咳嗽好转，夜间平躺后加剧，大便稍难。舌淡红，边有齿痕，苔白稍腻，脉弦细。守前方加桂枝 10g、白术 15g、枳实 10g，续服 7 剂。

三诊：2014 年 12 月 25 日。咳嗽明显好转，痰量明显减少，精神好转，食纳可。续服本方 2 个月，咳嗽发作频率明显减少，发作程度明显减轻。

后每于立冬开始服药 2 周，近年来虽因调摄不当咳嗽偶有发作，但病情轻浅，持续时间亦短。

按：金水六君煎，张景岳云“治肺肾虚寒，水泛为痰，及年迈阴虚、气血不足外受风寒，咳嗽呕恶多痰，喘急等证”“阴气不足，多痰兼燥而咳者，金水六君煎主之”“凡属阴虚血少，或脾肺虚寒之辈，则最易感邪。但察其脉体稍弱，胸膈无滞，或肾气不足，水泛为痰，或心嘈呕恶，饥不欲食，或年及中衰，血气虚弱而咳嗽不能愈者，悉宜金水六君煎加减主之”“若虚在阴分水泛为痰而呕吐者，宜金水六君煎”。但关于本方治疗肺肾虚寒多受后世医家质疑。方中仅熟地黄、当归填补肾阴，未见补阳药物，故有医家认为本方以二陈汤健脾化痰，以熟地黄、当归滋补肺肾，如此则脾气健运，湿痰不生，肺肾复元，咳喘自止。实则熟地黄不仅能补益肾精，且能补益元气。张景岳对熟地黄的应用有独特的见解，他认为熟地黄“大补血衰，滋培肾水，填骨髓，益真阴，专补肾中元气，兼疗藏血之经”“阴虚而水邪泛滥者，舍熟地何以自制，阳虚而真气散失者，舍熟地何以归原”。本案中患者高龄，肾水不足，肺肾亏虚，外感寒邪，发为此病，切合金水六君煎之病机，故服而显效。

案 2　金某，男，44 岁。初诊日期：2014 年 1 月 19 日。

主诉：反复咳嗽 3 年，再发 10 日。

患者 3 年来反复出现咳嗽，西医诊断为慢性支气管炎。10 日前患者因受寒后开始咳嗽、咯黄黏痰，外院就诊，诊断为慢性支气管炎急性发作，予头孢地尼、氨溴索口服5日，咳嗽无明显好转。目前仍咳嗽、痰少、偶有少许血丝，痰黏难咳出，神疲乏力、咽干、胸闷，夜间燥热盗汗，舌红、少苔，脉细数。

西医诊断：慢性支气管炎急性发作。

中医诊断：咳嗽（肺阴亏耗）。

治法：养阴润肺，生津止咳。

方药：沙参麦冬汤加减。

处方：沙参15g，玉竹10g，麦冬15g，甘草10g，桑叶9g，杏仁9g，桔梗10g，天花粉9g，百合10g，桑白皮10g，生地黄15g，款冬花15g，紫菀15g，鲜茅根30g，川贝母6g。

7剂，水煎服，每日1剂，分3次温服。

二诊：2014年1月25日。上方服后咳嗽好转，续服7剂，诸症好转。

按：咳嗽之病因较为复杂，有外感内伤之别，五脏均可致咳，但以肺咳多见。患者久咳，正气受损，肺胃阴伤。临床各种急性呼吸系统疾病恢复期之咳嗽，肺阴亏虚之象者多，薛师每以沙参麦冬汤为主，取其甘寒养阴之功，随证加减，颇获良效。沙参麦冬汤首见于清代温病学家吴瑭（吴鞠通）所著《温病条辨》，由北沙参、麦冬、天花粉、玉竹、甘草、桑叶等组成，有清热生津之效，主治肺胃阴伤，咽干口渴，或身热头痛，或干咳少痰，或胃脘疼痛等。方中沙参养肺胃之阴；麦冬、天花粉、玉竹甘寒生津，清肺胃之热，润养肺胃津液；桑叶轻清宣透，以散余邪；甘草生津和中。诸药合用，津液生，燥邪除，诸症自愈。临床可随症加减：若痰黄有热者，可加知母、黄芩；痰中有血丝者可加茅根、栀子炭等；气促者则加五味子以收敛肺气；胸闷脘痞者加陈皮、枳壳以化痰行气；体虚乏力者加党参、黄芪以益气；咳嗽剧烈者可加紫菀、款冬花等。

案3 钟某，男，23岁。初诊日期：2014年9月20日。

主诉：咳嗽5日。

患者5日前因运动后汗出脱衣而开始出现咳嗽、鼻塞、流涕，自服“强力感冒片”未缓解。现咳嗽，少许黄白黏痰，鼻塞流涕，微恶风寒，口干，舌淡红、苔薄微黄，脉浮滑数。

西医诊断：急性上呼吸道感染。

中医诊断：咳嗽（风热犯肺）。

治法：辛凉解表，宣肺止咳。

方药：桑菊饮加减。

处方：桑叶10g，菊花10g，桔梗10g，苦杏仁10g，连翘10g，薄荷6g，甘草6g，芦根15g，紫菀10g，款冬花10g。

5剂，水煎服，每日1剂，分3次温服。

后电话随访，服药当天诸症均有缓解，5剂药后，诸症皆无。

按：本案为外感风热，肺失宣降所致的咳嗽。薛师投以桑菊饮，切中病机，遂速见效。风热外袭，卫外不固，故微恶风寒；风热袭肺，肺失宣降，故咳嗽咳痰、鼻塞流涕；风热内袭，煎熬津液，故见痰黏；浮数脉为外感风热的脉象，而外感风热，炼液成痰，痰热内蕴，故兼见滑脉；由于表证初起，尚未完全入里，故舌淡红、苔薄微黄。桑菊饮出自《温病条辨》，具有辛凉解表、疏散风热、宣肺止咳的作用，其组方当中药量较轻，药性多轻清升浮，故吴鞠通称其为“辛凉轻剂”。薛师选用桑菊饮化裁，方中桑叶、菊花、薄荷、连翘辛凉疏散，以解外邪；桔梗、苦杏仁，一宣一降，复肺气之宣降；紫菀、款冬花降气化痰，以助止咳之力；用芦根，以清肺热、保津液；以甘草调和诸药。如此表邪得祛、痰热得清，肺之宣降功能恢复，故咳止。

案4 张某，女，48岁。初诊日期：2015年11月3日。

主诉：反复咳嗽2个月余。

患者2个月余前受凉后出现发热，鼻塞流涕，咳嗽，少许咳痰。次日于外院就诊查血常规：白细胞 11.8×10^9/L。胸片示双肺纹理增粗。诊断为急性支气管炎。予抗感染、镇咳等治疗7日，发热、鼻塞流涕好转，但仍反复咳嗽至今，以干咳为主，咽部干痒，稍痒即咳，自服复方甲氧那明胶囊、甘草片等，咳嗽无明显好转，咳少许白痰，舌淡，苔薄白，脉浮细。

西医诊断：急性支气管炎。

中医诊断：咳嗽（风寒犯肺）。

治法：疏风散寒，宣肺解表。

方药：止嗽散加减。

处方：桔梗10g，荆芥15g，百部10g，防风10g，白前10g，陈皮10g，甘草8g，紫菀15g，款冬花15g，木蝴蝶6g，麦冬15g，牛蒡子10g。

7剂，水煎服，每日1剂，分3次温服。

二诊：2015年11月10日。咽部干痒明显好转，偶有咳嗽。守上方再服7剂而愈。

按：止嗽散原方出自清代名家程钟龄（程国彭）的《医学心悟》，原方组成如下：桔梗（炒）、荆芥、紫菀（蒸）、百部（蒸）、白前（蒸）、陈皮、甘草（炒）。用法：共为末，每服三钱，开水调下，食后、临卧服。初感风寒，生姜汤调下，功效止咳化痰，疏风宣肺。本方主治风痰咳嗽，症见咳嗽咽痒，咯痰不爽，或微有恶风发热，舌苔薄白。本案患者感受风寒之邪发病，然误用镇咳等治疗，邪气郁遏，发热好转后，脉仍浮，表邪未散，肺气失宣，治宜疏散表邪、宣肺理气。予止嗽散加减，切中病机，故而收效。慢性咳嗽病程较长，其病因病机较复杂，多由外感后失治误治迁延而来，甚至累及脏腑，损及气血阴阳，治当详辨病因病机。止嗽散为宣肺疏风、止咳化痰之剂，原方中紫菀、百部止咳化痰；桔梗宣肺，白前降气；荆芥疏风解表；陈皮理气化痰；甘草缓急和中、调和诸药；患者咽部干痒，酌加麦冬、木蝴蝶、牛蒡子养阴利咽之品。程氏在《医学心悟》中说："本方温润和平，不寒不热，既无攻击过当之虞，大有启门驱贼之势。是以客邪易散，肺气安宁。"止嗽散性味平和，临床上随证加减，运用灵活，可用于治疗各种病因引起的慢性咳嗽，对于新久咳嗽均有良效。

案5 李某，男，63岁。初诊日期：2016年4月4日。

主诉：反复咳嗽4个月。

患者4个月前雨雪天气外出受凉感冒，发热，体温最高为38.9℃，伴恶寒，头痛，全身肌肉酸痛，咳嗽，咳白痰，无胸闷，无恶心呕吐、腹痛腹泻等。自服感冒灵冲剂、对乙酰氨基酚、阿莫西林等5日，症状稍缓解，仍轻微恶寒，低热，伴头痛，肌肉酸痛，咳嗽，咳嗽剧烈时气促，咳白痰，咽痒即咳。于社区医院就诊。查血常规：白细胞 10.9×10^9/L。胸片拒查。予以头孢替唑针、氨溴索针治疗5日，后予以头孢地尼、止咳糖浆等继续口服7日，复查血常规正常，已无发热恶寒，仍有咽痒、咳嗽，咳少许白痰，难咳出，夜间咳嗽明显，舌淡红，苔薄白，脉弦细。

西医诊断：支气管炎。

中医诊断：咳嗽（少阳证）。

治法：和解少阳，宣肺止咳。

方药：小柴胡汤加减。

处方：柴胡 15g，法半夏 15g，黄芩 10g，太子参 10g，款冬花 15g，射干 10g，白蒺藜 15g，前胡 15g，炙甘草 10g，干姜 10g，五味子 10g。

5 剂，水煎服，每日 1 剂，分 3 次温服。

二诊：2016 年 4 月 9 日。咽痒、气促好转，夜间咳嗽明显减轻。守上方续服 5 剂。

三诊：2016 年 4 月 14 日。咳嗽、咽痒、痰滞感皆消失。停服。

按：《伤寒论》曰："伤寒五六日中风，往来寒热，胸胁苦满，默默不欲饮食，心烦喜呕，或胸中烦而不呕，或渴，或腹中痛，或胁下痞硬，或心下悸、小便不利，或不渴、身有微热，或咳者，小柴胡汤主之。"又曰："若咳者，去人参、大枣、生姜，加五味子半升，干姜二两。"清代医家陈修园在《医学实在易》中指出："余临证以来，每见咳嗽百药不效者，迸去杂书之条绪纷繁，而觅出条生路，止于《伤寒论》得之治法。《伤寒论》云'上焦得通，津液得下，胃气因和'三句，是金针之度……《伤寒论》小柴胡汤谓：咳者去人参、生姜，加干姜、五味子。此为伤寒言，而不尽为伤寒言也，余取'上焦得通'三句，借治劳伤咳嗽，往往获效。"《医学实在易》注解小柴胡汤："胸中支饮咳源头，方外奇方莫慢求，又有小柴加减法，通调津液效优优。"感冒后久咳者，此时病位已不在表，以咳嗽为主症，可见病位也未至阳明之里。咳嗽是人体的一种保护性反应，也是正邪相争的表现，久咳不愈也提示正邪相争，久持不下。再者，少阳病的病机主要为枢机不利、疏泄升降失常、三焦失通。因三焦为元气之别使，可通行元气和津液，三焦通路不畅，则可导致气机、津液的运行障碍，而见咳嗽、小便不利、口渴等症。故《伤寒论》第 96 条所提小柴胡汤的七个或然证，有或咳，或悸，或小便不利，或渴等。近代医家唐容川著《血证论》，其云"和法为血证之第一良法"，在血证的治疗中广泛使用小柴胡汤。《血证论·咳嗽》中说："《内经》云：五脏六腑皆有咳嗽，而无不聚于胃关于肺，上条分肺胃，治已详，兹有一方，可以统治肺胃者，则莫如小柴胡汤。肺火盛加麦冬；心火盛加黄连、当归；肝火盛加当归、胡黄连；黄昏咳嗽为火浮于肺，加五倍子、五味子以敛之；五更咳嗽，为食积之火，至寅时流入肺经，加莱菔子；痰凝气滞者，加瓜蒌霜、旋覆花、杏仁、桔梗、射干、川贝母；水饮上冲者，加葶苈子、桑白皮、细辛、五味子；有寒加干姜、云茯苓；若兼外感，发热恶寒，鼻塞头痛，而咳嗽者，宜小柴胡汤加荆芥、紫苏、杏仁、薄荷。盖小柴胡能通水津，散郁火，升清降浊，左宜右有，加减合法，则曲尽其妙。"此论述基于"虚劳失血之咳嗽"，着眼于通水津、散郁火、升清降浊。故此，水津不布、夹有郁火之咳嗽，就可以考虑用小柴胡汤加减治疗。原方中柴、芩并用，可疏利枢机；柴、芩与姜、夏又成辛开苦降，可直畅三焦；若有正虚者，再配参、枣、草，则是扶正祛邪、攻补兼施之剂。倘若没有明显正虚，小柴胡汤中温补之品可少用或不用。本案患者感冒后久咳，表证不显，又尚未完全入里，邪气不盛，正气亦虚，其病机与小柴胡汤病机切合，故用之效佳。

第九章 哮 喘

案1 李某，男，43岁。初诊日期：2014年3月5日。

主诉：反复咳喘5年，再发半个月。

患者支气管哮喘病史5年，多于冬春季发作，以咳嗽、咳白色泡沫痰为主，咳嗽剧烈时气促，半个月前受凉后再发，咳大量白痰，伴咽痒，咳嗽剧烈时伴喘息、胸闷，喉中有哮鸣音，夜间咳嗽明显，甚至不能入睡。神疲畏寒，饮食一般，小便多，舌淡红，苔薄白腻，脉浮细滑。

西医诊断：支气管哮喘。

中医诊断：哮病（外感风寒，肺气失宣，肺肾两虚）。

治法：发散风寒，宣肺止咳，纳气平喘。

方药：止嗽散合苏子降气汤加减。

处方：陈皮10g，炙甘草10g，桔梗10g，百部10g，沙参15g，前胡10g，紫菀15g，紫苏子15g，荆芥15g，法半夏10g，当归15g，厚朴15g，肉桂5g，山茱萸20g，山药15g，紫苏叶6g，生姜15g，大枣10g。

7剂，水煎服，每日1剂，三餐后温服。

二诊：2014年3月11日。咳嗽次数明显减少，痰量明显减少，无喘息，精神较前好转。守上方续服14剂症消。

按：患者有支气管哮喘病史多年，受凉后再发，为本虚标实之证。予止嗽散发散风寒、苏子降气汤降气平喘，祛痰止咳，并在此基础上，加用肉桂、山茱萸、山药等温补下元、纳气平喘，祛邪与扶正固本并重。止嗽散为宣肺疏风、止咳化痰之剂，原方中紫菀、百部止咳化痰；桔梗宣肺，白前降气；荆芥疏风解表；陈皮理气化痰；甘草缓急和中、调和诸药；苏子降气汤为降气平喘、祛痰止咳之剂，本方证由痰涎壅肺，肾阳不足所致。其病机特点是“上实下虚”。“上实”，是指痰涎上壅于肺，使肺气不得宣畅，而见胸膈满闷、喘咳痰多；“下虚”，是指肾阳虚衰于下，故见神疲乏力、喘逆短气、水不化气泛而为痰等。本方所治虽属上实下虚，但以上实为主。方中紫苏子为君，降气平喘，祛痰止咳；法半夏燥湿化痰降逆；厚朴下气宽胸除满；前胡下气祛痰止咳；此三者共助紫苏子降气祛痰平喘，以治上实。肉桂温补下元、纳气平喘，以治下虚；酌加生姜、紫苏叶以散寒宣肺。甘草、大枣和中，调和诸药。诸药合用，标本兼顾，上下并治，而以治上为主，使气降痰消，则喘咳自平。苏子降气汤为治疗痰涎壅盛，上实下虚之喘咳的常用方。临床应用以胸膈满闷，痰多稀白，苔白滑或白腻为辨证要点。本方药性偏温燥，以降气祛痰为主，对于肺肾阴虚的喘咳以及肺热痰喘之证，均不宜使用。

案2 张某，女，30岁。初诊日期：2014年9月2日。

主诉：反复咳嗽3年，再发1周。

患者3年前参观花博会后出现咳嗽，后常因花粉或刺激性气味导致咳嗽发作，咳嗽剧烈时喉中或可闻及哮鸣音，曾查支气管激发试验，提示阳性，诊断为咳嗽变异性哮喘，日常使用沙美特罗替卡松、孟鲁司特钠及西替利嗪等西药治疗，咳嗽仍反复发作，尤其外出时，必须戴口罩，否则必然诱发咳嗽。1周前患者因邻居装修，油漆味较重而咳嗽频作，情绪激动时加重，咽痒，咳少许白痰，咳嗽剧烈时喉中可闻及轻微哮鸣音，伴胸闷、气短，喜长叹息，咳嗽明显时胁肋部胀痛，口苦，精神欠佳，纳差，睡眠欠佳，二便尚可，舌淡红，苔白腻，脉弦细。

西医诊断：咳嗽变异性哮喘。

中医诊断：哮病（少阳证）。

治法：和解少阳。

方药：小柴胡汤加减。

处方：柴胡15g，黄芩10g，法半夏10g，炙甘草15g，干姜15g，五味子10g，厚朴10g，紫苏子10g，荆芥10g，防风15g，茯苓15g，陈皮10g，白芍15g，薄荷6g。

7剂，水煎服，每日1剂，三餐后温服。

二诊：2014年9月9日。患者诉咳嗽好转大半，胸闷、气短及胁肋疼痛减轻，精神好转，纳、眠一般，二便可。舌红，苔薄黄，脉弦细。守上方，炙甘草加至30g。续服10剂。

三诊：2014年9月18日。患者已无咳嗽。仍喜叹息，偶有胁肋部胀满，饮食一般。予以小柴胡颗粒冲剂，续服半个月，情志状态明显改善，且对刺激性气味敏感度明显降低。随访3个月，未复发。

按：咳嗽变异性哮喘，又称咳嗽型哮喘，是以慢性咳嗽为主要或唯一临床表现的特殊类型支气管哮喘，多发于夜间和清晨时分，多表现为刺激性干咳。由于多数患者缺乏典型的喘息症状，常被诊断为支气管炎或呼吸道感染，临床使用抗生素疗效欠佳。其发病机制可能与支气管黏膜肿胀、神经反射亢进、支气管平滑肌痉挛或气道黏膜下腺体的黏液分泌而诱发咳嗽有关。中医学可将咳嗽变异性哮喘归属于“风咳”“久咳”“哮证”等范畴。有医家认为，本病多由于体虚外感或过用辛凉发汗药物导致机体表里失和、阴阳失调、虚实夹杂、三焦气机不畅、肺气不宣而咳嗽不止。从疾病传变的角度来看，感受外邪，未及时疏散，邪气由太阳经传入三阴经之前，需经半表半里之少阳经，少阳病属“半表半里”。此时邪气不能长驱直入，正气亦不能驱邪外出，正邪相持不下，所以症情迁延难愈。从发作时间来看，咳嗽变异性哮喘的发作或加剧多在凌晨寅卯之时，肝属木，应寅卯时。从脏腑相互关系来看，五脏六腑功能失调都可以引起咳嗽，正如《素问·咳论》所云“五脏六腑皆令人咳，非独肺也”，“肝咳之状，咳则两胁下痛，甚则不可以转，转则两胁下痛”，以及《素问·经脉别论》中“喘出于肝”等论述。因此咳嗽变异性哮喘从发作时间、传变规律及与其他脏器相互关系来看，均与肝胆关系密切。本案患者对气味过敏，闻到刺激性气味则咳嗽频作，且因情志因素加剧，结合患者舌脉，辨为少阳证，故用小柴胡汤以和解少阳。方中柴胡苦平，入肝胆经，既透泄少阳半表之邪外散，又疏泄少阳气机之郁滞，黄芩苦寒，清泻少阳半里之热，二者相配，使少阳之邪外透内清。法半夏降逆；炙甘草和中、调和诸药；五味子、干姜温肺止咳；茯苓、陈皮健脾化痰；荆芥、防风疏风解痉；白芍柔肝缓急；薄荷疏肝利咽。现代药理学研究认为，小柴胡汤具有抗菌、抗炎、抗过敏、增强机体免疫力、促进局部炎症吸收以及改善微循环、增加血流量等作用，且无抗过敏药、支气管舒张剂等药物的嗜睡、胃肠道刺激等不良反应。

案3 赵某，男，68岁。初诊日期：2015年12月13日。

主诉：反复气促10年余，再发5日。

患者10年余前因咳嗽、喘气入院，诊断为支气管哮喘，予以抗感染、解痉平喘等治疗后好转出院。后每于受寒后诱发。5日前外出受凉，宿疾复发，于呼吸科住院治疗，肺部CT提示双肺感染，白细胞、C反应蛋白均升高。予以抗感染、解痉平喘等治疗1周，炎症指标恢复正常，仍喘促，动则加剧。遂请薛师会诊拟加中药治疗。目前患者呼吸急促，喉中有哮鸣声，咳白色泡沫痰，胸闷，面色晦暗，畏寒，多汗，神疲，腰膝酸软，小便清长，舌淡胖，苔白滑，脉细弦。

西医诊断：支气管哮喘。

中医诊断：哮病（外寒内饮，肺肾亏虚）。

治法：温肺散寒，化痰平喘，补肾纳气。

方药：小青龙汤加减，另予金匮肾气丸1粒，每日2次。

处方：麻黄15g，桂枝10g，白芍10g，干姜15g，细辛15g，法半夏9g，五味子9g，炙甘草15g，茯苓15g，陈皮6g，紫菀15g，款冬花15g，生姜15g。

3剂，水煎服，每日1剂，三餐后温服。

二诊：2015年12月16日。患者喘促明显好转，仍气短乏力，动则汗出，舌红，苔白滑，脉细滑。守上方加人参15g、黄芪30g，续服5剂。

三诊：2015年12月20日。患者已无喘息，汗多亦好转，精神明显改善。出院后继续口服金匮肾气丸至立春。电话随访3个月，患者未再复发。

按：本案患者年近七旬，两本亏虚，患哮喘多载，伏痰已久，脾肾之阳愈损。病标在肺，本在肾。咳喘痰多，咳白色泡沫痰，为肺虚寒饮之象，而小便清长、腰膝酸软、畏寒为肾阳虚之征，舌淡胖、苔白滑，脉细弦，为肺肾阳虚、寒痰郁肺之象，故治予小青龙汤加减合金匮肾气丸。金匮肾气丸方中制附子、肉桂、熟地黄温补肾阳，补益精血；山药、茯苓健脾以利湿浊；小青龙汤温肺化饮。《伤寒论》中关于小青龙汤治咳喘之论述有：“伤寒表不解，心下有水气，干呕发热而咳，或渴，或利，或噎，或小便不利少腹满，或喘者，小青龙汤主之”“病溢饮者[水气不化，流于四肢、肌肤，身疼重如带五千钱，肿胀，谓之溢饮]当发其汗，大青龙汤主之，小青龙汤亦主之”“咳逆倚息不得卧（哮喘重症，张口抬肩撷肚，危困欲绝，端坐呼吸，不能平卧），此方主之”“治肺胀，咳而上气，烦躁而喘，脉浮者，心下有水，小青龙汤主之”。可见，小青龙汤主症为“咳喘”二字，其病在肺脏，日久由肺入肾。其病机为“本气先虚，外寒内饮”，治疗大法为“发汗利水”，表里双解。由于本气已虚，故同时需加扶正之品，同时避免发汗太过而伤阴动血、阳气虚脱。方中麻黄、桂枝相须为君，发汗散寒以解表邪，且麻黄又能宣发肺气而平喘咳，桂枝化气行水以利里饮之化。干姜、细辛为臣，温肺化饮，兼助麻、桂解表祛邪。然而患者素有痰饮，脾肺本虚，若纯用辛温发散，恐耗伤肺气，故佐以五味子敛肺止咳、白芍和养营血；法半夏燥湿化痰，和胃降逆，亦为佐药。炙甘草兼为佐使之药，既可益气和中，又能调和辛散酸收之品。加茯苓成为小半夏加茯苓汤，淡渗利湿，使浸渍心胸脾胃间之水饮从小便去，协助麻黄、细辛开玄府发汗，上下分消。紫菀、款冬花，温而不热，润而不燥，寒热皆宜。《本草正义》中曰：“紫菀，专能开泄肺郁，定喘降逆，宣通窒塞，兼疏肺家气血。凡风寒外束，肺气壅塞，咳呛连连，喘促哮吼及气火燔灼，郁为肺痈，咳吐脓血，痰臭腥秽诸症，无不治之。而寒饮盘踞，浊涎胶固。喉中如水鸡声者，尤为相宜。”加人参大补元气，滋阴和阳、益气生津，制姜、夏之燥。并予金匮肾气丸以补肾助阳。“益火之源，以消阴翳”，辅以利水渗湿。方中桂枝、制附子温肾助阳，熟地黄、山茱萸、怀山药滋补肝、脾、肾三脏之阴，阴阳相生，刚柔相济，使肾之元气生化无穷；再以泽泻、茯苓利水渗湿，牡丹皮擅入血分，伍桂枝可调血分之滞。诸药合用，助阳之弱以化水，滋阴之虚以生气，使肾阳振奋，气化复常，共奏温肺化饮、纳气平喘之效。本例中细辛用量较大，临床常用量为1～3g，本方中用15g。关于细辛用量，历来有“细辛不过钱”之说。其始于宋代元佑年间陈承的《本草别说》中“细辛若单用末，不可过钱匕，多即气闭塞，不通者死”，而陈承的根据是某狱中犯人暴毙，似与服用含有细辛的药末有关，并未有实证。后李时珍编著《本草纲目》时，将此说法引入《本草纲目》。于是“细辛不过钱”的谬说便流传天下。而在此之前，细辛用法用量并无限制。《神农本草经》将细辛列为上品，所谓上品即可以久服，可以延年益寿。论曰：“气味辛温无毒，主咳逆上气，头痛脑动，百节拘挛，风湿痹痛、死肌。久服明目利九窍，轻身长年。”清代张隐庵阐释此段经文，指明医圣的用药法度，并批驳陈承谬说：“细辛气味辛温，一茎直上，其色赤黑，秉少阴泉下之水阴，而上交于太阳之药也。少阴为水脏，太阳为水腑，水气相连于皮毛，内合于肺，若循行失职，则咳逆上气，而细辛能治之”“太阳之脉起于目内眦，从巅入络脑，若循行失职，则病头痛脑动，而细辛亦能治之”“太阳之气主皮毛，少阴之气主骨髓。少阴之气不合太阳则风湿相侵，痹于筋骨，则百节拘挛；痹于腠理，则为死肌，而细辛皆能治之。其所以能治之者，以气胜之也”“久服明目利九窍者，水精之气，濡于空窍也。九窍利则轻身而延年矣”，以及“宋元佑陈承，谓细辛单用末不可过一钱，多则气闭不通而死。近人多以此语忌用，而不知辛香之药，岂能闭气？上品无毒之药，何不可多用？方书类此之言不少，学者不善详审而遵守之，岐黄之门，终身不能入矣”。张仲景《伤寒论》《金匮要略》中各方之用细辛者，据粗略统计，包括加减方在内约有 19 方。除乌梅丸为“丸剂”，细辛用量“六两”，赤丸为“丸剂”，细辛用量“一两”，侯氏黑散为“丸剂”，细辛用量“三分”外，其余多为“三两”“二两”。另有说法认为，细辛以“末”用不可过钱，以“汤”药复方使用则可加量。如章次公在其所编《药物学》中就曾说过：“细辛不可多服，自是正论，但谓用至一钱，即足以致气闭，则又不尽然。此仅可以论‘末’药，而不可以论‘汤’药。细辛入汤剂，钱许无妨，编者之经验如此，决非虚语也。”国医大师李今庸认为，细辛作散剂末服，用量不能至3g，否则会导致气闭不通而死；细辛作汤剂煎服，则用量可至3g以上，约可至 10g，否则药少力弱而难以中病。李可老中医认为：“总结细辛之功用与用量，医圣张仲景应是我们的典范。大是大非面前，我们只听张仲景和《神农本草经》的教诲，而不是不看四气五味、升降浮沉、脏腑归经，只论药物的化学成分，那样我们就不是中医了。中医复兴之路在古代而不是现代，回归经典，原原本本继承传统，才是中医再生之路。细辛以辽细辛为佳，药力雄厚，疗效卓著，但副作用是易致人呕吐，有人主张蜜炙 15min，以减其辛烈之味，可行。凡用细辛剂，对老幼妇儿重症病人，可依照仲景基础有效剂量，全方按比例迭减至最小量，然后逐日迭加至基础有效量，以保证疗效。适当变通以适应不同病人。”

第十章 眩　晕

案1　许某，女，45岁。初诊日期：2014年10月15日。

主诉：反复眩晕3个月，再发1日。

患者3个月前开始出现眩晕，于我院就诊查头部CT未见明显异常，耳鼻喉科检查示：双耳骨膜未见异常，光锥可见，未见眼震。予口服苯海拉明并行针灸、推拿等治疗后可缓解，但仍反复发作。今晨起床后再次出现眩晕，伴视物旋转、站立不稳，闭目时可缓解，伴恶心呕吐，呕吐2次，呕吐物为胃内容物，非喷射状呕吐，无头痛，神疲乏力，耳内有闭塞感，偶有轻微耳鸣，大便溏，小便尚可，舌淡红，苔厚腻、微黄，脉沉细滑。

西医诊断：梅尼埃病。

中医诊断：眩晕（痰浊中阻，痰气上逆）。

治法：健脾燥湿，消痰化浊。

方药：半夏白术天麻汤加减。

处方：法半夏15g，白术15g，陈皮10g，茯苓30g，黄芪30g，党参30g，石菖蒲10g，天麻20g，生姜15g，甘草6g，薏苡仁30g，泽泻10g。

7剂，水煎服，每日1剂，早、晚温服。

二诊：2014年10月22日。患者服药后无恶心呕吐、视物旋转，但仍感头晕，头部闷沉感，饭后腹胀，舌淡红，苔微黄腻，脉沉细滑。继续予以半夏白术天麻汤加减。

处方：法半夏15g，白术15g，陈皮10g，茯苓30g，黄芪15g，党参30g，石菖蒲10g，天麻10g，生姜15g，甘草6g，薏苡仁45g，磁石15g，山楂10g，麦芽15g。

7剂，水煎服，每日1剂，早、晚温服。

服完后未再发作头晕。

按：《丹溪心法》云“无痰不作眩”，本例是典型的因痰致眩的病例，脾主运化，有运化水液之力，若脾失健运，则水湿不运，聚湿生痰，浊为阴邪，易阻遏阳气，清阳不升、浊阴不降，使清窍受蒙，故见眩晕，耳内闭塞感。“脾为生痰之源，肺为贮痰之器”，湿浊阻遏，胸阳不振，气机不畅，故见恶心呕吐、胸闷等症。脾阳不振，浊痰停于中焦，可见纳呆、倦怠、少食、寐差。舌苔厚腻，为痰浊内蕴之象。眩晕、视物旋转、站立不稳为风痰上扰之象，痰气上逆引动肝风，上扰清窍，造成眩晕。眩晕是看东西发黑、天旋地转，现在讲的耳源性眩晕，比如梅尼埃病这类神经性眩晕，就有很多属于风痰上扰证。本案即属此证，故薛师投以半夏白术天麻汤加减，以健脾燥湿，息风化痰。法半夏味辛，性温，归肺、脾、胃经，可消痞散结、燥湿化痰、降逆止呕，天麻味甘，性平，归肝经，能息风止痉、平抑肝阳、祛风通络，法半夏、天麻共为君药以祛风化痰；白术味甘、苦，性温，归脾、胃经，擅于益气健脾、燥湿利水，茯苓味甘，性淡，归心、脾、肾经，能健脾利水渗湿，两药合用，以健脾祛湿，治生痰之源；陈皮味辛、苦，性温，归脾、肺经，长于理气健脾、燥湿化痰；生姜味辛，性温，姜、草合用以调和脾胃，且甘草兼有调和诸药之效，诸药合用，风痰并治，标本兼顾。燥湿化痰治疗痰湿是治本的，肝风挟痰是痰气上逆引动的肝风。法半夏、天麻两药联用，一个治痰，一个治风。针对这种风痰上扰，可起到化痰息风作用。臣药白术、茯苓，白术健脾燥湿，茯苓健脾渗湿，这两味药是常用来健脾除湿的基本药对。陈皮、法半夏相配，体现了“治痰先治气，气顺痰自消”的理论。整个方从组成上来看，是在二陈汤的基础上，加天麻、白术构成的。在临床运用中的辨证要点是眩晕，或有头痛，舌苔白腻，脉弦滑等。

案2 金某，男，55岁。初诊日期：2015年9月8日。

主诉：头晕1周。

患者有高血压病史，平素脾气急躁，1周前因与家人争执后，情绪激动，面目通红，觉头晕、头胀痛，伴胸闷、双耳耳鸣，时测血压升高（161/99mmHg），1h头痛缓解，仍头晕、胸闷，间断耳鸣。遂于我院就诊，查头部CT提示双侧半卵圆区腔隙性脑梗死。心电图未见明显异常。血压156/91mmHg。予以阿司匹林口服，并嘱继续规律口服降压药。1周来患者反复出现头晕、耳鸣，偶有头痛，伴口苦咽干，睡眠欠佳，小便黄，大便难，舌红苔薄黄，脉弦细。

西医诊断：高血压。

中医诊断：眩晕（肝阳上亢证）。

治法：平肝息风，滋阴潜阳。

方药：天麻钩藤饮加减。

处方：天麻15g，钩藤20g，石决明15g，黄芩10g，茯神30g，川牛膝30g，杜仲10g，生地黄30g，丹参10g，柴胡10g，白芍15g。

7剂，水煎服，每日1剂，三餐后温服。

二诊：2015年9月15日。服药后自觉诸症减轻，仍间断头晕、耳鸣，睡眠欠佳，守上方加石菖蒲15g、制何首乌30g，生龙骨30g、生牡蛎30g。7剂，服药后诸症悉除。

按：《素问•至真要大论》说：“诸风掉眩，皆属于肝。”《素问玄机原病式》中讲：“掉，摇也。眩，昏乱旋运也。风主动故也。所谓风气甚，而头目眩运者，由风木旺，必是金衰不能制木，而木复生火，风火皆属阳，多为兼化，阳主乎动，两动相搏则为之旋转。”本案患者，平素脾气急躁，已有肝气不舒，本次发病因与家人发生口角进一步导致肝气郁结，化火生风，风火上扰清窍，则头晕，耳鸣。风火伤津，故见口苦咽干。肝失条达，气机不利，则胸闷。舌红苔薄黄、脉弦细为阴虚不能制阳、肝阳上扰之象。故薛师施以天麻钩藤饮平肝息风，滋阴潜阳。天麻钩藤饮，主治肝阳偏亢，肝风上扰证。临床症见头痛，眩晕，失眠多梦，或口苦面红，舌红苔黄，脉弦或数。常用于治疗高血压、急性脑血管病、内耳性眩晕等属于肝阳上亢，肝风上扰者。本方证由肝肾不足，肝阳偏亢，生风化热所致。肝阳偏亢，风阳上扰，故头痛、眩晕；肝阳有余，化热扰心，故心神不安、失眠多梦等。证属本虚标实，而以标实为主，治以平肝息风为主，佐以清热安神、补益肝肾之法。方中天麻、钩藤平肝息风，为君药。石决明咸寒质重，功能平肝潜阳，并能除热明目，与君药合用，加强平肝息风之力；川牛膝引血下行，并能活血利水，共为臣药。杜仲、寄生补益肝肾以治本；栀子、黄芩清肝降火，以折其亢阳；朱茯神宁心安神，为佐药。诸药合用，共成平肝息风，清热活血，补益肝肾之剂。本方是治疗肝阳偏亢，肝风上扰的常用方。临床以头痛、眩晕、失眠、舌红苔黄、脉弦为辨证要点。临床运用：眩晕头痛剧者，可酌加羚羊角、龙骨、牡蛎等，以增强平肝潜阳息风之力；若肝火盛，口苦面赤，心烦易怒，加龙胆、夏枯草，以加强清肝泻火之功；脉弦而细者，宜加生地黄、枸杞子、何首乌以滋补肝肾。胡光慈《中医内科杂病证治新义》载："本方为平肝降逆之剂。以天麻、钩藤、生决明平肝祛风降逆为主，辅以清降之栀子、黄芩，活血之牛膝，滋补肝肾之桑寄生、杜仲等，滋肾平肝之逆；并辅以首乌藤、朱茯神以镇静安神，缓其失眠，故为用于肝厥头痛、眩晕、失眠之良剂。若以高血压而论，本方所用之黄芩、杜仲、益母草、桑寄生等，均经研究有降低血压之作用，故有镇静安神、降压缓痛之功。"

案3　李某，女，44岁。初诊日期：2015年11月13日。

主诉：反复头晕2个月。

患者2个月来反复头晕，伴心悸、胸闷，无头痛、胸痛，无视物旋转、恶心呕吐等不适，曾于我院行头部CT、动态血压监测、动态心电图、颈部血管彩超等检查，均未见明显异常，建议住院进一步检查治疗，患者拒绝，予以口服倍他司汀，头晕无明显改善。目前患者仍觉头晕，伴胸闷心悸，平素易紧张，遇事易惊，口干口苦，睡眠欠佳，纳呆，小便黄，大便干结，舌红，苔黄厚腻，脉弦滑。

西医诊断：头晕查因。

中医诊断：眩晕（痰热内扰证）。

治法：清热化痰，疏肝安神。

方药：黄连温胆汤加减。

处方：黄连10g，竹茹15g，枳实10g，法半夏10g，陈皮6g，甘草6g，生姜6g，茯神30g，黄芩10g，生龙骨30g，生牡蛎30g，远志10g，薏苡仁30g。

7剂，水煎服，每日1剂，三餐后温服。

二诊：2015年11月20日。服药后头晕、胸闷、心悸好转，饮食、睡眠改善，大便仍难，舌红，苔黄腻微厚，脉弦滑。守上方加大黄5g，再服7剂。

三诊：2015年11月27日。药后头晕明显改善，胸闷、心悸未发，饮食可，二便调，舌红，苔薄黄微腻，脉弦小滑，守上方去大黄，黄连减半，续服14剂后诸症好转。

按：患者易紧张、焦虑，其素体肝阳偏亢，情志不遂，肝失条达，气机不畅，久郁化火，炼液为痰，痰火郁逆，内扰心神，引发胸闷眩悸。薛师从肝胆论治，予以黄连温胆汤加减口服。黄连温胆汤由温胆汤加黄连而来。《备急千金要方》说："胆腑者，主肝也。肝合气于胆，胆者中清之腑也。"肝胆在生理上是相互沟通的。由于肝胆之气具有生、升的特点，以疏畅条达为平，古人将肝胆之气比类如春气之温和，温则胆气乃能条达。如果痰热邪气客于肝胆，则肝胆失其温和则发病。欲复其性，必先去其痰热，痰热去则胆气自和而温，因此用"温胆汤"作为命名。因患者痰热扰心、热势较重，心烦失眠，故予以黄连温胆汤加减，以加强泻火之力。方中半夏燥湿化痰，降逆和胃；竹茹清热化痰，除烦止呕，胆气清肃，烦呕得止；枳实破气消痰，与半夏相配，气顺痰消，气滞得畅，胆胃得和；陈皮燥湿化痰，助半夏祛痰，健脾加强枳实行气之力；茯苓健脾渗湿，以绝生痰之源，因患者失眠较重，故投以茯神，并加生龙骨、生牡蛎以加强宁心安神之功；甘草益脾和中，协调诸药；生姜祛痰止呕，又可解半夏之毒；甘草、茯苓健脾祛湿，又与生姜相配，调和脾胃，使中州得运。诸药相合，化痰而不燥，清热而不过寒，使痰热得化，胆热得清，共奏理气化痰之功。

案4　朱某，女，51岁。初诊日期：2016年3月18日。

主诉：头晕1周。

患者1周前因家事情绪波动较大，开始出现头晕目眩、胸闷，于社区卫生服务中心就诊，测血压171/101mmHg，予以硝苯地平片口服，约1h后头晕、胸闷缓解，目前仍间断头晕，间断耳鸣，急躁易怒，口干口苦，胁肋部胀满不适，腰膝酸软，大便难解，舌红、苔薄黄腻，脉弦细。有高血压病史1年，未规律口服降压药。

西医诊断：高血压。

中医诊断：眩晕（少阳证）。

治法：和解少阳，滋阴潜阳。

方药：小柴胡汤合天麻钩藤饮加减。

处方：柴胡15g，法半夏10g，黄芩15g，太子参15g，大枣15g，炙甘草10g，天麻15g，钩藤10g，白芍15g，牛膝30g，远志10g，枳实10g，白术15g，杜仲15g，生地黄30g，决明子10g。

7剂，水煎服，每日1剂，早、晚饭后温服。

二诊：2016年3月25日。服药后诸症有所减轻，守上方续服10剂，诸症好转。

按：《伤寒论》第263条："少阳之为病，口苦，咽干，目眩也。"《伤寒论》所论少阳病之病位在于足少阳胆经及手少阳三焦经，其经与足厥阴肝经相络属。肝属风木，木能生火，风助火势，而火化少阳；胆寄相火，热甚生风，热极风动，而风化厥阴。风、火为眩晕的两个主要证素，两者互助互长，风助火势，热极则风动，两者均可上扰清阳而致眩晕。足少阳胆经行于两胁，邪气侵犯胸胁，则胸胁胀满疼痛；手少阳三焦经络心包，邪气犯此，则气机不畅，故烦满；里虚胁热，所以或渴或利，或腹中痛；胆气上溢，故口苦；肝胆火热上犯耳窍，常致耳胀、耳痛、耳鸣耳聋等病证。《类证治裁》中云："有肝胆火升，常闻蝉鸣者。"若肝血虚，耳失所养，或肝阴不足，肝阳上扰清窍，亦可产生耳鸣耳聋、眩晕等病证。《素问·脏气法时论》云："肝病者……虚则目无所见，耳无所闻。"《素问·至真要大论》曰："诸风掉眩，皆属于肝。"《类证治裁》云："火之动也……目黄口苦，坐卧不宁，为胆火动。头眩体倦，手足心热，为三焦火动。"由此可见，少阳有气机易郁、郁而化火致眩之病机特点。本案患者头晕目眩、急躁易怒、口干口苦、胁肋部胀满、大便难、舌红、苔薄黄腻、脉弦细等症，均为少阳枢机不利、肝胆三焦风火内郁之象；且有肝肾阴虚、水不涵木、阳亢于上之耳鸣、腰膝酸软、脉弦细等症，故薛师治予以小柴胡汤和解少阳，并合天麻钩藤饮滋水涵木、潜镇上亢之肝阳，获良效。

第十一章 头 痛

案1 林某，女，45岁。初诊日期：2015年9月9日。

主诉：反复头痛1年余。

患者1年余前开始出现头痛，右侧为主，痛甚可连及颈背、前额及眉棱骨，初始每发作时服用布洛芬或使用双氯芬酸钠栓剂后，头痛可缓解，后晚上发作尤为明显，数月后疼痛时服用止痛药缓解不明显，痛甚欲呕。曾于外院住院查头部磁共振提示双侧额顶叶脑白质区、双侧脑室旁及双侧基底节区多发腔隙性脑梗死。

颈部血管彩超未见明显异常。诊断为偏头痛，予以加巴喷丁口服，头痛有所改善，但仍反复发作。遂求治于中医。目前患者右侧头痛再发，痛及前额及右侧眉棱骨、颈项部拘紧疼痛，轻微恶寒，无汗出，偶有头晕，睡眠欠佳，二便尚可，舌淡红，苔薄白，脉浮紧。

西医诊断：偏头痛。

中医诊断：头痛（太阳证）。

治法：解表散寒，舒筋解肌。

方药：葛根汤加减。

处方：葛根30g，桂枝15g，白芍15g，生姜15g，炙甘草10g，麻黄15g，大枣15g。

5剂，水煎服，每日1剂，分3次温服。

麻黄、葛根两药先煎，去上沫，服药后加衣覆被，以微汗出为宜，避风寒。

二诊：2015年9月14日。5剂服后头痛程度明显减轻，发作频率减少，颈项拘紧感减轻，舌淡红、苔薄白、脉浮紧之象减轻。守上方续服10剂，头痛、颈项不适感基本好转，遂停药。电话随访近年来因受凉或劳累偶有发作，每发作时服上方1～2剂即愈，若日常调摄得当则未有发作。

按：本案为太阳阳明合病之头痛，病因为邪郁肌表，内迫阳明，其病势偏于表，其症状既有项背强几几而恶寒、无汗、发热、脉浮紧，又有前额及眉棱骨痛，此虽无自下利，然前额及眉棱骨属阳明经循行部位，其病属表里同病而偏于表寒。凡表里同病之表证急者，当以解表为主，表解则头痛亦除。故薛师予以葛根汤解表散寒、舒筋解肌。本方由桂枝汤加葛根、麻黄组成。方中葛根解肌散邪，生津通络；麻黄、桂枝疏散风寒，发汗解表；白芍、炙甘草生津，缓急止痛；生姜、大枣调和脾胃，鼓舞脾胃生发之气。诸药配伍，共奏发汗解表、升津舒筋之效。《金镜内台方议》曰："葛根性平，能祛风，行于阳明之经，用之为君；麻黄为臣，辅之发汗解表；桂枝、芍药为佐，通行于荣卫之间；甘草、大枣之甘，生姜之辛，以通脾胃之津为使。此方乃治其表实，而兼治其合病、并病者也。"《医宗金鉴》有云："是方即桂枝汤加麻黄、葛根也。麻黄佐桂枝，发太阳荣卫之汗；葛根君桂枝，解阳明肌表之邪。不曰桂枝汤加麻黄、葛根，而以葛根命名者，其意重在阳明，以呕利多属阳明也。二阳表急，非温服覆而取汗，其表未易解也。或呕，或利，里已失和，虽啜稀粥而胃亦不能输精于皮毛，故不须啜粥也。”《绛雪园古方选注》中讲：“葛根汤即桂枝汤加麻黄、倍葛根以去营实，小变麻桂之法也。独是葛根麻黄治营卫实，芍药桂枝治营卫虚，方中虚实重复者，其微妙在法。先煮麻黄葛根减二升，后纳诸药，则是发营卫之汗为先，而固表收阴袭于后，不使热邪传入阳明也，故仲景治太阳病未入阳明者，用以驱邪，断入阳明之路。若阳明正病中，未尝有葛根之方，东垣易老，谓葛根是阳明经主药，误矣。”本方以恶寒发热无汗、项背拘急不舒为辨证要点。现代常用于治疗感冒、流行性感冒、急性肠炎、细菌性痢疾、流行性脑脊髓膜炎、流行性乙型脑炎初起、内耳性眩晕、三叉神经痛、腓总神经痛、面神经瘫痪、肩颈肌痉挛、肩凝症、荨麻疹、过敏性鼻炎等。

案2 于某，女，39岁。初诊日期：2015年8月13日。

主诉：头痛半年。

患者半年前不慎摔倒，头部摔伤，后开始出现头痛，以摔伤部位疼痛为主，痛如针刺，固定不移，入夜尤甚，神疲乏力，睡眠欠佳，大便干，舌暗，有瘀点，苔薄白，脉细涩。

西医诊断：外伤后头痛。

中医诊断：头痛（瘀血阻络证）。

治法：活血通络止痛。

方药：通窍活血汤加减。

处方：赤芍10g，川芎15g，桃仁10g，红花6g，生姜15g，大枣15g，白芷10g，细辛3g，石菖蒲10g，蜈蚣3条，黄芪15g，当归15g。

7剂，水煎服，加黄酒半斤、葱白3根共煎，每日1剂，早、晚温服。

二诊：2015年8月20日。头痛程度明显减轻，夜可安睡，大便或干或稀，每日1～2次，胃纳欠佳。守上方去桃仁，加陈皮、甘草各6g。续服7剂。

三诊：2015年8月27日。诸症减轻，精神、饮食可，二便正常，舌稍暗，瘀点较前减少，苔薄白，脉细微涩。守上方续服14剂，诸症皆消。

按：本案患者因外伤后瘀血阻络，清窍不利，失于濡养导致头痛。薛师予以通窍活血汤以活血通络止痛。通窍活血汤顾名思义是以通窍，主要是以通头面七窍为主的活血散结方。方中桃仁、红花能活血通经，祛除瘀滞，是一切血瘀证可通用的基本药物，也是王清任各种活血化瘀方中的必用药。赤芍能通行血脉，行血中之瘀滞，与桃仁、红花配合用于瘀滞重者，重在活血，血活而瘀自破，且赤芍味苦性微寒，可缓和方中其他药物的辛温之性。川芎辛温香窜，功能行气活血，乃血中之气药，与桃仁、红花、赤芍配伍使用，可加强行血散瘀之力，朱丹溪认为其有“通阴阳气血”之功。方中麝香性温味辛香，能开诸窍，通经络，兼以活血散瘀，尤其与桃仁、红花、赤芍、川芎等相配，更能增强活血化瘀作用，因麝香难得，故本方中代之以白芷，虽效不如麝香，但仍具通经利窍之力。葱、姜辛散，能通达上下表里之血脉，为通阳活血之品。方中姜、枣可补脾益胃，缓和方中其他辛香过烈之性，保护脾胃不受刺激，并能促进食欲，增强消化功能，有利于整个药物的吸收，充分发挥应有的药效。酒是辛散之品，善通血脉。汪昂说：“用为向导，可通行一身之表，行药至极高之分。”所以王清任药剂中至少用黄酒半斤煎煮，并强调宁多勿少，其目的就在于用其行散，以充分发挥通窍活血药物的功效。

案3 王某，男，56岁。初诊日期：2016年7月19日。

主诉：反复头痛3个月。

患者3个月前开始出现头痛，2个月前曾于我院神经内科住院，查头部+颈椎CT：双侧基底节区脑梗死；颈3/4、4/5、5/6椎间盘突出。颈部血管彩超未见明显异常。头痛时测血压升高，波动于（141～169）/（95～103）mmHg，住院期间予以降压、活血化瘀、改善循环等治疗，症状好转出院。目前患者仍反复头痛，头部闷沉，神疲乏力，肢体困重，大便不成形，舌红，苔白微腻，脉濡细。

西医诊断：高血压。

中医诊断：头痛（风湿证）。

治法：祛风胜湿止痛。

方药：羌活胜湿汤加减。

处方：羌活15g，独活15g，炙甘草6g，藁本10g，防风10g，蔓荆子10g，川芎6g，太子参10g，陈皮6g，茯苓15g，苍术10g。

7剂，水煎服，每日1剂，分3次温服。

二诊：2016年7月25日。头痛、肢体困重减轻，饭后腹胀，舌红，苔白，脉濡细。守上方加焦三仙各10g。续服14剂，诸症好转。

按：询问病史得知该患者半年前搬家，新居地为1楼，较为潮湿，风湿之邪侵袭肌表，客于太阳经脉，经气不畅，致头痛身重；风湿在表，宜从汗解，故以祛风胜湿为法。薛师方予羌活胜湿汤加减。原方出自《脾胃论》，其载：“如肩背痛，不可回顾，此手太阳气郁而不行，以风药散之。如背痛项强，腰似折，项似拔，上冲头痛者，乃足太阳经之不行也，以羌活胜湿汤主之。”《张氏医通》中曰：“此治头项之湿，故用羌、防、芎、藁一派风药，以祛上盛之邪。然热虽上浮，湿本下著，所以复用独活透达少阴之经。其妙用尤在缓取微似之汗，故剂中加用甘草，以缓诸药辛散之性，则湿著之邪，亦得从中缓去，无借大开汗孔，急驱风邪之法，使肌腠羸弱无力，湿邪因之内缩，但风去而湿不去也。”方中羌活、独活共为君药，二者皆为辛苦温燥之品，其辛散祛风，味苦燥湿，性温散寒，故皆可祛风除湿、通利关节。其中羌活善祛上部风湿，独活善祛下部风湿，两药相合，能散一身上下之风湿，通利关节而止痹痛。臣以防风、藁本，入太阳经，祛风胜湿，且善止头痛。佐以川芎活血行气，祛风止痛；蔓荆子祛风止痛。使以甘草调和诸药。

本方与九味羌活汤均可祛风胜湿，止头身痛。但九味羌活汤解表之力较本方为著，且佐有寒凉清热之品，主治外感风寒湿邪兼有里热之证；本方善祛一身上下之风湿，而解表之力较弱，故主治风湿客表之证。

案4 屈某，男，70岁。初诊日期：2016年11月1日。

主诉：反复头痛9个月，再发1周。

患者于9个月前开始间断头痛，以颞侧部疼痛为主，伴颈僵，情绪紧张、激动时疼痛明显，平静休息后多可减轻，有时需服用止痛药，发作频繁，每次发作时间短时数小时，长时1～2日，曾于外院神经内科就诊，查头部+颈椎CT：①右侧基底节区腔隙性脑梗死；②脑萎缩；③颈椎退行性病变；④颈3/4、4/5椎间盘突出。诊断为紧张性头痛，予以对症支持治疗（具体不详），头痛有所改善，但仍反复发作。1周前头痛明显加重，服用止痛药缓解不明显，伴颈僵、烦躁，无肢体乏力、麻木，无恶心、呕吐，无饮水呛咳，无意识障碍及抽搐，无二便失禁等，口干口苦，饮食、睡眠欠佳，小便黄，大便干结，2～3日1次，舌红，苔黄腻，脉弦滑。查体神清，颈软，双侧瞳孔等大等圆，对光反射灵敏，伸舌居中，四肢肌力、肌张力正常，生理反射存在，病理征未引出。

西医诊断：紧张性头痛。

中医诊断：头痛（少阳阳明合病）。

治法：和少阳，降阳明。

方药：大柴胡汤加减。

处方：柴胡20g，黄芩15g，法半夏15g，枳实15g，白芍15g，大黄（后下）10g，大枣15g，生姜15g，陈皮10g，薏苡仁30g。

3剂，水煎服，每日1剂，早、晚饭后温服。

二诊：2016年11月4日。患者头痛明显减轻，大便干，每日1次，舌红，苔微黄腻，脉弦滑。守上方大黄剂量减半，再服5剂。服完后诸症皆消。

按：《伤寒论》云“太阳病，过经十余日，反二三下之，后四五日，柴胡证仍在者，先与小柴胡汤；呕不止，心下急，郁郁微烦者，为未解也，与大柴胡汤下之则愈”“伤寒十余日，热结在里，复往来寒热者，与大柴胡汤”“伤寒发热，汗出不解，心下痞硬，呕吐而下利者，大柴胡汤主之”。《金匮要略》云：“按之心下满痛者，此为实也，当下之，宜大柴胡汤。”本证多由病邪已入阳明，化热成实所致，治疗以和解少阳，内泻热结为主。往来寒热、胸胁苦满，表明病变部位仍未离少阳；呕不止与郁郁微烦，则较小柴胡汤证之心烦喜呕为重。本案患者头痛，以少阳经循行部位为主，口干口苦、纳差、心烦，同时又大便干结，少阳郁热伴有阳明里结，故薛师投以大柴胡汤和解少阳、通降阳明。方中重用柴胡为君药，配臣药黄芩和解清热，以除少阳之邪；大黄配枳实以内泻阳明热结，行气消痞，亦为臣药。白芍缓急止痛，与大黄相配可治腹中实痛，与枳实相伍可以理气和血，以除心下满痛；法半夏和胃降逆，配伍大量生姜，以治呕逆不止，共为佐药。大枣与生姜相配，能和营卫而行津液，并调和脾胃，功兼佐使，再加陈皮、薏苡仁健脾化痰。

第十二章　中　风

案1　张某，男，65岁。初诊日期：2014年12月11日。

主诉：右侧肢体乏力伴头昏3日。

患者3日前突发头昏、右侧肢体乏力麻木，言语稍欠清晰，尚可活动，行走欠稳，无昏仆，无黑矇，无视物旋转，无头痛，无恶心呕吐，无饮水呛咳，无吞咽困难，无意识障碍，无二便失禁。精神差，少气懒言，饮食、睡眠欠佳，二便尚可。舌红，有瘀点，边有齿痕，苔薄白，脉沉细。查体：神清，颈软，双侧瞳孔等大等圆，对光反射尚可，伸舌稍右偏，右侧肢体肌张力增高，右侧肢体浅感觉减弱，右上肢肌力5^{-}级，右侧下肢肌力5级。巴宾斯基征阳性，余病理征阴性。患者因费用问题，拒绝一切检查，并拒绝住院治疗，要求开中药后回家服药。

西医诊断：脑梗死。

中医诊断：中风（风中经络，气虚血瘀）。

治法：祛风扶正，活血化瘀。

方药：小续命汤加减。

处方：麻黄10g，防己10g，党参30g，黄芩10g，桂枝15g，炙甘草15g，赤芍30g，川芎15g，杏仁10g，制附片（先煎）15g，防风10g，大枣15g，天麻15g，茯苓15g，陈皮10g，当归30g。

7剂，水煎服，加生姜3片、酒半斤，每日1剂，三餐后温服。

二诊：2014年12月18日。患者未再头昏，言语表达较前清晰，精神、饮食、睡眠好转，右侧肢体仍觉乏力麻木，行走稍欠稳，二便正常，舌红，有瘀点，边有齿印，苔薄白，脉沉细。守上方加黄芪60g、桑枝30g、鸡血藤30g，炙甘草加至30g。续服10剂。

三诊：2014年12月28日。患者言语清晰，右侧肢体乏力麻木好转，行走基本正常，精神、饮食、睡眠可，舌红，瘀点明显减少，边有齿印，苔薄白，脉沉细。续服10剂。

后电话随访，患者诉诸症基本好转，偶有右侧肢体轻微麻木，因费用问题未再继续就诊。

按：中风病是由于正气亏虚，饮食、情志、内伤劳倦等引起气血逆乱，产生风、火、痰、瘀，导致脑脉痹阻或血溢脑脉之外，以突然昏仆、半身不遂、口角㖞斜、言语不利、偏瘫等为主要临床表现的病证。中风根据脑髓神机受损程度的不同，有中经络、中脏腑之分。《内经》中所记述的“大厥”“薄厥”“仆击”“偏枯”“风痱”等病证，与中风病昏迷期和后遗症期的临床表现相似。《内经》对本病的病因病机也有一定认识，如《灵枢·刺节真邪》载：“虚邪偏客于身半，其入深，内居营卫，营卫稍衰，则真气去，邪气独留，发为偏枯。”此外，其还认识到本病的发生与个人的体质、饮食、精神刺激等有关，如《素问·通评虚实论》明确指出“仆击、偏枯……肥贵人则膏粱之疾也”。本案患者平素喜食肥甘厚腻，致使脾胃受损，脾失健运，痰浊内生，气血生化无源，且患者年高，两本亏虚，气血精微日渐衰少，气虚血瘀，脑脉失养，再加之劳倦过度，导致气血逆乱，加之外感风邪，风邪主动夹痰上扰，闭阻脑脉，故见头昏、半身乏力麻木、言语不利、行走不稳等。薛师辨证施治，方予小续命汤加减，祛风扶正、活血化瘀。此方所治证为正气内虚，风邪外袭所致。清代张秉成《成方便读》说："此方所治之不省人事，神气愦乱者，乃邪气骤加，正气不守之象。"汪昂《医方集解・祛风之剂》首列此方，称其为"六经中风通剂"。本方以麻黄汤、桂枝汤加防风、防己祛风通络，以驱外来之风邪；麻黄、防风、杏仁、生姜开表泄闭，疏通经络而驱风邪外出，党参、炙甘草、制附片、桂枝益气温阳以扶正祛邪；川芎上行头目，以祛颠顶之风，且能活血化瘀，取"血行风自灭"之意，与赤芍合用，调气血，有助于正气的恢复；并取苦寒之黄芩，以清泻风邪外闭、里气不宣所产生之郁热，并缓方中诸药之过于温燥；加天麻息风止眩定惊；加当归活血补血；加茯苓、陈皮健脾化痰、顾护脾胃；加生姜、白酒散寒通络、驱邪外出；脾主四肢肌肉，二诊炙甘草加量，加黄芪，以加强益气健脾之力；考虑患者费用问题，未予虫类药，予以桑枝、鸡血藤加强祛风通络、活血行血之力。全方共奏祛风扶正、活血通络之力。

案2 季某，男，66岁。初诊日期：2015年11月13日。

主诉：右上肢乏力2个月。

患者2个月前突发右侧肢体乏力、麻木，活动不利，言语欠清，无意识障碍，无昏仆，无口角㖞斜，无饮水呛咳、吞咽困难等。于外院就诊，经MRA等检查诊断为脑梗死，予溶栓、营养神经、改善循环等治疗，并予以针灸、推拿等治疗，右下肢肌力及语言功能恢复，仍遗留右上肢乏力、活动不利，持物时手抖，行康复治疗1个月余，疗效欠佳。目前患者右手晨僵、麻木，活动后改善，手臂无力，不能上举，精细动作不能完成，如握笔、解扣子等。精神、饮食欠佳，睡眠尚可，小便正常，偶有大便干。口干，偶有口苦，口唇色暗，舌淡暗、有瘀斑，苔薄黄，脉沉细涩。既往有贫血、低血压病史。

西医诊断：脑梗死后遗症。

中医诊断：中风（气血亏虚，风中经络）。

治法：益气养血，活血化瘀，祛风通络。

方药：小续命汤加减。

处方：麻黄15g，防己10g，人参30g，黄芩10g，桂枝15g，炙甘草15g，赤芍30g，川芎15g，杏仁10g，制附片（先煎）15g，防风10g，大枣15g，黄芪60g，石膏30g，当归15g，地龙10g，桃仁6g。

10剂，水煎服，加生姜3片、酒半斤，每日1剂，三餐后温服。

二诊：2015年11月22日。患者右上肢功能改善，力量有所增强，上举幅度增加，握笔、系扣子等精细动作可缓慢完成，用力时仍手抖。精神、饮食一般，睡眠可，二便正常。无口干口苦，口唇稍暗，舌淡暗，瘀斑较前减少，脉沉细涩。原方去石膏、桃仁，倍黄芪，加桑枝30g、鸡血藤30g。续服14剂，煎服法同前。

三诊：2015年12月6日。患者症状明显好转，右上肢力量明显增强，手指精细活动改善明显，可完成握笔写字，系扣子、穿线等。精神、饮食、睡眠可，二便正常。舌淡红，少许瘀点，脉沉细微。后予以八珍汤调养1个月，诸症皆消。

按：患者素体气血亏虚，气虚则血行无力，迟滞而产生瘀血，瘀血阻塞经络，筋脉失养，于是肢体拘急，偏废不用。根据患者舌、脉、症的表现，辨证为中风后遗症之中经络，属气虚血瘀型。小续命汤是从外风立论来救治中风的经典名方。唐代名医孙思邈《备急千金要方》中谓“小续命汤，治卒中风欲死，身体缓急，口目不正，舌强不能语，奄奄惚惚，神情闷乱，诸风服之皆验，不令人虚方”，并以此方治愈自身中风疾病。汪昂在《医方集解》中称其为“六经中风通剂”。近代李可老中医常用大小续命汤治疗中风，多获良效。《医方考》中曰：“麻黄、杏仁，麻黄汤也，仲景以之治太阳证之伤寒；桂枝、芍药，桂枝汤也，仲景以之治太阳证之中风。如此言之，则中风而有头疼、身热、脊强者，皆在所必用也。人参、甘草，四君子之二也，《局方》用之以补气；芍药、川芎，四物汤之二也，《局方》用之以养血。如此言之，则中风而有气虚、血虚者，皆在所必用也。风淫末疾，佐以防风；湿淫腹疾，故佐以防己；阴淫寒疾，故佐以附子；阳淫热疾，故佐以黄芩。”现代研究证明，小续命汤复方中有抗缺血损伤的有效成分，具有抗氧化、降血脂、抗动脉粥样硬化等作用，可改善脑部血液供应、降低脂质过氧化的活性，阻止细胞外钙离子内流，以控制、减轻脑水肿，对缺血的脑组织有明显的保护作用。小续命汤中的很多单味药对于脑血管病也有很好的疗效：川芎具有抗血小板聚集、抑制黏附分子表达、扩张血管、抗缺血再灌注损伤、抑制血管平滑肌细胞增殖等疗效；赤芍的主要化学成分芍药苷，具有抗炎、抗氧化、抗自由基、改善血脑屏障的通透性以及增加大脑局部血流量的作用；生姜具备抗氧化、抗炎、降胆固醇、调节免疫的作用等。

案3　袁某，男，67岁。初诊日期：2016年3月15日。

主诉：反复头晕3个月，口角㖞斜1周。

患者3个月来反复出现头晕，伴面红、目胀，耳鸣，烦躁易怒，或有胁肋部胀痛，头晕时测血压升高，波动于（140～178）/（89～110）mmHg，每日自服硝苯地平缓释片（Ⅰ）1片，安静休息后可缓解。近1周发现口角轻微左偏，我院门诊查头部CT提示腔隙性脑梗死。予以阿司匹林、阿托伐他汀钙口服。目前患者上症仍反复发作，精神、饮食尚可，失眠多梦，小便正常，大便偏干，口干口苦，舌红，少苔，脉细弦数。

西医诊断：腔隙性脑梗死。

中医诊断：中风（肝阳上亢证）。

治法：镇肝息风，滋阴潜阳。

方药：镇肝熄风汤加减。

处方：怀牛膝30g，生赭石15g，生龙骨30g，生牡蛎30g，生龟甲15g，白芍15g，玄参15g，天冬15g，川楝子6g，生麦芽15g，茵陈10g，甘草6g，熟地黄15g，山茱萸15g。

7剂，水煎服，每日1剂，三餐后温服。

二诊：2016年3月21日。患者头晕、耳鸣等均好转，无胁肋部疼痛，睡眠仍稍差，多梦，精神、饮食可，二便可，口干缓解，无口苦，舌红，少苔，脉细弦。守上方去川楝子，加茯神30g、莲子10g。续服14剂，诸症好转。

按：本方出自《医学衷中参西录》，其卷七记载：“治内中风证（亦名类中风，即西人所谓脑充血证），其脉弦长有力（即西医所谓血压过高），或上盛下虚，头目时常眩晕，或脑中时常作疼发热，或目胀耳鸣，或心中烦热，或时常噫气；或肢体渐觉不利，或口眼渐形歪斜，或面色如醉；甚或眩晕，至于颠仆，昏不知人，移时始醒，或醒后不能复元，精神短少，或肢体痿废，或成偏枯。”其病机为肝肾阴虚，肝阳化风。肝为风木之脏，体阴而用阳，肝肾阴虚，肝阳偏亢，阳亢化风，风阳上扰，故见头目眩晕、目胀耳鸣、脑部热痛、面红如醉；肾水不能上济心火，心肝火盛，则心中烦热；肝阳偏亢，气血随之逆乱，遂致卒中。轻则风中经络，肢体渐觉不利，口眼渐形㖞斜；重则风中脏腑，眩晕颠仆，不知人事等。《素问·调经论》谓："血之与气，并走于上，则为大厥，厥则暴死。气复反则生，不反则死。"本证以肝肾阴虚为本，肝阳上亢，气血逆乱为标，但以标实为主。治以镇肝息风为主，佐以滋养肝肾。关于方解，《医学衷中参西录》中云："方中重用牛膝以引血下行，此为治标之主药。而复深究病之本源，用龙骨、牡蛎、龟板、芍药以镇熄肝风，赭石以降胃降冲，玄参、天冬以清肺气，肺中清肃之气下行，自能镇制肝木。至其脉之两尺虚者，当系肾脏真阴虚损，不能与真阳相维系。其真阳脱而上奔，并挟气血以上冲脑部，故又加熟地、萸肉以补肾敛肾。从前所拟之方，原止此数味。后因用此方效者固多，间有初次将药服下转觉气血上攻而病加剧者，于斯加生麦芽、茵陈、川楝子即无斯弊。盖肝为将军之官，其性刚果，若但用药强制，或转激发其反动之力。茵陈为青蒿之嫩者，得初春少阳生发之气，与肝木同气相求，泻肝热兼疏肝郁，实能将顺肝木之性。麦芽为谷之萌芽，生用之亦善将顺肝木之性使不抑郁。川楝子善引肝气下达，又能折其反动之力。方中加此三味，而后用此方者，自无他虞也。心中热甚者，当有外感，伏气化热，故加石膏。有痰者，恐痰阻气化之升降，故加胆星也。"全方重用潜镇诸药，配伍滋阴疏肝之品，共成标本兼治、急以治标的良方。临床常用于治疗高血压、脑血栓形成、脑出血、血管神经性头痛等属于肝肾阴虚、肝阳上亢者。若属气虚血瘀之风，则不宜使用本方。

第十三章　耳　鸣

案 1　王某，女，48 岁。初诊日期：2018 年 11 月 8 日。

主诉：间断左耳耳鸣 1 个月。

患者诉 1 个月来感头昏，伴间断左耳耳鸣，如口哨声，既往有高血压、糖尿病病史，近 3 日未服降压药，自诉平素血压控制可，但仍头昏，查血压 175/102mmHg，纳食欠佳，睡眠欠佳，舌质红，苔薄白，脉弦。

西医诊断：高血压。

中医诊断：耳鸣。

治法：平肝潜阳，补益肝肾。

方药：天麻钩藤饮加减。

处方：天麻 10g，钩藤 10g，麸炒白术 10g，炒决明子 15g，炒栀子 8g，黄芩 10g，怀牛膝 15g，炒杜仲 12g，桑寄生 10g，首乌藤 30g，姜半夏 6g，生甘草 6g，陈皮 6g，砂仁（后下）6g。

7 剂，水煎服，每日 1 剂，早、晚温服。

二诊：2018 年 11 月 15 日。患者诉服用前方后感耳鸣及头昏症状较前有好转，查血压 140/85mmHg，前方获显效，为巩固疗效，仍按前方再服 7 剂，以收全功。

按：此例患者为更年期女性，《素问·上古天真论》曰："女子七七，任脉虚，太冲脉衰少，天癸竭，地道不通，故形坏而无子也。"阴阳严重失衡，加之平素情志焦虑，肝气郁结，肝主疏泄，为将军之官，肝失条达，郁而化火，肝阳上亢循经上扰耳窍，引起耳鸣之症。《素问·六元正纪大论》云："木郁之发……甚则耳鸣眩转。"方中天麻、钩藤、石决明均有平肝息风之效，用以为君药；炒栀子、黄芩清热泻火，使肝经之热不至于太亢，用以为臣药；怀牛膝、炒杜仲、桑寄生补益肝肾，怀牛膝更能引血下行；麸炒白术、陈皮、砂仁、姜半夏健脾行气和胃，首乌藤安神定志，均为佐使药；甘草调和诸药。全方共奏平肝潜阳、补益肝肾之功，方证合拍，即取显效。另现代药理学研究显示，天麻钩藤饮有显著的降低血压以及调节高级神经活动的作用。

案 2　黄某，女，39 岁。初诊日期：2017 年 9 月 15 日。

主诉：间断双耳耳鸣伴头晕 1 周。

患者诉 2 周前感冒，表现为畏寒怕风，鼻塞流涕，感冒痊愈后出现间断双耳耳鸣，如蝉鸣声，伴有头晕症状，无视物旋转，口干口不苦，纳食欠佳，睡眠可，月经正常，舌红苔薄黄腻，脉浮数。

西医诊断：耳鸣。

中医诊断：耳鸣。

治法：祛风清热，行气通窍。

方药：羌活葛根汤加减。

处方：天麻 12g，葛根 30g，羌活 6g，防风 6g，川芎 6g，酒黄芩 10g，甘草 6g，姜半夏 6g，麸炒白术 10g，砂仁 6g，太子参 20g，茯苓 10g，石菖蒲 6g，生地黄 10g，陈皮 6g，佛手 6g。

7 剂，水煎服，每日 1 剂，早、晚温服。

2017 年 9 月 22 日电话随访患者，患者诉服用上方后诸症好转，未再发耳鸣、头晕之症，嘱患者注意休息，避免劳累。

按：此例患者为中年女性，风热外袭，肺经受病，宣降失常，外邪循经上扰，蒙蔽清窍，故感耳鸣头晕，薛师以羌活葛根汤加减，祛风清热，行气通窍。大剂量葛根解肌透风，生津止渴，为君药；羌活、防风、川芎祛风通窍，加天麻更增祛风止痛之效；加入太子参、麸炒白术、茯苓、姜半夏、砂仁、陈皮、佛手等一众行气和胃之品，脾胃升降得治则气机升降乃常；生地黄、酒黄芩清热生津，解风热伤阴之弊；甘草调和诸药。后随访患者诸症皆愈，全方方证合拍，即取显效。

案 3 王某，女，75 岁。初诊日期：2019 年 6 月 12 日。

主诉：间断双耳耳鸣 1 年余。

患者诉 1 年余来无明显诱因出现双耳间断耳鸣，呈隆隆声，每遇疲劳后加重，平素倦怠乏力，纳食欠佳，食少、腹胀，睡眠欠佳，面色无华，舌淡红苔薄白，脉沉弱。

西医诊断：耳鸣。

中医诊断：耳鸣。

治法：健脾益气，养血通窍。

方药：归脾汤加减。

处方：太子参 30g，炒白术 10g，茯神 30g，黄芪 30g，远志 6g，甘草 6g，当归 10g，龙眼肉 10g，陈皮 6g，炒酸枣仁 15g，首乌藤 30g，焦山楂 10g，焦神曲 10g，焦麦芽 10g，砂仁（后下）6g，另加姜、枣各 10g 同煎。

7 剂，水煎服，每日 1 剂，早、晚温服。

二诊：2019 年 6 月 19 日。患者诉服用前方后感耳鸣症状较前有好转，前方获显效，为巩固疗效，仍按前方再服 7 剂，以收全功。

按：此例患者为老年女性，脏腑功能失司，脾失健运，气血生化之源不足，耳窍失养，则见耳鸣，甚则耳聋之症；气虚则平素倦怠乏力；血虚则面色无华；脾虚失运，则食少、腹胀；血虚致心神失养则睡眠差；舌质淡红、苔薄白、脉沉弱皆为气血不足之象。宋代严用和提出“当随其证，施以治法”的观点，归脾汤始出自其《济生方》，用于治疗思虑过度，劳伤心脾之证。方中以太子参易党参补气而不滞，黄芪、炒白术、甘草健脾益气；当归、龙眼肉补血养血；炒酸枣仁、茯神、首乌藤、远志养心安神；焦三仙（焦山楂、焦麦芽、焦神曲）健脾开胃；佐陈皮、砂仁理气使补而不滞；加入姜、枣调和营卫。诸药合用，益气养血，使气血同补。方证合拍，病证乃愈。

耳鸣是临床常见病症之一，《三因极一病证方论·耳病证治》曰：“耳为听会……内关五脏，外六淫。故风寒暑湿，使人聋聩耳鸣。”《诸病源候论》曰：“若精气调和，肾气充足，则耳目聪明，若劳伤气血，精脱肾惫，必致聋聩。故人于中年之后，每多耳鸣，如风雨，如蝉鸣，如潮声者，是皆阴衰肾亏而然。……老人之耳，多见聪不内居，而声闻于外，此正肾元不固，阳气渐涣之征耳。”中医把耳鸣的病因分为虚、实两类。实证由风邪外袭、侵及耳窍，或者肝气郁结上逆、阻塞清窍，或者肝郁化火、上扰清窍，或者痰热郁结、化火上壅所致。《明医杂著》曰：“耳鸣证，或鸣甚如蝉，或左或右，或时闭塞，世人多作肾虚治，不效，殊不知此是痰火上炎，郁于耳中而为鸣，郁甚则壅闭矣。”虚证由肾精亏虚、髓海不足，脾胃虚弱、气血生化不足，不能上奉于耳所致。《诸病源候论》曰：“劳动经血，而气血不足，宗脉则虚，风邪乘虚，随脉入耳，与气相击，故为耳鸣。”所以在具体治疗上对于风热侵袭的，应该以疏风清热为主，可以选用银翘散。肝火上扰型应该以清肝泻热、开郁通窍为主，可以选用龙胆泻肝汤。痰火郁结型应该以清火化痰、和胃降逆为主，可以选用黄连温胆汤。肾阴亏损型应该以补益肝肾，滋阴潜阳为主，可以选用耳聋左慈丸。脾胃虚弱型应该以健脾益气为主，可以选用补中益气汤。部分耳鸣患者，或由化脓菌感染所致，或素有高血压史，加之素嗜辛辣，郁怒伤肝，肝火暴亢，循经上炎所致，中医辨证属于实热、肝火。《素问·六元正纪大论》云：“木郁之发，甚则耳鸣旋转。”肝者将军之官，性刚劲，主升发疏泄，若肝失条达，郁而化火，上扰清窍，则耳鸣暴发，如潮如雷，轰轰隆隆，常伴有耳胀耳痛，流脓，发热，头痛眩晕，面红目赤，口苦咽干，烦躁不宁，舌红苔黄，脉弦数有力。治宜平肝伐木，清肝降火。方用龙胆泻肝汤、天麻钩藤饮、镇肝熄风汤等加减。除药物治疗外还可以针灸治疗，局部取穴与远端取穴辨证相结合治疗。另《内功图说·分行外功决·耳功》中提到耳鸣康复之法：“营治城郭；以两手按耳轮，一上一下摩擦之，所谓营治城郭，使人听彻”“除耳鸣功：平坐伸一足屈一足，横伸两手，直竖两掌，向前若推门状。扭头项左右各顾七次，除耳鸣”。

近年来众多医家亦运用中药汤剂、针灸等方法治疗各种原因所致的耳鸣，往往疗效颇丰。赵颜俐自拟化痰祛瘀方（组成：桃仁 12g，红花 9g，丹参 15g，川芎 15g，法半夏 9g，制南星 9g，石菖蒲 10g，茯苓 10g，陈皮 10g，生山楂 10g，葛根 10g）治疗痰瘀阻络型神经性耳鸣 30 例，14 日后总有效率为 90.3%。王丽丽用益肾活血通窍汤联合西药治疗肾精亏损型神经性耳鸣 45 例，总有效率为 95.56%。刘曼筠将 60 例气滞血瘀型神经性耳鸣的患者随机分为两组，治疗组在对照组基础上用丹参注射液在患侧的听宫、风池、耳门、完骨穴上两组交替穴位注射，总有效率治疗组（82.8%）明显高于对照组（64.3%）。“腧穴所在，主治所在”“经脉所过，主治所及”。郭佳等发现治疗神经性耳鸣患者近端取穴多取耳周腧穴，多在辨经络原则上以四肢远端穴位为主。《灵枢·经筋》云：“以痛为输。”李哲针刺经触诊找出循经阿是穴治疗神经性耳鸣，结果总有效率为 90.2%、愈显率为 68.3%。

薛师从临证入手，从临床常见病因（如风热侵袭、肝火上扰、痰火郁结、气滞血瘀、肾精亏损、气血亏虚等）辨证论治，大多数起到良好的临床疗效。此病患者平素应避免使用耳毒性药物，如氨基糖苷类抗生素、袢利尿剂等，保持心情舒畅，避免太大噪声刺激，注意饮食有节，起居有常。其预后与病程、患者的年龄、治疗是否及时等因素有关。病程短、年龄较轻的患者，经过及时积极的治疗，往往预后较好；病程较长及年龄较大的患者，可能存留顽固性的耳鸣，往往难以完全恢复。

现代医学研究表明，耳鸣的发病机制不完全明确，根据发病原因的不同可将耳鸣分为耳源性耳鸣和非耳源性耳鸣两大类，临床上大约 40%的耳鸣患者找不到明显的诱因，也缺乏特效治疗。对于病因明确者，应针对病因治疗。目前临床上常用的针对耳鸣的治疗方法主要有心理疗法、中医药治疗、药物治疗、电刺激治疗、手术治疗等。中医药治疗（包括针灸治疗）在不明原因耳鸣的治疗上显出得天独厚的优势，根据辨证论治，常常能使得症状减轻或痊愈。

第十四章 不 寐

案1 刘某，女，50岁。初诊日期：2016年12月22日。

主诉：夜寐差1个月余。

患者诉1个月余以来感夜间睡眠差，表现为入睡难，睡后易醒，醒后再难入睡，伴随情志焦虑，口干，易上火，纳食欠佳，月经量偏少，色暗红，40～50日一行，舌质红，苔薄黄，脉细数。

西医诊断：更年期综合征。

中医诊断：不寐。

治法：疏肝理气和胃，养心安神。

方药：酸枣仁汤加减。

处方：炒酸枣仁12g，首乌藤30g，生地黄10g，玉竹10g，郁金10g，陈皮6g，砂仁（后下）6g，焦山楂10g，焦神曲10g，焦麦芽30g，茯神30g，知母10g，川芎8g，甘草6g，沙苑子30g，金雀根30g。

7剂，水煎服，每日1剂，早、晚温服。

二诊：2016年12月29日。患者诉服用前方后感睡眠稍好转，入睡时间延长，前方获显效，为巩固疗效，仍按前方再服5剂，以收全功。

按：患者为更年期女性，《素问·上古天真论》曰："女子……七七，任脉虚，太冲脉衰少，天癸竭，地道不通，故形坏而无子也。"阴阳严重失衡，加之平素情志焦虑，肝气郁结，肝郁化火，扰动心神，心神不安而不寐；肝横逆犯脾，脾运化失司，则纳差。方以酸枣仁汤加减疏肝理气和胃、养心安神为治，根据首症加入大剂量首乌藤、茯神、炒酸枣仁等安神之品；辅以生地黄、玉竹、知母滋阴生津改善口干症状；陈皮、砂仁、焦三仙（焦山楂、焦麦芽、焦神曲）益气健脾和胃；七七肝肾亏虚，加入沙苑子补肾固精；七七天癸竭，月经失调，女子以血为用，予以川芎、金雀根活血通脉，甘草调和诸药。方证合拍，气血同治，失眠乃愈。

案2 杨某，男，51岁。初诊日期：2017年10月13日。

主诉：夜寐差1个月余。

患者诉1个月余以来夜间睡眠差，表现为入睡困难，心烦，伴头晕，口干口苦，纳食欠佳，诉近期工作繁忙，饮食油腻，作息紊乱，舌质红，苔黄腻，脉弦滑数。

西医诊断：睡眠障碍。

中医诊断：不寐。

治法：清肝泻火，清热安神。

方药：龙胆泻肝汤加减。

处方：龙胆6g，黄连3g，甘草6g，百合30g，首乌藤30g，茯神30g，金雀根30g，焦山楂10g，焦神曲10g，焦麦芽10g，知母10g，合欢皮30g，煅珍珠母（先煎）30g，焦栀子6g，酒黄芩10g，当归10g，生地黄10g，泽泻10g，柴胡15g。

7剂，水煎服，每日1剂，早、晚温服。

二诊：2017年10月20日。患者诉服用前方后口干口苦明显好转，入睡较前稍好转，为巩固疗效，仍按前方再服3剂，以收全功。

按：患者诉近期工作繁忙，饮食油腻，作息紊乱，阴阳失衡，湿热内生，损伤肝胆，肝经湿热循经上扰神明则感头晕；上扰心神则心烦不寐；横逆犯脾则纳食差，主方以清肝胆实火经典方龙胆泻肝汤加减，仍是首以大剂量首乌藤、茯神、合欢皮养心安神，辅以煅珍珠母加强镇静安神之功；酒黄芩、焦栀子、黄连苦寒泻火，配伍龙胆大苦大寒之品，泻肝胆实火。患者近期饮食油腻，湿热内蕴，嘱清淡饮食，予以焦三仙（焦山楂、焦麦芽、焦神曲）健脾和胃消食为治；泽泻清热利湿，使湿热从水道排出。肝主藏血，肝热易耗阴血，大剂量苦寒之品恐加重阴伤，故予金雀根、生地黄、当归、知母、百合滋阴养血，以使标本兼顾。柴胡为引诸药入肝胆而设，甘草有调和诸药之功。全方泻中有补，利中有滋，火降热清，湿浊分清，诸症乃相应而愈。因本方药物多为大苦大寒之品，服久每易伤及脾胃，故得证后按前方再服3剂，以收全功。

案3 肖某，女，72岁。初诊日期：2017年12月1日。

主诉：夜寐差半年余。

患者诉半年以来夜间睡眠差，表现为入睡难，早醒，伴乏力，气短，纳食差，食多腹胀，无反酸、胃灼热感等不适，大小便尚可，舌质淡红，苔薄白干，脉沉细。

西医诊断：睡眠障碍。

中医诊断：不寐。

治法：益气补血，健脾养心。

方药：归脾汤加减。

处方：炒白术10g，茯神30g，黄芪30g，远志6g，甘草6g，太子参30g，当归10g，醋延胡索15g，陈皮6g，炒酸枣仁15g，川芎10g，知母10g，首乌藤30g，煅珍珠母（先煎）30g，焦山楂10g，焦神曲10g，焦麦芽10g，砂仁（后下）6g，玉竹10g。

7剂，水煎服，每日1剂，早、晚温服。

二诊：2017年12月8日。患者诉服用前方后睡眠稍好转，查舌脉同前，加龙眼肉20g、大枣10g、生姜6g同煎，再服7剂，巩固疗效。

三诊：2017年12月15日。患者诉现入睡难较前好转，饮食较前增加，仍有乏力，舌淡红，舌苔较前稍润，脉象同前，在前方基础上加大黄芪量至40g以加大补气之效，以收全功。

按：此例患者为老年女性，四诊合参为气血不足之象。心藏神而主血，脾主思而统血。乏力体倦、纳食差、食多腹胀为脾气亏虚之症；心血暗耗，心失所养，见不寐、舌质淡红、苔薄白干、脉沉细之象。治当益气补血，健脾养心。《医学心悟》曰："有心血空虚卧不安者……归脾汤主之。"方中以太子参、黄芪、炒白术甘温补脾益气，当归、川芎甘辛温养肝而生心血；知母、玉竹滋阴生津；加之大剂量茯神、炒酸枣仁、首乌藤甘平养心安神，远志交通心肾而定志宁心，煅珍珠母重镇安神加大安神之力；砂仁、陈皮行气和胃，再加少量醋延胡索加强行气之力，以防益气补血药滋腻滞气，有碍脾胃运化功能；再加健脾消食之品焦三仙（焦山楂、焦麦芽、焦神曲）以加强健脾消食之功。补气健脾与养心安神并用。二诊时觉睡眠较前稍好转，在前方基础上加用龙眼肉以加强养心安神之力，加入姜、枣以加强甘温补血益气之力。三诊时诸症较前明显好转，仍有乏力，在前方基础上加大黄芪量至40g加强补气之效，以收全功。

案4 庞某，女，26岁。初诊日期：2018年4月27日。

主诉：夜寐差半年余。

患者诉半年以来夜间睡眠差，表现为入睡难，面色暗淡，偶长痘，偶伴头晕，喜温饮，纳食尚可，大小便可，月经正常，职业为护士，经常倒夜班。舌质红，苔薄白，脉沉细。

西医诊断：睡眠障碍。

中医诊断：不寐。

治法：补血养心安神。

方药：四物汤合酸枣仁汤加减。

处方：炒酸枣仁15g，茯神30g，知母10g，川芎10g，甘草6g，当归10g，陈皮6g，首乌藤30g，生地黄10g，炒白芍10g，桑叶30g，秦皮30g。

7剂，水煎服，每日1剂，早、晚温服。

二诊：2018年5月4日。患者诉服用前方后睡眠明显好转，前方获显效，为巩固疗效，再服同方3剂。

按：此例患者为青年女性，女子以血为用，日夜颠倒气血受损，加之肝气郁结，肝藏血而失司，心神失养则不寐。酸枣仁汤原方养血安神，根据首症加入大剂量首乌藤、茯神、炒酸枣仁等养心安神之品，知母补不足之阴。四物汤为补血之经方，是《金匮要略·妇人妊娠病脉证并治》中的芎归胶艾汤去阿胶、艾叶、甘草而成。此例患者虽月经尚正常，但薛师以治未病之思，用当归补血活血、川芎入血分理血中之气，生地黄滋阴补血，炒白芍敛阴养血，加之行气之品陈皮，使得补血而不滞血，行血而不破血。气血不容虚火上炎，桑叶、秦皮可清热解毒，兼治面部火疮，另现代药理学研究证实，桑叶含褪黑素，可帮助睡眠。甘草起调和诸药之功。全方共奏养血安神之功，使心肝之血滋养有源，阴升阳潜，故阴虚阳浮不寐之证得以自愈。二诊时诸症皆好转，予以原方3剂巩固疗效，以收全功。

案5 林某，女，62岁。初诊日期：2018年9月28日。

主诉：夜寐差半年余。

患者诉半年以来夜间睡眠差，11时入睡，3时醒，醒后再难入睡，伴夜间盗汗，醒后汗止，夜尿1～2次，无胸闷心慌，纳可，二便可，舌质红苔薄白，脉沉细数。

西医诊断：睡眠障碍。

中医诊断：不寐。

治法：滋补肝肾，养心安神。

方药：六味地黄丸加减。

处方：熟地黄10g，山药10g，酒萸肉10g，茯神30g，知母10g，川芎10g，甘草6g，枸杞子10g，首乌藤30g，金雀根30g，陈皮6g，砂仁6g，怀牛膝15g，沙苑子30g，金樱子30g，炒酸枣仁30g。

7剂，水煎服，每日1剂，早、晚温服。

二诊：2018年10月5日。患者诉服用前方后可睡至凌晨4时，入睡较前容易，为巩固疗效，再服原方7剂。

三诊：2018年10月12日。患者诉服用前方后可睡至凌晨6时，盗汗较前好转，前方获显效，继服原方7剂，以收全功。

按：此例患者为老年女性，年老肾衰，肾为先天之本，四诊合参为肝肾亏虚之象。正如《灵枢·营卫生会》所言“老者之气血衰……其营气衰少而卫气内伐，故昼不精，夜不瞑”，指出老年人因脏腑精气衰退而致不眠。肾为阴阳水火并存之脏，肾阴虚则阳易亢，见夜间盗汗；肾阴与肝阴、心阴一体，心神失养，心肾不交，阴精不能上承则不寐；本方以肾、肝、心三阴并补而重于补肾阴。方中熟地黄滋阴补肾，填精益髓而生血；酒萸肉为山茱萸加黄酒炮制而成，酸温滋肾益肝，更增收敛阴液之功；大剂量茯神、首乌藤、炒酸枣仁养心安神，共成三阴并补以收补肾治本之功。另加枸杞子、怀牛膝、沙苑子、金樱子一派滋养肾阴之品，辅佐熟地黄滋养肾阴。予以川芎、金雀根活血通脉，佐以陈皮、砂仁行气防止滋补之品产生滞腻之弊，甘草调和诸药。全方以补为主，补中寓泻，补而不滞，肾阴得补则可上升至心，涵养心阴，心肾交通，心神得养，则失眠乃愈。复诊时感诸症皆好转，继服原方，以巩固疗效，以收全功。

不寐又称失眠，轻者入睡困难或睡而易醒，醒后不寐，重者彻夜难眠。《难经》最早提出“不寐”这一病名，在《内经》中称为“目不瞑”“不得眠”“不得卧”，并认为其主要由两种原因所致，一种是为其他病证所影响，如咳嗽、腹胀满等使人不得卧，另一种则是机体气血阴阳失和，使得人不能寐。其认为老人不寐的病机为“血气衰、肌肉不滑、荣卫之道涩，故昼日不能精，夜不得寐也”。《素问·病能论》曰：“人有卧而有所不安者，何也？……脏有所伤及，精有所寄，则安，故人不能悬其病也。”张景岳《景岳全书·不寐》较全面地归纳和总结了不寐的病因病机及其辨证施治方法，“寐本乎阴，神其主也，神安则寐，神不安则不寐。其所以不安者，一由邪气之扰，广由营气之不足耳”，还认为“饮浓茶则不寐，心有事亦不寐者，以心气之被伐也”。《景岳全书·不寐·论治》中指出：“无邪而不寐者……宜以养营气为主治……即有微痰微火皆不必顾，只宜培养气血，血气复则诸症自退，若兼顾而杂治之，则十曝一寒，病必难愈，渐至元神俱竭而不可救者有矣”，“有邪而不寐者，去其邪而神自安也。”由于其他疾病而影响睡眠者，不属于本篇讨论范围。

薛师认为，失眠的病因虽多，但总以情志、饮食或气血亏虚等内伤病因居多，从而引起心、肝、胆、脾、胃、肾的气血失和，阴阳失调。其病位在心，但与肝、胆、脾、胃、肾关系密切。在补虚泻实，调整脏腑气血阴阳的基础上辅以安神定志之品乃是本病的基本治疗准则。失眠虚证多由心脾两虚，心虚胆怯，阴虚火旺，引起心神失养所致。失眠实证则多由心火炽盛，肝郁化火，痰热内扰，引起心神不安所致。遣法处方上在病因辨治的基础上，皆加用养心安神之品，往往可起到画龙点睛的作用。本病除部分病情单纯者治疗收效较快外，大多病程较长，病情复杂，治疗往往难以速效，因此在平日应养成良好的生活习惯，按时起居，不经常熬夜，睡前不饮浓茶、咖啡和吸烟等，保持心情愉快以及加强体育锻炼等对失眠的防治有重要作用。

第十五章　心　悸

案1　尹某，女，67岁。初诊日期：2018年10月19日。

主诉：胸闷心悸半个月余。

患者诉半个月余以来无明显诱因感胸闷心悸不适，天气变化时症状尤甚，不伴胸痛，伴头昏，易上火，口干喜热饮，纳差，小便可，大便稍干，睡眠欠佳，舌质红，苔薄黄腻，脉弦滑。

辅助检查：十二通道心电图示窦性心律，ST-T段改变。

西医诊断：胸闷原因待查。

中医诊断：心悸。

治法：通阳化痰，行气通痹。

方药：瓜蒌薤白半夏汤合六君子汤加减。

处方：炒瓜蒌子10g，薤白8g，姜半夏6g，郁金10g，北沙参10g，太子参20g，麸炒白术10g，茯神30g，甘草6g，陈皮6g，天麻10g，砂仁（后下）6g，姜厚朴10g，柏子仁10g。

7剂，水煎服，每日1剂，早、晚温服。

二诊：2018年10月26日。患者诉服用前方后胸闷心悸不适较前稍好转，前方获显效，为巩固疗效，仍按前方再服7剂，以收全功。

按：此例患者为老年女性，形体较肥胖，“胖人多痰”，结合舌脉考虑为痰湿内蕴证，痰湿上犯心胸清旷之区，阻遏心阳，胸阳失展，气机不畅，上扰心神则成胸闷心悸之症。正如清代吴澄《不居集·怔忡惊悸健忘善怒善恐不眠》所谓：“心者，身之主，神之舍也。心血不足，多为痰火扰动。”西医辅助检查心电图提示ST-T段改变，表示可能有心肌缺血。中医治疗宜通阳化痰，行气通痹，薛师以顾护脾胃为本，方以瓜蒌薤白半夏汤合六君子汤加减，瓜蒌薤白半夏汤，来源于《金匮要略》，主攻行气解郁，通阳散结，祛痰宽胸。瓜蒌薤白共奏豁痰通阳、理气宽胸之功，配以姜半夏燥湿化痰，降逆散结，郁金增强行气解郁之力，北沙参滋阴宽胸；配合六君子汤易茯苓为茯神，加入砂仁，侧重于补脾气，化痰湿，使从扶脾治本中兼化痰湿，茯神更侧重养心安神，加入姜厚朴更增行气化湿之力；天麻为兼顾头昏之品，柏子仁滋阴润肠缓解大便偏干之症，全方共奏通阳化痰、行气通痹之功。二诊时患者感症状较前稍好转，药证合拍，为巩固疗效，仍按前方再服7剂，以收全功。

案2　蔡某，男，47岁。初诊日期：2018年12月20日。

主诉：胸闷心悸5日。

患者5日前工作劳累后感胸闷心悸，不伴有胸痛，休息后可缓解，但5日内反复发作，间断耳鸣，睡眠差，易醒，纳可，二便可，舌质红苔少，脉弦细。

辅助检查：十二通道心电图示窦性心律，正常心电图。

西医诊断：胸闷原因待查。

中医诊断：心悸。

治法：宽胸散气，滋阴行气活血。

方药：自拟验方加减。

处方：烫骨碎补 30g，炒蒺藜 10g，熟地黄 10g，山茱萸 10g，怀牛膝 15g，陈皮 6g，佛手 6g，甘草 6g，砂仁 6g，瓜蒌皮 10g，薤白 8g，炒酸枣仁 15g，茯神 30g，首乌藤 30g，石菖蒲 12g，金雀根 30g。

7 剂，水煎服，每日 1 剂，早、晚温服。

2018 年 12 月 27 日电话随访患者，患者诉服用上方后诸症好转，未再发心悸之症，嘱患者注意休息，避免劳累。

按：此例患者为中年男性，工作劳累，生活压力大，劳倦太过伤肝肾，肝肾阴虚，耗伤阴津，肾阴不能上制心火，心阴不得滋养而犯悸动不安之症；耳为肾之窍，肾阴不足不能上荣于耳则感间断耳鸣；心阴不足则心火偏亢，阳不入阴则寐差；治疗上首先予以熟地黄、山茱萸、怀牛膝、烫骨碎补、炒蒺藜等一众滋养肝肾之品滋阴养肾，肾水得以滋养则上润于心，心悸乃愈。配以陈皮、佛手、砂仁等行气之品恐滋腻太过。宽胸散结经典药方瓜蒌薤白汤行气宽胸效佳，方中诸药共奏豁痰通阳、理气宽胸之功。再加入炒酸枣仁、茯神、首乌藤大剂量养心安神之药，进一步滋养心阴，石菖蒲起开窍豁痰之功，金雀根清肺益脾，活血通脉，甘草调和中药。全方皆为薛师临床常用药对，虽未予以经方辨证，但收获良效，可为同道参考组方。后电话随访患者诉诸症乃愈。患者为中年男性，平素体质精壮，此次发作为急性短暂性发作，一般易治，嘱患者平素注意休息，避免劳累，此方药证合拍，故服药 7 剂而收全功。

案 3 张某，女，37 岁。初诊日期：2019 年 1 月 12 日。

主诉：胸闷心悸半个月。

患者半个月前因劳累后感胸闷心悸不适，伴头晕，神疲乏力，不伴有胸痛，休息后可缓解，但反复发作，少寐多梦，纳食少，食多腹胀，平素月经色偏淡量较少，经期正常，二便尚可，见面色无华，舌质淡红，苔薄白边有齿痕，脉细弱。

辅助检查：十二通道心电图示窦性心律，ST−T 改变。

西医诊断：胸闷原因待查。

中医诊断：心悸。

治法：补血养心，益气安神。

方药：归脾汤加减。

处方：太子参 20g，茯神 30g，白术 20g，黄芪 30g，龙眼肉 30g，酸枣仁 30g，木香 15g，当归 10g，川芎 10g，制远志 10g，甘草 6g，焦山楂 10g，焦麦芽 10g，焦神曲 10g。

7 剂，水煎服，每日 1 剂，早、晚温服。

二诊：2019 年 1 月 19 日。患者诉服用前方后胸闷心悸不适较前稍好转，前方获显效，为巩固疗效，仍按前方再服 7 剂，以收全功。

按：此例患者为中年女性，平素体虚，劳倦太过伤心脾，女子以血为用，心藏神而主血，脾主思而统血，心脾两虚，脾气亏虚则体倦、食少、腹胀，心血暗耗，心失所养则见心悸、不寐之症，结合舌脉，舌质淡红、苔薄白边有齿痕、脉细弱均为气血不足之象，治宜补血养心，益气安神。严用和提出“当随其证，施以治法”观点，归脾汤始出自其《济生方》，用于治疗思虑过度、劳伤心脾之证。后世医家在此临证基础上增减用药，更是扩充了其用药范围，明代薛己《校注妇人良方》，在原方的基础上增加了当归、远志两味药，一直沿用至今。本方中以太子参易人参，甘平生津，益气健脾之力更甚；黄芪、白术甘温补脾益气；茯神、酸枣仁、龙眼肉甘平养心安神，远志交通心肾，定志宁心；女子以血为用，当归、川芎补血养血；加入木香起理气醒脾之功，以防益气补血之品太过滋腻滞气而妨碍运化功能；另加入焦三仙（焦山楂、焦麦芽、焦神曲）健脾开胃消食，更增健脾之功。全方共奏补血养心、益气安神之功，患者服之反馈甚佳。

《内经》虽无心悸或惊悸、怔忡之病名，但有类似症状记载，如《素问·痹论》曰：“风寒湿三气杂至，合而为痹也……心痹者，脉不通，烦则心下鼓。”《金匮要略·惊悸吐衄下血胸满瘀血病脉证治》曰：“寸口脉动而弱，动则为惊，弱则为悸。”《丹溪心法·惊悸怔忡》曰：“惊悸者血虚，惊悸有时，以朱砂安神丸。痰迷心膈者，痰药皆可，定志丸加琥珀、郁金。怔忡者血虚，怔忡无时，血少者多。有思虑便动，属虚。时作时止者，痰因火动。瘦人多因是血少，肥人属痰。寻常者多是痰。自觉心跳者是血少，四物、朱砂安神之类。”《景岳全书·怔忡惊恐》曰：“怔忡之病，心胸筑筑振动，惶惶惕惕，无时得宁者也。……此证惟阴虚劳损之人乃有之，盖阴虚于下，则宗气无根，而气不归源，所以在上则浮撼于胸臆，在下则振动于脐旁，虚微者动亦微，虚甚者动亦甚。凡患此者，速宜节欲节劳，切忌酒色。”《素问·举痛论》曰：“惊则心无所依，神无所归，虑无所定，故气乱矣。”并认为其病因有宗气外泄，心脉不通，突受惊恐，复感外邪等，并对心悸脉象的变化有深刻认识。汉代张仲景在《伤寒论》及《金匮要略》中以惊悸、心动悸、心下悸等为病证名，认为其主要病因有惊扰、水饮、虚损及汗后受邪等，记载了心悸时表现的结、代、促脉及其区别，提出了基本治则及炙甘草汤等治疗心悸的常用方剂。宋代《济生方·惊悸怔忡健忘门》率先提出怔忡病名，对惊悸、怔忡的病因病机、变证、治法作了较为详细的记述。清代《医林改错》中论述了瘀血内阻可导致心悸怔忡，用血府逐瘀汤治疗心悸，每多获良效。

心悸是临床常见病证之一，也可作为临床多种病证的症状表现之一，如胸痹心痛、失眠、健忘、眩晕、水肿、喘证等出现心悸时，应主要针对原发病进行辨证治疗。其预后转归主要取决于虚实标本的程度，以及治疗是否及时得当。心悸仅为偶发、短暂、阵发者，一般易治，或不药而解；反复发作或长时间持续发作者，较为难治。如患者气血阴阳虚损程度较轻，未见瘀血、痰饮之标证，病损脏腑单一，治疗及时得当，脉象变化不显著者，病证多能痊愈。反之，脉象过数、过迟、频繁结代或乍疏乍数者，治疗颇为棘手，兼因失治、误治，预后较差。若出现喘促、水肿、胸痹心痛、厥证、脱证等变证、坏病，若不及时抢救治疗，预后极差，甚至猝死。

薛师认为，调畅情志、饮食有节及避免外感六淫邪气、增强体质等是预防本病的关键。心悸患者平时应保持乐观精神，情绪稳定，坚定信心。应避免惊恐刺激及忧思恼怒等。生活作息尽量规律。饮食有节，平素宜进食营养丰富而易消化吸收的食物，宜低脂、低盐饮食，忌烟酒、浓茶等。轻症患者可从事适当体力活动，以不觉劳累、不加重症状为度，避免剧烈活动。重症心悸患者则应尽量以卧床休息为主，还应及早发现变证、坏病等先兆症状，做好急救准备。积极配合治疗，保持情绪稳定乐观，饮食有节，养成良好的有规律的生活习惯有助于康复。

对于西医检查无阳性结果的患者，中医药往往起到极其重要的作用，薛师倡导中西医结合治疗，使患者病去人清。

中医治疗心悸的方法众多，陈勋善等用中医炙甘草汤治疗心悸患者，取得良效。杜小玉对 46 例心悸患者采用中药穴位贴敷疗法治疗，即取脾俞、膈俞、心俞、内关、关元、厥阴俞、巨阙、足三里等穴位，采用由细辛、延胡索、甘遂、白芥子组成的中药敷贴进行穴位贴敷，每次贴 4～6h，每 3 日贴敷 1 次，结果显示，治疗总有效率达 96%。中医治疗心悸有确切的临床疗效，且不良反应少，值得临床进一步探讨研究。

第十六章 胸痹心痛

案1 李某，女，64岁。初诊日期：2017年12月4日。

主诉：胸部闷痛1年余，加重半年。

患者1年前因与人争吵后出现胸胁闷胀疼痛，无冷汗，无意识丧失，无头晕、头痛等症，持续一刻钟后症状消失，随后胸闷症状每遇情绪波动时发作，持续时间或长或短，半年前患者自觉上述症状发作频繁，且疼痛持续时间延长，遂于当地医院就诊，行相关检查，考虑为冠状动脉粥样硬化性心脏病（简称冠心病），住院治疗后出院。现患者希望口服中药稳定病情，遂来中医门诊，见患者精神一般，诉胸部闷胀疼痛伴有心悸，时时嗳气，纳呆，察其舌淡，苔白，脉弦细。

西医诊断：冠心病。

中医诊断：胸痹。

治法：活血祛瘀，行气止痛。

方药：柴胡疏肝散加减。

处方：北柴胡12g，枳壳10g，赤芍15g，川芎6g，香附9g，丹参15g，桃仁6g，郁金10g，当归15g，姜厚朴10g，甘草6g，三七粉（冲服）6g。

7剂，水煎服，每日1剂，早、晚温服。嘱患者避免情绪波动，劳逸结合，一旦发作，需加强护理和监护。

二诊：2017年12月11日。患者诉服药后胸胁闷胀疼痛症状较前缓解，食欲欠佳，睡眠一般。拟方如下。

处方：北柴胡12g，枳壳10g，赤芍15g，川芎6g，香附9g，丹参15g，桃仁6g，郁金10g，当归15g，姜厚朴10g，甘草6g，炒麦芽10g，红曲6g，茯神30g，首乌藤30g。

7剂，水煎服，每日1剂，早、晚温服。

三诊：2017年12月18日。患者服药后胸胁闷胀疼痛症状明显减轻，病情基本平稳，纳可，睡眠改善，继续予以上方10剂巩固疗效。

按：本案中，患者因与人争吵后出现胸胁闷胀疼痛，中医属于胸痹病范畴，薛师辨其胸痛主要是由情志失调，导致气机不畅，其病在气，病程日久，气病及血，致心脉瘀阻，不通则痛所致。

胸痹乃临床常见病，对本病临床表现的叙述最早见于《内经》，在汉代，张仲景正式提出“胸痹”的名称，并论述其基本病机为“阳微阴弦”，创建了常见的治疗胸痹的方剂，即瓜蒌薤白白酒汤等。

胸痹的常见病因主要有寒邪内侵，饮食失调，情志失节，劳倦内伤，年迈体虚等几个方面，上述因素造成心脉痹阻，出现各种症状。胸痹总属本虚标实，因此，在临床辨证时首先应辨别虚实，分清标本主次，而标实又应区别气滞、痰浊、血瘀、寒凝的不同，本虚又应辨别阴阳气血亏虚的差异。其中，标实者，闷重于痛，兼见胸胁胀满，喜太息，憋闷，呼吸不畅，苔白脉弦者，多属气滞；胸部窒闷而痛，伴咳吐痰涎，苔腻，脉弦滑或弦数者，多属痰浊；胸痛如绞，遇寒发作或症状加剧，伴见畏寒肢冷，舌淡苔白，脉细者，为寒凝；痛如针刺，痛处固定不移，痛有定处，夜间为甚，舌紫暗或有瘀斑，脉结代或涩，为瘀血。本虚者，胸痛因劳累而发，伴心慌气短、乏力，舌淡胖嫩，边有齿痕，脉沉细或结代者，多属心气不足；若绞痛兼见胸闷气短，四肢厥冷，神倦自汗，脉沉细，为心阳不振；疼痛时作时止，缠绵不休，动则多发，伴口干，舌淡红而少苔，脉沉细而数，则属气阴两虚表现。另还需注意辨别病情的轻重，一般持续时间短者病情多轻；持续时间长，反复发作者多重；若持续时间长，且症状难以缓解者常为重症或危候，需紧急处理。根据“急则治其标”的原则，本病在治疗上应先治其标，后治其本，先祛邪，后扶正，必要时可标本兼治。

因肝失疏泄，气机郁滞，心脉不和，临床出现心胸满闷，痛有定处，喜太息，随情绪波动诱发或加重者，或可见脘腹闷胀，嗳气或矢气后舒，苔薄或薄腻，脉细弦等症状，治疗应疏肝理气，活血通络。本案中患者以胀痛为主，症状随情绪波动而发，实证明显，虚证未现，且患者并未出现危及生命的急症，遂以柴胡疏肝散为主方，疏肝理气止痛，配合丹参、桃仁、三七粉、郁金等药，意在活血化瘀。全方既行气止痛又活血通络，故疗效理想。

案2 吴某，女，54岁。初诊日期：2019年9月17日。

主诉：胸闷1个月余。

患者1个月余前自觉胸闷，呼吸不畅，无胸痛，无心慌，遂于当地医院心内科就诊，完善相关检查，未见器质性改变，考虑心脏神经官能症，因患者较焦虑，遂建议寻求中医治疗。现患者胸闷发作时伴有呼吸不畅，夜间症状明显，大口叹气几次后症状可缓解，平素易乏力，口中多痰，偶有颈肩及背部肌肉疼痛，无口干、口苦，饮食、睡眠尚可。患者精神一般，形体微胖。舌红，舌边偏暗，苔白，脉沉细。

辅助检查：心电图正常范围；血脂、尿常规、肝肾功能均未见明显异常。

西医诊断：心脏神经官能症。

中医诊断：胸痹。

治法：理气化痰，宣痹通阳。

方药：四逆散、瓜蒌薤白半夏汤合香砂六君子汤加减。

处方：北柴胡12g，赤芍15g，麸炒枳实10g，瓜蒌皮10g，薤白10g，姜半夏6g，陈皮6g，茯苓10g，麸炒白术10g，砂仁6g，木香6g，太子参20g，片姜黄10g，甘草6g。

7剂，水煎服，每日1剂，早、晚温服。

二诊：2019年9月24日。患者诉服药后胸闷症状明显改善，口中痰涎减少。继守上方7剂，巩固疗效。

三诊：2019年9月30日。患者现症状基本消失，后续予以逍遥散加减调理半个月。

按：心脏神经官能症是以心血管疾病的有关症状为主要表现的临床综合征，属于功能性神经症中的一种。大多发生在中青年，20～50岁较多见，女性多于男性，尤其是更年期妇女，脑力劳动者多于体力劳动者。现代医学认为，心血管系统受神经系统和内分泌系统的调节，其中自主神经起主导作用。通过交感神经和迷走神经的相互拮抗、协调来调节心血管系统的正常活动。当生理或心理上受到外界的刺激时，交感神经功能亢进，交感神经和迷走神经功能失去平衡，导致本病发生。一般临床见此类患者，多半寻求中医治疗。

在本案中，患者虽有类似冠心病的症状，但并未见明显器质性病变。综合分析，患者胸闷夜间为甚，长叹气后症状可缓解，可见患者存在气机不畅的症状，联系患者平素易乏力，体胖而多痰，因脾胃运化失司，湿聚生痰，痰湿困脾，清阳不升，故觉乏力；痰浊盘踞，闭阻胸阳，胸中气机不畅，脉络阻滞，故见胸闷。方中选用四逆散，梳理胸中气机，香砂六君子汤理气健脾化痰，瓜蒌薤白半夏汤通阳行气，化痰宣痹。

瓜蒌薤白半夏汤出自《金匮要略》，其载："胸痹不得卧，心痛彻背者，瓜蒌薤白半夏汤主之。"本方是治疗胸痹的主方之一，主治痰饮壅盛之胸痹。方中，瓜蒌宽胸化痰，薤白辛温通阳，豁痰下气，姜半夏逐其痰饮降其逆气。在拟方时加入片姜黄活血行气止肩背之痛。后期患者症状消失后予以逍遥散意在疏肝健脾养血，患者处于更年期，因激素水平下降易出现一系列症状，遂以此方改善患者的精神状态，调节患者情绪。

案3 王某，男，60岁。初诊日期：2018年4月13日。

主诉：反复胸闷、胸痛半年。

患者诉半年来反复出现胸闷、胸痛不适，自觉疼痛向左侧肩背部放射，症状持续数分钟至十余分钟不等，休息后可缓解，活动时症状加重，伴有胸胁满闷，乏力倦怠，怕冷，无口干口苦，无恶心呕吐，无头晕、头痛，饮食一般，睡眠欠佳，二便尚调。患者体胖，舌暗苔白滑，脉弦细。

既往有冠状动脉粥样硬化性心脏病病史6年，曾多次住院治疗，坚持口服阿司匹林、美托洛尔、阿托伐他汀钙片等治疗；有高血压病史，血压控制尚可。

西医诊断：冠状动脉粥样硬化性心脏病；高血压。

中医诊断：胸痹。

治法：疏肝理脾，化瘀通络。

方药：四逆散合失笑散加减。

处方：北柴胡12g，赤芍30g，麸炒枳实10g，蒲黄9g，醋五灵脂9g，当归15g，丹参30g，川芎6g，砂仁6g，合欢花15g，首乌藤30g，甘草6g。

7剂，水煎服，每日1剂，早、晚温服。

二诊：2018年4月20日。患者服药后自觉胸闷、胸痛持续时间缩短，症状也较前减轻，但仍觉胸膈满闷，诉晨起刷牙时口中痰多。

处方：北柴胡12g，赤芍30g，麸炒枳实10g，蒲黄9g，醋五灵脂9g，当归15g，丹参30g，川芎6g，砂仁6g，合欢花15g，首乌藤30g，姜半夏9g，姜厚朴10g，麸炒白术10g，茯苓10g，紫苏梗6g，甘草6g。

7剂，水煎服，每日1剂，早、晚温服。

三诊：2018年4月27日。服药后患者诸症好转，晨起痰涎明显减少，睡眠较前改善。继续予上方微调巩固疗效，服10余剂后未再复诊，随访未见复发。

按：本案中患者与上一例病案中患者病机存在相似之处，即痰湿之症明显，湿性黏滞，易阻滞气机，气行则血行，气滞则血停，气滞日久可致痰瘀互结；痰湿内蕴日久易伤脾阳，脾阳不足，失于运化，致痰湿进一步加重，土壅木郁，出现肝气郁结，肝失疏泄，气机不畅，又进一步加重血瘀。由此可见，肝脾失调可产生气滞、血瘀、痰浊等一系列诱发胸痹的病理因素，因此，在拟方时薛师从调和肝脾角度进行论治。

方中北柴胡入肝、胆经，疏肝解郁；改白芍为赤芍，意在增强活血化瘀之效，另药理研究表明，赤芍具有强心作用；麸炒枳实破气消积，化痰除痞。本案中与上一例患者的不同之处在于本案中患者血瘀之象较为显著，遂予以失笑散意在活血化瘀、通络止痛；加当归以养血活血化瘀，丹参功善活血祛瘀，祛瘀生新而不伤正；川芎为“血中气药”，进一步增强活血行气止痛之功。砂仁温中，行中焦之气；合欢花、首乌藤养血安神助眠。二诊时患者觉痰多，遂加用姜半夏燥湿化痰，姜厚朴燥湿消痰，下气除满；麸炒白术、茯苓理气健脾助运，阻断生痰之源。全方肝脾同治，亦能化瘀通络止痛，故收效显著。

案 4 陈某，男，50 岁。初诊日期：2018 年 7 月 16 日。

主诉：间断胸痛 1 年。

患者 1 年来间断出现胸部憋闷疼痛，每次发作时即于当地医院住院治疗，未确诊冠心病，出院后胸痛仍反复发作，遂寻求中医治疗。患者胸痛夜间为甚，偶有气短，大便干，小便如常，纳可，夜寐梦多。口唇舌暗，苔白，脉弦细。

既往无特殊病史。血压 134/77mmHg，脉搏 70 次/分。

辅助检查：心电图示 ST-T 段改变。心脏彩超示左心室舒张功能减退。

西医诊断：心肌缺血？

中医诊断：胸痹。

治法：活血化瘀，通络止痛。

方药：血府逐瘀汤加减。

处方：太子参 30g，瓜蒌 10g，桃仁 9g，红花 9g，当归 15g，生地黄 10g，怀牛膝 15g，麸炒枳壳 10g，赤芍 15g，川芎 6g，桔梗 6g，柴胡 9g，甘草 6g。

7 剂，水煎服，每日 1 剂，早、晚温服。

二诊：2018 年 7 月 23 日。患者服药后胸痛明显减轻，二便调，夜寐梦多。守上方，加用煅龙骨 30g、煅牡蛎 30g，继服 7 剂。

三诊：2018 年 7 月 30 日。诸症减轻，夜间睡眠较前改善，继续予以上方加减巩固疗效。

按：根据患者的舌脉和症状，患者胸痛辨证属于心脉瘀阻证。因血行瘀滞，胸阳痹阻，心脉不畅，临床可出现心胸刺痛，痛有定处，入夜尤甚，甚则心痛彻背，背痛彻心，舌质紫暗，有瘀斑瘀点，苔薄，脉弦涩等症状，治疗应活血化瘀，通脉止痛，方选用血府逐瘀汤加减。

血府逐瘀汤出自王清任的《医林改错》，主治胸中瘀血之证。本方中川芎、桃仁、红花、赤芍活血化瘀；柴胡、桔梗、麸炒枳壳、怀牛膝调理气机；当归、生地黄补养阴血；太子参益气养阴，气行则血行；瓜蒌宽胸中之气。全方组方精炼，着眼病机，故药到病除。

第十七章 胃　痞

案1　刘某，女，73岁。初诊日期：2019年6月14日。

主诉：胃脘部胀满不适半年。

患者半年前因过食寒凉食物后出现胃脘部胀满，进食后尤甚，自行口服多潘立酮片、泮托拉唑肠溶胶囊等症状无缓解，随后至当地医院行胃镜检查，提示慢性萎缩性胃炎，查Hp（+），建议予以四联疗法治疗，患者表示拒绝，遂寻求中医治疗。患者现胃脘胀满，不欲饮食，口干欲饮热，心烦，倦怠乏力，精神欠佳，无反酸、胃灼热感，大便干，三四日一行，排便后可见少量鲜血，自诉有痔疮病史；小便调，睡眠差，舌红，苔黄腻，脉弦。查体：腹软，无压痛及反跳痛。

西医诊断：慢性萎缩性胃炎；Hp感染。

中医诊断：胃痞。

治法：平调寒热，健脾和中消痞。

方药：半夏泻心汤合六君子汤加减。

处方：太子参25g，黄芩10g，黄连6g，干姜6g，姜半夏6g，炒白术10g，茯神30g，陈皮6g，砂仁6g，厚朴6g，枳实10g，焦山楂10g，神曲10g，炒麦芽10g，炒鸡内金10g，生地黄10g，生地榆10g，柏子仁10g，甘草6g。

7剂，水煎服，每日1剂，早、晚温服。

二诊：2019年6月21日。患者诉服药后排气增多，胃脘部胀满减轻，进食较前稍增加，睡眠较前改善，现大便后不带鲜血，大便3日一行，粪质偏软。循上方，减生地榆，以巩固疗效。共7剂，水煎服，每日2次，每次200ml。

三诊：2019年6月28日。患者诉服药后胃脘部胀满消失，口不干，精神可、睡眠好转，食欲增加，大便现一两日一行，为成形软便，舌红，苔薄，脉沉细。因患者症状明显改善，现予以六君子汤加焦三仙继续巩固1周，以恢复脾胃功能。患者此后未再就诊。

按：痞满是指自觉心下痞塞，胸膈胀满，触之无形，按之柔软，压之无痛为主要症状的病证，根据痞满部位的不同又可分为胸痞、心下痞等。胃脘部出现的痞满症状，称之为胃痞。痞满病名首见于《伤寒论》，张仲景在书中明确指出“满而不痛者，此为痞”。而引起痞满的病因不外乎感受外邪、内伤饮食、情志失调几个方面。脾胃居中焦，脾主运化，胃主受纳，主饮食物的消化和吸收。脾主升清，胃主降浊，清升浊降则气机畅达。一旦病因引起中焦气机不利，脾胃升降失司则出现痞满。在临证时首先应辨别虚实，其次应辨别属寒属热，或可见寒热兼夹者。

因饮食内停致胃腑失和，气机壅塞而见痞满者，可选保和丸加减消食和胃，行气消痞。因痰浊中阻，脾失健运，气机不和出现痞满者，可选二陈汤合平胃散燥湿化痰，理气宽中。因湿热困阻脾胃，气机不利，出现脘腹痞闷者，可选泻心汤合连朴饮清热化湿，和胃消痞。

因肝气犯胃，致胃气郁滞，出现脘腹痞闷者，可选越鞠丸合枳术丸疏肝解郁，和胃消痞。因脾胃虚弱，健运失司而见痞满者，可予补中益气汤加减补气健脾，升清降浊。因胃阴不足，胃失濡养，和降失司，出现脘腹痞闷者，可选益胃汤加减养阴益胃，调中消痞。

本案中患者因过食寒凉出现胃脘部胀满，寒凉之品易伤脾气，致脾胃之气升降失常。再结合患者症状综合分析，患者痞满为寒热错杂所致。寒凉之品伤脾，脾寒则出现倦怠乏力，精神欠佳，不欲饮食，欲饮热，而患者又可见热象如口干、心烦、便干等，故辨证为寒热错杂之痞证，寒热错杂于中，气机升降失调，故脘腹胀满不适，察其舌脉，亦可证之。遂予泻心汤清热而不患寒，散寒而不忧热，以辛开苦降，平调寒热，消痞散结。古语有云："邪之所凑，其气必虚。"结合患者高龄，遂加用六君子汤以健脾助运，配以消食之品，全方攻补兼施，故疗效理想。

案 2 李某，女，54 岁。初诊日期：2019 年 4 月 16 日。

主诉：上腹部胀满不适 2 个月。

患者诉 2 个月前无明显诱因出现上腹部胀满不适，伴有嗳气，恶心呕吐，进食后尤甚，无反酸、胃灼热感，纳差，大便稀溏，每日餐后即大便一次，精神一般，纳、眠欠佳，舌淡，苔白润，脉沉细。既往有慢性胃炎病史。

西医诊断：慢性胃炎。

中医诊断：胃痞。

治法：温中健脾，理气除胀。

方药：理中汤加减。

处方：太子参 30g，炒白术 15g，干姜 10g，茯苓 10g，砂仁 6g，藿香 6g，法半夏 6g，神曲 10g，吴茱萸 6g，炙甘草 6g。

5 剂，水煎服，每日 1 剂，早、晚温服。

二诊：2019 年 4 月 21 日。患者诉服药后上腹部胀满稍减轻，无恶心、呕吐，嗳气较前减轻，大便稍成形，偶有心烦，面部烘热感，舌淡，苔薄白，脉沉细。

处方：太子参 30g，炒白术 15g，干姜 6g，茯神 30g，砂仁 6g，藿香 6g，法半夏 6g，神曲 10g，吴茱萸 3g，石斛 10g，炙甘草 6g。

7 剂，水煎服，每日 1 剂，早、晚温服。

此次就诊后患者未再复诊，随访，上诉症状未见反复。

按：根据患者症状食少、腹胀、便溏，结合患者舌脉，患者脾胃虚弱容易辨别，具体而言，是气虚还是阳虚，则需我们进一步辨别。患者舌苔见白润苔，从这一细节着手，考虑患者乃脾阳虚弱所致，中阳不足，不能运化水湿，故苔白而润。寒湿中阻，脾胃气机升降失常，故腹胀满，胃气不降反升，故见恶心呕吐，嗳气；大便溏，次数多，尤其是进食后即需如厕大便，皆为脾胃阳虚不能运化水谷，清浊不分而并走于下之故。

本案中以理中汤为主方，重在温中阳，方中干姜辛热燥烈，长于温中散寒，健运脾阳；考虑到患者年龄，属于更年期，遂改用太子参，以使补而不燥；藿香、茯苓、炒白术健脾化湿行气，法半夏消痞散结，降逆止呕，神曲消食开胃，佐以吴茱萸，既能散寒止呕，亦能助阳止泻。二诊时，患者症状好转，证明辨证准确，患者有心烦，故改茯苓为茯神，奏安神之功。因患者出现心烦，又有面部烘热感，考虑患者阴液不足，故前方减少干姜和吴茱萸用量，加用石斛清热生津。

案 3 陈某，女，53 岁。初诊日期：2019 年 4 月 18 日。

主诉：胃脘部胀痛不适 1 个月。

患者 1 个月前与人争吵后出现胃脘部胀痛不适，疼痛延伸至两侧胸胁，口苦，嗳气、吞酸，时感心悸，每每心悸时觉胸背部胀痛。初时，因怀疑心脏问题，遂行相关检查，均未见明显异常。现来寻求中医治疗，察其舌暗，苔白，脉沉弦。

西医诊断：慢性胃炎？

中医诊断：胃痞。

治法：疏肝理脾，调畅气机。

方药：四逆散加减。

处方：柴胡 12g，炒白芍 15g，枳实 10g，煅牡蛎 30g，煅龙骨 30g，厚朴 10g，郁金 10g，法半夏 9g，神曲 10g，甘草 6g。

7 剂，水煎服，每日 1 剂，早、晚温服。

二诊：2019 年 4 月 25 日。仍有心悸，但胸背部胀痛缓解，胃脘部及胸胁胀痛缓解不明显，苔白，脉沉弦。

处方：柴胡 12g，炒白芍 15g，枳实 10g，煅牡蛎 30g，煅龙骨 30g，厚朴 10g，郁金 10g，法半夏 9g，神曲 10g，青皮 10g，甘草 6g。

7 剂，水煎服，每日 1 剂，早、晚温服。

三诊：2019 年 5 月 4 日。胃脘部胀痛消失，口苦，夜寐欠佳。

处方：柴胡 12g，炒白芍 15g，枳实 10g，煅牡蛎 30g，煅龙骨 30g，厚朴 10g，郁金 10g，法半夏 9g，神曲 10g，青皮 10g，川楝子 10g，茯神 30g，甘草 6g。

7 剂，水煎服，每日 1 剂，早、晚温服。

后随诊诉诸症消失，未再复发。

按：本案中患者与人争吵后出现胃脘部胀痛，痛连胸胁，为肝脾不调，气机不畅所致。肝气郁滞，木郁不达，继而横逆犯脾，气机运行不畅，升降失常则见心下痞胀；肝经循两胁，肝郁气滞则见胀痛累及胸胁；气郁化火，则见口苦，吞酸；因气滞致血行不畅，则见心悸、胸背痛。舌暗，亦可证明血运不畅，苔白、脉沉弦亦为肝脾不调之象，因此治疗上应当疏肝理脾，调畅气机，遂以四逆散为主方进行加减。

方中柴胡入肝、胆经，疏肝理气，炒白芍养血敛阴，柔肝止痛，与柴胡合用，既可补养肝血，畅达肝气，亦可制约柴胡升散之性，防止其耗伤阴血；枳实理气消痞，与柴胡为伍，一升一降，调理气机，并奏升清降浊之效，枳实与炒白芍相配，理气和血。法半夏燥湿化痰，煅龙骨、煅牡蛎散结开痞，亦能重镇安神；厚朴、郁金行气活血；神曲消食和胃，甘草调和诸药。二诊时更加青皮，以增强理气消痞之功。三诊痞消，但口苦，睡眠欠佳，故在原方基础上加入川楝子以疏肝理气泻热，茯神安神。

案 4 郑某，男，54 岁。初诊日期：2019 年 5 月 12 日。

主诉：胃癌术后上腹部胀满 1 年。

患者 1 年前因胃癌行胃大部切除术，术后恢复良好，定期复查胃镜均未见明显异常，但患者自术后即出现上腹部胀满，嗳气频繁，排便不畅，饮食多以流质饮食为主，每日进食量虽少仍觉腹胀，遂不欲饮食，患者自觉症状进行性加重，舌淡，苔白润，脉细弱。

西医诊断：胃癌术后。

中医诊断：胃痞。

治法：健脾助运，理气消痞。

方药：厚朴生姜半夏甘草人参汤加减。

处方：太子参 15g，姜半夏 6g，麸炒枳壳 10g，厚朴 10g，佛手 6g，砂仁 6g，广木香 6g，焦山楂 10g，焦神曲 10g，焦麦芽 10g。

7 剂，水煎服，每剂药煎煮时加入生姜 3 片，每日 1 剂，早、晚温服。

二诊：2019 年 5 月 19 日。患者诉服药后自觉气自下行，胀满减轻，嗳气减少，效不更方，继续予原方以巩固疗效，嘱患者一剂药分 2 日服完。

坚持治疗 1 个月后，患者腹胀基本消失，食欲好转，排便顺畅，继续服药 20 余剂，体重略增加。

按：厚朴生姜半夏甘草人参汤原方出自《伤寒论》，原文论述："发汗后，腹胀满者，厚朴生姜半夏甘草人参汤主之。"相对常见健脾方剂而言，本方临床应用偏少，经方药物组成虽然不多，但疗效却甚好，在此用原方进行加减，取得了理想的疗效。

本案中，患者在胃癌术后出现痞满腹胀，观其脉象细弱，考虑患者因手术损伤正气，致脾虚不运，中焦气机壅塞，因而出现腹胀满不适。原方健脾行气消痞，加入麸炒枳壳、佛手、砂仁、广木香，以增强温中健脾、理气除胀之功，另予焦三仙（焦山楂、焦麦芽、焦神曲）消食除胀。

案 5 王某，女，64 岁。初诊日期：2018 年 1 月 12 日。

主诉：胃脘胀满不适 2 个月。

胃脘部胀满不适，饱食则胀，伴有反酸，无胃灼热感、胃痛，无腹痛、腹泻，伴有烦躁，口渴，饮食及二便正常，舌红，苔薄，脉弦细滑。

辅助检查：肝胆脾胰彩超未见明显异常。

西医诊断：慢性胃炎。

中医诊断：胃痞。

治法：疏肝理脾，理气消痞。

方药：四逆散加四君子汤加减。

处方：柴胡 15g，赤芍 15g，麸炒枳实 10g，太子参 15g，麸炒白术 10g，茯苓 10g，砂仁 6g，焦山楂 10g，焦神曲 10g，焦麦芽 10g，郁金 10g，姜半夏 10g，煅瓦楞子 30g，甘草 6g。

7 剂，水煎服，每日 1 剂，早、晚温服。

二诊：2018 年 1 月 19 日。诸症好转，守上方，继续予以 7 剂。后随访，诸症消失，未再复发。

按：患者进食后腹胀，属脾虚不运，结合患者伴有烦躁、反酸、脉弦，辨证患者属于肝脾不调，肝气横逆犯胃，脾胃升降失常。本案中，四逆散调和肝脾，加上四君子汤健脾助运，焦三仙（焦山楂、焦麦芽、焦神曲）健脾消食开胃，郁金行气解郁，增强疏肝之效，煅瓦楞子制酸止痛，全方共奏疏肝理脾、理气消痞之功，辨证施方切中病机，故疗效理想。

第十八章 胃 脘 痛

案1 代某，女，49岁。初诊日期：2018年3月29日。

主诉：胃脘部间断胀痛不适3个月。

患者3个月来间断出现胃脘胀痛不适，行胃镜检查提示有胃息肉，予以“多潘立酮”“泮托拉唑”对症治疗，症状缓解不明显，遂寻求中医治疗。现下患者感胃脘胀痛，进食后明显，伴有口干，偶有口苦，无反酸、胃灼热感，无恶心、呕吐等症，大便溏，纳呆，夜寐可，舌红，苔白，脉沉细。

西医诊断：慢性胃炎；胃息肉。

中医诊断：胃痛。

治法：益气健脾，和胃止痛。

方药：六君子汤加减。

处方：党参10g，茯苓10g，白术10g，甘草6g，陈皮6g，姜半夏6g，姜厚朴6g，焦山楂10g，焦神曲10g，焦麦芽10g，广藿香10g，炒鸡内金15g。

7剂，水煎服，每日1剂，早、晚温服。

二诊：2018年4月7日。患者诉服药后胀痛发作不似之前频繁，大便情况改善，稍成形。继续予以上方7剂，巩固疗效。

按：胃痛，又称胃脘痛，是指以上腹胃脘部近心窝处疼痛为主症的病证。“胃脘痛”之名最早见于《内经》。《兰室秘藏》首立“胃脘痛”一门，将此病明确区别于心痛。胃痛的病因主要有外邪侵袭、饮食伤胃、情志不畅和脾胃虚弱等几个方面，以上各种原因均可造成胃气郁滞，胃失和降，不通则痛。

胃痛是临床常见病，在临证之时应明辨虚实寒热，在气在血，此外，还应辨别兼夹之证。其实者，多见疼痛剧烈，痛处固定不移，拒按，脉盛；虚者一般痛势徐缓，痛处不定，喜按，脉虚。胃痛遇寒加重，得温痛减者为寒证；胃脘灼痛，痛势急迫，遇热加重，得寒痛减者为热证。一般初病在气，久病在血。在气者，分气滞、气虚；气滞者，多见胀痛，或痛及两胁，或见恶心呕吐，嗳气，疼痛与情绪变化相关；气虚者，主要指脾胃虚，见胃脘痛以空腹痛明显，兼见食少，进食后腹胀，便溏，面色少华，舌淡脉弱等。在血者，疼痛部位固定不移，刺痛明显，舌质紫暗或有瘀斑，脉涩。临床见证有时并不单一，而见兼杂和互相转化，如寒热错杂、虚中夹实、气血同病等。

本例胃痛，是由脾胃虚弱，运化失职，气机不畅所致。脾胃虚弱，气机不畅，故胃脘胀痛，进食后，进一步耗费脾气，故进食后明显，大便溏、脉细亦可证明。患者口干，由脾气虚弱，津不上承所致。因而拟方选用了六君子汤，益气健脾，和胃止痛。再加入焦三仙（焦山楂、焦麦芽、焦神曲）、炒鸡内金健脾消食开胃，补而不滞。加少量辛、微温之广藿香，芳香化湿，配六君健脾和中。全方辨证精细，用药得当，故疗效卓著。

案 2 成某，女，59 岁。初诊日期：2017 年 2 月 17 日。

主诉：胃脘疼痛 1 周。

患者诉 1 周前多次与朋友聚餐后出现胃脘部疼痛不适，伴有腹胀，稍进食油腻食物后即腹泻，嗳气，恶心不吐，大便溏，纳差，食欲欠佳，舌红，苔腻微黄，脉细微滑。

西医诊断：胃炎。

中医诊断：胃痛。

治法：消食导滞，和胃止痛。

方药：保和丸加减。

处方：焦山楂 10g，麸炒白术 10g，生甘草 6g，砂仁 6g，生姜 6g，连翘 10g，生山楂 10g，炒六神曲 10g，炒麦芽 10g，陈皮 6g，茯苓 10g，太子参 10g。

7 剂，水煎服，每日 1 剂，早、晚温服。

按： 胃痛的治疗以理气和胃止痛为大法。因寒邪客胃，阳气被遏，气机阻滞，临床见胃痛暴作，恶寒喜暖，得温痛减，遇寒加重，口淡不渴，或喜热饮，舌淡苔薄白，脉弦紧者，可选香苏散合良附丸温胃散寒，行气止痛。因饮食积滞，阻塞胃气，见胃脘疼痛，腹胀拒按，嗳腐吞酸，或呕吐不消化的食物，吐后痛减，纳差，大便不爽，矢气及排便后稍舒，舌苔厚腻，脉滑等症，可以保和丸消食导滞，和胃止痛。因肝气郁结，横逆犯胃，胃气阻滞，见胃脘胀痛，疼痛连及两胁，情绪不佳时发作或痛甚，嗳气、矢气则痛舒，胸闷嗳气，喜太息，大便不畅，舌苔多薄白，脉弦等症，可予以柴胡疏肝散疏肝解郁，理气止痛。因湿热蕴结中焦，胃气痞塞不通，临床出现胃脘灼痛，痛势急迫，口干口苦，口渴但不欲饮，纳呆恶心，小便色黄，大便不畅，舌红，苔黄腻，脉滑数等症，可选清中汤清化湿热，理气和胃。因瘀阻胃络，脉络壅滞，临床见胃脘疼痛，刺痛明显，痛有定处，按之痛甚，痛时持久，食后加剧，入夜尤甚，或见吐血黑便，舌质紫暗或有瘀斑，脉涩者，可予以失笑散合丹参饮化瘀通络，理气和胃。因胃阴亏耗，胃失濡养，临床见胃脘隐隐灼痛，饥而不欲食，口燥咽干，五心烦热，消瘦乏力，口渴欲饮，大便干结，舌红少津，脉细数等症，可予一贯煎合芍药甘草汤养阴益胃，和中止痛。因脾虚胃寒，失于温养，临证见胃痛隐隐，绵绵不休，喜温喜按，空腹痛甚，得食则缓，劳累或受凉后发作或加重，泛吐清水，神疲纳呆，四肢倦怠，手足不温，大便溏薄，舌淡苔白，脉虚弱或迟缓者，可予以黄芪建中汤温中健脾，和胃止痛。

本案患者的胃痛主要是由近来饮食不节，损伤脾胃，胃气壅滞，胃失和降而致。饮食不当，留结胃脘，故胃脘疼痛、腹胀；饮食积滞，浊气不降，胃气上逆，故恶心嗳气；饮食积滞，脾失运化，故大便溏，稍进食油腻食物即腹泻；舌苔腻微黄、脉滑均为饮食积滞，且有郁而化热之象。故拟方选用保和丸为主方，消食和胃止痛。方中焦、生山楂同用，重在消除油腻肉食积滞，加用砂仁化湿行气，生姜和中降逆。佐少量太子参，全方又蕴含四君子之意，在消食导滞之时尚能健运脾胃，且太子参性偏寒凉，属补气药中清补之品，补而不滞，全方攻而不伤正。

案 3 许某，女，59 岁。初诊日期：2018 年 9 月 7 日。

主诉：胃痛 1 个月。

患者诉 1 个月前无明显诱因出现胃痛，疼痛连及后背部，自觉胃脘部及胸胁胀满不舒，进食后尤甚，自觉乏力，精神差，口干欲饮热，不苦，无心慌、胸闷，大便干，小便调，舌红，苔黄腻，脉弦细。

辅助检查：心电图未见明显异常，肝胆脾胰彩超未见明显异常。

西医诊断：胃炎。

中医诊断：胃痛。

治法：寒热平调，理气止痛。

方药：半夏泻心汤合四逆散加减。

处方：姜半夏6g，黄连6g，酒黄芩8g，炮姜2g，太子参15g，姜厚朴6g，熟大黄6g，柴胡15g，赤芍15g，麸炒枳实10g，甘草6g，醋延胡索15g，焦山楂10g，炒六神曲10g，炒麦芽10g，南沙参10g。

7剂，水煎服，每日1剂，早、晚温服。

二诊：2018年9月14日。疼痛、胀满较前减轻，仍有反酸，食后嗳气，夜寐差，口干白日不明显，夜间稍感口干，二便调，舌红，苔薄黄，脉沉细。

处方：姜半夏6g，黄连6g，酒黄芩8g，炮姜2g，太子参15g，姜厚朴6g，熟大黄6g，柴胡15g，赤芍15g，麸炒枳实10g，甘草6g，醋延胡索15g，焦山楂10g，焦神曲10g，焦麦芽10g，南沙参10g，陈皮6g，佛手6g，茯神30g，首乌藤30g。

7剂，水煎服，每日1剂，早、晚温服。

患者二诊后未再就诊，随访得知患者症状消失，目前纳、眠尚可。嘱患者注意饮食，保持情绪舒畅。

按：本案中患者的疼痛并不仅仅局限于胃脘部，尚累及背部，结合患者年龄，此类情况首先要与胸痹心痛进行鉴别。胸痹心痛一般情况而言多为刺痛，疼痛可累及肩背部，常伴见心悸、气短、汗出等症状。患者已行心电图检查未见明显异常，既往否认冠心病病史，且患者目前无心慌、胸闷等症，因而暂不考虑胸痹心痛。

本例中，患者胃脘疼痛，且疼痛累及后背部，辨证属于脾胃虚弱，寒热错杂于中，气机不畅，同时尚有肝脾不调，肝气犯胃之证。脾胃虚弱，湿热内生，壅滞气机，浊气不行，故见心下痞，气行受阻，不通则痛；脾胃虚弱，生化乏源，故见乏力，精神不佳；胃肠有热，故见口干欲饮热，大便干。遂拟方选用半夏泻心汤平调寒热，消痞散结。张仲景在《伤寒论》中论述此方，主治心下痞而不痛，但结合临床实践发现半夏泻心汤更能治疗心下痞而疼痛，且疗效显著。对于“痞”的理解，既有痞满症状，又有不通之病机，且不同的人对“痞”的感觉有一定差异，因而在临床辨证施方时不应拘泥。

此外，患者尚有胸胁部胀满不适，胸胁部乃肝经循行部位，遂予以四逆散，意在调和肝脾，疏肝理气止痛。

方中加用姜厚朴行气除胀，熟大黄通便泻热，佐焦三仙（焦山楂、焦麦芽、焦神曲）健脾开胃，醋延胡索增强行气止痛之功，南沙参养阴生津。二诊时患者症状改善，但仍有食后嗳气，遂加陈皮、佛手理气和中，加用茯神、首乌藤对症改善睡眠。

案4 黄某，男，62岁。初诊日期：2017年4月7日。

主诉：胃部隐痛不适5个月。

患者诉5个月前无明显诱因出现胃部隐痛不适，胸膈满闷不舒，自觉口咸，小便黄，大便不成形，一日2次，舌红，苔黄腻，脉弦滑。

既往有慢性萎缩性胃炎病史，查Hp（+）。

西医诊断：慢性萎缩性胃炎；Hp感染。

中医诊断：胃痛。

治法：清热化湿，理气和中。

方药：连朴饮加减。

处方：淡豆豉10g，石菖蒲10g，姜半夏10g，焦栀子10g，芦根20g，黄连6g，姜厚朴10g，广藿香10g，蒲公英20g，焦山楂10g，炒六神曲10g，炒麦芽10g，炒谷芽10g，炒鸡内金15g，麸炒枳壳10g，醋延胡索15g，砂仁6g，白头翁10g。

7剂，水煎服，每日1剂，早、晚温服。

二诊：2017年4月14日。仍感口咸，偶感口甜，排便不爽，晨起恶心感明显，口中多涎沫，舌红，苔薄腻，脉弦细。

处方：太子参25g，黄连6g，酒黄芩10g，姜半夏10g，南沙参10g，姜厚朴10g，焦山楂10g，焦神曲10g，焦麦芽10g，炒鸡内金10g，陈皮6g，茯苓10g，麸炒白术10g，木香6g，砂仁6g，甘草6g。

7剂，水煎服，每日1剂，早、晚温服。

三诊：2017年4月21日。胃脘隐痛不适减轻，大便稍干，无恶心呕吐，纳可，舌红，苔黄腻，脉弦。

处方：太子参25g，黄连6g，酒黄芩10g，姜半夏10g，蒲公英30g，广藿香10g，陈皮6g，木香6g，砂仁6g，姜厚朴10g，甘草6g，郁金10g，山慈菇15g，焦山楂10g，炒鸡内金10g，佛手10g，生姜1片，大枣1枚。

7剂，水煎服，每日1剂，早、晚温服。

三诊后患者未再就诊，后随访患者上述症状好转，未再复发。

按：本案中，患者疼痛考虑为湿热错杂于中所致。湿热壅滞，气机不通，不通则痛，故见胃痛；湿热之邪上扰心胸，故见胸膈满闷不舒；湿热浸淫于下，故见小便黄，湿热中阻，脾胃升降失职，清浊不分，故见大便不成形。另患者查Hp（＋），一般认为Hp感染多为湿热所致，故拟方连朴饮清热化湿、理气和中止痛。

连朴饮是治疗湿热霍乱的基本方，在此案中，患者并未见上吐下泻等霍乱的典型症状，薛师在此仍然选用此方，主要着眼于患者湿热之病机，并未拘泥于典型症状，值得我们学习思考。

方中黄连清热燥湿；气行则湿化，姜厚朴理气化湿；焦栀子清热燥湿泻火，助黄连燥湿；石菖蒲芳香开窍，助姜厚朴化湿；姜半夏燥湿醒脾，热易伤津，故予芦根清热生津，淡豆豉透热外泄。蒲公英、广藿香增强清热化湿之力，另药理学研究表明，这两味药对清除Hp有一定作用；砂仁、麸炒枳壳行气化湿和中；醋延胡索行气止痛；白头翁除肠道湿热；最后佐以健脾消食开胃之品。

本例中，患者有一个比较特别的症状，即口咸，一般而言，口咸多与肾虚、寒邪及水饮有关。本案中患者因湿热中阻，脾运失司，饮入不化，聚而上泛，故感口中咸味。

二诊时，患者舌苔已化，又感口甜，晨起恶心，口多涎沫，考虑患者湿热之邪已除大半，现可见脾虚之象。故以香砂六君子汤为主方，健脾和胃化痰。焦三仙（焦山楂、焦麦芽、焦神曲）健脾消食，予少量黄连、酒黄芩清热燥湿。

三诊时，患者胃痛症状减轻，但察其舌象，又见黄腻苔，因湿邪黏滞，不易祛除，且病程缠绵，容易反复，故在前方基础上再次加用广藿香、蒲公英清热化湿；另加郁金行气止痛，佛手理气和中；山慈菇清热化痰；少佐姜、枣和中；以防苦寒之品败胃。

第十九章　呕　吐

案1　熊某，女，47岁。初诊日期：2017年9月1日。

主诉：恶心反胃1周。

患者诉1周前无明显诱因出现恶心反胃，欲吐未吐，平素喜饮热水，纳差，睡眠欠佳，大便不成形，1～2日一行，舌淡红，苔薄，脉细微弦。

患者既往有胃溃疡病史。

西医诊断：慢性胃炎。

中医诊断：呕吐。

治法：益气健脾，和胃降逆。

方药：香砂六君子汤加减。

处方：太子参20g，焦神曲10g，焦麦芽10g，砂仁10g，生姜6g，鸡内金20g，麸炒白术10g，茯苓10g，茯神30g，陈皮6g，甘草6g，焦山楂10g。

7剂，水煎服，每日1剂，早、晚温服。

二诊：2017年9月8日。服药后恶心感明显减轻，食欲增加，大便稍成形。予上方去生姜，继续口服7剂，以益气健脾助运。

按：呕吐是指胃失和降，气逆于上，使胃中食物从口而出的一类病证。一般而言，有物有声谓之呕，无物有声谓之干呕，有物无声谓之吐。临床将其合称为呕吐。

呕吐病名最早见于《内经》，且书中对呕吐的病因进行了一定的概括，如“寒气客于胃肠，厥逆上出，故痛而呕也”“诸呕吐酸……皆属于热”“少阳之胜，热客于胃，呕酸善饥”“燥湿所胜，民病喜呕，呕有苦”。汉代张仲景于《金匮要略》中对呕吐的脉证方进行了详细的阐释，并制订了小半夏汤、半夏泻心汤、吴茱萸汤、小柴胡汤等方剂，并提出呕吐是人体排出胃中有害物质的保护性反应，在治疗时不应一味止呕，而应因势利导，驱邪外出。

外感六淫、内伤饮食、情志不调、先天禀赋不足等，均能导致胃失和降、胃气上逆而见呕吐。呕吐病因虽复杂，但总而言之，其病理性质不外乎虚、实两大类。因此，在临床辨证时应首辨虚实。一般实证多由感受外邪，饮食停滞诱发，起病多急，病程相对较短，呕吐量偏多，呕吐物或可闻及酸臭味。而虚证属内伤，又有阳虚、气虚及阴虚的不同，常见呕吐物不多，患者常精神不佳、倦怠乏力、脉细弱等。

本案中患者的呕吐乃典型的虚证呕吐，脾虚不运，胃气上逆，因而出现恶心欲吐，食少、便溏、脉细均为脾虚之象，故选用香砂六君子汤健脾益气，和胃降逆。加生姜重在止呕，焦三仙（焦山楂、焦麦芽、焦神曲）健脾消食开胃，茯神安神助眠。本方切中病机，故药到病除。

案2　王某，女，21岁。初诊日期：2017年5月5日。

主诉：反复发作性呕吐1年。

患者诉近1年来呕吐反复发作，多因情绪波动或进食不当诱发，一般进食后呕吐多在饭后半小时左右，时感口干微苦，无恶心，无腹痛、腹泻，无反酸、胃灼热感，无头晕、头痛。患者曾行胃镜检查，提示慢性胃炎，查Hp（—）。现患者自觉呕吐较前发作频繁，精神欠佳，乏力倦怠，纳、眠欠佳，二便尚调，体重较前下降，面色少华，舌淡，苔白微腻，脉沉细。

西医诊断：慢性胃炎。

中医诊断：呕吐。

治法：健脾柔肝，和胃止呕。

方药：六君子汤合四逆散加减。

处方：太子参25g，麸炒白术10g，茯神30g，陈皮10g，北柴胡9g，炒白芍10g，麸炒枳实10g，姜半夏9g，紫苏叶10g，黄连6g，鸡内金15g，甘草6g。

7剂，水煎服，每日1剂，早、晚温服。

嘱患者服药期间避免情绪波动，进食易消化食物，可少食多餐，不可贪多。

二诊：2017年5月12日。服药后呕吐较前明显减少，进食较前增加，仍感乏力倦怠，口苦改善，仍口干。

处方：太子参25g，麸炒白术10g，茯神30g，陈皮10g，北柴胡9g，炒白芍10g，麸炒枳实10g，姜半夏9g，佛手6g，香附6g，鸡内金15g，南沙参10g，焦山楂10g，焦神曲10g，焦麦芽10g，甘草6g。

7剂，水煎服，每日1剂，早、晚温服。

三诊：2017年5月18日。患者服药后未再呕吐，精神状态较前改善，食欲恢复，睡眠也较前好转，因患者个人原因，要求口服中成药继续巩固病情，遂建议患者可口服六君丸健脾助运，缓补脾气。

按：呕吐乃临床常见病证，其治疗方法也很多，其总的治疗原则主要是和胃降逆。属实者，祛邪为主，邪去则正安；属虚者，扶正为先，正复则呕吐自止。临床拟方时需四诊合参，仔细辨别。

实证中因外邪犯胃，中焦气滞，浊气上逆而见呕吐者，可选藿香正气散加减疏邪解表，化浊和中。因饮食内停，气机受阻，浊气上逆，出现呕吐酸腐者，可予保和丸加减消食化滞，和胃降逆。因痰饮内停，中阳不振，胃气上逆，临床见呕吐清水痰涎者，可选小半夏汤合苓桂术甘汤加减温中化饮，和胃降逆。因肝气不舒，横逆犯胃，胃失和降，出现呕吐吞酸者，可选四七汤加减疏肝理气，和胃降逆。虚证中因脾胃气虚，纳运无力，胃虚气逆，临床见食欲不振，恶心呕吐者，选香砂六君子汤加减健脾益气，和胃降逆。因脾胃虚寒，失于温煦，运化失职，临床见饮食稍多即吐者，可选理中汤加减温中健脾，和胃降逆。因胃阴不足，胃失濡润，和降失司，临床见呕吐反复发作，或见干呕者，可选麦门冬汤加减滋养胃阴，降逆止呕。

本案中患者年纪尚轻，但呕吐时间较长，行相关检查又未见器质性病变，可见单纯和胃降逆可能并不能解决问题。四诊合参，患者呕吐乃脾胃虚弱，纳运失司，肝木乘土所致。因此，拟方时以六君子汤健脾益气，四逆散调和肝脾。方中紫苏叶味辛能行，能行气宽中，和胃止呕，用于治疗中焦气机郁滞之恶心呕吐，本例中患者口干微苦，遂加黄连清胃止呕；鸡内金健脾消食开胃。二诊时，患者呕吐减少，遂去黄连、紫苏叶，加用佛手、香附疏肝理气和中，焦三仙（焦山楂、焦麦芽、焦神曲）健脾消食。后期建议服用六君丸意在缓补脾气，以助脾运恢复。

案3 朱某，女，68岁。初诊日期：2017年12月15日。

主诉：恶心欲吐、纳差半年余。

患者因肾衰竭定期进行腹膜透析，近半年来自觉纳差，恶心欲吐，偶有反酸，不欲饮食，无腹胀、腹痛，无心慌、胸闷，不欲饮水，二便尚调，舌红，苔薄腻，脉弦滑。

辅助检查：2017年12月11日上消化道碘水造影示胃窦炎。

西医诊断：胃窦炎；肾衰竭。

中医诊断：呕吐。

治法：健脾祛湿，和胃止呕。

方药：香砂六君子汤合小半夏汤加减。

处方：太子参20g，麸炒白术10g，茯苓10g，甘草6g，砂仁6g，陈皮6g，焦山楂10g，六神曲10g，炒麦芽10g，姜半夏6g，炒白芍10g，麸炒枳实10g，乌梅10g。

7剂，水煎服，煎药时每剂药中加入生姜3片。每日1剂，早、晚温服。

二诊：2017年12月22日。患者诉服药后恶心感减轻，食欲较前好转。效不更方，继续予以上方7剂巩固疗效。

按：本例患者的呕吐属于脾虚湿盛，兼有肝郁。脾虚失运，中焦气机不利，胃气不降反升，故见纳差，恶心欲吐；中焦气机不畅，土壅木乘，故见反酸，脉弦。本案中选用香砂六君丸健脾祛湿助运，加炒白芍柔肝，枳实疏肝破气，焦三仙（焦山楂、焦麦芽、焦神曲）健脾开胃。

方中予小半夏汤和胃降逆止呕。《金匮要略》原文关于小半夏汤的论述如下："呕家本渴，渴者为欲解，今反不渴，心下有支饮故也，小半夏汤主之""黄疸病，小便色不变，欲自利，腹满而喘，不可除热，热除必哕，小半夏汤主之""诸呕吐，谷不得下，小半夏汤主之"。本方为呕吐圣药，止呕祖方，另方中加入乌梅以生津和胃止呕。因本例患者肾衰竭进行腹膜透析治疗，在临床用药时需要注意避免使用对肾功能有损伤的药物，薛师拟方精炼，标本兼治，整体药性较为平和，故疗效理想。

案4 陈某，女，42岁。初诊日期：2017年7月18日。

主诉：恶心呕吐伴胃脘胀满不适2日。

患者2日前因单位聚餐，饮食不节出现恶心呕吐，呕吐物中可见食物残渣，气味酸腐，伴见胃脘部胀满不适，反酸，口苦，心情烦躁，大便未解，不欲饮食，小便尚调，舌红苔厚腻，脉弦滑。

西医诊断：急性胃炎。

中医诊断：呕吐。

治法：消食化滞，泻肝和胃止呕。

方药：保和丸合左金丸加减。

处方：生山楂15g，莱菔子10g，六神曲10g，陈皮6g，砂仁6g，姜半夏6g，姜厚朴10g，麸炒枳实10g，茯苓10g，连翘10g，吴茱萸6g，黄连9g，甘草6g。

5剂，水煎服，每日1剂，早、晚温服。

二诊：2017年7月23日。服药后大便已行，胃脘闷胀减轻，现已不吐，口苦减轻。

处方：生山楂10g，焦山楂10g，莱菔子10g，六神曲10g，陈皮6g，砂仁6g，姜半夏

6g，姜厚朴 10g，麸炒枳实 10g，茯苓 10g，连翘 10g，吴茱萸 6g，黄连 6g，甘草 6g。

5 剂，水煎服，每日 1 剂，早、晚温服。

二诊后患者未再就诊，随访诸症消失。

按：本案中患者因饮食不节导致饮食内停，气机运行受阻，浊气上逆，遂出现呕吐，胃脘胀满，因而拟方时选用保和丸消食化滞，和胃降逆。方中焦山楂、六神曲、莱菔子消食和胃；陈皮、姜半夏、茯苓理气降逆，和中止呕；连翘散结清热，加用姜厚朴、麸炒枳实行气除胀。另用吴茱萸合黄连，取左金丸之意，旨在清泻肝胃，降逆止呕。饮食内停，郁而化热，热扰胃气，湿从中生，湿热内蕴，致胃气上逆，故见反酸，烦躁，口苦呕吐。黄连与吴茱萸，一苦寒，一辛热，苦降制酸，辛开透达，肝胃得调，郁热得清，浊逆得降。本例中患者热象明显。故黄连用量多于吴茱萸。

案 5 陆某，女，35 岁。初诊日期：2017 年 6 月 20 日。

主诉：恶心呕吐 3 个月余。

患者近 3 个月余来因饮食不规律，饥一顿饱一顿，经常于进食后出现呕吐，不欲饮食，腹胀时轻时重，畏寒怕冷，四肢不温，大便溏，日行 2～3 次，患者自觉疲惫感，精神欠佳，舌淡，苔薄，脉沉细。

西医诊断：慢性胃炎。

中医诊断：呕吐。

治法：温中健脾。

方药：理中汤合六君子汤加减。

处方：干姜 9g，党参 10g，麸炒白术 10g，茯苓 10g，炙甘草 6g，姜半夏 6g，砂仁 6g，肉桂 6g，生姜 3g。

嘱患者按时进餐，初始食物宜清淡易消化，待脾阳逐渐恢复后可逐量增加，切忌饮食过饱，禁辛辣。

7 剂，水煎服，每日 1 剂，早、晚温服。

二诊：2017 年 6 月 27 日。患者服药后呕吐明显缓解，腹胀减轻。

处方：干姜 9g，党参 10g，麸炒白术 10g，茯苓 10g，炙甘草 6g，姜半夏 6g，砂仁 6g，肉桂 6g，生姜 3g，焦山楂 10g，六神曲 10g，炒麦芽 10g，太子参 30g。

7 剂，水煎服，每日 1 剂，早、晚温服。

三诊：2017 年 7 月 4 日。患者精神状况改善，乏力缓解，呕吐消失，继续予以上方 5 剂巩固疗效。

按：综合分析，本案患者呕吐乃脾胃虚寒，失于温煦，运化失职，不能和降所致。理中丸（汤）出自《伤寒论》，原文有云："霍乱，头痛发热，身疼痛，热多欲饮水者，五苓散主之；寒多不用水者，理中丸主之""大病瘥后，喜唾，久不了了，胸上有寒，当以丸药温之，宜理中丸"。本方为温运脾阳的主方。方中辛热之干姜温脾胃而里寒去，以治寒气凝结；党参益气健脾，治脾胃虚弱，与干姜相配，既治寒又治虚，麸炒白术健脾益气，配干姜温中燥湿，配党参增强益气之功，既治寒，又治虚；炙甘草和中。全方合用，使中焦之寒得辛热而去，中焦之虚得甘温而复，清阳升而浊阴降。本方中尚加半夏、茯苓、砂仁，含六君子之意，进一步健脾助运，另加肉桂补火助阳，以温脾肾之阳。姜半夏加生姜取小半夏汤之意，和胃降逆止呕。

第二十章 泄 泻

案1 李某，男，50岁。初诊日期：2018年4月20日。

主诉：腹泻半个月余。

患者半个月余前无明显诱因出现腹泻，每日凌晨需如厕，排便4～5次，大便不成形，色黄，矢气肠鸣，伴有口干，欲饮温热水，夜间睡眠欠佳，睡后易醒，尿频、尿急，无尿痛，舌红，苔薄腻，脉沉细。

西医诊断：肠炎。

中医诊断：泄泻。

治法：温肾健脾，固涩止泻。

方药：四神丸加减。

处方：制吴茱萸6g，盐补骨脂10g，醋五味子6g，肉豆蔻6g，肉桂6g，大枣10g，干姜6g，仙茅10g，淫羊藿10g，南沙参10g，北沙参10g，陈皮6g，炒麦芽30g，炒鸡内金12g，茯神30g，首乌藤30g，生地黄10g，白头翁10g，甘草6g。

7剂，水煎服，每日1剂，早、晚温服。

二诊：2018年4月27日。腹泻症状减轻，每日1～2次，大便稍成形，口干减轻，夜间睡眠稍改善，尿频、尿急明显缓解。舌苔同前。

处方：制吴茱萸6g，盐补骨脂10g，醋五味子6g，肉豆蔻6g，肉桂6g，大枣6g，干姜6g，仙茅10g，淫羊藿10g，南沙参10g，北沙参10g，陈皮6g，炒麦芽30g，鸡内金12g，茯神30g，首乌藤30g，生地黄10g，甘草6g。

7剂，水煎服，每日1剂，早、晚温服。

患者二诊后未复诊，随访得知患者服药后现排便正常，小便如常，纳可，夜间睡眠质量改善。

按：泄泻是临床常见病，是指以排便次数增多，粪质稀溏或完谷不化，甚至泻出水样便为主症的病证。本病首载于《内经》，《景岳全书》首次提出以分利之法治疗泄泻。

本案中患者每日凌晨出现腹泻，伴有肠鸣，符合五更泻的特点。五更泻临床表现多见黎明前腹痛、肠鸣即泻、完谷不化、腹部喜暖、泻后则安、形寒肢冷、腰膝酸软、舌淡苔白、脉沉细等症状，治疗上应温肾健脾，固涩止泻，方以四神丸加减。《杂病广要》也曾记载："五更泻，是肾失其闭藏之职也，惟以八味丸补其阴，则肾中之水火既济，而开阖之权得宜，况命门之火旺，则能生土，而脾亦强矣，有用六味丸加沉香、砂仁，以山药末打糊，代蜜为丸，以摄火归元而愈者，有用六味丸加远志、益智仁，兼调脾肾而愈者，有用六味丸七分，杂二神丸三分，服之而愈者，有用五味子煎汤，送四神丸者。"在本案中，老师选用四神丸加味，以壮命门之火，温肾暖脾，治疗"五更泻"。

方中盐补骨脂为君药，善补命门之火，以温养脾阳，肉豆蔻暖脾涩肠，制吴茱萸温中散寒，醋五味子收敛固涩。方中改生姜为干姜，温暖中焦，肉桂补火助阳，增强温肾阳之功；淫羊藿、仙茅善补命门之火，治小便频数；炒鸡内金涩精止遗，加之陈皮、炒麦芽，尚能理气健脾助运，使补而不滞；茯神、首乌藤安神，改善睡眠，生地黄、南沙参、北沙参养阴，防治温燥太过而伤阴，白头翁善清胃肠湿热，另本品苦寒，主要作用于大肠，亦能中和药性。薛师在辨证施方时一直注意阴阳平衡，亦由此可见。

案2　孙某，男，36岁。初诊日期：2017年9月29日。

主诉：腹泻1周。

患者1周来出现腹泻，大便先干后溏，每日4～5次，晨泻多发生在清晨5～6时，无腹痛，无口干口苦，舌红苔白腻，脉沉细。患者既往有肠易激综合征病史。

西医诊断：肠易激综合征。

中医诊断：泄泻。

治法：温肾健脾，固涩止泻。

方药：四神丸合健脾丸加减。

处方：制吴茱萸6g，盐补骨脂10g，肉桂3g，干姜6g，大枣10g，砂仁6g，太子参20g，茯苓10g，白术10g，陈皮6g，木香6g，黄连6g，炒鸡内金9g，南沙参10g，白头翁10g，甘草6g。

7剂，水煎服，每日1剂，早、晚温服。

二诊：2017年10月8日。患者服药后腹泻次数明显减少，舌红，苔薄。效不更方，继守上方5剂而愈。

按：泄泻属于脾胃系统常见病，其发病不外乎感受外邪、饮食不节、情志失调、久病体虚、先天禀赋不足等几个方面，上述因素造成肠道功能失司而发为本病。湿为阴邪，易困脾阳，《医宗必读》载“无湿不成泻”。泄泻虽以湿为主，亦可夹寒、夹热、夹滞。脾主运化，喜燥恶湿，小肠司清泌浊、大肠司传导。若脾运失司，小肠无以分清别浊，则发生泄泻。湿邪和脾病往往相互影响，互为因果，湿盛可困遏脾阳，脾虚又可生湿。虚实又可相互转化和兼夹。

在临床遇此病：首先应辨别暴泻与久泻，一般暴泻者起病较急，病程较短，泄泻次数频多；久泻者起病较缓，病程较长，泄泻呈间歇性发作；其次需辨寒热，大便色黄褐而臭，泻下急迫，肛门灼热者，多属热证；大便清稀，或完谷不化者，多属寒证；再次应辨虚实，急性暴泻，泻下腹痛，痛势急迫拒按，泻后痛减，多属实证；慢性久泻，病程较长，反复发作，腹痛不甚，喜温喜按，神疲肢冷，多属虚证；最后辨兼夹，外感泄泻，多兼表证；食滞泄泻，以腹痛肠鸣，粪便臭如败卵，泻后痛减为特点；肝气乘脾之泄泻，每因情志郁怒而诱发，伴胸胁胀痛，嗳气食少；脾虚泄泻，大便时溏时泻，伴神疲肢倦；肾阳虚衰之泄泻，多发于五更，大便稀溏，完谷不化，伴形寒肢冷。

本案与上案均选用了四神丸，主要在于两位患者均符合五更泻的病机特点，本案中，尚加用健脾丸，意在健脾和胃，消食止泻，方中止泻药与行气药为伍，止泻不留宿积，行气不致通泻。

案3　魏某，女，55岁。初诊日期：2017年4月14日。

主诉：腹泻3个月余。

患者诉3个月前与家人怄气后出现泄泻，伴有腹痛，每日2～4次，曾予以双歧杆菌三联活菌胶囊调节肠道菌群，蒙脱石散止泻等治疗，停药后症状反复，后行肠镜检查及便常规检查，均未见明显异常，遂寻求中医治疗。现患者仍有腹泻，伴有腹痛肠鸣，每遇情绪波动时症状加重，口干，欲饮热水，咳少许白痰，自觉舌体麻木，睡眠尚可，纳差，舌红润，少苔，脉弦细。

西医诊断：肠炎。

中医诊断：泄泻。

治法：抑肝扶脾，健脾止泻。

方药：痛泻要方合四君子汤加减。

处方：陈皮6g，麸炒白术10g，炒白芍10g，防风10g，太子参15g，南沙参10g，北沙参10g，茯苓10g，香橼15g，炒鸡内金15g，射干10g，姜厚朴10g，姜半夏10g，酒黄精15g，白头翁10g，甘草6g。

7剂，水煎服，每日1剂，早、晚温服。

二诊：2017年4月21日。腹泻次数减少，腹痛消失，咳嗽好转，口干较前改善，仍有舌体麻木。守上方进行加减。

处方：陈皮6g，麸炒白术10g，炒白芍10g，防风10g，太子参15g，茯苓10g，香橼15g，炒鸡内金15g，姜半夏10g，酒黄精15g，白头翁10g，丹参15g，甘草6g。

7剂，水煎服，每日1剂，早、晚温服。

三诊：2017年4月28日。服药后大便基本正常，现无腹痛，仍感舌体麻木。

处方：陈皮6g，麸炒白术10g，赤芍15g，太子参15g，茯苓10g，香橼15g，炒鸡内金15g，姜半夏10g，酒黄精15g，丹参15g，甘草6g。

7剂，水煎服，每日1剂，早、晚温服。

按：本案中，患者出现腹泻，伴有腹痛，经肠镜检查排除器质性病变，经西医治疗未能改善患者症状，遂寻求中医治疗。经分析，患者首先出现症状在与家人怄气之后，每次泄泻时伴有腹痛、肠鸣，且症状随情绪变化有加重，四诊合参，考虑患者泄泻乃肝气不舒，横逆犯脾，导致脾失健运，因而出现泄泻。正如《医方考》有云："泻责之脾，痛责之肝；肝责之实，脾责之虚，脾虚肝实，故令痛泻。"痛泻要方，重在泻肝补脾，常用于治疗肝木乘脾泄泻，症见因情绪波动而发，腹痛攻窜等症。方中麸炒白术健脾益气，燥湿止泻；炒白芍养血柔肝，缓急止痛；陈皮理气燥湿，醒脾和胃；佐防风、香橼能疏脾气止泻。此外，四君子加炒鸡内金意在益气健脾开胃，以助脾运；香橼既能疏肝解郁，亦能理气和中，同时尚能燥湿化痰，患者有咳嗽，咳少许白痰，姜半夏、姜厚朴又有半夏厚朴汤之意，降逆开郁化痰，射干利咽消痰；患者口干，遂予以南沙参、北沙参、酒黄精濡润养阴生津。二诊时，患者症状改善，证明方药切中病机，遂稍作调整。三诊时患者仍舌体麻木，予丹参、赤芍，意在活血化瘀。

案4 林某，男，67岁。初诊日期：2017年7月21日。

主诉：便溏1个月。

患者诉近1个月来大便不成形，每日排便8～10次，大便呈深褐色，伴有黏液，腹痛，腹胀，矢气频繁，矢气后腹胀稍减轻，舌苔白腻微黄，脉濡。既往有肠息肉病史。

辅助检查：便常规检查未见明显异常。

西医诊断：肠炎；结肠息肉。

中医诊断：泄泻。

治法：芳香化湿，分利止泻。

方药：藿香正气散合葛根芩连汤加减。

处方：广藿香10g，大腹皮10g，姜厚朴9g，陈皮6g，茯苓10g，白芷6g，生姜3g，北沙参10g，桔梗10g，姜半夏6g，白头翁10g，葛根30g，黄连6g，酒黄芩10g，炒鸡内金9g，芡实20g，六神曲10g，山楂30g，炒麦芽20g，甘草6g。

7剂，水煎服，每日1剂，早、晚温服。

二诊：2017年7月28日。服药后排便次数减少，大便带黏液明显减少。守上方，继续予以7剂巩固疗效。

按：泄泻基本病机变化在于脾病和湿盛。湿滞于中，致脾胃气机升降失常，清浊不分，引起泄泻。藿香正气散，意在化湿理气和中。方中广藿香芳香化湿，辟秽和中，升清降浊，白芷助广藿香芳香化湿；脾主化湿，姜半夏醒脾燥湿；气能化湿，以陈皮行气燥湿和胃，姜厚朴行气化湿；湿从下去，以茯苓渗湿健脾；大腹皮行气利湿。桔梗宣肺利膈，生姜调理脾胃。患者舌苔白腻中见黄色，且患者排便后均带有黏液，考虑湿已化热，遂连用葛根芩连汤分利肠道湿热，以止泻利。其中，葛根升清止泻，酒黄芩、黄连清热燥湿。芡实既能健脾除湿，亦能收敛止泻。炒鸡内金、炒麦芽、山楂、六神曲健脾消食开胃；山楂尚能行气散瘀止痛。

案5　李某，男，27岁。初诊日期：2017年5月13日。

主诉：腹泻3日。

患者3日前因与友人吃饭，饮酒后自觉发热，饮冷水数杯，第2日即出现腹泻，腹痛，泻下黄色稀水样便，腹中肠鸣，恶心欲吐，胃脘部满闷不舒，口干欲饮冷水，自行服用地衣芽孢杆菌活菌、双歧杆菌乳杆菌三联活菌等调节肠道菌群药，症状不能完全缓解，遂来中医部就诊。察其舌红，苔白腻，脉沉细。

西医诊断：急性肠炎。

中医诊断：泄泻。

治法：寒热平调，除湿止泻。

方药：半夏泻心汤加减。

处方：法半夏9g，酒黄芩10g，黄连6g，太子参15g，南沙参10g，北沙参10g，干姜6g，焦山楂10g，焦神曲10g，焦麦芽10g，甘草6g，大枣6g。

3剂，水煎服，每日1剂，早、晚温服。

按：泄泻治法众多。因寒湿内盛，脾失健运，清浊不分，临床见泄泻清稀，甚则如水样，脘闷食少，腹痛肠鸣，舌苔白或白腻，脉濡缓等，可选藿香正气散，芳香化湿，解表散寒。因湿热壅滞，损伤脾胃，传化失常，出现泄泻腹痛，泻下急迫，或泻而不爽，粪色黄褐，气味臭秽，肛门灼热，烦热口渴，小便短黄，舌质红，苔黄腻，脉滑数或濡数等症状，可选葛根芩连汤，清热燥湿，分利止泻。因宿食内停，阻滞肠胃，传化失司，临床见腹痛肠鸣、泻下粪便臭如败卵、泻后痛减、脘腹胀满、嗳腐酸臭、不思饮食、舌苔厚腻、脉滑等症状，可选保和丸消食导滞，和中止泻。因脾胃虚弱，脾虚失运，清浊不分出现大便时溏时泻，迁延反复，食少，食后脘闷不舒，稍进食油腻食物，则大便次数增加，面色萎黄，神疲倦怠，舌淡，苔白，脉细弱者，可用参苓白术散健脾益气，化湿止泻。因肾阳虚衰，脾失温煦出现黎明前腹痛，肠鸣即泻，完谷不化，腹部喜暖，泻后则安，形寒肢冷，腰膝酸软，舌淡苔白，脉沉细者，以四神丸温肾健脾，固涩止泻。因肝气不舒，横逆犯脾，脾失健运，临床见泄泻肠鸣，腹痛攻窜，矢气频作，伴有胸胁胀闷、嗳气食少、每因抑郁恼怒，或情绪紧张而发、舌淡红、脉弦等症状，方以痛泻要方抑肝扶脾。

在本案中，患者嗜食肥甘辛辣，致湿热内生，壅滞气机，浊气不行，故胃脘满闷不舒，胃热气逆，故恶心欲吐；患者过饮冷水，致寒从中生而下注，故肠鸣下利。患者肠道有寒，同时兼有胃热，属于寒热错杂，故治疗上需寒热平调，除湿止泻。方中加用南沙参、北沙参，意在生津止渴；焦三仙（焦山楂、焦麦芽、焦神曲）健脾消食开胃。

第二十一章 便 秘

案1 程某，女，42岁。初诊日期：2019年4月26日。

主诉：排便困难1年。

患者诉自产二胎后出现排便困难，大便三四日一行，为羊屎便，每次排便量较少，伴有腹胀，进食后明显，行肠镜及便常规检查均未见明显异常，西医给予通便及胃肠动力药后，排便困难情况稍缓解，一旦停药，症状即出现反复。患者精神一般，口唇色淡，偶感心悸，小便正常，纳、眠欠佳，舌淡，少苔，脉细。

西医诊断：功能性便秘。

中医诊断：便秘。

治法：养血润肠通便，兼以行气。

方药：四物汤加减。

处方：生白术30g，生地黄10g，当归10g，川芎10g，炒白芍10g，陈皮6g，麸炒枳实10g，姜厚朴6g，炒莱菔子10g，柏子仁10g，桑椹15g，甘草6g。

7剂，水煎服，每日1剂，早、晚温服。

嘱患者日常多进食清淡易消化的食物。

二诊：2019年5月4日。患者诉服药后矢气频繁，矢气后腹胀明显减轻，现排便较前顺畅，一二日一行，便偏软，食欲较前好转，据效不更方原则，继续予以上方7剂，排便正常。

按：便秘属于临床常见病，早在《内经》中，即有关于本病的记载："大肠者，传导之官，变化出焉""魄口亦为五脏使，水谷不得久藏"。表明大便病变发生在肠道，基本病机为大肠传导失司。后世医家在此基础上进一步传承和发展，进一步丰富了对便秘的生理病理以及对其辨证论治的认识。现代中医临床一般以虚实为纲，辨别便秘，实者包括热秘、气秘及冷秘，虚者又需辨气、血、阴、阳的不同。便秘的治疗总以"通下"为基本原则。根据虚实的不同，治疗上也有差异。

实秘中，因燥热内结于肠道，致肠腑燥热，津伤便结，属于热秘，可选麻子仁丸泻热导滞，润肠通便；因肝脾气滞，引起腑气不通者，属于气秘，可选六磨汤顺气导滞；因阴寒之邪凝聚于胃肠，出现便秘者，可选温脾汤和半硫丸温里散寒，通便止痛。虚秘中，因肺脾气虚，致大肠传导无力，属于气虚秘，可选黄芪汤益气润肠；因血液亏虚，致肠道失荣，大便干结者，属于血虚秘，可选润肠丸养血润肠；因阴液不足，肠道失于濡润，见便秘者，可选增液汤滋阴通便；因阳气虚衰，导致阴寒凝聚于肠道，出现便秘者，可选济川煎温阳通便。

在本案中，患者便秘出现的时机是一个很重要的提示信息，在产后出现，陈素庵在《陈素庵妇科补解·产后大便秘结方论》指出："产后大便秘结者，由产后去血过多，津液干涸，肠胃燥结，是以大便闭。"由此可见，妇人产后便秘主要是由血虚精亏，肠失濡润所致。此案中，患者尚可见口唇色淡、心悸等症，综合考虑，患者属于血虚秘，以四物汤为主方养血润肠，此为治因，改熟地黄为生地黄，重在滋阴增液；方中大量应用生白术，一方面，白术为补气健脾第一要药，另一方面，白术尚能和胃，生津液，使肠道津液常润，粪质因濡润而不燥，白术一药两用，既补又通；因本案中，患者便秘本质上属于虚秘，故不用苦寒之大黄峻下。因患者腹胀明显，考虑患者血虚同时尚有气滞，故应用陈皮、麸炒枳实、炒莱菔子、姜厚朴等药行气除胀；桑椹为甘、寒之品，滋阴补血，生津润燥；柏子仁养心安神，同时润肠通便；甘草调和诸药。本方着眼于病机，标本兼治，故药到病除，收效显著。

案2 王某，女，66岁。初诊日期：2019年3月22日。

主诉：排便不畅数年。

患者数年来大便干结，排便不畅，二三日一行，常自行口服麻仁丸、番泻叶辅助排便，初服有效，日久则效果不显，曾行肠镜检查提示结肠黑变病，遂寻求中医治疗。患者食欲尚可，腹胀，口苦，不干，舌红，苔薄白，脉弦。

西医诊断：功能性便秘；结肠黑变病。

中医诊断：便秘。

治法：健脾和胃，润肠通便。

方药：补中益气汤加减。

处方：太子参30g，黄芪15g，生白术30g，升麻10g，柴胡10g，当归15g，陈皮6g，厚朴10g，枳实10g，苦杏仁10g，桃仁6g，火麻仁10g，柏子仁10g，甘草6g。

7剂，水煎服，每日1剂，早、晚温服。

二诊：2019年3月29日。大便仍然坚硬，舌苔薄，脉沉。

处方：太子参30g，黄芪20g，生白术60g，升麻10g，柴胡10g，当归15g，陈皮6g，厚朴10g，枳实15g，苦杏仁10g，桃仁10g，火麻仁10g，柏子仁10g，莱菔子15g，槟榔10g，麦冬10g，黄精10g，甘草6g。

7剂，水煎服，每日1剂，早、晚温服。

三诊：2019年4月7日。排便较前顺畅，每日一行，口干微苦，舌苔薄微黄。

处方：太子参30g，黄芪15g，生白术60g，升麻6g，柴胡10g，当归15g，陈皮6g，厚朴10g，枳实15g，苦杏仁10g，桃仁6g，火麻仁10g，柏子仁10g，莱菔子15g，槟榔10g，麦冬10g，黄精10g，黄芩10g，知母10g，甘草6g。

7剂，水煎服，每日1剂，早、晚温服。

四诊：2019年4月14日。排便正常，腹胀明显改善，口不干不苦，舌苔薄白。

处方：太子参30g，黄芪15g，生白术60g，升麻6g，柴胡10g，当归15g，陈皮6g，厚朴10g，枳实15g，苦杏仁10g，桃仁6g，火麻仁10g，柏子仁10g，莱菔子10g，甘草6g。

5剂，水煎服，每日1剂，早、晚温服。

嘱患者进食清淡易消化食物，以助脾胃之气恢复。患者此次就诊后未再来，半年后随访未复发。

按：脾胃同居中焦，脾主升清，属脏宜藏，胃气主降，属腑宜通，脾胃功能协调，相反相成，以维持受纳运化功能的正常进行。若脾升胃降功能失常，升降失司，气机不畅，阻滞于中，则发为腹胀、痞满、便秘等诸种病症。

本案中，患者年老体弱，脾胃功能减退，导致便秘，若一味使用通下药物，恐进一步损伤脾气，从而加重便秘。故在方中选用补中益气汤进行加减，重在调理脾胃，升阳益气，以增强患者的脾胃功能，患者脾胃之气强壮则便秘自除，即所谓“见秘不攻便，强人健肠胃”之意，亦治病必求于本的体现。

方中太子参、黄芪益气固卫，用太子参意在补而不燥，生白术补气又通便，一药两用，厚朴、枳实行气，以“四仁”润肠通便。二诊患者大便仍见艰涩，遂加重生白术用量，并增加理气除胀之莱菔子、槟榔，同时配伍养阴之品，补而不燥，增液行舟；三诊在原方基础上加用黄芩、知母，清热养阴，缓解口干苦症状。四诊在原方基础上稍做调整，以巩固疗效。

案3　李某，女，36岁。初诊日期：2019年1月12日。

主诉：便秘半年余。

患者半年余前无明显诱因出现排便不畅，须借助开塞露等辅助排便，不用药时即不能顺畅排便，1周前，患者因工作不顺利，压力较大，至今一直未能排便，自觉腹胀，胸胁部亦胀满不舒，喜太息，口苦，心烦，不欲饮食，夜间睡眠欠佳，舌红，苔腻，脉弦。

辅助检查：心电图、肝胆胰脾彩超未见明显异常（患者拒绝行肠镜检查）。

西医诊断：功能性便秘。

中医诊断：便秘。

治法：顺气导滞。

方药：柴胡疏肝散加减。

处方：柴胡12g，香附10g，佛手10g，川芎10g，枳实10g，陈皮6g，炒白芍15g，大黄6g，当归15g，生地黄10g，玄参30g，麦冬30g，砂仁6g，苦杏仁9g，合欢皮30g，绿萼梅6g，甘草6g。

7剂，水煎服，每日1剂，早、晚温服。

二诊：2019年1月19日。患者排便较前稍轻松，胸胁胀满不适减轻，口苦减轻，食欲仍欠佳。患者症状改善，效不更方。

处方：柴胡12g，香附10g，佛手10g，川芎10g，枳实10g，陈皮6g，炒白芍15g，大黄6g，当归15g，生地黄10g，玄参30g，麦冬30g，砂仁6g，苦杏仁9g，合欢皮30g，绿萼梅6g，生白术30g，焦山楂10g，焦神曲10g，焦麦芽10g，甘草6g。

7剂，水煎服，每日1剂，早、晚温服。

三诊：2019年1月26日。患者服药后排便正常，基本上一日一行，现胸胁及脘腹胀满消失，情绪好转，食欲也较前改善。予以上方继续口服3剂巩固疗效。

按：便秘症状虽发生在肠道，但与肺、脾、肝、肾等脏腑功能密切相关。本案中，患者便秘正是由于其情志不畅，肝郁气滞，引起腑气不通，大肠传导失职，糟粕内停。便秘为标，气滞为本。患者因压力过大出现大便不通，加上患者胸胁胀满、口苦、眠差，均为肝郁表现，《内经》有“木郁达之”之训，说明肝喜条达，恶抑郁，遂予柴胡疏肝散作为主方，疏肝理脾，畅达肝气，在此基础上进行加减，遂收效显著。方中柴胡重在疏肝解郁；香附疏肝理气而止痛，川芎活血行气以止痛，二药相合，助柴胡以解肝经之郁滞，尚能行气止痛；加用佛手，增强疏肝解郁、理气和中之效；枳实、陈皮理气行滞；大黄通下腑气；炒白芍、甘草养血柔肝，缓急止痛；当归养血润肠通便；生地黄、玄参、麦冬养阴清热，三药合用，滋阴增液，以助舟行；砂仁健脾行气以助运化；苦杏仁降气宽肠，肺气降，则腑气自通；合欢皮、绿萼梅疏肝解郁，诸药相合，既能疏肝解郁以治本，又能润肠通便以指标。患者二诊诉排便较前轻松，但仍不甚顺畅，遂加用生白术健脾又通便，加用焦三仙（焦山楂、焦麦芽、焦神曲）健脾开胃，使食欲得复。

案4 钱某，女，40岁。初诊日期：2019年3月9日。

主诉：便秘10余年。

患者10余年来反复出现便秘，每日需服用酚酞片一日1次，一次2片缓解症状，自诉多次更换通便药，如麻仁丸、芦荟胶囊等，刚开始服药时排便较顺畅，一段时间后则药效不明显，不服药时则不能排便。曾寻求于中西医，均未能改善症状。现患者精神一般，面色少华，乏力倦怠，伴有腰膝酸软，偶有恶心呕吐，夜寐欠佳，大便三五日一行，质干，小便清长，晚上需起夜2次，舌暗，苔薄白，脉沉细。既往无特殊病史。

西医诊断：功能性便秘。

中医诊断：便秘。

治法：温阳通便。

方药：济川煎加减。

处方：肉苁蓉15g，当归12g，怀牛膝12g，泽泻10g，升麻6g，枳壳10g，生地黄15g，生白术30g，陈皮6g，砂仁6g，甘草6g。

7剂，水煎服，每日1剂，早、晚温服。

二诊：2019年3月16日。患者诉服药后大便一二日一行，质偏软，精神状况较前改善，效不更方，继续予以上方5剂增强疗效，嘱咐患者排便恢复正常即可停药，平素尽量食用易消化的食物，避免受凉。后随访，患者不需服用通便药已能正常排便，腰酸乏力明显改善，夜间不需起夜。

按：本案中，患者反复便秘10余年，曾更换多种通便药，初始有效，后药效即不明显。《内经》有云“精气夺则虚”，患者虽见便秘，但察其面色少华，腰膝酸软，倦怠乏力，可见一片虚象，结合患者舌苔及脉象，亦可证实患者便秘实属于虚证便秘；患者小便清长，夜间尚需起夜，四诊合参，综合考虑，患者便秘乃由阳气不化，大肠失于温煦，传导无力所致，故临床选用济川煎温补肾阳，润肠通便。方中肉苁蓉咸温而润，补肾兼能润肠，当归养血润肠通便，怀牛膝强腰膝，兼引药下行，泽泻入肾经而泻浊，与怀牛膝均具有向下宣通之性，枳壳宽中行气除胀，加升麻以升清阳，欲降先升，补而不滞，生地黄养阴润燥，生白术攻补兼施，佐以陈皮、砂仁健脾和胃降逆，诸药合用，在温润之中，寓有通便之功。

第二十二章 呃 逆

案1 邹某，女，70岁。初诊日期：2017年12月6日。

主诉：呃逆1周。

患者诉近1周呃逆频发，伴反酸，吐清水，自觉胃脘嘈杂不适，喜温喜按，口干喜热饮，大便干结，排便无力，纳少乏力，夜寐欠佳，小便调，舌红苔白少津，脉细。患者既往有胃癌根治术病史，近期复查未见明显异常。

西医诊断：膈肌痉挛。

中医诊断：呃逆。

治法：健脾和胃，降气止逆。

方药：六君子汤合橘皮竹茹汤加减。

处方：太子参20g，茯苓15g，白术20g，砂仁5g，姜半夏6g，陈皮6g，生姜9g，大枣6枚，竹茹12g，百合30g，柏子仁10g，知母10g，石斛15g，焦山楂10g，焦麦芽10g，焦神曲10g，甘草10g。

7剂，水煎服，每日1剂，早、晚温服。

二诊：2017年12月13日。患者呃逆较前好转，无明显反酸，舌淡红，苔薄白，脉细，喜饮热水，胃脘时有嘈杂不适，原方加黄连6g、木香6g，继服7剂后上述症状基本消失，遂停药。

按：呃逆俗称打嗝，是由于膈肌、膈神经、迷走神经或中枢神经等受刺激后引起一侧或双侧膈肌阵发性痉挛，导致吸气期声门突然关闭，发出短促响亮的声音，轻者时发时止，常不治自愈；重者频繁发作，可影响进食、呼吸和睡眠等，令患者疲惫，痛苦不堪。临床中呃逆可见于胃肠神经官能症、胃炎、胃扩张、肝硬化、肿瘤继发病、脑血管病变等疾病。西医治疗呃逆多采用镇静、促进胃肠动力等方法对症治疗，疗效往往难以持久。中医学认为，呃逆是以胃气上逆动膈，气逆上冲，喉间呃呃连声，声短而频，难以自制为主要表现的一种病证。呃逆最早记载于《素问·宣明五气》，其曰："胃为气逆，为哕为恐。"明代《景岳全书》中明确指出："哕者，呃逆也。"因饮食不节过食生冷，或滥服寒凉药物，致寒气蕴结于胃；或因过服温补药物，燥热内生，致腑气不顺；或因情志不遂，肝失疏泄，气机不畅；或因年老体弱，大病久病，脏腑亏虚，中气虚损等，导致胃失和降，膈间气机不利，胃气上逆动膈而致呃逆。由于胃居膈下，与膈有经脉相连属，胃气以降为顺；若胃失和降，则上逆动膈，而发呃逆。胃与肝、脾关系最为密切，胃之和降，有赖于脾气健运和肝之条达，若肝失条达，脾失健运，则胃失和降，气逆动膈。针对其治疗，清代李中梓在《证治汇补·呃逆》中指出："治当降气化痰和胃为主，随其所感而用药，气逆者，疏导之；食停者，消化之；痰滞者，涌吐之；热郁者，清下之。"因此，薛师认为，呃逆的总病机是胃气上逆动膈，治疗以降气和胃为主。

本案中，患者既往有胃癌根治术病史，经历了癌毒的长期侵损以及手术等抗肿瘤治疗对机体的损耗，病后体虚，脾胃虚损，运化功能失常，气机升降失常，胃气上逆，引发呃逆，反酸，吐清水。脾胃虚弱，运化无力，故纳少。患者吐清水，自觉胃脘嘈杂不适，喜温喜按，口干喜热饮，纳少乏力，中焦阳虚之象明显，同时，也伴有大便干结、排便无力、舌红苔白少津、脉细等阴虚之象，即患者脾胃阴阳两虚，对此，薛师采用健脾化湿的六君子汤联合降逆止呕的橘皮竹茹汤加减。六君子汤源于明代虞抟的《医学正传》，有益气健脾、燥湿化痰功效。目前临床中广泛应用于慢性胃炎、消化性溃疡、消化不良等消化道疾病以及哮喘、慢性阻塞性肺疾病等呼吸道疾病。现代药理学研究显示，六君子汤可能通过刺激平滑肌M受体调节胃肠运动，即缩短空腹时消化管强收缩运动的出现周期，也可以促进慢性非特异性消化不良患者的胃排空，改善患者症状。实验研究发现，六君子汤能通过增加胃动素、生长抑素的含量，使胃肠道蠕动和张力得以恢复，促进胃肠运动，并协调幽门的收缩。橘皮竹茹汤首载于《金匮要略》，其曰："哕逆者，橘皮竹茹汤主之。"本方具有益气和胃、降逆止呕的功效，临床多用于治疗体弱，或胃虚气逆不降而致的呃逆、呕吐。

本方中，姜半夏味辛、苦，性温，辛开散结，燥湿化痰，温化寒痰，降逆和胃，为止呕要药。陈皮味辛、苦，性温，合半夏之辛温以纠正中焦逆乱之气。《本草备要》云陈皮"能燥能宣，有补有泻，可升可降"，其用有三：一散胸中之寒，二理胸腹之气，三健脾胃之功。太子参味甘、苦，性平，益气健脾兼养阴。脾虚则水谷运化失常，易生痰湿，故健脾辅以渗湿，可以起到事半功倍的效果。方中茯苓，味甘、淡，性平，健脾渗湿。《世补斋医书》言："茯苓一味为治痰主药。痰之本，水也，茯苓可以利水；痰之动，湿也，茯苓又可行湿。"白术和胃化痰，两药合用，和胃除湿之功更强。竹茹清热和胃，除烦止呕，清热化浊，醒脾安胃；太子参甘温，益气补虚，行中兼补。生姜辛温，温中止呕，砂仁温中行气，两者合竹茹，清中有温。患者夜寐欠佳，予以百合、柏子仁养心安神；石斛、知母滋阴养胃；焦三仙健脾助运，顾护脾胃，甘草调和诸药。全方药物性味平和，但温而不燥，补而不峻，调理中焦枢纽，纠正气机之逆乱，共奏理气和胃、降逆止呕之效。同时，临床处方应根据兼症加减，有的放矢。

案2 洪某，男，83岁。初诊日期：2017年11月29日。

主诉：呃逆1个月。

患者诉1个月前开始出现呃逆，呃声低，间断性反复发作，伴反酸，腹胀，纳差，喜热饮，时有气短乏力，纳少，夜寐可，大便干结，小便可，舌红苔白少津。患者既往有慢性肾病病史。

西医诊断：膈肌痉挛。

中医诊断：呃逆。

治法：寒热平调，健脾和胃。

方药：半夏泻心汤合四君子汤加减。

处方：半夏6g，干姜3g，黄芩12g，黄连6g，太子参30g，茯苓10g，白术10g，麦冬10g，南沙参10g，陈皮6g，砂仁3g，木香10g，瓦楞子30g，熟大黄5g，焦山楂10g，焦麦芽10g，焦神曲10g，甘草6g。

7剂，水煎服，每日1剂，早、晚温服。

二诊：2017年12月8日。患者呃逆较前改善，无明显反酸，腹胀缓解，食欲欠佳，仍有乏力气短，大便正常，矢气多，原方加用黄芪15g，继服7剂，巩固疗效。

按：脏腑气机升降协调是维持机体正常生理功能的基础，正如《素问·六微旨大论》所说："故非出入，则无以生长壮老已；非升降，则无以生长化收藏。是以升降出入，无器不有。”脾胃为中焦之枢纽，具有调和气机升降之生理特性，即脾主升清，胃主降浊，脾胃气机升降协调，则水谷运化有序。若脾气不升，则肠鸣下利，胃气上逆，则呃逆或呕吐。正如《临证指南医案》所云：“脾胃之病，虚实寒热，宜燥宜润，固当详辨，其于升降二字，尤为紧要。”本案中患者呃逆反复发作1个月，为顽固性呃逆。患者年高，脏腑功能衰退，脾胃虚弱，气机升降失常，胃气不降反而上逆动膈，故呃逆。患者呃声低，间断性反复发作，伴反酸，腹胀，纳少，喜热饮，时有气短乏力，可见脾胃气虚，运化无力，气血生化乏源，气虚久则耗伤阳气，故喜热饮；患者大便干结，舌红少津，是由于阳损及阴，阴液亏虚，津不上乘，肠腑失润。四诊合参，本案证属脾胃虚弱，寒热互结，胃气上逆。《刘渡舟论伤寒》记载脾胃失和，气机升降不当是半夏泻心汤证的病机：“由脾胃阴阳之气不调而起，阴不得阳则生寒，脾寒不升则作泻；阳不得阴则生热，胃热不降则上逆。”故本案治宜平调寒热，健脾和胃，薛师选用半夏泻心汤合四君子汤加减。

半夏泻心汤首次记载于《伤寒杂病论》，其曰：“若心下满而不痛者，此为痞……宜半夏泻心汤。”本方组方用药配伍精妙，具有平调寒热、消痞散结、辛开苦降、补泻同施的功效，是张仲景辛开苦降法的代表方剂。现代医学研究表明，半夏泻心汤具有抗Hp、调节胃肠运动、调节免疫功能、保护胃黏膜等作用。目前临床广泛应用于治疗胃肠系统的疾病，如慢性萎缩性胃炎、消化性溃疡、功能性消化不良、胃下垂、胆汁反流性胃炎、胃食管反流等。本方中，半夏、干姜之辛温，《内经》云“辛走气”“辛以散之”，辛能开通，可开痞散结，亦可应脾升之性助其升发清阳；黄芩、黄连之苦寒，燥湿降泄，可除脾中之湿，亦顺胃降浊；辛温药与苦寒药相配伍，一阴一阳，一升一降，使中焦气机调畅。方中选用四君子汤之意，太子参、白术、茯苓、甘草益气健脾和胃，补益中焦，使气血得以生化；薛主任考虑患者年老体衰，气阴两虚明显，故重用太子参平补气阴，加用麦冬、南沙参以增强益气养阴之效；脾胃虚弱，易聚湿生痰，进一步阻碍气机升降，故方中加用陈皮，与半夏、茯苓等相伍，有二陈汤之意，以行气健脾燥湿；患者喜热饮，可见中焦虚寒，予以砂仁，配合干姜，以温中行气，醒脾助运；木香行气除胀，所谓“中气虚弱，胃气不降则生热”，木香与黄连相配，有香连丸之意，清热燥湿行气，助中焦健运；患者反酸，予以瓦楞子制酸止痛；患者大便干结，予以麦冬、南沙参滋阴的同时，予以熟大黄通导肠腑，木香行气除满；焦三仙健脾助运；甘草调和诸药。全方以平调寒热，健脾和胃为主，辅以滋阴、温中、行气、除满，以寒热平调、辛开苦降、气阴双补、补泻同施，全方位调理中焦，促使脾胃气机升降正常，达到治疗本病的目的。薛师把恢复脾胃的生理功能贯穿于治疗本病的全过程，患者服药后症状缓解，药证相符，见效后，守前方调整，坚持服用以巩固疗效。

案3　田某，女，50岁。初诊日期：2017年11月15日。

主诉：呃逆5日。

患者诉近日因家庭琐事心烦焦虑出现呃逆，夜间明显，难以入睡，时有双胁肋胀痛不适，精神疲惫，双目干涩，时有头晕乏力，食欲欠佳，大便偏稀，舌暗红，苔薄白，脉弦。

西医诊断：膈肌痉挛。

中医诊断：呃逆。

治法：疏肝养血，降逆止呃。

方药：逍遥散合旋覆代赭汤加减。

处方：柴胡9g，白芍12g，白术15g，茯苓15g，当归9g，生姜6g，薄荷15g，旋覆花

15g，赭石 20g，半夏 9g，党参 12g，生地黄 10g，女贞子 15g，枸杞子 15g，郁金 10g，川楝子 10g，六神曲 10g，鸡内金 10g，甘草 9g。

7 剂，水煎服，每日 1 剂，早、晚温服。

二诊：2017 年 11 月 24 日。患者呃逆较前改善，食欲欠佳，仍有乏力，大便正常，原方继服 7 剂以巩固疗效。

按：肝主疏泄，调畅气机，升降脾胃。肝气条达冲和，则脾胃升降有序，运化健旺，气血充养。肝属木，胃属土，若木气过于亢盛，势必克伤胃土，正所谓所胜妄行，所不胜乘之，即“木旺乘土”；从经脉运行角度考虑，《灵枢·脉经》曰“肝足厥阴之脉……夹胃，属肝，络胆，上贯膈，布胁肋”，肝胃之气通过经脉相连而运行全身气血，若肝经气血郁滞，会影响其相联络的胃腑，故情志失调，肝失疏泄，木不疏土，气机壅滞，胃之通降失职，发为呃逆。

《古今医统大全·咳逆》曰：“凡有忍气郁结积怒之人，并不得行其志者，多有咳逆之证。”本案患者情绪焦虑抑郁，双胁肋胀痛，肝郁气滞明显，而肝郁非肝气之虚，郁则气实，气郁一定程度必然横逆犯胃，上逆动膈，故出现呃逆。脾主运化，所谓“思则气结”，思虑过度，则脾的运化功能受到影响，脾虚血亏；肝性喜条达而恶抑郁，情志不遂，肝气郁结，横逆犯脾，则脾脏受损，亦可导致中焦运化失常，气血生化乏源，故出现神疲乏力、食欲欠佳、大便稀等症状。四诊合参，本案证属肝郁乘脾，胃失和降，薛主任选用逍遥散合旋覆代赭汤加减，以疏肝解郁，健脾和胃，降气止呃。

逍遥散出自《太平惠民和剂局方》，原书中记载其主治“血虚劳倦，五心烦热，肢体疼痛……减食嗜卧……月水不调，脐腹胀痛……”，具有疏肝解郁、健脾和营的功效，是临床治疗肝郁脾虚血弱证的常用方。现代临床研究显示，逍遥散对围绝经期以及老年期的抑郁症均具有显著疗效。实验研究发现，逍遥散抗抑郁作用可能与谷氨酸、谷氨酰胺循环和谷氨酰胺转运体改变有关，且逍遥散还可以通过提高血浆促胃液素和胃动素水平、加速胃排空等改善胃肠功能。旋覆代赭汤出自《伤寒论》，其曰：“伤寒发汗，若吐若下，解后，心下痞硬，嗳气不除者，旋覆代赭汤主之。”本方具有化痰消痞、和胃降逆之功效。现代研究表明，旋覆代赭汤能促进正常状态的小鼠胃排空，提示其具有增强胃动力的作用。

本方中，柴胡疏肝解郁，以使肝气条达，《神农本草经》云：“柴胡，一名地熏，味苦平，生川谷。治心腹肠胃中结气”。现代药理学研究显示，柴胡的主要有效成分柴胡皂苷可以通过抑制大脑海马区乙酰胆碱转移酶（CHAT）蛋白的表达，降低乙酰胆碱酯酶（ACHE）活性，减少大脑神经元凋亡而发挥抗焦虑抑郁作用。肝主藏血，血和则肝和，血充则肝柔，故用当归、白芍养血柔肝，当归甘苦辛温，养血和血，白芍酸苦微寒，养血敛阴，二药相伍，补肝体以助肝用。脾胃为仓廪之官、后天之本，脾健则营血生化有源，党参、白术、茯苓健脾益气，使脾胃运化有权，以助气血化生；生姜辛散达郁，温中止呕。旋覆花酸甘温，长于消痰软坚，降气止逆；赭石甘苦质重，平肝降气止逆，《医学衷中参西录》曰：“赭石……其质重坠，又善镇逆气，降痰涎，止呕吐。”半夏味辛性温，既可燥湿化痰，消痞散结，又和胃降逆；生姜既平胃降逆，增强止呃之功，又可制约赭石之寒凉，使其重镇降逆而不伤胃；薄荷辛能发散，治肝郁气滞，胸胁胀满，疏散郁遏之气，生地黄、女贞子、枸杞子滋阴平肝；川楝子、郁金行气疏肝，清泻肝热；六神曲、鸡内金健脾助运；甘草补脾胃而益中气，协助白术、茯苓补脾益气以御木侮。本方立法周全，组方严谨，诸药合用，可使肝郁得疏，血虚得养，脾弱得复，肝脾同治，气血兼顾。

第二十三章　腹　痛

案1　宋某，男，64岁。初诊日期：2018年11月28日。

主诉：腹痛2周。

患者诉腹痛，疼痛时迁延至两胁，胀闷不适，反复发作，时伴大便溏或不成形，便后或嗳气或矢气后腹痛可稍缓解，时有乏力，喜热饮，四末凉，无恶心、反酸、胃脘嘈杂等不适，纳少，夜寐可，小便调，舌质暗淡，苔薄白，脉弦细。患者因曾患肠癌（已行根治术治疗）长期精神较抑郁。近期肠镜检查及肿瘤标志物等复查无明显异常，便常规及培养均未见异常。

西医诊断：肠易激综合征。

中医诊断：腹痛。

治法：疏肝健脾，理气止痛。

方药：痛泻要方合柴胡疏肝散加减。

处方：白术12g，白芍12g，陈皮6g，柴胡9g，枳壳12g，香附6g，党参15g，白扁豆30g，山药15g，薏苡仁15g，乌药10g，草果仁10g，桂枝6g，焦山楂10g，炒麦芽10g，炒莱菔子10g，甘草6g。

7剂，水煎服，每日1剂，早、晚温服。

二诊：2018年12月6日。服前方后腹痛、腹胀症状明显缓解，大便稍成形，食欲较前好转，乏力同前，四末凉较前改善，复查舌象示舌暗少津，苔白，脉细。遂原方去乌药、草果仁，加黄芪15g、玉竹10g，继续服用5剂后，患者诉大便成形，乏力较前改善。继续原方巩固3剂。

按：腹痛为胃脘以下、耻骨以上疼痛的病症。《症因脉治》云："痛在胃之下，脐之四傍，毛际之上，名曰腹痛。"本病案中患者平素精神抑郁，即有肝郁气滞的基础，再加之其腹痛、腹胀，痛引两胁，时有嗳气，脉弦，进一步体现了肝郁之象。患者腹痛反复发作，伴有大便溏或不成形，纳少，时有乏力，喜热饮，四末凉，舌质暗淡，苔薄白，脉弦细，可见脾虚失运，水谷不化，气血生化乏源，气血两虚，四肢失于温养，气虚久则阳气耗伤，脾阳虚则水湿内生，故大便溏；阳虚则喜热饮。由此可知，该患者为肝郁脾虚之腹痛，正如《医方考》所述："泻责之脾，痛责之肝，肝责之实，脾责之虚，脾虚肝实，故令痛泻。"肝主疏泄，脾主运化，肝受水谷之浊，脾受水谷之清，即《素问·经脉别论》所云："食气入胃，散精于肝，淫气于筋……饮入于胃，游溢精气，上输于脾。"肝枢健，脾运和，则水谷精微得以运化有常，气血生化有道。若肝枢失于调和，或土虚木乘，横逆犯脾，均可导致气血失和，发为腹痛。故究其病机，肝枢不和，脾虚失健为本，又因肝郁则气滞，"脾胃受伤，则水反为湿，谷反为滞"，故气郁、痰湿为标。

对于本病，薛师以疏肝健脾、理气止痛为治法，方用痛泻要方合柴胡疏肝散加减。方中白术为君，其味甘苦性温，甘温能健脾益气以御木乘，苦能燥湿以止泄泻，李杲认为白术可以“去诸经中湿而理脾胃”。其益气健脾、利湿化浊的功效源于其所含的挥发油和多糖等成分，这些成分具有抗炎、促进胃肠动力、调节免疫的作用。白芍苦酸微寒，有养血和营、柔肝止痛之功，能助白术健脾泻肝，《医学启源》记载白芍“安脾经，治腹痛，收胃气，止泻利，和血，固腠理，泻肝，补脾胃”。研究显示，炒白芍具有双向调节肠道神经的功效，既可以促进肠道蠕动以及发挥镇痛作用，又可以抑制胃肠排空。陈皮辛苦温，有醒脾化湿理气之效，为方中之佐药，既助白术健脾祛湿，又利白芍理气疏肝。《本草纲目》云：“橘皮……其治百病，总是取其理气燥湿之功。”陈皮具有抗氧化、清除自由基、祛痰、促进消化等药理功效，对肠道平滑肌则有双向调节作用。《药品化义》载柴胡“性轻清升散，味微苦，主疏肝”。现代药理学研究表明，柴胡所含的总苷类物质能通过调节大脑海马区的神经因子发挥抗抑郁的作用。柴胡与白芍这一经典药对联合使用有明显的抗抑郁作用。香附助柴胡理气疏肝，枳壳合陈皮理气行滞；党参、白术、白扁豆、山药、薏苡仁有参苓白术散之意，合用可增强益气健脾、助运利湿的功效；乌药合草果仁温中散寒，行气止痛，桂枝温经通络；焦山楂、炒麦芽和炒莱菔子健脾助运，甘草调和诸药。全方共奏疏肝健脾、理气止痛之效。

二诊患者服药后，症状较前改善，药证相符。患者舌暗少津苔白，脉细，提示阴液不足，故去温热之品乌药和草果仁，以防温燥劫阴，加用玉竹滋阴润燥；患者仍有乏力，气虚明显，加用黄芪以益气健脾。

案2 李某，男，63岁。初诊日期：2017年12月27日。

主诉：腹痛3日。

患者诉3日前食用生冷食物后腹部隐痛，得温稍缓，食后腹胀明显，伴大便溏，口干，无恶心、反酸、胃脘嘈杂等不适，胃纳欠佳，夜寐可，小便调，舌质紫暗苔薄白，脉细缓。便常规及培养均未见异常。

西医诊断：肠炎。

中医诊断：腹痛（寒湿内阻证）。

治法：温中祛湿，行气止痛。

方药：香砂六君子汤加减。

处方：太子参10g，茯苓10g，白术30g，姜半夏10g，砂仁6g，枳实10g，陈皮8g，延胡索15g，藿香10g，南沙参10g，北沙参10g，肉豆蔻10g，鸡内金15g，麦芽10g，山楂10g，甘草6g。

7剂，水煎服，每日1剂，早、晚温服。

二诊：2018年1月4日。患者服药3剂后腹痛、腹胀明显缓解，7剂后大便成形，胃纳可，为巩固疗效，继服3剂后停药。

按：患者因食生冷之品而引发腹痛，即寒湿之邪阻遏中焦，寒性凝滞收引，脉络痹阻，气机不畅，气滞血瘀，故腹痛，得温则减，舌紫暗，脉细缓；中阳被遏，中焦运化无权，水谷不化，水湿内生，故胃纳欠佳，大便溏；湿困中焦，阻遏气机，津不上承，故有口干。薛师采用香砂六君子汤加减以温中祛湿，行气止痛。香砂六君子汤源于《医方集解》，由四君子汤衍化而成，四君子汤侧重益气健脾，本方在四君子汤的基础上加姜半夏、陈皮、枳实、砂仁等化湿理气药，具有健脾和胃、理气散寒止痛之功，对脾胃气虚、寒湿阻于中焦所致的脘腹疼痛、便溏或泄泻等症状有显著疗效。研究显示，香砂六君子汤具有减少胃酸分泌、保护胃黏膜、增强胃和小肠推进功能及解除小肠平滑肌痉挛作用。本方中选用太子参、白术、茯苓，合甘草，取四君子汤之意，益气健脾和胃。薛师以太子参易党参，因党参性温，而太子参性偏凉，益气的同时，养阴生津作用明显；患者口干，胃纳欠佳，胃喜润恶燥，故选太子参取其气阴双补之效；加姜半夏、陈皮，合茯苓、甘草，有二陈汤之意，姜半夏辛温，燥湿化痰又和胃降逆，陈皮可理气行滞，又助姜半夏燥湿化痰；藿香辛温，《药品化义》记载“其气芳香，善行胃气，以此调中，治呕吐霍乱，以此快气，除秽恶痞闷。且香能和合五脏，若脾胃不和，用之助胃而进饮食，有醒脾开胃之功”，具有化湿醒脾，和中辟秽，增强姜半夏、陈皮之健脾除湿之效。患者腹部隐痛，得温稍缓伴大便溏，提示中焦虚寒，水谷运化失常，故方中加辛温之肉豆蔻，温中行气，涩肠止泻，《本草汇言》记载：“肉豆蔻，为和平中正之品，运宿食而不伤……下滞气而不峻……止泄泻而不涩……”砂仁辛温，化湿开胃，温脾止泻，合肉豆蔻助中焦之运化，使君药补而不腻；患者口干，胃纳少，为防姜半夏、肉豆蔻、砂仁辛温之品燥伤阴液，故加少许南沙参、北沙参以益气健脾养阴；延胡索、枳实消积除胀，行气止痛；麦芽、山楂、鸡内金，一方面消食运脾，一方面消导化腐祛湿，三者合用以升发脾胃之气，有助于脾胃健运功能的恢复，从而利于湿邪的祛除；甘草为使，益气调和诸药。全方共奏温中祛湿、行气止痛之功，患者症状明显缓解，药证相符。

临床中，对于脾胃虚弱兼有实邪的患者，薛师注重药物的量效关系，善于灵活应用具有健脾消食、行气化湿功效的枳术丸。本案中患者脾虚明显，薛师以3倍白术配枳实，行气为辅，重在健脾。若患者以气滞食积为重，则可以加重枳实用量，白术减量。

案3 冯某，男，80岁。初诊日期：2017年9月13日。

主诉：腹痛2日。

患者诉2日前出现下腹部疼痛，腹胀，胃脘部满闷不适，大便不爽，不成形，每日3～4次，口干欲饮，胃纳少，夜寐欠佳，小便调，舌质暗苔白腻，脉细缓。便常规及培养未见明显异常。

西医诊断：肠炎。

中医诊断：腹痛。

治法：燥湿行气，健脾和中。

方药：藿香正气散加减。

处方：藿香9g，白芷12g，紫苏12，桔梗12g，姜半夏9g，陈皮6g，茯苓12g，大腹皮12g，姜厚朴6g，白术12g，黄连3g，木香9g，佛手6g，连翘10g，砂仁6g，鸡内金12g，甘草6g。

7剂，水煎服，每日1剂，早、晚温服。

二诊：2017年9月22日。服药2剂后腹痛、腹胀症状明显缓解，大便次数减少。服药7剂后，大便基本成形，食欲仍欠佳，口干，舌暗苔稍腻，脉细。遂原方去黄连、大腹皮，加天花粉10g，继续服用3剂后，患者口干缓解，食欲可，遂停药。

按：患者年高，脏腑衰弱，胃肠功能减退，即脾胃运化能力降低，中焦之气升降失司，易聚湿生痰，痰湿黏滞，阻碍气机，导致中焦气机逆乱，升清降浊失调，故出现腹痛，腹胀，大便不爽，便溏，次数增多。湿邪阻遏中焦，津不上乘，故有口干欲饮，舌苔白腻，脉细缓。患者年高，胃纳少，腹痛，大便不成形且次数增多，苔白腻，脾虚、气滞、湿阻之象明显，故薛师予以燥湿行气、健脾和中法治疗，予以藿香正气散加减。

藿香正气散出自宋代《太平惠民和剂局方》，被尊为“祛湿圣药”，广泛应用于湿邪为患的多种病证。根据原文记载，藿香正气散主治为表里合病，即外感风寒，寒湿内蕴，气机郁阻。但藿香正气散并不拘于此证，若表证不明显者，本方也可应用，正如《医方考》所述："外感者，疏其表，紫苏、白芷，疏表药也……若使表无风寒，二物亦能发越脾气。"方中藿香、紫苏、白芷辛温芳香，祛风醒脾助运，因风药辛香温燥，燥可化湿，取风能胜湿之意，体现的是风药在湿证中的治疗作用，而非发汗解表。故本案中，尽管患者无明显的外感之象，薛师仍采用本方加减取其燥湿行气、健脾和中的功效，患者服药后症状缓解，而方从法出，法随证立，方证相应，方能显效。现代临床研究已证实本方具有显著的解痉和抑菌作用。藿香正气液可通过改善胃肠组织炎症水肿、促进胃肠动力，调节湿困脾胃证小鼠胃肠功能失调状态。

本案方药中，藿香芳化湿浊，悦脾和中。现代药理学研究显示，藿香的有效成分不仅具有抗菌作用，还能有效清除自由基，减轻并修复胃黏膜的炎症损伤，此外还具有促进胃肠蠕动、增强消化吸收功能的作用。白芷辛温，祛风止痛，燥湿，《本草汇言》载"白芷，上行头目，下抵肠胃，中达肢体，遍通肌肤以至毛窍，而利泄邪气"。紫苏辛微温，能散表寒，《本草纲目》言其"行气宽中，消痰利肺"。三味药均为芳香利气之品，《医方考》中记载："四时不正之气，不在表而在里，皆由中气不足者受之，故不用大汗以解表，但用芳香利气之品以正里。"故藿香、白芷和紫苏三药合用化湿醒脾，以正中焦之阳气。姜半夏、砂仁辛温燥湿以降逆，陈皮、姜厚朴、大腹皮苦温燥湿以下气。黄连、木香、佛手可清热化湿，行气止痛，黄连苦寒以防温燥太过而伤阴；桔梗引清阳之气上升；连翘、鸡内金清热散结、健脾助运。《本草通玄》言："土旺则能胜湿……土旺则清气善升，而精微上奉，浊气善降，而糟粕下输，故吐泻者，不可缺也。"白术、茯苓、甘草同用可益气健脾，恢复脾胃正常运化功能，气行则水湿自除。全方共奏燥湿行气、健脾和中之效。本方升清降浊以斡旋中州运化；化湿未忘行气，气化则湿亦化；祛邪兼以扶正，正不正之气。本方中，薛师以藿香正气散为主，联合香连丸（黄连，木香）、二陈汤（姜半夏，茯苓，陈皮）和平胃散（姜厚朴，陈皮），灵活运用经方，用药精简，药证相符，疗效显著。

第二十四章　胁　　痛

案1　彭某，女，70岁。初诊日期：2017年12月13日。

主诉：胁痛2个月。

患者诉2个月前服用他汀类降脂药后出现两侧胁肋胀痛不适，伴口干，喜热饮，时有反酸、恶心欲呕，纳少，夜寐可，小便调，大便干结，舌红绛，苔白，脉弦。患者既往有肝内胆管结石、脂肪肝病史，否认病毒性肝炎病史，无饮酒史。

肝功能检查：谷丙转氨酶85U/L，谷草转氨酶13U/L，γ-谷氨酰转肽酶105U/L，总胆红素18μmol/L，直接胆红素6μmol/L，间接胆红素12μmol/L。

西医诊断：药物性肝损伤。

中医诊断：胁痛。

治法：疏肝理气，清热解毒。

方药：柴胡疏肝散加减。

处方：柴胡15g，白芍30g，白术30g，枳壳10g，香附15g，延胡索15g，太子参30g，虎杖15g，败酱草30g，鸡骨草30g，干姜3g，乌药10g，砂仁6g，沉香3g，瓦楞子30g。

7剂，水煎服，每日1剂，早、晚温服。

二诊：2017年12月21日。服药后胁痛症状缓解，食欲欠佳，舌红苔白，脉弦，复查肝功能：谷丙转氨酶45U/L，γ-谷氨酰转肽酶55U/L。遂原方加焦三仙10g，继续服用7剂后，复查肝功能基本正常，遂停药，嘱定期复查。

按：本例患者有明确的药物史，伴有明显临床症状和肝功能指标异常，排除其他因素，考虑药物性肝损伤可能性大。药物性肝损伤目前尚无特异性治疗，临床西医治疗以护肝为主，抗氧化应激、抗炎及抗纤维化、维生素C等各类药物的疗效尚不确定。由于少部分中药具有肝毒性，临床中关于中药治疗药物性肝损伤的研究较少，但薛师在多年的临床实践中发现，中药对于改善肝功能，尤其是轻中度的肝损伤具有良好的疗效。

本病病位在肝，肝为刚脏，主疏泄喜条达，正如《类证治裁》云："肝木性升散，不受遏郁，郁则经气逆，为嗳，为胀，为呕吐，为暴怒胁痛，为胸满不食，为飧泄……皆肝气横决也。"对于胁痛的记载，《中医临证备要》曰："凡肝气胁痛，初时在气，久则入络。"因邪毒入侵，毒损肝络，导致肝络失和，肝络痹阻或络虚邪留，气机不畅，故"不通而痛"。邪毒瘀闭，阻滞气机，肝郁气滞，邪毒易化热，热灼津液，故患者可有口干，大便干结，舌红绛。因此予以疏肝理气、清热解毒法治疗，薛师选用柴胡疏肝散配合清热解毒之品，疗效显著。柴胡疏肝散出自《医学统旨》，是疏肝理气的经典方剂，具有疏肝解郁化滞、行气通络止痛的作用，临床中常用于治疗各种急慢性肝炎、肝硬化、胆囊炎、胆结石、肋间神经痛、抑郁症、神经官能症等肝郁气滞者。本案中，柴胡苦寒，入肝、胆经，疏肝解郁，白芍苦酸，养血柔肝敛阴，与柴胡相伍一散一收，助柴胡畅肝气的同时养肝血、敛阴血，两者相反相成共为主药；本方中枳实易枳壳，可增强行气宽胸之效，加强疏肝理气之功，升降协调，疏畅气机，在本案中兼能消积除痞；方中选用苦寒之品虎杖、败酱草和鸡骨草清热解毒、散瘀止痛；香附疏肝解郁，行气止痛；乌药、延胡索活血理气止痛；《金匮要略》云："见肝之病，知肝传脾，当先实脾。"故用太子参、白术益气健脾，顾护中焦；干姜、沉香、砂仁温中止呕，醒脾和胃；瓦楞子制酸止痛。诸药同用，理气与补气合用，行气与活血并行，共奏调畅肝气、健脾和胃之功效。

临床中对于胁痛患者，薛主任认为其基本病机为肝失疏泄，脉络失和，遵《内经》"木郁达之"之意，薛主任喜用柴胡疏肝散理气疏肝。若伴痛有定处而拒按，舌暗或有瘀斑瘀点，脉弦或细涩等血瘀之象者，薛主任则加用丹参、乳香、没药等活血化瘀之品；若伴纳差、腹胀、大便溏等肝郁脾虚者，则加用茯苓、陈皮健脾理气消胀，焦三仙消食助运；若伴头晕耳鸣、两目干涩、腰酸背痛等肝肾阴虚者，则加用枸杞子、菊花、桑寄生、山茱萸等。

案2 姜某，女，76岁。初诊日期：2018年9月5日。

主诉：胁痛半个月余。

患者诉半个月前进食油腻之品后出现右侧胁肋胀痛不适，口干口苦，伴反酸，呃逆，有胃灼热感，未予以特殊处理，症状反复发作，食欲差，夜寐可，小便黄，舌暗苔黄腻，脉弦，查体：腹软，腹部无明显反跳痛，胆囊区有轻度压痛，墨菲征（+）。患者有胆囊炎病史多年，既往无病毒性肝炎病史，无饮酒史，查肝胆彩超提示胆囊壁毛糙、壁增厚。

西医诊断：慢性胆囊炎。

中医诊断：胁痛。

治法：清热利湿，行气止痛。

方药：龙胆泻肝汤加减。

处方：龙胆10g，柴胡16g，郁金10g，白芍15g，黄芩10g，栀子9g，延胡索15g，车前子12g，泽泻12g，太子参30g，白术10g，半夏6g，陈皮6g，麦冬10g，玄参12g，瓦楞子30g，焦山楂10g，焦麦芽10g，焦神曲10g，甘草6g。

7剂，水煎服，每日1剂，早、晚温服。

二诊：2018年9月15日。服药后胁痛症状缓解，食欲欠佳，舌暗苔白腻，脉弦，反酸、呃逆较前好转，偶有胃灼热感，口干口苦缓解。遂原方继续服用7剂，上述症状基本消失。

按：慢性胆囊炎常因饮食或情绪等原因导致急性胆囊炎或亚急性胆囊炎发作，严重损害胆囊功能。现代医学多采用抗生素、护胆剂等治疗，但疗效并不十分理想且易复发；手术切除胆囊虽可根治，但大部分患者不易接受。中医以整体观辨证分析，个体化施治，理法方药得当，往往可取得良好的效果。根据其临床表现，慢性胆囊炎可归属于中医学"胆胀"和"胁痛"范畴，如《灵枢·胀论》记载："胆胀者，胁下痛胀，口中苦，善太息。"本病病位在胆，胆与肝互为表里，肝属木，喜条达恶抑郁，主疏泄；胆附于肝，储存并排泄胆汁，胆汁为"肝之余气"，其化生和排泄有赖于肝的疏泄功能。胆为中精之府，以传输通降为顺。若因情志不遂、饮食失节、感受外邪等导致肝胆疏泄失常，肝胆气滞，胆汁郁结，胆腑不通，不通则痛，故本病基本病机为胆失通降，治疗以"通利"为主。

本案中，患者既往有胆囊炎病史，因饮食不慎而发胁痛，伴有口干口苦，尿黄，舌苔黄腻，脉弦，可见肝胆气滞，胆汁郁结，久郁化火；患者反酸、呃逆，有胃灼热感，食欲差，提示肝胆疏泄失常，木郁土壅，致中焦运化失职，其基本病机为肝胆湿热，肝气不舒，胆失通降，故薛主任予以龙胆泻肝汤加减，以清利湿热，理气止痛。龙胆泻肝汤方出自宋代《太平惠民和剂局方》，临床中主要用于治疗急慢性肝炎、胆囊炎、胆结石等肝胆湿热证。方中龙胆苦寒，能上清肝胆实火，下泻肝胆湿热，泻火除湿，两擅其功，现代药理学研究也显示龙胆有保肝、降酶及利胆的作用，对于肝胆疾病有显著疗效；黄芩和栀子归肝、胆、三焦经，清热燥湿、导热下行，以加强龙胆清热除湿之功，黄芩具有利胆保肝的作用，栀子煎剂及其醇提取液能促进胆汁分泌，并能降低血中胆红素。肝气不舒，气机不畅，不通则痛，故用柴胡、郁金疏肝解郁，并引诸药归于肝、胆之经，与延胡索相配合，增强疏肝行气止痛之效；柴胡与柔肝养血之白芍配合，即疏肝之气又养肝之血，刚柔相济。药理学研究显示，柴胡的有效成分柴胡皂苷具有抗炎、降低血浆胆固醇的作用，此外柴胡有较好的抗脂肪肝、抗肝损伤、利胆、降酶的作用。车前子、泽泻，导湿热下行，从水道而去，使邪有出路，则湿热无留；方中麦冬、玄参清热养阴，防苦燥渗利诸药耗伤阴液，祛邪而不伤正；肝气横逆中焦，则中焦运化失常，正如《医学衷中参西录》所云："肝气易升，胆火易降，然非脾气之上升，则肝气不升，非胃气之下降，则胆火不降。"因此，对于本病的治疗，应"胆胃同治"，以顾护正气。方中加用太子参、白术益气健脾，半夏、陈皮、瓦楞子燥湿行气，制酸降逆，焦三仙（焦山楂、焦麦芽、焦神曲）健脾消食，甘草调和诸药。全方泻中有补，降中寓升，泻火而不伐胃，祛邪而不伤正，配伍严谨，疗效显著。

案 3 张某，男，30 岁。初诊日期：2018 年 1 月 22 日。

主诉：反复肝区隐痛 3 个月。

患者诉 3 个月以来反复出现肝区隐痛不适，精神欠佳，乏力易疲惫，口干，食欲差，大便溏，睡眠一般，舌红苔少，脉细弦。既往有慢性乙型病毒性肝炎病史 2 年。

查体：腹软，无明显压痛反跳痛，墨菲征（－），肝脾肋下未触及，双下肢不肿。查肝功能及腹部彩超提示正常。乙肝五项：HBsAg（－），HBeAg（＋），HBcAb（＋）。

西医诊断：慢性肝炎。

中医诊断：胁痛。

治法：滋阴柔肝，理气止痛。

方药：一贯煎加减。

处方：生地黄 15g，当归 10g，枸杞子 10g，北沙参 15g，麦冬 15g，川楝子 10g，牡丹皮 10g，丹参 10g，炒栀子 9g，延胡索 9g，八月札 15g，半枝莲 15g，白花蛇舌草 30g，白术 9g，薏苡仁 12g，仙鹤草 30g，焦山楂 9g，焦麦芽 9g，焦神曲 9g。

7 剂，水煎服，每日 1 剂，早、晚温服。

二诊：2018 年 1 月 30 日。服药后胁痛、口干症状缓解，食欲欠佳，仍有乏力、疲惫感，大便不成形，舌红苔白，脉细。原方去牡丹皮，加黄芪 15g、白扁豆 30g、陈皮 5g，继续服用 7 剂后上述症状基本消失。

按：慢性乙型病毒性肝炎以抗病毒、护肝等治疗为主，虽可延缓病情进展，但尚难以根治。本病病程长，迁延难愈，若持续进展可发展为肝硬化，甚至肝癌。中医中药在慢性乙型肝炎的治疗中显示了良好的疗效。根据临床表现可归属于中医学"黄疸""胁痛""积聚""虚劳""郁证""肝着"等范畴。本案中以"胁痛"为主要表现。其发病机制主要是邪毒侵入机体，湿热瘀毒结聚肝经，深伏肝经血络，导致肝疏泄功能失常，肝气失疏则乖戾致变，可乘脾及肾，使脏腑功能紊乱、气血阴阳失调，而湿毒蕴结，久病入络，导致正虚邪恋、本虚标实的病理状态。因此其治疗以标本兼治，整体调节为主。

本案中，患者有慢性乙型病毒性肝炎病史，近3个月反复发生胁肋隐痛，伴口干，舌红苔少，脉细，均为肝阴不足、干燥失润之象，即邪毒深伏肝络，损伤肝体，导致肝疏泄失常，久则耗损肝阴，肝阴不足，则肝经失养，故可见肝经走行之胁肋部隐痛不适。患者乏力、便溏、食欲差，为肝气横逆犯木之象，正如叶天士所言："肝为起病之源，胃为传病之所。"脾胃运化失常，水谷不化，气血生化乏源，气血两虚。薛师认为，本病以邪毒内结，肝阴亏虚，脉络失养为主，治疗以滋养肝阴之一贯煎为主方，配合清热解毒之品，以达标本兼治之目的。一贯煎出自《续名医类案·心胃痛门》，是清代名医魏之琇所创的滋阴疏肝的经典方，在《柳州医话》中他曾高度概括本方："余自创一方，名一贯煎……可统治胁痛、吞酸、疝瘕，一切肝病。"目前临床上广泛应用于治疗慢性肝炎、肝硬化、萎缩性胃炎、消化性溃疡、眼科疾病、妇产科疾病及皮肤病等肝阴亏虚证。药理学研究表明，一贯煎具有抗肝损伤、抗疲劳、镇痛、镇静、抗菌等功效，临床上证实有软肝缩脾、抗肝硬化等作用。

《素问·藏象法时论》云："肝苦急，急食甘以缓之。"补肝重在滋养肝阴，酸缓施之。本方中，甘苦寒之生地黄滋阴养血以泽肝木，配伍甘平之枸杞子补肝血、养肝体以和肝用，使得肝得所养，肝气条达，则无横逆之虞。北沙参、麦冬甘寒质润养阴润肺，以滋水之上源，兼能清金制木，令其疏泄条达而无横逆之害，共奏培土养金以制肝木之功；方中上述药味同用，有滋腻之虞，易导致停痰积饮。叶天士认为，治肝病不越三法："辛散以理肝，酸泄以润肝，甘缓以益肝"。本方中用性温辛散之当归，养血活血调肝的同时借其辛散之性，使诸药补而不滞；加用性寒小燥的川楝子，既疏泄肝气，又顺肝木条达之性，患者胁肋隐痛明显，故用延胡索行气止痛，延胡索入心、肝、脾经，为"血中之气药"，《本草纲目》云："行血中之气滞，气中之血滞。"加用八月札，可增强疏肝理气、行气止痛之功，同时可制诸药滋腻碍胃。薛师认为，本病为慢性病，病程迁延难愈，而湿毒蕴结，久病入络，必然兼有脉络瘀阻，故养阴疏肝的同时，应兼顾予以解毒化瘀之品。患者感染乙肝病毒2年，结合现代药理学分析，薛师选用具有抗病毒功效的半枝莲和白花蛇舌草以清解湿毒；牡丹皮、丹参、炒栀子凉血活血，补而不滞。患者食欲差、便溏，脾胃失运，予以白术、薏苡仁健脾祛湿，焦三仙（焦山楂、焦麦芽、焦神曲）消食助运；患者乏力易疲惫，加用仙鹤草以扶正补虚。全方组方严谨，配伍精当，药证相符，故获佳效。

第二十五章　黄　疸

案1　程某，女，56岁。初诊日期：2017年8月29日。

主诉：身黄、目黄2周。

患者诉2周前出现全身皮肤黄染，伴皮肤瘙痒，右上腹感胀痛不适，食欲欠佳，小便呈黄褐色，大便干结呈绿色，舌暗红苔黄腻，脉弦。

查体：腹软，右上腹压痛（+），无反跳痛，墨菲征（+），未触及肿块，肝脾未触及。肝功能：谷丙转氨酶86U/L，谷草转氨酶132U/L，γ-谷氨酰转肽酶120U/L，总胆红素31μmol/L，直接胆红素17μmol/L，间接胆红素14μmol/L。腹部彩超提示胆囊结石。

西医诊断：胆结石，阻塞性黄疸。

中医诊断：黄疸。

治法：清热化湿，利胆退黄。

方药：茵陈蒿汤合大柴胡汤加减。

处方：茵陈30g，栀子9g，大黄6g，柴胡9g，黄芩9g，赤芍9g，白芍9g，半夏9g，枳实12g，金钱草30g，郁金9g，海金沙15g，鸡内金12g，鸡骨草15g，制香附9g，白鲜皮12g，苦参12g，炒谷芽12g。

7剂，水煎服，每日1剂，早、晚温服。

二诊：2017年9月6日。患者全身皮肤黄染较前明显消退，皮肤瘙痒较前缓解，大便通畅，纳少，舌红苔稍腻。原方继服7剂，皮肤黄染基本消退，肝功能较前明显改善，右上腹压痛减轻，继服7剂以巩固疗效。

按：本案中患者全身皮肤黄染，墨菲征（+），彩超显示胆囊结石，提示阻塞性黄疸，即结石堵塞胆道，导致胆汁淤积，反流入血，出现黄疸。对于此类疾病，西医主要采用手术以及抗感染、利胆等治疗。中医对于黄疸的治疗有着独特的优势，不仅有悠久的历史（早在《内经》中就有关于黄疸病名的记载，如“溺黄赤，安卧者，黄疸。……目黄者，曰黄疸”），而且经历代医家的拓展与补充，极大地丰富了黄疸的治疗思路和方法，为现代中医治疗临床各类黄疸提供了宝贵经验。肝胆互为表里，胆汁由肝脏分泌，肝主疏泄，调节胆汁的正常的排泄，若肝疏泄失常，则可导致胆汁排泄异常，故本病病位以肝胆为主。对于黄疸的病因，《金匮要略》云“黄家所得，从湿得之”，《丹台玉案》中亦记载“黄疸之症，皆湿热所成，湿气不能发泄，则郁蒸而生热……二者相助而相成愈久而愈甚者也”，提示湿热是黄疸形成的重要因素。随后有不少医家提出不同的见解，总结而言，黄疸与风、寒、湿、热、毒、瘀等密切相关，以上因素相互影响，最终导致胆腑枢机不利，精汁排泄失常，泛溢肌肤而成黄疸。

本案中，患者有胆结石病史，石阻胆道，导致胆汁排泄受阻，胆汁淤积，瘀久则生湿邪，久则化热，湿热之邪迫入血络，流通全身，则生黄疸。对于本病的治疗，《金匮要略》云“诸病黄家，但利其小便”，指出治疗黄疸应清热利湿，书中根据黄疸的不同类型，记载了相应方药，如“谷疸之为病，寒热不食，食即头眩，心胸不安，久久发黄，为谷疸，茵陈蒿汤主之”“酒黄疸，心中懊憹或热痛，栀子大黄汤主之”“黄疸病，茵陈五苓散主之”等。以方测证，其中，茵陈蒿汤是治疗湿热黄疸的经典要方。结合本案患者的临床症状，四诊合参，本案为湿热型黄疸，故薛师选用茵陈蒿汤合大柴胡汤加减，以清热、利湿、通腑。

茵陈蒿汤出自东汉张仲景所著的《伤寒论》，由茵陈、栀子和大黄三味中药组成，主治湿热黄疸，能够清热、利湿、退黄，是中医临床上保肝利胆治疗湿热型黄疸的经典方剂。后世医家结合不同时期对黄疸证候的认识变化，针对不同证候，采用茵陈蒿汤加减，创造出一系列变方，如茵陈五苓散、茵陈附子汤、茵陈四逆汤、茵陈吴茱萸汤，临床广泛运用于治疗慢性乙型病毒性肝炎等相关病证。现代研究表明，茵陈蒿汤具有抗肝损伤、抗肝纤维化、保肝利胆、调节血脂、降血糖、抗炎镇痛、提高免疫力等作用，广泛应用于临床中各类肝胆系统疾病，如重型肝炎、肝硬化腹水、中重度高胆红素血症、妊娠期肝内胆汁淤积和小儿急性黄疸型肝炎以及梗阻性黄疸术后减黄等。大柴胡汤出自《金匮要略》，原文中多是用以治疗少阳阳明并病者，即是小柴胡汤与大承气汤的合方，是柴胡剂群的重要方剂之一。临床凡属肝胆胃肠不和、气血凝聚不通所引起的病证，均可使用本方治疗。现代研究表明，大承气汤可促进肠管蠕动，增强肠管张力，使消化道处于新的动态平衡，迅速促进术后胃肠功能的恢复，故本方广泛应用于消化系统疾病，如胆囊及胆管疾病、胰腺疾病、肝脏疾病、胃及食管疾病、肠道疾病等。

本案中，患者胆结石阻塞胆道，导致胆汁入血，正如《景岳全书》所言：“胆伤则胆气散，而胆液泄，故为此证。”胆汁淤积，湿热内蕴，故治疗关键在于使湿邪有出路，本方中茵陈，味苦，性微寒，入脾、胃、肝、胆经，可清热利湿，疏肝利胆。茵陈在临床上广泛用于发黄诸证，被誉为“退黄要药”。《神农本草经》记载：“茵陈蒿，味苦，平，无毒。治风湿寒热邪气，热结，黄疸。”味苦，性寒，归心、肝、肺、胃、三焦经，善清三焦之湿热，通利小便，驱湿下行；大黄味苦，性寒，归胃、大肠、肝、脾经，泻热导滞，行瘀破结，清泻肠胃湿热能通利大便，导热下行，使湿热从二便排泄。方中柴胡味苦性凉，入肝、胆经，《名医别录》言其能“除伤寒心下烦热，诸痰热结实，胸中邪逆，五脏间游气，大肠停积，水胀”，与苦寒之黄芩相伍，清解肝胆之邪热；枳实配伍大黄行气通便，以泻阳明之实热，“枳实得大黄之少，攻半里之效徐”。半夏之辛苦，以和降胃气；芍药配大黄，酸苦涌泄，于土中伐木，平肝胆之气逆。上述药物相配伍，既可疏利肝胆之气滞，又可荡涤肠胃之实热。和营卫而行津液，同时调和脾胃。患者全身黄疸，病因在胆结石，治病求因。方中选金钱草、海金沙、鸡内金清利湿热，通淋排石；郁金、鸡骨草既可增强利湿退黄之效，又可疏利肝胆气机；制香附行气疏肝，助湿热之邪外出；患者皮肤瘙痒不适，选白鲜皮、苦参凉血祛风止痒；炒谷芽健脾助消化，顾护脾胃。全方标本兼顾，宣通三焦，利湿退黄、泻热通便，因而退黄之功显著。

案 2 黄某，女，65 岁。初诊日期：2017 年 10 月 20 日。

主诉：发热身黄 5 日。

患者 5 日前发热，体温最高 38.2℃，全身皮肤发黄，巩膜黄染，色晦暗，胁肋胀痛不适，口苦口干，神疲乏力，纳少，小便黄，大便干结，舌红苔微黄，脉弦数。患者肠癌根治术后半年。

查体：腹软，右上腹压痛（—），墨菲征（—），未触及肿块，肝脾肋下未触及。肝功能及上腹部彩超未见明显异常。

西医诊断：黄疸待查。

中医诊断：黄疸。

治法：疏肝清热，化湿退黄。

方药：丹栀逍遥散合茵陈五苓散加减。

处方：茵陈 30g，桂枝 9g，白术 15g，泽泻 12g，茯苓 15g，猪苓 15g，柴胡 12g，牡丹皮 12g，银柴胡 6g，栀子 9g，当归 9g，白芍 12g，金钱草 30g，鸡骨草 15g，郁金 9g，川楝子 9g，石斛 9g，炒谷芽 12g，甘草 6g。

5 剂，水煎服，每日 1 剂，早、晚温服。

二诊：2017 年 10 月 26 日。患者服 3 剂后，热退，5 剂后全身皮肤黄染消退明显，胁肋胀痛缓解，仍有口干，大便干，纳少，舌红苔稍腻。原方去桂枝、银柴胡、川楝子，加枸杞子 12g、黄精 12g，继服 7 剂，皮肤黄染基本消退，茵陈改为 15g，继服 7 剂以巩固疗效。

按：黄疸在临床上常见的病理表现为阳黄、阴黄、急黄三类。阳黄因素体湿热或饮食油腻肥厚或初病，湿热相交而发阳黄。清代叶天士《临证指南医案》记载："阳黄之作，湿从火化，瘀热在里，胆热液泄……熏蒸遏郁，侵于肺则身目俱黄，热流膀胱，溺色为之变赤，黄如橘子色……"急黄发病最急，最致命，因感受疫毒之气，加之湿热久积于体内，邪毒入营血，扰乱心神，阳亢于上发生神昏谵语、急黄等，正如清代沈金鳌《杂病源流犀烛·黄疸》说："又有天行疫病，以致发黄者，俗称之瘟黄，杀人最急。"阴黄因脾胃受寒或素体虚寒复感外寒，脾阳不振，寒湿内生或久病体虚，气虚弱，肝胆疏泄失常，胆汁外溢而致阴黄，颜色呈暗黄色，色泽晦暗，如元代罗天益《卫生宝鉴·发黄》云："身热，不大便，发黄者……阴黄。"清代程国彭《医学心悟》说："又有寒湿之黄，黄如熏黄色，暗而不明，或手脚厥冷，脉沉细，此名阴黄。"本案患者半年前行肠癌根治术，术后正气受损，脏腑功能虚弱，病久则气阴耗伤，气血亏虚，气虚则易致气滞，肝胆气机阻滞，疏泄失常，胆汁外溢于皮肤可见皮肤巩膜黄染，下注膀胱而见尿黄，上于头目，可见目黄，色晦暗，为阴黄。气滞则津液输布异常，津不上承，且阴液亏虚，故见口干，肠腑失润，故大便干结。患者气阴两虚，脾胃虚弱，故神疲乏力，纳少。肝胆气滞，伴肝阴不足，故胁肋胀痛，又有阴虚火旺，气郁化火之象，故有低热，口苦，小便黄，大便干结，舌红苔微黄，脉弦数。

本案患者为阴黄，但寒虚之象不明显，以气阴两虚、湿热内蕴为主，尤其是肝阴虚明显，兼有虚热，故治疗选用清肝泻火之丹栀逍遥散合利水化湿之茵陈五苓散加减。丹栀逍遥散治疗肝胆郁热证，有疏肝解郁、调畅气机之效，以达木之郁，发火之郁。茵陈五苓散为张仲景《金匮要略》论治黄疸病之名方，书中云"黄疸病，茵陈五苓散主之"，其具有清热、利湿、退黄的功效。现代研究表明，茵陈五苓散具有显著的保肝利胆作用，能有效地治疗和预防肝损伤，目前临床多用于黄疸性肝炎、肝腹水、肝纤维化、新生儿黄疸、非脂肪性酒精性肝病等。本方中，茵陈味苦、辛，性微寒，入脾、胃、肝、胆经，为传统的"清热退黄，疏肝利胆"之要药，其药性平和，有苦寒而不伤正、清热而不伤胃的特点。《本草图解》曰："发黄有阴阳两种，茵陈同栀子、黄柏以治阳黄，同附子、干姜以治阴黄。总之，茵陈为君，随佐使之寒热而理黄证之阴阳也。"桂枝宣通阳气，开宣腠理，虽不是宣肺，却有提壶揭盖之意，合茵陈利湿导浊，即"通阳不在温，而利小便"。湿邪易伤脾阳，损伤气血，白术甘温，既补气健脾又除湿利水。茯苓可健脾利水，《本草衍义》指出“茯苓行水之功多，益心脾不可缺也”，合白术使脾气运化有权，脾气得充，肝自条达，肝脾调和，同时实脾可防变，体现了“见肝之病，知肝传脾”的思想。猪苓利水渗湿，《药品化义》云：“猪苓味淡，淡主于渗，入脾以通水道，用治水泻湿泻，通淋除湿，消水肿，疗黄疸，独此最为捷。”泽泻利水渗湿，泻热，《药品化义》曰：“除湿热，通淋浊，分消痞满，透三焦蓄热停水，此为利水第一良品。”柴胡疏肝解郁，清泻肝火，条达肝气，以复肝用，《滇南本草》卷一指出“柴胡行肝经逆结之气，止左胁肝气疼痛”。白芍功可养血敛阴，平肝柔肝止痛，《本草备要》言其“补血、泻肝、益脾、敛肝阴”；当归功善补血养阴和血，补养肝体。两药皆入肝经，合用共奏补血、养血、柔肝之效，既养肝血，柔肝助肝用，又防柴胡劫肝阴。牡丹皮、银柴胡清热凉血，入肝胆经血分，清血中伏火。栀子凉血，泻三焦之热。金钱草、鸡骨草利尿通淋，使湿邪从小便而出；郁金、川楝子疏肝行气止痛，加石斛少许，以养胃滋阴，炒谷芽健脾助消化，甘草补中益气、缓急止痛，调和诸药。全方清热利湿与滋阴柔肝并用，攻补兼施，药证相符，故疗效显著。

患者就诊时虽阴虚明显，但黄疸因于湿，若早用枸杞子、黄精等大量滋阴之物反碍湿邪，故待黄疸消退大半后，再予以滋阴药物以固本，增强机体正气，以祛除余邪。

案3 薛某，男，43岁。初诊日期：2018年5月6日。

主诉：间断乏力15年，加重伴全身皮肤黄染2周。

患者诉15年前开始出现乏力，纳差，至当地医院就诊，提示肝功能异常，诊断为乙型病毒性肝炎，随后不规律治疗，症状反复。近2周，患者神疲乏力明显，食欲差，全身皮肤巩膜黄染，面色晦暗，声低懒言，脘腹痞满，四末凉，大便稀溏，小便黄，舌淡苔白腻，脉沉细。

查体：腹软，无压痛、反跳痛，墨菲征（－），肝未触及，脾肋下及边，质软无触痛，双下肢无水肿。查肝功能：谷丙转氨酶36U/L，谷草转氨酶35U/L，γ-谷氨酰转肽酶146U/L，总胆红素8.91μmol/L，直接胆红素6.43μmol/L，间接胆红素2.48μmol/L。乙肝五项：HBsAg（＋），HBeAg（＋），HBcAb（＋）。

西医诊断：慢性乙型病毒性肝炎。

中医诊断：黄疸。

治法：温阳健脾，利湿退黄。

方药：茵陈术附汤合参苓白术散加减。

处方：茵陈15g，制附子3g，干姜6g，白术15g，茯苓15g，猪苓15g，党参12g，莲子15g，砂仁6g，山药15g，薏苡仁15g，半枝莲15g，白花蛇舌草15g，白芍15g，香附6g，黄芪12g，半夏9g，陈皮6g，焦山楂15g，焦麦芽15g，焦神曲15g，甘草6g。

7剂，水煎服，每日1剂，早、晚温服。

二诊：2018年5月14日。患者服5剂后，全身皮肤黄染较前消退，四末渐温，脘腹痞满稍改善，大便成形，仍有乏力，纳少，舌红苔稍腻。原方继服7剂以巩固疗效。

按：本案患者有慢性乙型病毒性肝炎病史10余年，即感染疫毒多年，肝失疏泄，脾失健运，湿浊内生，日久化热，熏蒸胆汁不循常道，溢于肌肤，出现皮肤黄染。一方面，肝胆气机失常，横逆犯木，脾胃运化失常，气血生化乏源，气血两虚，久则耗伤脾阳；另一方面，肝失疏泄，脾失健运，湿浊内生，湿为阴邪，易损及阳气，脾阳不足，则水湿运化失常，阳气不足，湿从寒化，泛溢肌肤，故为黄疸。《景岳全书》曰：“凡病黄疸而绝无阳证阳脉者，便是阴黄。”患者全身皮肤巩膜黄染，面色晦暗，脘腹痞满，舌淡苔白腻，脉沉细，四诊合参，考虑为阴黄，以脾阳虚为主，正如清代叶天士在《临证指南医案》中所言：“阴黄之作，湿从寒化，脾阳不能化湿，胆液为湿所阻……治在脾。”故本案，薛主任采用温阳健脾与利湿退黄并进，选用茵陈术附汤合参苓白术散加减。

茵陈术附汤出自明代程钟龄的《医学心悟》，是治疗阴黄证的代表方剂，原文记载：“阴黄之症，身冷，脉沉细，乃太阴经中寒湿，身如熏黄，不若阳黄之明如橘子色也。小便自利，茵陈术附汤主之。”实验研究提示，茵陈术附汤可以改善阴黄证黄疸小鼠模型的一般状态以及血清胆红素、血清酶和免疫指标。临床研究显示，茵陈术附汤能明显改善患者的黄疸症状和体征，促进肝功能的恢复。本案中，患者食欲差，乏力，脘腹痞满，四末凉，大便稀溏，脾虚湿盛明显，故在利湿退黄的基础上联合参苓白术散，以益气健脾除湿，中州健运则湿邪得化。本方中，茵陈、制附子并用，以温化寒湿退黄，制附子之热，干姜之辛，两者联合可亢奋血行，有利于气化。黄疸病各阶段可适当选加疏肝理气之品，如香附、佛手、砂仁、厚朴等，但避免用辛温燥烈之品，如川楝子、郁金、青皮等，防止进一步耗伤肝阴，故本方中加香附疏肝理气的同时，配合白芍养肝敛阴；茵陈性虽微寒，但与制附子、干姜相配，无寒凉伤脾助邪之虑。白术性温，健脾化湿；茯苓、猪苓祛湿邪、利小便；党参、黄芪益气健脾；莲子、山药、薏苡仁健脾祛湿；砂仁温中行气；患者感染疫毒多年，加用半枝莲、白花蛇舌草清热解毒；半夏、陈皮行气，燥湿，除满，以助脾胃之运化；焦三仙（焦山楂、焦麦芽、焦神曲）健脾助消化；甘草调和诸药。诸药合用，脾阳得健，寒湿得化，疸黄得退，肝络得通，诸症得解。

第二十六章 水 肿

案1 胡某，男，76岁。初诊日期：2018年8月29日。

主诉：双下肢水肿半年。

患者诉双下肢水肿，凹陷性，伴酸胀沉重不适，食少纳差，乏力，腹胀，时有便秘，平素怕冷，面色晦暗，尿少，夜寐可，舌淡胖苔白，脉沉细。患者有慢性肾衰竭病史，目前口服复方α酮酸片。查肾功能示肌酐400μmol/L，尿常规示尿蛋白(＋)，电解质示血钾4.2mmol/L。血常规提示血红蛋白101g/L。

西医诊断：慢性肾衰竭。

中医诊断：水肿。

治法：补肾健脾，温阳利水。

方药：实脾饮合真武汤加减。

处方：炮附子3g，干姜3g，白术12g，茯苓15g，白芍15g，厚朴6g，木香6g，木瓜12g，草果仁6g，大腹皮12g，山药15g，党参15g，制大黄5g，车前子15g，黄芪12g，防己9g，炒谷芽15g，炒麦芽15g，甘草6g。

7剂，水煎服，每日1剂，早、晚温服。

二诊：2018年9月7日。患者双下肢水肿较前减轻，自诉沉重感较前明显减轻，腹胀改善，大便通畅，仍有乏力，食少；原方去防己，余不变，继服7剂，巩固疗效。

按：根据慢性肾衰竭的临床表现，可将其归属于中医学的“水肿”“虚劳”“肾着”“癃闭”等。本案患者以水肿为主，中医古籍对肾性水肿有过不少描述，如“水始起也，目窠上微肿，如新卧起之状”“早则面甚，晚则脚甚”等。对于该病的病因，《诸病源候论》云：“水病无不由脾肾虚所为，脾肾虚则水妄行，盈溢肌肤而令身体肿满。”《丹溪心法》曰：“肾水泛溢，反得以浸渍脾土，于是三焦停滞，经络壅塞，水渗于皮肤，注于肌肉而发肿矣。”可见水肿的病因与脾肾两脏亏虚密不可分，尤以脾肾阳虚为主。中医以“开鬼门，洁净府，去宛陈莝”为治肿大法。本案中，患者有肾衰竭病史，双下肢长期水肿，尿少，平素怕冷，即肾中阳气亏虚，脾阳虚弱则水湿不得运化，三焦水湿不能通达全身，膀胱气化失司，导致水湿停聚，发为水肿。患者食少纳差，乏力，腹胀，时有便秘，平素怕冷，舌淡胖苔白，提示脾阳虚弱，脾胃运化受阻，气血不得生化，气血亏虚。对于脾肾阳虚为主的治疗，《景岳全书·肿胀》曰：“水肿证以精血皆化为水，多属虚败，治宜温脾补肾，此正法也。”《金匮要略》中提出具体治法：“诸有水者，腰以下肿，当利小便；腰以上肿，当发汗乃愈。”薛师认为，本案属本虚标实之证，即以脾肾阳虚为本，以水湿内停为标，治疗宜温补脾肾，利水化湿，方选真武汤合实脾饮加减。

《伤寒论》记载：“少阴病……腹痛，小便不利，四肢沉重疼痛，自下利者此为有水气，其人或咳，或小便利，或下利，或呕者，真武汤主之。”真武汤由附子、茯苓、干姜、白芍、白术组成，具有温肾行水之功，广泛应用于临床中以脾肾阳虚、水湿内停为基本病机的各类疾病，尤其是慢性肾病。现代研究显示，本方具有利尿、改善肾灌注、提高内生肌酐清除率、降低蛋白尿、抗慢性肾衰竭等作用。肾上腺皮质功能是中医学中“肾”功能的重要生理基础。动物实验发现，真武汤可以通过兴奋小鼠下丘脑-垂体-肾上腺皮质轴（HPA），拮抗肾上腺皮质及其各带细胞的萎缩和退行性改变，增强肾小球系膜细胞和内皮细胞功能，从微观病理上体现了真武汤“温肾阳”的功效。实脾饮出自《重订严氏济生方》，由干姜、附子、白术、炙甘草、大枣、生姜组成，具有温补脾肾、行气利水之功。现代药学研究显示，温阳利水可扩张血管，改善血流动力学状态，有利于腹水及水肿体液返回血循环，从而增加组织器官的血液量，改善其病变和功能。

本方中，炮附子温脾肾，助气化，行水湿之停滞；干姜温脾阳，助运化，散寒水之凝聚。二者合用，温养脾肾，扶阳抑阴。茯苓、白术健脾燥湿，淡渗利水，使水湿从小便而利。茯苓、白术、附子、干姜，这四味药都是燥烈之药，加白芍助疏泄，既利水湿，又滋阴，使全方刚柔相济，温阳而不化燥，利水而不伤阴。木瓜扶土抑木、祛湿利水。厚朴可燥湿降逆除满，其与干姜相伍，可引血药入血分、气药入气分，温阳通气。木香、大腹皮、草果仁、车前子下气导滞，化湿行水，使气行则湿邪得化。党参、山药益气健脾，合白术、茯苓增强中焦健运利湿之功能。制大黄泻热通便，合车前子通导肠腑。黄芪、防己利水消肿，与白术、甘草相配，有防己黄芪汤之意，以益气健脾利水。炒谷芽、炒麦芽健脾助消化，甘草健脾而治水，与茯苓相伍，“不资满而反泄满”，调和诸药。诸药配伍，谨守病机，共奏温阳通脉、行气利水之功。

本案中，患者双下肢水肿半年，为阴水，故以温化为主，而阴水迁延不易速愈，故不能冀求速效而滥用攻逐之品，忌见水治水，而过用利水诸法。本案虚实夹杂，治疗以标本兼顾，谨守病机以图根本，健脾补肾，以资巩固，杜绝复发。本方中防己有肾毒性，避免大剂量、长时间使用，水肿改善后可减轻利水之药。

案 2 陈某，男，41 岁。初诊日期：2018 年 10 月 9 日。

主诉：双下肢水肿 2 个月。

患者 2 个月前出现双下肢水肿，腰痛腰酸不适，夜尿增多，近 1 周腰酸明显，伴尿频尿急，至当地医院就诊，尿常规提示尿蛋白（+），红细胞（++），拟诊“肾小球肾炎”，予以抗感染治疗无效，行肾穿刺检查示肾小球局灶硬化。就诊时诉双下肢水肿明显，伴腰酸不适，口干，烦热盗汗，夜寐欠佳，多梦，时有眩晕，食欲一般，大便正常，小便频急，舌红苔薄黄少津，脉细。患者既往无特殊病史，查肾功能、电解质、血常规均正常，血压正常。

西医诊断：肾小球肾炎。

中医诊断：水肿。

治法：滋阴补肾，清热利湿。

方药：左归饮合小蓟饮子加减。

处方：生地黄 15g，熟地黄 15g，山药 12g，枸杞子 15g，山茱萸 12g，白术 9g，薏苡仁 30g，猪苓 15g，小蓟 30g，藕节 12g，栀子 9g，滑石 15g，淡竹叶 20g，茯苓 12g，酸枣仁 12g，川续断 15g，杜仲 15g，焦三仙（焦山楂、焦神曲、焦麦芽）各 12g，甘草 6g。

7 剂，水煎服，每日 1 剂，早、晚温服。

二诊：2018 年 10 月 18 日。患者双下肢水肿较前稍改善，腰酸缓解，无明显烦热，仍有失眠多梦，舌红苔薄，无尿频尿急，尿常规示尿蛋白（++），红细胞（+）。原方加用车前子 15g、大腹皮 15g、肉桂 6g、珍珠母 30g，继服 7 剂，双下肢水肿消退明显，继续服用原方 5 剂，水肿基本消退，尿常规示尿蛋白（+），红细胞（-）。

按：《素问·水热穴论》提出："肾者至阴也，至阴者盛水也……胕肿者，聚水而生病也。"患者有肾小球肾炎，以双下肢水肿 2 个月为主要临床表现，提示肾脏虚衰，气化失常，开阖不利，水湿停聚而发水肿，正如《医门法律》所云："肾司开阖，肾气从阳则开，阳太盛则关门大开，水直下而为消；肾气从阴则阖，阴太盛则关门常阖，水不通而为肿。"患者伴有腰酸不适，口干，烦热盗汗，夜寐欠佳，多梦，时有眩晕，舌红，脉细，即肾阴亏虚、虚热内扰之象明显。就诊时伴有尿频尿急以及蛋白尿和血尿等急性症状，一方面肾脏虚衰，命门相火衰弱，乏吸摄之力，以致肾脏不能封固，血随小便而脱出，同时肾阴亏虚，阴虚火旺，灼伤肾络可迫血妄行而尿血，另一方面肾气虚损，易感外邪，湿热之邪乘虚客于膀胱，损伤胞络而尿血，即宋代王怀隐在《太平圣惠方·治尿血诸方》中所论述："夫尿血者，是膀胱有客热，血渗于胞故也。血得热而妄行，故因热流散，渗于胞内而尿血也。"因此，本案以肾阴亏虚为本，兼有下焦湿热，虚实夹杂，治疗予以滋阴补肾，清热利湿，标本兼顾。薛师选用经方左归饮合小蓟饮子，疗效显著。

左归饮出自明代医家张景岳的《景岳全书》，由熟地黄、山药、枸杞子、炙甘草、茯苓、山茱萸组成，以补虚为主，补中有泻，意在养阴益精生血，是治疗肾阴不足，虚火上炎的名方。小蓟饮子出自宋代严用和的《严氏济生方》，在导赤散的基础上加小蓟、炒蒲黄、滑石、藕节、当归、栀子而成，具有凉血止血、利水通淋的功效，是治疗下焦湿热所致血淋、尿血的有效方剂。本方中，熟地黄味甘性温，归肝、肾经，能缓能补，滋养肾精，填精益髓，补真阴之不足。生地黄味甘性寒质润，联合熟地黄，养阴清热，凉血止血，补中有泻。山茱萸味酸，归肝、肾经，补肝益肾，固摄精气。枸杞子归肺、心、肾经，补肝肾益精血又能养阴宁心。两药联合以加强滋养肝肾以补阴益髓兼清虚热而宁心的功效。佐以茯苓淡渗利水、健脾安神，补中有泻以防滋腻。白术性温，味甘、苦，益气健脾，利水渗湿。薏苡仁性微寒，味甘、淡，健脾利湿。山药归脾、肺、肾经，《本草正》中有云："山药健脾补虚，固精滋，治诸虚百损，疗七劳五伤。"山药配合白术、茯苓、薏苡仁，益气健脾渗湿，补脾土以滋生肺金，肺为水之上源，与脾共同参与全身的水液输布与代谢。小蓟味甘、苦，性凉，归心、肝二经，"善入血分，最清血分之热"，具有凉血止血、祛瘀消肿兼利尿的功效。藕节性平，味甘涩，《本草纲目》里记载其"能止咳血，唾血，血淋，溺血，下血，血痢，血崩"，具有止血而不留瘀血的特征。热在下焦，宜因势利导，故以滑石、淡竹叶清热利水通淋，以达清源疏流的目的；栀子味苦，性寒，归心、肺、三焦经，《本草纲目》云："去烦热，利小便，清心。"其功用为泻火除烦、清热利湿，清泻三焦之火，导热从下而出。猪苓其性平，味甘、淡，淡渗利湿，《本草衍义》记载："猪苓，行水之功灵。"合茯苓、滑石而用，有猪苓汤之意，清热利水，助水湿运化。酸枣仁养肝安神宁心，《名医别录》记载"主心烦不得眠……虚汗烦渴，补中，益肝气……"，川续断、杜仲补肾强筋骨，焦三仙（焦山楂、焦麦芽、焦神曲）健脾助运，甘草补中缓急，调和诸药。全方以补虚为主，补中有泻，意在滋阴补肾，清热利湿。复诊时，患者仍有水肿，故加用车前子、大腹皮以增强行气利水之功，加用少量肉桂，引火归原，取"助火之源，以消阴翳"之意。加用珍珠母以宁心安神。

案 3 田某，男，26 岁。初诊日期：2017 年 9 月 21 日。

主诉：四肢浮肿伴低热 1 周。

患者 1 周前因外出受寒后出现四肢浮肿，发热，体温最高 38.3℃，恶风自汗，咽红肿痛，咳嗽，无痰，伴头晕，口干，腰部酸胀不适，尿少，食欲差，大便正常，舌红苔薄，脉细滑。既往有慢性肾炎病史。尿常规提示尿蛋白（+），红细胞（+）。

西医诊断：慢性肾炎。

中医诊断：水肿（肺肾两虚证）。

治法：补益肺肾，利水消肿。

方药：麦味地黄汤合防己黄芪汤加减。

处方：生地黄12g，熟地黄12g，麦冬15g，茯苓15g，五味子12g，泽泻12g，猪苓12g，白术12g，黄芪12g，防己6g，防风9g，薄荷9g，陈皮6g，山茱萸15g，山药15g，贝母15g，鱼腥草15g，玄参12g，鸡内金12g，炒谷芽15g，炒麦芽15g。

7剂，水煎服，每日1剂，早、晚温服。

二诊：2017年9月30日。患者无发热，四肢浮肿较前改善，腰酸、口干缓解，偶有头晕，纳少，舌红苔薄。原方去鱼腥草、防己，继服7剂后水肿基本消退，尿常规正常。

按：患者既往有慢性肾炎病史，即有肾虚的基本病机，后因感受风寒后出现四肢浮肿，提示外感风寒之邪导致水湿停聚为本病之标，即风寒侵袭肺卫，肺失通调，风水相搏，泛溢肌肤，发为浮肿，正如《景岳全书·肿胀》所记载：“凡外感毒风，邪留肌腠，则亦能忽然浮肿。”《素问·水热穴论》云：“肾者至阴也，至阴者盛水也；肺者太阴也，少阴者冬脉也。故其本在肾，其末在肺，皆积水也。”此说明肺、肾两脏在水液代谢中具有重要作用。患者有发热、恶风、自汗等表证，提示风寒外袭，卫表不固，风寒之邪郁久而发热。患者咽痛，咳嗽，四肢浮肿，提示外邪内舍于肺，肺失宣降。肺气上逆发为咳，水道失于通调，泛溢肌肤，发为水肿。患者既往有慢性肾炎病史，目前出现头晕，口干，腰酸，舌红，脉细滑，肾阴虚之象明显。因此，薛师认为本案以肺肾两虚，水湿停聚为主。《素问·汤液醪醴论》提出水肿病的治疗原则为“平治与权衡，去菀陈莝……开鬼门，洁净府”。“鬼门”即“玄府”，指体表的汗毛孔，开鬼门就是通过发汗法使停留于体内的水分随汗液排出。张仲景据此提出了“腰以上肿，当发汗乃愈”的治疗方法。肺主皮毛，发汗可以开宣肺气，使水邪从皮毛排出。因此薛师选用麦味地黄汤合防己黄芪汤加减，在补益肺肾的同时配合祛风解表药物，以达到利水消肿的目的。

麦味地黄汤出自《医部全录》，由六味地黄丸加麦冬、五味子组成，在补肾的基础上加强了滋阴敛肺之力，全方以补益肺肾为主，目前临床广泛应用于治疗慢性阻塞性肺疾病、哮喘、慢性支气管炎、糖尿病等肺肾两虚证者。防己黄芪汤出自《金匮要略》，原文记载：“风湿脉浮身重，汗出恶风者，防己黄芪汤主之。”其具有益气固表、利水消肿的功效，主治表虚不固，感受风邪、水湿，出现风水湿痹等症。本案采用肺肾双补，益气养阴，利水消肿，攻补兼施之法，方中麦冬、熟地黄滋补肺肾之阴；五味子、山茱萸补肾以敛肺；白术、茯苓、山药、陈皮益气健脾，培元固本，一方面因脾为后天之本，气血生化之源，气血通调必须中州健运，津液方可有序输布，另一方面有培土生金之意。玄参、生地黄养阴增液，合麦冬清三焦之燥热，滋养肺胃肾之阴液。鱼腥草清热宣肺，合清热润肺之贝母，清肺之郁热，润肺之阴虚燥热。泽泻、猪苓合茯苓利湿而泻浊，去除滋阴药物之滋腻，同时使虚热从小便出。黄芪甘温，益气固表，利水消肿，防己通行十二经，开窍泻湿，相伍为用，共奏益气行湿之功效。防风祛风解表胜湿，薄荷疏散风热，利咽，清利头目，两者联合，解表散热，合黄芪益气固表，一散一固，祛邪不伤正。鸡内金、炒谷芽、炒麦芽健脾消食和胃。本方补益肝肾与利水渗湿并行，扶正祛邪，标本兼顾。

第二十七章 癃　闭

案1 张某，男，66岁。初诊日期：2019年6月6日。

主诉：排尿困难3年。

患者3年来排尿较前明显困难，小便量少，甚则点滴而出，时伴大便秘结，少腹胀，于当地医院诊断为前列腺增生。现下腹胀，排尿困难而入院，B超示残余尿多，大便5日未解。现患者面色黄白，头身困重，并诉有口干欲饮，饮水后上腹部即胀满难耐，甚则欲吐，故不敢饮水，进食干性食物反而舒适不胀，少腹胀满，阴部潮湿，舌体胖大，边有齿痕，质润滑，苔腻。

西医诊断：慢性前列腺炎。

中医诊断：癃闭。

治法：利水渗湿，温阳化气。

方药：五苓散加减。

处方：茯苓30g，猪苓20g，泽泻12g，白术15g，桂枝10g，肉桂6g，扁豆6g，砂仁12g，枳壳6g，肉苁蓉6g。

7剂，水煎服，每日1剂，早、晚温服。

二诊：2019年6月13日。患者诉前方服1剂后小便畅快许多，口干欲饮症状好转，能饮水，饮水后无腹胀，大便稀，小便一日10次左右，每次尿量较前增多。此后每次服药后即解稀便多次，再无少腹胀满之苦，7剂服完后，小便明显顺畅。前方获显效，为巩固疗效，仍按前方再服5剂，以收全功。

按：《素问·灵兰秘典论》说："膀胱者，州都之官，津液藏焉，气化则能出矣。"太阳表邪未解，内传太阳之腑以致膀胱气化不利，遂成太阳经腑同病之蓄水证。其症以小便不利为主，同时伴有头痛身热，口渴欲饮。由于水蓄不化，精津不得输布，故渴欲饮水。愈饮愈蓄，愈蓄愈渴，饮入之水，无有去路，甚则水入即吐，而成"水逆证"。患者虽有大便难，乃由肾主二便功能之职失司而致，治之不可一味清热通泻，以免进一步耗伤阳气，治宜补肾助阳，以司开阖。本例通过头身困重，口干欲饮，饮入则欲吐，上腹部胀满，阴部潮湿这些线索，得出疾病病机是水湿内停。以利水渗湿，温阳化气入手，用五苓散利水渗湿。方中重用泽泻为君，其甘淡性寒，直达肾与膀胱，利水渗湿。茯苓、猪苓助之淡渗利湿，以急利小便。佐以白术健脾而运化水湿，转输精津，使水精四布，而不直驱于下。又佐以桂枝，一药二用，既外解太阳之表，又内助膀胱气化。桂枝能入膀胱温阳化气，故可助利小便，五药合用，利水渗湿，化气温阳，使水行气化，脾阳健运，则水饮留滞诸症自除，患者膀胱蓄水多，治宜给邪气以通路，故大便稀，为水湿之邪由此排故。患者大便难，以脾运化水液之职失常，肠道失濡养，加之肾气司二便之职失常，故大便不畅，予以砂仁、枳壳行气化湿除满，肉苁蓉补肾助阳、润肠通便，既助膀胱气化，又可润肠通便；扁豆化湿和胃以止吐，并助诸药利小便；肉桂补火助阳，引火归原，以助肾与膀胱气化。由于方证合拍，故服7剂后即取显效。

案2 刘某，男，68岁。初诊日期：2019年9月12日。

主诉：排尿困难1周。

患者患前列腺增生，慢性前列腺炎5年，经多次治疗迁延未愈，多由劳累、饮酒而诱发尿频、尿急、下腹及会阴部不适，发作时一般用金水宝、特拉唑嗪能控制症状。1周前熬夜后早上起床后小便闭塞，点滴难出，尿道灼痛，小腹胀满难忍，后于医院导尿，并配合庆大霉素溶液冲洗膀胱，导尿后诸症减轻。现再次出现排尿困难，尿道灼痛，小腹胀满难忍，大便3日未解，心烦痛苦。无畏寒发热。患者痛苦貌，皮肤偏黑，脸上有少许老年斑，耻骨上区可触及球状膨胀的膀胱，轻压痛并有尿意，叩诊为浊音，两肾区叩击痛阴性，口苦口干，舌质红，舌下络脉青紫，苔黄偏干，脉滑数。

西医诊断：前列腺增生并发感染。

中医诊断：癃闭。

治法：逐瘀泻热，利尿通淋。

方药：桃核承气汤合八正散加减。

处方：桃仁12g，熟大黄15g，芒硝10g，滑石24g，桂枝6g，栀子10g，甘草梢6g，王不留行10g，牛膝12g，车前子6g，瞿麦12g，萹蓄10g，炙甘草6g，通草12g。

7剂，水煎服，每日1剂，早、晚温服。

二诊：2019年9月20日。前方服3剂后小便涩痛明显减轻，下腹胀满明显缓解，又继服3剂后，排尿较前明显通畅，灼痛感减低，下腹部疼痛亦除。前方服完后少腹软，可知已获显效，为巩固疗效，仍按前方去熟大黄、桃仁、芒硝再服7剂，以收全功。

按：《素问·经脉别论》云："饮入于胃，游溢精气，上输于脾，脾气散精，上归于肺，通调水道，下输膀胱，水精四布，五经并行。"由此可见，水饮、血液经过脏腑气化作用，相互转化资生，以完成水液代谢，维持其动态平衡。二者密切相关，津血同源，在运行输布过程中相辅相成，互相交会，津可入血，血可成津，入络脉为血，出络脉为水。血能病水，水能病血。水肿可导致血瘀，血瘀亦可导致水肿，临证上屡见不鲜。瘀血也可是水肿形成后的病理产物，而水肿则往往有瘀血见证。水液通过肠道转输参加血液循环，肠道通则血流畅，肠道壅则血流瘀。故通利肠道可加速血液运行，从而使瘀血尽去。仲景云："太阳病不解，热结膀胱，其人如狂，血自下，下者愈。其外不解者，尚未可攻，当先解其外。外解已，但少腹急结者，乃可攻之，宜桃核承气汤。"本例通过排尿困难、尿道灼痛、小腹胀满难忍、心烦痛苦这些线索，可知下焦蓄血，通过尿道灼痛、大便不畅、口苦口干这些线索可知膀胱湿热，总而括之得出疾病病机是下焦蓄血、湿热阻滞。以逐瘀泻热，利尿通淋入手，用桃核承气汤合牛膝逐瘀泻热。方中调胃承气汤泻热导滞，桃仁、桂枝活血化瘀，使瘀热假肠道以出。用八正散清热泻火，利水通淋：瞿麦利水通淋，清热凉血，通草利水降火为主，辅以萹蓄、车前子、滑石清热利湿，利窍通淋，以栀子、熟大黄清热泻火，引热下行，甘草和药缓急，止尿道涩痛；王不留行增强祛瘀止痛、利尿通淋之功。诸药并用以期清热泻火、利水通淋之功。由于方证合拍，故服7剂后即取显效。

案3 王某，男，51岁。初诊日期：2019年4月11日。

主诉：小便量少不畅3个月余。

患者近3个月余来小便不通畅，短而频，通而不爽，情绪抑郁时加重，双胁肋苦满不舒，下腹胀满不坚，口微干渴，少饮则止，患者有前列腺炎病史。查膀胱残余尿尚正常。患者精神抑郁，胸胁胀闷，嗳气，手足不温，大便不爽，舌质红，苔薄黄，脉弦数。

西医诊断：慢性前列腺炎。

中医诊断：癃闭。

治法：疏利气机，通利小便。

方药：沉香散与四逆散合方加减。

处方：沉香 15g，石韦 12g，滑石 20g，当归 10g，橘皮 10g，白芍 12g，冬葵子 12g，柴胡 10g，枳壳 10g，炙甘草 6g，王不留行 6g。

7 剂，水煎服，每日 1 剂，早、晚温服。

二诊：2019 年 4 月 18 日。前方服 3 剂后小便较前通畅。又继服 3 剂后，频率较前减少，每日排尿 10 余次，下腹胀满亦除。前方获显效，为巩固疗效，仍按前方再服 5 剂，以收全功。

按：气能化津、摄液并推动水液运行，气推动、固摄作用减弱则津溢于脉外，为水湿之邪。肝主疏泄调畅气机，上可以协调肺通调水道，中以促进脾运化水湿，下可推动肾之气化，使肝升肺降，土得木达，精血互生中焦通利、水液输布排泄正常。故肝失疏泄会引起气机失调，水液代谢障碍，导致癃闭、水肿、小便不利及遗尿等症，如《吴鞠通医案·胁痛》曰："肝主疏泄，肝病则有升无降，失其疏泄之职，故不大便，小溲仅通而短赤特甚。"《素问·大奇论》说："肝壅，两胠满，卧则惊，不得小便。"所以，临床治疗除遵从"治水必治气，气行则水行""气化则湿化"的论治思想外，还需注意肝主疏泄在调节水液代谢方面起重要作用，并在小便的形成和排泄过程中占有重要的地位。本例通过精神抑郁、胸胁胀闷、嗳气、手足不温、大便不爽这些线索，得出疾病病机是肝失疏泄、气机郁滞。以疏肝理气入手，用沉香散疏利气机，通利小便。沉香、橘皮疏达肝气，当归、王不留行行气活血，石韦、冬葵子、滑石通利水道，白芍、甘草柔肝缓急；患者情绪抑郁，四肢不温，四逆者，四肢不温也，合四逆散（枳实易枳壳）调畅气机，增强疏肝理气之效：用枳壳泻结热，炙甘草调逆气，柴胡散阳邪，白芍收元阴，用辛苦酸寒之药以和解之，则阳气散布于四末矣。二方合之则肝气得以调畅，肝疏泄功能恢复，水液代谢正常运行。由于方证合拍，故服 7 剂后即取显效。

案 4 郭某，男，65 岁。初诊日期：2019 年 7 月 9 日。

主诉：尿频、尿急、排尿不爽 6 年余。

患者 6 年来出现尿频、尿急、排尿不爽或排尿无力，尿后余沥不止，少腹胀痛，夜尿频多，影响睡眠，时有腰痛，眼周发暗，除有前列腺增生症外，无其他严重疾病，6 年来一直服用西药，效不满意，拒绝手术治疗。患者神疲乏力，形体消瘦，面色㿠白，皮肤偏暗，口渴喜热饮，少腹坚，拒按，腰部酸胀，膝关节冷痛，舌质暗边有瘀点，苔薄白，脉细涩。

西医诊断：前列腺增生。

中医诊断：癃闭。

治法：行瘀散结，温肾利水。

方药：桂枝茯苓丸合瓜蒌瞿麦丸加减。

处方：桂枝 10g，肉桂 5g，茯苓 15g，牡丹皮 15g，赤芍 15g，桃仁 15g，天花粉 10g，怀山药 12g，附子 6g，瞿麦 12g，怀牛膝 30g，丹参 15g，王不留行 12g。

7 剂，水煎服。每日 1 剂，早、晚温服。

二诊：2019年7月16日。前方服2剂后小便已爽，夜尿不超过3次。又继服3剂后，小便明显舒坦，下腹部疼痛亦除。前方服完获显效，为巩固疗效，仍按前方再服14剂，以收全功。随访数月，病情稳定。

按：肾主水，在调节体内水液平衡方面起着极为重要的作用，肾对体内水液的存留、分布与排泄作用，主要是靠肾的气化功能完成的，而气化作用的动力就是肾阳。如肾阳不足，则气化失司，小便生成排泄异常，故出现癃闭等症，治疗时应以温补肾阳为主。又肾阳不足，则无以温化水液，水液停留日久损伤脉络，脉络不通、瘀血停滞则小便难。本例通过形体消瘦、皮肤偏暗、舌质暗边有瘀点这些线索可知瘀血阻滞下焦，通过腰部酸胀、膝关节冷痛、眼周发暗、口渴喜热饮这些线索，可知肾阳不足，总而括之得出疾病病机是肾阳亏虚，瘀滞水停。以行瘀散结入手，用桂枝茯苓丸活血化瘀消癥。方中茯苓、桂枝淡渗下行、温通血脉，患者病程日久多郁而化热，故又配赤芍合桃仁、牡丹皮以化瘀血、清瘀热。诸药共起活血化瘀、止痛散结之功。患者小便不利，其本是因肾阳不足，肾气化失司，故合瓜蒌瞿麦丸助阳化气行水。方中附子温肾壮阳，以助膀胱之气化，肾阳充足，膀胱气化有权则小便自然通利，茯苓淡渗利水，怀山药润燥止渴，使水湿下行，津液上承，则小便利，口渴止，又用天花粉生津润燥，瞿麦以增强通利水道之功，二味性寒，又可兼制附子之燥热，以期助阳而不伤阴。二方相合共起行瘀散结、温肾利水之效。辅以怀牛膝补肝肾，并增逐瘀通经、利尿通淋之力；加丹参、王不留行以增强行血祛瘀、消癥止痛之力。由于方证合拍，故服7剂后即取显效。

案5 何某，女，58岁。初诊日期：2020年5月14日。

主诉：小便淋沥不出10余日。

患者10余日来小便淋沥不出，量少而不爽利，无明显涩痛感，伴明显小腹坠胀，在当地卫生院就诊予以西药治疗无效，于外院行B超提示膀胱残余尿100ml，西医建议导尿，患者拒绝，遂来就诊。现患者精神疲乏，小便淋沥难出，足部稍浮肿，体瘦，语声低微，气短乏力，纳差，食欲不振，肛门下坠感明显，大便稀，舌质淡红，苔薄白，脉弱。

西医诊断：尿潴留。

中医诊断：癃闭。

治法：升清降浊，化气行水。

方药：补中益气汤与春泽汤合方加减。

处方：黄芪30g，当归10g，党参10g，炙甘草10g，升麻10g，柴胡10g，陈皮10g，炒白术20g，泽泻10g，猪苓10g，茯苓10g，川桂枝10g，炒枳实10g，车前草10g，桔梗10g。

7剂，水煎服，每日1剂，早、晚温服。

二诊：2020年5月21日。前方服1剂后自觉排尿明显好转，大便已解。前方服完后，复诊排尿已正常，足部浮肿已退，仍觉排不尽，大便正常。原方继服。

三诊：2020年5月28日。B超示膀胱残余尿0ml，下腹坠胀感亦除。前方获显效，为巩固疗效，仍按前方再服5剂巩固疗效，以收全功。

按：脾主运化，运化水谷及水液。脾气散精，上归于肺，通调水道，下输膀胱，可见水液与脾关系密切，脾的运化功能，能够协助胃、小肠等将水饮进行消化、吸收，化生津液。脾的升清作用，能够将既成之津液上输至肺，经肺输布全身，或直接布散四旁，而发挥其滋养脏腑、润泽官窍的作用；并将肠中浊液经大小肠主津液功能吸收转运，下输膀胱。脾阳不足则无以温肾阳，以致肾气化作用减弱，气化不利则小便无以生。本例通过小腹坠胀、精神疲乏、体瘦、语声低微、气短乏力、纳差、食欲不振、肛门下坠感明显这些线索，可知脾气升降失司，通过小便淋沥不出，量少而不爽利，无明显涩痛感，可知膀胱气化不利。总而括之得出疾病病机是脾气不升，气化不利。以益气升阳入手，用补中益气汤升清降浊，化气行水。方中黄芪补中益气、升阳固表而利水，党参、炒白术、炙甘草甘温益气健脾，陈皮理气燥湿，当归补血和营，升麻、柴胡协同参、芪升举清阳。以其补气健脾，使后天生化有源，肾气化得令；一则升提中气，恢复中焦升降之功能。合春泽汤以增强化气行水之功。方中泽泻、茯苓、猪苓利水渗湿，以急利其小便，佐以党参、炒白术健脾而运化水湿，转输精津，使水精四布，而不直驱于下，又佐以川桂枝助膀胱气化而利小便。炒枳实、桔梗助气机之升降，通达周身之气；车前草增利尿通淋之力。诸药合之利水渗湿，化气温阳，使水行气化，脾阳健运，则水饮留滞诸证自除。由于方证合拍，故服 7 剂后即取显效。

第二十八章 淋 证

案1 余某，女，48岁。初诊日期：2020年6月17日。

主诉：尿频尿急1年余。

患者1年余前开始于用力及情绪紧张时出现尿频尿急，动则数十分钟一解，曾服用三金片等药物，稍有效果，未持续服用，仍时常发作，劳作后易发，短涩不畅，偶有少腹胀满不舒，偶有小便涩痛，时作时止，小便浑浊，无肉眼血尿。查尿常规：白细胞（++），红细胞（+）。患者精神抑郁，面色萎黄，神疲乏力，少气懒言，纳呆，大便稍溏，舌质淡苔薄根部黄腻，脉沉细。

西医诊断：泌尿道感染。

中医诊断：淋证（气虚淋）。

治法：补脾益气，通淋利尿。

方药：补中益气汤与八珍汤合方加减。

处方：黄芪30g，党参15g，麸炒白术15g，茯苓10g，白花蛇舌草10g，牛膝15g，丹参10g，川芎8g，益母草10g，当归10g，熟地黄15g，陈皮10g，丝瓜络10g，炒路路通10g，麸炒枳壳10g，豆根木蓝10g，柴胡6g，升麻6g。

7剂，水煎服，每日1剂，早、晚温服。

二诊：2020年7月24日。方服3～4剂后小便间隔时间明显延长，前方服完后尿频尿急诸症明显减轻，复查尿常规：白细胞（-），红细胞（-），再未出现少腹胀满，前方去麸炒枳壳再服7剂。

三诊：2020年8月1日。精神食欲较前明显变好，无明显尿频尿急症状，小便较前清澈。前方获显效，为巩固疗效，仍按前方再服7剂，以收全功。

按：淋证虽常由湿热蕴结下焦而致，但脾肾亏虚久淋不愈、湿热耗伤正气、年老久病体弱、劳累过度、房事不节，均可导致脾肾亏虚。脾虚则运化失司，中气下陷，肾虚则肾与膀胱气化不利，下元不固。因而小便淋沥不已。如遇劳即发者，则为劳淋；中气不足，气虚下陷者，则为气淋；肾气亏虚，下元不固，不能制约脂液，脂液下泄，尿液浑浊，则为膏淋；肾阴亏虚，虚火扰络，尿中夹血，则为血淋。本案患者临床表现以气淋症状为主，兼有劳淋及膏淋症状，通过小便短涩不畅、少腹胀满不舒、面色萎黄、神疲乏力、少气懒言、纳呆、大便溏泻这些线索，得出疾病病机主要是脾肾亏虚。以补脾益肾入手，兼以清热养血，利尿通淋，用补中益气汤补脾升提中气。方中黄芪补中益气、升阳固表而利水，党参、麸炒白术甘温益气健脾，陈皮理气燥湿，当归补血和营，升麻、柴胡协同参、芪升举清阳。八珍汤（去白芍、甘草）补气血、益肾填精。因患者小便浑浊、苔薄根部黄腻可知仍有湿热之邪留滞下焦，故辅以益母草、丝瓜络、炒路路通养血凉血，清热解毒，利水祛湿；牛膝补肾活血，利尿通淋，引药下行，更加发挥其利尿之功；因患者少腹胀满，故加麸炒枳壳行气消滞；患者小便涩痛，以丹参、豆根木蓝凉血消肿，活血止痛，白花蛇舌草利尿。由于方证合拍，故服14剂后即取显效。

案2 吴某，男，15岁。初诊日期：2020年8月26日。

主诉：尿频尿急尿痛2年。

患者2年前上呼吸道感染后出现尿频尿急尿痛，当时咳嗽，寒战，高热（体温39～40℃），尿频，涩痛，赤黄，腰痛，心烦，不思饮食。双侧肾区有叩击痛。于当地医院行血常规检查：白细胞计数12×10^9/L。尿常规：隐血（+），尿蛋白（+）。目前服用盐酸贝那普利、黄葵胶囊及金水宝胶囊。患者肾功能示尿酸明显增高，24h尿蛋白正常，尿常规隐血（+），血压140/85mmHg。患者体瘦食少，不喜饮水，大便时里急后重，无其他不适，舌质红苔黄腻，脉细。

西医诊断：慢性肾炎综合征。

中医诊断：淋证缓解期。

治法：滋阴补肾，清热利湿。

方药：六味地黄汤加减。

处方：熟地黄20g，酒萸肉6g，山药10g，泽泻10g，茯苓10g，秦皮10g，车前草15g，盐车前子15g，伸筋草15g，山豆根6g，黄柏6g，大血藤15g，陈皮6g，佛手6g，甘草3g。

7剂，水煎服，每日1剂，早、晚温服。

二诊：2020年9月9日。前方服至7剂复查尿常规提示隐血转阴，前方服完后饮食增加，里急后重感明显减轻，复查肾功能提示尿酸有所下降，为巩固疗效，仍按前方再服14剂，以收全功。

按：淋证之辨证论治若以西医病名加中医证候方式进行，予以中西医结合治疗，往往既能取得良效，又可充分评估疾病状态及预后。一方面，该病为慢性肾炎综合征，处于缓解期、无明显症状时，可参照在此之前有证可辨时的病机选择用药。另一方面，慢性肾炎急性发作控制之后，患者的高热、浮肿、高血压、血尿得到缓解，根据其病机演变规律，多为气阴不足、余邪未尽，辨证选药则根据急性发作期多由湿热所致，在补益气阴基础上适当加清热利湿、凉血解毒的中药。本案通过患者低龄、体瘦食少、不喜饮水这些线索，加之急性发作时尿频，涩痛，赤黄，腰痛，心烦，不思饮食，得出疾病病机是肾阴不足，余邪未尽。以滋阴补肾，清热利湿入手，用六味地黄汤滋阴补肾；方中熟地黄、酒萸肉、山药补养肝、脾、肾，填精固精，取“乙癸同源、先后天共资”之意。三药配合，肾、肝、脾三阴并补，是补急性发病时耗伤的津液；泽泻、茯苓共泻肾浊，助真阴得复其位；秦皮清泻虚热；患者尿酸偏高，加车前草、盐车前子、秦皮可利尿排石，降尿酸；秦皮合黄柏又可起清热燥湿之效，加强利湿之功；伸筋草配合陈皮、佛手增强行气除湿、健脾燥湿之力，兼能降压；山豆根、大血藤清热解毒消肿，以清余邪；甘草调和诸药。全方以滋阴补肾，行气除湿，健脾燥湿，清热利湿。补泻结合，既防补益药之滋腻，又防清泻药之伤阴，由于方证合拍，故服14剂后即取显效。

案3 周某，男，32岁。初诊日期：2019年8月8日。

主诉：小便涩痛半年余。

患者近半年常感小便时艰涩，或排尿时突然中断，尿道窘迫刺痛，少腹拘急，时有少腹绞痛，连及外阴，时有肉眼血尿或尿呈酱油色，于泌尿外科行尿路CT提示右侧输尿管结石。

近几天症状加重，于门诊查血常规正常，尿常规白细胞（－），隐血（＋），彩超提示右输尿管结石，输尿管无明显扩张。患者形体肥胖，痛苦貌，心中烦闷，口渴不欲饮水，右侧肾区叩击痛（＋），小便黄赤，大便成形，但带有黏液，舌尖红质暗，舌下络脉增粗，苔黄腻，脉细数。

西医诊断：泌尿道结石。

中医诊断：淋证。

治法：清热通淋，凉血止血。

方药：小蓟饮子与石韦散合方加减。

处方：小蓟 15g，生地黄 20g，藕节 15g，炒蒲黄 15g，木通 5g，栀子 15g，滑石 15g，淡竹叶 10g，当归 15g，石韦 20g，瞿麦 12g，车前子 10g，冬葵子 12g，炒麦芽 15g，葛根 15g，炙甘草 5g。

7 剂，水煎服，每日 1 剂，早、晚温服。

二诊：2019 年 8 月 15 日。前方服 7 剂后感小便顺畅，少腹拘急及胀痛明显减轻，复诊查尿常规隐血（－），按前方再服 7 剂。

三诊：2019 年 8 月 22 日。又继服 7 剂后，右肾叩击痛较前减轻，少腹、外阴疼痛已除，排尿次数较前有所增加，无明显涩痛感。前方获显效，为巩固疗效，仍按前方再服 7 剂，以收全功。

按：淋证其病，实则清利，虚则补益。实证有膀胱湿热者，治宜清热利湿；有热邪灼伤血络者，治宜凉血止血；有砂石结聚者，治宜通淋排石。本案患者兼有以上三种证候，故治宜清热通淋，凉血止血，排石止痛。患者形体肥胖，加之过食甘肥厚腻，致脾运失健，湿浊内生久郁化热，湿热阻滞下焦气血经脉，湿热蕴结，煎熬尿液，故小便黄赤，阻滞日久则灼伤血脉，热迫血妄行溢于脉外而为血尿，湿热阻滞脉络日久，砂石结聚，气血不通则痛不可忍，本例通过尿道窘迫、小便黄赤、心中烦闷、口烦渴不欲饮水、大便黏腻可知湿热壅滞下焦，通过尿道刺痛、少腹拘急绞痛连及外阴、时有肉眼血尿或尿呈酱油色这些线索，可知血溢于脉外，通过尿道窘迫刺痛、排尿时突然中断可知砂石结聚。总而括之得出疾病病机是湿热阻滞、血热内结。以凉血止血入手，用小蓟饮子清热凉血、散瘀止血。方中小蓟、生地黄清热凉血止血，炒蒲黄、藕节化瘀利尿，当归活血止痛，共奏通腑泻热之功，助湿热浊邪从大便排出，淡竹叶、栀子清热泻火解毒，滑石、木通利水湿，助湿热邪气从小便排出。辅以石韦散清热利水，排石通淋。石韦通淋，涤小肠之结热，冬葵子滑窍，利膀胱之壅塞，瞿麦清心除烦通淋，滑石通窍化石，车前子清热利水，利小便以实大便。加葛根清热生津；生地黄、当归滋阴养血；炒麦芽健脾护胃，以防寒凉药伤胃气；炙甘草清热缓急止痛以调和诸药。诸药共奏凉血散瘀、清热利湿、排石止痛之效。由于方证合拍，故服 7 剂后即取显效。

案 4 马某，女，48 岁。初诊日期：2019 年 8 月 15 日。

主诉：小便频数涩痛 5 年，尿不尽 1 个月。

患者 5 年前开始常感小便艰涩灼热，尿道窘迫刺痛，少腹拘急，时有少腹绞痛，腰痛拒按，发作时自服头孢等抗生素治疗，未规律用药。1 个月前患者开始出现尿不尽，尿量明显增多，尿清长。门诊查血常规正常，尿常规白细胞（＋），隐血（＋）。患者小便涩痛不甚明显，但尿频且尿清长，甚则小便失禁或淋漓不止，咳嗽或用力时易触发，精神差，不耐寒热，气短懒言，腰酸乏力，手足心热，潮热盗汗，烦渴不欲饮水，大便时干时稀，舌尖红，苔黄腻，左脉细，右脉沉。

西医诊断：慢性尿路感染。

中医诊断：淋证。

治法：清热利湿，补肾纳气。

方药：猪苓汤与七味都气丸合方加减。

处方：猪苓 12g，茯苓 15g，泽泻 12g，滑石 15g，阿胶 12g，五味子 30g，山茱萸 15g，茯苓 10g，牡丹皮 10g，熟地黄 20g，山药 15g，薏苡仁 15g，忍冬藤 15g。

7 剂，水煎服，每日 1 剂，早、晚温服。

二诊：2019 年 8 月 22 日。前方服 7 剂后小便稍能自禁，尿色偏淡黄。

三诊：2019 年 8 月 29 日。又继服 7 剂后，小便已基本恢复正常，每日小便约 10 次。前方获显效，为巩固疗效，仍按前方再服 7 剂，以收全功。

按：经云“饮入于胃，游溢精气，上输于脾，脾气散精，上归于肺，通调水道，下输膀胱，水精四布，五经并行”。肺脉浮，肺主皮毛，故脉浮发热为肺病。肺主水，通调水道，肺调节水液时宣发肃降不利。失于宣散，则腠理闭塞而皮肤水肿、无汗；失于肃降，水液不得通调，就会出现水肿、小便不利等症状。肺为水之上源。肾主水，在调节体内水液平衡方面起着极为重要的作用，肾对体内水液的存留、分布与排泄作用，主要通过肾的气化功能完成，肾为水火之宅，肾阴主一身之阴，久病则肾及一身之阴液耗伤，则气化失司，水液由生，故阴虚与水湿停滞共见。患者烦渴不欲饮为肺不四布水精，小便不利为肺不通调水道下输膀胱、肾不气化水液，加之阴虚燥热，灼伤胃阴所致。治疗若一味补阴治疗则恐滋水留邪，若一味利水则恐耗伤阴液。通过本案患者烦渴不欲饮水、小便失禁、淋漓不止这些线索，可知阴虚血燥、水热互结，通过不耐寒热、气短懒言、腰酸乏力、手足心热、潮热盗汗、咳嗽或用力时加重这些线索，可知肾虚不能纳气，总而括之得出疾病病机是湿热阻滞，肾不纳气。以养阴清热利水入手，用猪苓汤清热利湿，其中阿胶质膏，养阴而润燥。滑石性滑，去热而利水。佐以二苓之渗泻，既清热而不留其瘀，亦滋阴而不增其燥，具有利水、清热、育阴之效，主治阴伤水热互结之证，是利水而不伤阴之善剂，解渴通淋之良药也。用七味都气丸补肾纳气。方以六味地黄丸加五味子，既滋补肝肾之阴，补肾纳气，又可敛肺气，以之提壶揭盖，肺气足则通调水道得令，膀胱气化复旧。因有湿热蕴结下焦，故辅以薏苡仁、忍冬藤清热利湿，专涤湿热之邪。由于方证合拍，故服 14 剂后即显效。

案 5 郭某，男，60 岁。初诊日期：2019 年 10 月 24 日。

主诉：尿频、尿急、尿痛 1 年余。

患者 1 年来小便频数，淋沥不出，量少而不爽利，尿涩痛感，伴明显小腹坠胀，在当地就诊诊断为前列腺增生，予三金片等药物治疗，效果不明显。现患者小便淋沥不畅，情绪抑郁，手足不温，无明显疼痛，语声低微，气短乏力，嗳气，纳差，食欲不振，大便不爽，舌质淡红，苔薄白，脉弱。

西医诊断：前列腺增生。

中医诊断：淋证。

治法：理气疏导，通淋利尿。

方药：补中益气汤与四逆散合方加减。

处方：黄芪 30g，当归 10g，党参 10g，炙甘草 10g，升麻 10g，柴胡 10g，陈皮 10g，炒白术 20g，枳壳 10g，沉香 10g，橘皮 10g，白芍 12g，冬葵子 12g。

7 剂，水煎服，每日 1 剂，早、晚温服。

二诊：2019 年 10 月 31 日。前方服 7 剂后小便间隔时间明显延长，前方服完后尿频尿急诸症明显减轻，前方去枳壳、沉香再服 7 剂。

三诊：2019 年 11 月 7 日。精神食欲较前明显变好，无明显尿频尿急症状，少腹坠胀亦除。前方获显效，为巩固疗效，仍按前方再服 7 剂，以收全功。

按：《诸病源候论·淋病诸候》载："气淋者，肾虚膀胱热，气胀所为也。"肝气郁滞，则疏泄失司，肾与膀胱气化不行，症见膀胱小便皆满，尿涩，常有余沥，则为气实淋。或年老久病体弱，劳累过度，房事不节，均可导致脾肾亏虚。脾虚则运化失司，中气下陷，肾虚则肾与膀胱气化不利，下元不固。中气不足，气虚下陷者，则为气虚淋。本案患者临床表现气实淋与气虚淋并见。本例通过小腹坠胀、语声低微、气短乏力、嗳气这些线索，可知脾气升降失司，通过小便淋沥不畅、情绪抑郁、手足不温这些线索，可知肝失疏泄、气机郁滞，总而括之得出疾病病机是脾气不足，气滞水停。以益气升阳入手，用补中益气汤升清降浊，化气行水。方中黄芪补中益气、升阳固表而利水，党参、炒白术、炙甘草甘温益气健脾，陈皮理气燥湿，当归补血和营，升麻、柴胡协同参、芪升举清阳。以其补气健脾，使后天生化有源，肾气化得令；一则升提中气，恢复中焦升降之功能。用四逆散（枳实易枳壳）调畅气机、理气疏导：用枳壳泻结热，甘草调逆气，柴胡散阳邪，白芍收元阴，用辛苦酸寒之药以和解之，则阳气散布于四末矣。二方合之则肝气得以调畅，脾气得以升降，肝疏泄与脾运化功能复旧而水液代谢正常运行。加沉香、橘皮疏达肝气；冬葵子通利水道。由于方证合拍，故服 14 剂后即取显效。

第二十九章 消 渴

案1 叶某，男，59岁。初诊日期：2019年10月17日。

主诉：多饮多食多尿3年，伴口渴、尿频1个月余。

患者3年前因多饮多食多尿于当地医院就诊。空腹血糖为7.5mmol/L，尿常规示尿糖（＋＋），诊断为糖尿病。一直未服用降糖药治疗，血糖情况不详，1个月前出现口渴，烦渴引饮，小便频数，尿浑浊，甚则如膏，多食善饥，平素喜食膏粱厚腻。查：空腹血糖9mmol/L，餐后2h血糖13mmol/L。患者精神差，面容憔悴，身倦乏力，腰膝酸软，手足不温，阳痿，嘴角干涩脱皮，头晕心悸，饮水小便量尚均衡，大便微结，舌淡胖少苔，脉大，沉取不满。

西医诊断：2型糖尿病。

中医诊断：消渴。

治法：滋阴温阳，补肾固涩。

方药：金匮肾气丸与玉液汤合方加减。

处方：生地黄20g，怀山药18g，山茱萸12g，牡丹皮6g，泽泻6g，桂枝6g，制附片3g，云茯苓10g，生黄芪30g，野党参10g，麦冬10g，五味子10g，乌梅肉4.5g，天花粉12g，桑螵蛸12g。

7剂，水煎服，每日1剂，早、晚温服。

二诊：2019年10月24日。前方服5剂后，心烦、口渴较前明显减轻，饮食如常，夜寐佳，精神舒畅。前方服完后复诊，空腹血糖已降至7.9mmol/L，尿糖（＋），方获显效，为巩固疗效，仍按前方再服7剂。

三诊：2019年10月31日。小便频率较前减少，空腹血糖7.4mmol/L，尿糖（－），前方继服14剂，以巩固疗效。

按：消渴临床分之为上消、中消、下消，病变部位责之肺、脾、肾，以肾为关键，与肝主疏泄功能亦有所关系。仲景认为，消渴之病责之肝。厥阴风木与少阳相火相为表里，肝主疏泄，以风木之性喜条达，当土湿脾陷，肝木疏泄不遂而阴无以潜藏蛰降，则相火旺，燥伤津液，以至燥渴；厥阴陷则脾土失司，脾失其健运，难化饮食中糖质，则津液无以生化，阴液不足，其本在生化不足；肝木陷，肝木生于肾水，肾主封藏，肝木疏泄不行，子盗母气，则肾水失藏，而溲溺难止。消渴病日久，阴伤气耗，阴损及阳，则致阴阳俱虚，其中以肾阳虚及脾阳虚较为多见，故温补法多用于消渴之肾阳不足、阴阳两虚及命门火衰之证。仲景云："男子消渴，小便反多，以饮一斗，小便一斗，肾气丸主之。"通过本案患者小便频数、浑浊如膏、面容憔悴，身倦乏力、腰膝酸软、手足不温、阳痿这些线索，得出疾病病机是肾阴阳两虚。以滋阴温阳，补肾固涩入手，用金匮肾气丸补肾温阳，以六味地黄丸滋补肝肾之阴。患者本有阴虚，忌用药偏于温燥，方中辛温药制附片、桂枝用量小，以少火生气，以免进一步灼伤阴液，又可起补肾助阳之功；合玉液汤补脾益气阴，并增固肾止渴之功；方中怀山药、生黄芪补脾固肾，益气生津，一则合乌梅升脾气，助脾运化，散精于肺，输布津液以止渴，二则合五味子固肾缩尿。天花粉滋阴清热，润燥止渴；野党参、麦冬益气养阴；乌梅养阴敛肺，生津止渴；桑螵蛸益肾固精，缩尿止浊。患者由于方证合拍，以缓缓少火生气而取效。

案 2 孙某，女，62 岁。初诊日期：2019 年 4 月 11 日。

主诉：多饮多尿 10 年余，加重伴小便不利 1 周。

患者 10 年余前因多饮多尿于社区医院体检，诊断为糖尿病，一直予以口服药物降糖。开始小便频数，烦热多汗，口干舌燥，患者渐渐出现尿道灼热，尿频涩痛，乏力倦怠，咽干口渴，偶有小腹刺痛、气短懒言，手足心热，下肢皮肤瘙痒。患者精神尚可，体瘦，皮肤干燥枯槁，饥不欲食，双下肢浅静脉迂曲，伴色素沉着及轻度水肿，小便不利，大便稍干，苔质红边有瘀点，苔黄腻，脉细数。

西医诊断：2 型糖尿病。

中医诊断：消渴。

治法：滋阴清热，利水渗湿。

方药：猪苓汤与玉泉丸汤合方加减。

处方：猪苓 12g，茯苓 15g，泽泻 12g，滑石 15g，阿胶 12g，葛根 6g，天花粉 6g，生地黄 20g，麦冬 15g，五味子 12g，甘草 6g，丹参 12g，郁金 6g，蒲黄 3g，车前子 6g，大血藤 6g。

7 剂，水煎服，每日 1 剂，早、晚温服。

二诊：2019 年 4 月 18 日。前方服 7 剂后尿道已无明显灼热感，未觉明显尿涩痛及小腹刺痛。前方去车前子、大血藤继服 14 剂。

三诊：2019 年 5 月 12 日。患者 14 剂服完尿频已明显改善，小便较前清澈，为巩固疗效，仍按前方再服 7 剂，以收全功。

按：仲景云："若脉浮发热，渴欲饮水，小便不利者，猪苓汤主之。"消渴之病，上渴而下淋者，土湿木郁，而生风燥。肝主疏泄，喜条达恶抑郁，肝郁而不能疏泄则欲泄，泄而不通则小便不利。消渴病本为阴虚，久病血虚血燥而经络气血失养，气不主津，血不荣津，则津液外溢，加之肾阴不足，肾主水功能失调，肾司二便及膀胱气化功能减退，水与热结于脉外，故小便不利而大便干。通过本案患者手足心热、下肢皮肤瘙痒、体瘦、皮肤干燥枯槁、饥不欲食这些线索，可知肾阴亏虚，双下肢浅静脉迂曲，伴色素沉着及轻度水肿、小便不利、大便稍干这些线索，可知水热互结，总而括之得出疾病病机是阴虚血燥，水热互结。治从利水渗湿入手，用猪苓汤利水清热养阴。其中阿胶质膏，养阴而润燥。滑石性滑，去热而利水。佐以二苓之渗泻，既清热而不留其瘀，亦滋阴而不增其燥，具有利水、清热、育阴之效，主治阴伤水热互结之证，是利水而不伤阴之善剂，解渴通淋之良方也。因有尿频涩痛、烦热多汗、饥不欲食，故辅以玉泉丸养阴生津，止渴除烦，益气和中。患者双下肢色素沉着，苔质红边有瘀点可知长期阴虚血燥已灼伤脉络，加丹参、郁金凉血行血；蒲黄、车前子、大血藤活血凉血，通淋止痛。由于方证合拍，故服 14 剂后即取显效。

案 3 何某，男，65 岁。初诊日期：2019 年 11 月 7 日。

主诉：烦渴、腹泻 3 年余。

患者诊断为糖尿病 6 年，开始无明显症状，后逐渐出现口渴引饮，3 年前开始出现慢性腹泻，大便一日 3～5 次，质稀溏，便前少腹胀痛，无呕吐、吞酸等症状，脘胀不舒，自服双歧杆菌治疗后大便次数较前减少，仍有稀溏，平常予以二甲双胍控制血糖，血糖控制在 8～

12mmol/L。查尿常规正常。患者精神较差，体虚胖，烦渴饮水，四肢怠惰，困倦少力，头昏重，气短肠鸣，口不知味，大便微溏黄色，口干不喜食冷，舌质淡红，苔厚腻，脉细。

西医诊断：2 型糖尿病。

中医诊断：消渴。

治法：益气健脾，生津止渴。

方药：七味白术散与益胃汤合方加减。

处方：人参 12g，茯苓 6g，麸炒白术 15g，藿香 15g，木香 6g，甘草 6g，葛根 15g，天花粉 12g，黄芪 30g，北沙参 9g，麦冬 15g，生地黄 15g，玉竹 6g，党参 12g。

7 剂，水煎服，每日 1 剂，早、晚温服。

二诊：2019 年 11 月 14 日。前方服 3 剂后大便一日 2 次以内，较前成形。又继服 4 剂后，口渴情况较前改善，大便已基本恢复正常，每日排便一次，胃脘不适亦除，查空腹血糖 7.6mmol/L，前方获显效，为巩固疗效，仍按前方再服 7 剂，以收全功。

按：《医学心语·三消》云："治上消者宜润其肺，兼清其胃；治中消者宜清其胃、兼滋其肾；治下消者宜滋其肾、兼补其肺。"本病以胃燥症状为主，兼脾虚弱之象，可知病位在中焦，脾气散精，脾气不运则精微无以输布，脾气不升反陷则作溏，胃气不降则水谷难消，胃阴不生而作烦渴，治疗以清补并进。通过本案患者烦渴饮水、四肢怠惰、困倦少力、头昏重、气短肠鸣、口不知味、大便微溏、口干不喜食冷这些线索，得出疾病病机是脾胃虚弱，精微不固。从益气健脾、生津止渴入手，用七味白术散益气健脾，兼以生津止渴。七味白术散由四君子汤加藿香、木香、葛根组成，益脾生津，和胃理气。用葛根以鼓舞胃气，升发清阳之气，使脾胃生生之气渐复，藿香、木香起理气化湿，宣滞止痛之效。因有胃阴亏虚，故辅以益胃汤（去冰糖）养阴生津。北沙参、麦冬、生地黄、玉竹四药甘凉清润，清而不寒，润而不腻，专治胃阴不足。患者烦渴饮水，加黄芪、天花粉益气滋阴，生津止渴；患者气短、四肢怠惰、困倦少力可知脾胃既虚，宗气生成不足，加党参以补其气。由于方证合拍，故服 7 剂后即取显效。

案 4 赵某，女，51 岁。初诊日期：2019 年 6 月 27 日。

主诉：口渴欲食 1 个月。

患者平素喜食膏粱厚腻，1 个月来出现口渴欲食，烦渴引饮，甚则咽干舌燥，咳痰少而黏稠，咳吐不爽，多食善饥，于内分泌科门诊查空腹血糖 6.8mmol/L，尿常规示尿糖（+），葡萄糖耐量试验（OGTT）阳性，诊断为糖耐量异常。患者精神可，形体消瘦，口腔可见一 1.2cm×0.7cm 大小溃疡，稍有肿痛感，饮水小便量较前增多，大便干燥，睡眠稍差，舌尖红苔黄，脉滑数。

西医诊断：糖耐量异常。

中医诊断：消渴。

治法：清胃泻火，养阴增液。

方药：白虎加人参汤与玉女煎合方加减。

处方：知母 12g，生石膏 30g，粳米 10g，西洋参 15g，生甘草 6g，熟地黄 15g，麦冬 12g，川牛膝 30g，黄连 6g，天花粉 12g，生牡蛎 20g。

7 剂，水煎服，每日 1 剂，早、晚温服。

二诊：2019 年 7 月 31 日。前方服 1 剂后烦渴稍减。又继服 2 剂后，口腔溃疡已收口。

前方石膏减至20g，去黄连，再服7剂。

三诊：2019年8月7日。患者食欲较前稍减退，纳食饮水基本规律，无明显口渴难解，复查空腹血糖5.7mmol/L，再予前方7剂巩固疗效，并嘱患者规律饮食，积极预防，以收全功。

按：消渴以三消论而治之，通常把以肺燥为主的多饮症状较突出者，称为上消；以胃热为主，多食症状较为突出者，称为中消；以肾虚为主，多尿症状较为突出者，称为下消。《医学心悟·三消》说："治上消者，宜润其肺，兼清其胃""治中消者，宜清其胃，兼滋其肾""治下消者，宜滋其肾，兼补其肺"。《金匮要略》云："若渴欲饮水，口干舌燥者，白虎加人参汤主之""太阳中热者，暍是也，汗出恶寒，身热而渴，白虎加人参汤主之"。由此可知，白虎加人参汤主除上消之烦热，兼可养阴益胃。而玉女煎方治证乃少阴不足，阳明有余所致。玉女煎功在清胃热为主，而兼滋肾阴。通过本案患者烦渴引饮、口干舌燥、咳痰少而黏稠、咳吐不爽这些线索，可知肺热津伤，宜清热润肺、生津止渴；通过形体消瘦，饮水、小便量较前增多、多食善饥、口腔溃疡肿痛、大便干燥这些线索，可知胃热炽盛，宜清胃泻火，养阴增液。总而括之得出疾病病机是肺胃热盛，津液亏虚。以清肺胃热、养阴生津入手，用白虎加人参汤清肺生津。方中以生石膏、知母清肺胃、除烦热，西洋参益气扶正，甘草、粳米益胃护津，共奏益气养胃、清热生津之效。用玉女煎清胃养阴：方中以生石膏、知母清肺胃之热，熟地黄、麦冬滋肺胃之阴，川牛膝活血化瘀，引热下行，兼养胃阴。患者有口腔溃疡，红肿热痛可知燥热内盛，以黄连泻心火清热毒；生牡蛎敛阴潜阳、收敛固涩，既可潜阳入阴，镇静安神，又可助天花粉生津解渴。由于方证合拍，故服药3剂后即取显效。

案5 黄某，女，68岁。初诊日期：2019年5月30日。

主诉：多饮多食多尿5年，伴视物模糊1个月余。

患者5年前出现多饮多食多尿，口渴，烦渴引饮，小便频数，尿浑浊如脂，泡沫较多，于当地医院就诊查空腹血糖7.5mmol/L，尿常规示尿糖（＋＋），诊断为糖尿病。一直口服阿卡波糖等降糖药治疗，血糖情况不详，症状未见明显缓解。1个月前患者无明显诱因出现眼干眼胀、视物模糊等症状。查空腹血糖10.3mmol/L，餐后2h血糖15.9mmol/L。眼底检查提示视网膜病变。患者两颧潮红，目睛胀痛，白睛可见出血点，身倦乏力，腰膝酸软，手足心热，口唇干燥，双下肢皮肤瘙痒，足远端麻木，感觉迟钝，饮水小便量多，大便微结，舌质红少苔，脉细数，尺脉弱。

西医诊断：2型糖尿病伴视网膜病变；2型糖尿病周围神经病变。

中医诊断：消渴；雀目。

治法：滋阴温阳，补肾固涩。

方药：杞菊地黄丸与柴胡芍药丹皮汤合方加减。

处方：生地黄20g，怀山药18g，山茱萸12g，牡丹皮6g，泽泻6g，云茯苓10g，黄芩12g，柴胡12g，白芍12g，甘草6g，生黄芪30g，党参10g，天花粉12g，青葙子12g，决明子12g，密蒙花10g，丝瓜络10g，大血藤10g。

7剂，水煎服，每日1剂，早、晚温服。

二诊：2019年6月6日。前方服4剂后，目睛胀痛较前明显减轻，精神舒畅。前方服完后复诊，空腹血糖已降至8.1mmol/L，尿糖（＋），方获显效，为巩固疗效，仍按前方再服7剂。

三诊：2019 年 6 月 13 日。视物模糊症状减轻，视力未再减退，空腹血糖 7.1mmol/L，前方继服 14 剂，以巩固疗效。

按：肝开窍于目，肝藏血主魂，血之内华者为色，魂之外光者为视。清阳上升，浊阴下降则目明善视。脾失升清，肝失疏泄，肺失肃降则清阳不升，目睛失养，浊阴不降，孔窍闭塞而为目病，症见目痛目胀，视物模糊。消渴日久，阴虚血燥，灼伤目络脉而见出血，胃热津伤久而不治则脾阳虚耗，脾失其健运而胃失和降，故见目病。本例通过两颧潮红、目睛胀痛出血、身倦乏力、腰膝酸软、手足心热、口唇干燥、皮肤瘙痒麻木、尿浑浊如脂、泡沫较多、大便微结这些线索，得出疾病病机是阴虚阳亢、升降失司。从滋阴潜阳、调畅气机入手，用杞菊地黄丸滋补肝肾、益精补血。方中生地黄益肾阳，养精髓；泽泻泻肾降浊，牡丹皮泻肝火，山茱萸滋肾益肝，怀山药滋肾补脾；茯苓健脾利湿，黄芩清肝明目。柴胡芍药丹皮汤调畅气机，升清降浊。方中柴胡、白芍疏肝气以助脾运化而升清阳，牡丹皮、黄芩清热凉血，泻肝火而降浊阴。再加怀山药、生黄芪、天花粉补脾固肾，益气生津，助脾散精于肺，输布津液以润头面、目睛等诸窍；党参补中益气；青葙子、决明子、密蒙花清热凉血、明目退翳以止目睛脉外之血，并除胀止痛；患者双下肢皮肤瘙痒，足远端麻木，感觉迟钝可知阴虚日久气虚不通，脉络瘀阻，予丝瓜络、大血藤养血活血、通络止痛；甘草调和诸药。由于方证合拍，故服 7 剂后即取显效。

第三十章 腰 痛

案1 容某，男，58岁。初诊日期：2020年6月17日。

主诉：腰痛3年余。

患者3年前搬卸重物后腰痛，经休息后缓解，遂未予以处理，其后常感腰部隐隐作痛，其痛势不重，尚可忍耐，但常绵绵不绝，近来腰部疼痛较前加重，局部发凉畏风，腰间喜温喜按，伴轻度活动受限，遇劳更甚，卧则减轻。行腰部CT示腰椎间盘突出，患者精神稍差，虚乏无力，面色淡白，腰间酸胀，无热，畏寒肢冷，自汗出，口中不渴，夜尿多，小便余沥不尽，大便尚可，舌淡红，苔白，脉微弱。

西医诊断：腰椎间盘突出；慢性腰肌劳损。

中医诊断：腰痛。

治法：温阳补血，散寒通滞。

方药：阳和汤加减。

处方：熟地黄10g，肉桂6g，鹿角胶6g，白芥子10g，炮姜6g，蜜麻黄6g，甘草6g，首乌藤30g，沙苑子30g，炒酸枣仁15g，石菖蒲10g，陈皮6g，金雀根30g。

7剂，水煎服，每日1剂，早、晚温服。

二诊：2020年6月24日。前方服3剂后腰痛减轻。前方服完，腰痛发作频率明显降低，仍有畏寒肢冷，夜尿多。为巩固疗效，固其根本，仍按前方再服14剂。

三诊：2020年7月8日。精神可，面色较红润，腰痛未再发，提示前方获显效，再服7剂以固其效。

按：腰痛其病究其因，从内因而言，归于先天禀赋不足，或因年迈体虚，肾中精气亏虚，腰府失养，不荣则痛，从外因而言，多因起居不慎，跌仆闪挫，气血运行不畅，瘀滞经络，不通则痛。长期反复腰痛，久病必虚，无论归为内因还是外因，治之必求之于肾，本着本虚标实之治，标急则治标，本急则治本，阳和汤原方用以治疗阳虚血弱寒凝痰滞之阴疽，今用之以温阳补血，散寒通滞，治疗阳虚寒凝之腰痛。通过本案患者腰痛其势不甚，发凉畏风，喜温喜按，遇劳加重，面色淡白，畏寒肢冷，虚乏无力，夜尿多，小便余沥不尽这些线索，得出疾病病机是阳虚血弱，寒凝经脉。从温阳补血，散寒通滞入手，用阳和汤温阳补血。方中熟地黄既可滋补阴血，又能填精益髓；配以血肉有情之鹿角胶，补肾助阳，强壮筋骨而强腰膝，二药养血助阳，以治其本；患者寒凝湿滞，非温通而不足以化，故方用炮姜、肉桂温热之品补火助阳；蜜麻黄达卫散寒，宣通气血，配熟地黄、鹿角胶则补而不滞；患者阳气虚弱而水湿痰饮易生，少佐以白芥子温中散寒，通络止痛，并祛皮里膜外之痰；甘草调和诸药；加沙苑子固肾缩尿，益肾助阳；首乌藤、炒酸枣仁养血敛汗安神、祛风通络；石菖蒲、金雀根活血通脉止痛。综观全方，补血药与温阳药合用，辛散与滋腻之品相伍，宣化寒凝而扶阳气。由于方证合拍，即取显效。患者肾阳不足，补之宜少火生气，缓缓图之，故服药周期较长。

案 2 贾某，女，31 岁。初诊日期：2020 年 6 月 24 日。

主诉：反复腰痛 2 年余。

患者产后 2 年余来经常出现腰部疼痛，重则夜不能寐，疼痛喜按，经期时明显，经后期及夏季阴雨天症状加重，伴乏力、头晕，活动或小便后稍减轻。患者精神差，面色萎黄，食欲一般，不喜饮水，月经后期（末次月经日期为 6 月 16 日），量少，有血块，白带量多，或黄带，小便短赤，舌质红，苔薄白，中部稍腻，脉滑数。

西医诊断：慢性腰肌劳损。

中医诊断：腰痛。

治法：清热利湿，养血疏经。

方药：四妙丸合四物汤加减。

处方：忍冬藤 30g，牛膝 15g，薏苡仁 30g，关黄柏 10g，当归 10g，甘草 6g，陈皮 6g，佛手 10g，赤芍 15g，川芎 10g，熟地黄 10g，炒酸枣仁 30g，茯神 30g，知母 10g。

7 剂，水煎服，每日 1 剂，早、晚温服。

二诊：2020 年 7 月 1 日。前方服后腰痛发作频率明显降低，乏力、头晕症状有所缓解。嘱前方继服 14 剂。三诊患者疼痛明显缓解，月经较前明显正常，月经量较前增多，白带减少，头昏、乏力诸症皆无。

按：腰为肾府，其人产后虚劳，久则带脉虚，血不养筋，筋不荣则腰痛。加之土湿木郁，生气不达，郁在上焦则化表热，清阳不上达而作眩晕，郁在下焦则水道不利，肾失作强，故腰痛频作。又血能载气养气，血虚则气滞，血行不畅，不荣则痛，气血不能下行濡养腰腹则腰痛而月经失常，不能上承以濡养上肢及头面诸窍，故见头晕、乏力。经期阴血亡失，腰腹失养，故经期疼痛加重。故治之宜养血以利血脉，气血通畅则局部经脉通利而痛止。《证治要诀·诸痛门》曰“妇人血过多，及素患血虚致腰痛者，当益其血”，用四物汤加减。通过本案患者不喜饮水、白带量多、乏力、头昏、疼痛喜按这些线索，得出疾病病机是土湿木郁。以健脾利湿、疏肝理血入手，用四妙丸清热化湿。方中关黄柏苦以燥湿，寒以清热，其性沉降，长于清下焦湿热，牛膝能补肝肾，祛风湿，引药下行，专治下焦湿热之两脚麻木，痿软无力，薏苡仁独取阳明而利湿舒筋，故主治湿热下注，以重启脾胃中焦之枢纽作用，并舒筋止痛，因患者兼有血虚，又带下异常，故去苍术易忍冬藤清热疏风通络消胀。加四物汤养血柔肝，方中地、归、芎、芍四药补血活血，动静相伍，补调结合，补血而不滞血，行血而不伤血，对气血不和之疼痛尤适宜。加陈皮、佛手疏肝理气止痛；炒酸枣仁、茯神滋养心肝，安神，知母轻解郁热；甘草调和诸药。由于方证合拍，即取显效。

案 3 刘某，女，42 岁。初诊日期：2019 年 5 月 23 日。

主诉：腰膝酸软半年余。

患者半年来每于劳累后腰膝酸软，腰部隐隐作痛，往往持续不解，坐卧休息时减轻，劳累后再发加重，伴头昏，动则不寐，时有盗汗，大便时溏时干，小便尚可。患者精神不佳，失眠多梦，身倦乏力，记忆力下降，口干咽燥，眼睛干涩，舌质红少苔，脉弦细数。

西医诊断：腰肌劳损。

中医诊断：腰痛；虚劳。

治法：滋阴补肾，濡养筋脉。

方药：左归丸合二至丸加减。

处方：熟地黄 15g，枸杞子 10g，山药 10g，山茱萸 10g，炒龟甲 15g，川牛膝 10g，菟丝子 10g，鹿角胶 20g，女贞子 15g，川续断 15g，青葙子 10g，金樱子 30g，茯神 30g，炒酸枣仁 30g，沙苑子 30g，川芎 10g，墨旱莲 10g，甘草 6g。

7 剂，水煎服，每日 1 剂，早、晚温服。

二诊：2019 年 6 月 4 日。前方服 3 剂后腰痛明显减轻。前方服完，睡眠有所改善，精力明显增强，腰痛发作频率明显下降，未再出现大便溏泄。为巩固疗效，前方去金樱子再服 14 剂。

三诊：2019 年 6 月 18 日。患者服药期间未再发腰痛，眼睛已无明显干涩感，记忆力有所复原。

按：肾为水火之宅，脏腑阴阳之本，寓真阴而涵真阳，肾阴虚则一身之阴皆不足。此案患者乃真阴亏虚所致，症状及舌脉均为肾阴不足之象。肾主骨生髓，肾阴亏虚则封藏无力，肾府不充而作腰膝疼痛。阴虚相火旺则君相失位，失眠多梦。故治之宜补其真阴，肾阴足则水足以涵木，故阳气潜降，虚火即消。通过本案患者身倦乏力、口干咽燥、眼睛干涩、舌质红少苔、脉弦细数这些线索，得出疾病病机是肾阴亏虚，肾府不充。从滋阴补肾入手，取用血肉有情之品，用药以左归丸之熟地黄、枸杞子、山茱萸、山药、炒龟甲滋补肾阴，菟丝子、鹿角胶、川牛膝、川续断温肾壮腰、阳中求阴。一言以蔽之，善补阳者必阴中求阳，则阳得阴助而生化无穷，善补阴者必阳中求阴，则阴得阳升而泉源不竭。合二至丸女贞子、墨旱莲二药更益补益肝肾，滋阴止血之功。肾为水火之宅，肾阴虚则肾阳无以生，导致大便时溏时干，故予以金樱子补肾益精、涩肠止泻。肝肾乙癸同源，肾阴不足无以化肝阴则眼睛干涩，故辅以沙苑子、青葙子固精明目。患者真阴不足，补益不宜过于滋腻，宜缓缓图之，故服药周期较长。

案 4 邓某，女，65 岁。初诊日期：2019 年 11 月 7 日。

主诉：反复腰痛 10 年余，加重 3 个月。

患者从 10 年前开始出现反复腰痛，劳作后加重，休息后缓解，10 年间反复发作，行拔罐、针灸、推拿治疗后缓解，但难以根治，查腰椎 CT 提示椎体轻度骨质增生。3 个月前因旅游冒雨后出现腰痛，当时疼痛怕冷，虽裹衣物于腰仍畏寒冷，腰中坠胀不适，未予以及时处理，自此腰痛频发，阴雨天加重，腰部冷胀感，甚则坠胀欲摇，转侧不利。现患者神疲倦怠，少气乏力，腿膝无力，面色㿠白，少腹拘急，手足不温，食欲明显减退，不喜饮水，夜间小便清长，大便时稀，舌质润水滑苔，脉沉细，尺脉微。

西医诊断：腰椎退行性病变。

中医诊断：腰痛。

治法：温肾助阳，散寒除湿。

方药：肾着汤与金匮肾气丸合方加减。

处方：茯苓 30g，白术 45g，干姜 30g，炙甘草 30g，附子 15g，肉桂 10g，生地黄 20g，怀山药 18g，山茱萸 12g，牡丹皮 6g，泽泻 6g，覆盆子 10g，小茴香 10g，桑螵蛸 6g，益智仁 10g，巴戟天 10g。

7 剂，水煎服，每日 1 剂，早、晚温服。

二诊：2019 年 11 月 12 日。前方服 3 剂后腰部冷胀感明显缓解。又继服 4 剂后，腰部不甚畏冷，无明显转侧不利，疼痛亦除。前方获显效，为巩固疗效，仍按前方再服7剂，以收全功。

按：肾为水火之宅，脏腑阴阳之本，寓真阴而涵真阳，肾阳虚则一身之阳皆不足。肾主骨生髓，肾阳亏虚则温煦失司，命门火衰而作腰膝冷痛。肾为先天，脾为后天，二脏相济，温运周身。若肾虚日久，不能温煦脾土，或劳累、湿邪碍脾，常致脾气亏虚，运化失司，反过来一则无以运化水液，水湿滞留腰腹而作冷痛，一则无以后天滋养先天，则肾阳虚日重，腰失温煦濡养，故疼痛频作。故治当以温肾助阳为主，佐以健脾利湿。《金匮要略》云："肾着之为病，其人身体重，腰中冷，如坐水中，形如水状，反不渴，小便自利。"通过本案患者腰痛怕冷、虽裹衣物于腰仍畏寒冷、腰中坠胀不适、不喜饮水这些线索可知寒湿留滞；通过神疲倦怠、少气乏力、腿膝无力、面色㿠白、少腹拘急、手足不温、食欲明显减退、夜间小便清长、大便时稀这些线索可知真阳不足，总而括之得出疾病病机是寒湿留滞，肾阳不足。从散寒除湿入手，用肾着汤健脾除湿，温阳利水。方中茯苓健脾渗湿，通利三焦水道，白术健脾生肌，实土制水，干姜益火之源，以消阴翳，炙甘草健脾益气，兼能利水。金匮肾气丸（桂枝易肉桂）补命门之火，温肾助阳，散寒除湿：方中以六味地黄丸滋补肝肾之阴，用附子、肉桂壮肾中之阳，用阴中求阳之法以温补肾阳，以防壮火食气。方中辛温药附子、桂枝用量小，以少火生气，徐徐生命门之火，以起温肾助阳之功。患者尿清长频数，可知肾与膀胱气化不利，加覆盆子、桑螵蛸补肾助阳、固肾缩尿；加小茴香散寒止痛，以解少腹拘急；益智仁脾肾双补，以除湿缩尿；巴戟天补肾祛风除湿，内以益火之源，外以祛除寒湿。由于方证合拍，故服7剂后即取显效。

案5 夏某，男，52岁。初诊日期：2019年5月9日。

主诉：腰痛5年余。

患者5年前搬重物时导致腰部闪挫，出现腰部肿痛，当时予以云南白药外擦症状减轻，未坚持服药，1年以来反复发作，迁延不愈。自行于按摩院按摩，疼痛不减反重，特来我院求诊，现患者腰痛难耐，痛处固定，为刺痛感，疼痛拒按，时有胁肋、腰腹胀痛，转侧不利，疼痛放射至膝关节，膝关节冷痛，日轻夜重，常持续不解，予温水热敷后稍有缓解，喜暖喜卧，面晦唇暗，食欲差，大小便尚可，小腿静脉迂曲扩张，舌质暗有瘀斑，苔薄白，左脉弦细，右脉弦涩。

西医诊断：腰肌劳损。

中医诊断：腰痛。

治法：活血化瘀，理气止痛。

方药：身痛逐瘀汤合复元活血汤加减。

处方：秦艽3g，川芎6g，桃仁9g，红花9g，甘草6g，羌活3g，没药6g，当归9g，五灵脂6g，香附3g，牛膝9g，地龙6g，柴胡12g，天花粉15g，酒大黄6g，全蝎10g，杜仲15g，巴戟天15g，桑寄生15g。

7剂，水煎服，每日1剂，早、晚温服。

二诊：2019年5月16日。前方服1剂后腰部刺痛感明显缓解。又继服3剂后，腰部仍有胀痛，无刺痛感，不再怕按压，无明显转侧不利。再服3剂后腰痛基本消除，偶尔有腰部酸胀感。前方获显效，为巩固疗效，前方去大黄、全蝎再服7剂，以收全功。

按：腰部劳作太过，或跌仆外伤，劳损腰府筋脉气血，或久病入络，气血运行不畅，均可使腰部气机壅滞，血络瘀阻而生腰痛。任、督、冲、带诸脉损伤日久则腰府失温煦濡养，故疼痛频作。故治当以活血化瘀、理气止痛为主，佐以补肾强筋骨。通过本案患者闪挫伤、迁延不愈、痛处固定、刺痛拒按、胁肋胀痛、转侧不利、日轻夜重、持续不解、面晦唇暗、静脉迂曲扩张这些线索可知气滞血瘀，得出疾病病机是气滞血瘀，脉络不通。从行气祛瘀入手，用身痛逐瘀汤理气养阴，活血通络。方中以当归、川芎、桃仁、红花活血化瘀，以疏达经络；配以没药、五灵脂、地龙化瘀消肿止痛；香附理气行血；牛膝强腰补肾，活血化瘀，又能引药下行直达病所。诸药合用，可使瘀去壅解，经络气血畅达而止腰痛。合复元活血汤调理气机升降，并加强行血祛瘀之力。方中重用酒大黄，荡涤凝瘀败血，导瘀下行，推陈致新，柴胡疏肝行气，并可引诸药入肝经。两药合用，一升一降，以攻散胁下之瘀滞，桃仁、红花活血祛瘀，当归补血活血，天花粉既能入血分助诸药而消瘀散结，又可清热润燥，宽胸散结。两方合而升降同施，以调畅气血，且消中寓养，活血破瘀而不耗伤阴血。患者病程长、迁延不愈，加全蝎搜剔脉络之邪，且祛瘀血以生新，通络止痛；巴戟天、杜仲、桑寄生补肝肾强筋骨，兼可除寒湿壮腰膝。由于方证合拍，故服 7 剂后即取显效。

第三十一章 项 痹

案1 吴某，男，65岁。初诊日期：2019年12月12日。

主诉：颈肩背痛1周。

患者1周前受凉感冒后出现颈肩背疼痛，颈项僵硬，肩周沉重难以举臂，疼痛放射至背部，偶有以热毛巾敷后稍缓解，遇冷加重，活动度差。伴头痛头晕，辗转反侧，畏寒肢冷。患者精神一般，无咳嗽流涕等上呼吸道感染症状，食欲稍差，厌食油腻，腰中冷，大便黏腻，自汗，小便清长，舌质淡红，苔白腻，脉弦紧。

西医诊断：颈椎病。

中医诊断：项痹。

治法：祛风除湿，解肌舒筋。

方药：桂枝加葛根汤合蠲痹汤加减。

处方：葛根20g，桂枝6g，桂心6g，生姜9g，芍药6g，大枣6g，羌活12g，独活12g，秦艽3g，当归9g，川芎3g，甘草6g，桑枝9g，乳香6g，木香6g，天花粉6g。

7剂，水煎服，每日1剂，早、晚温服。

二诊：2019年12月19日。前方服2剂后颈肩背疼痛稍好转。又继服3剂后，颈肩部稍酸胀，已无明显背痛及无畏寒肢冷。前方服完后颈肩背疼痛基本消失，再无腰中冷等寒象，已获显效，为巩固疗效，仍按前方再服7剂，以收全功。

按：凡痛证皆与气血运行受阻，经脉拘挛有关。风寒湿合而为痹，风性开泄，易袭阳位，极易留滞于头颈肩等阳位，风寒之邪侵袭经络则项背肢节疼痛，湿邪留滞则局部重着沉重；又太阳病外感风寒，太阳经气不舒，津液不能敷布，经脉失于濡养，而致颈项僵痛。通过本案患者颈项僵硬冷痛、肩周沉重这些线索，得出疾病病机是风寒湿邪客于太阳，营卫不和。从祛风除湿入手，用蠲痹汤祛风除湿止痛，本方用羌活、独活、秦艽、桑枝祛风除湿散寒，当归、川芎、乳香养血活血止痛。因患者为风寒外感，故予以桂枝加葛根汤解肌发表，生津和营。方中桂枝、桂心合用，既可起发汗解表之效，又可奏温经通阳之功。再加天花粉以增生津和营之功。由于方证合拍，故服7剂后即取显效。

案2 普某，女，48岁。初诊日期：2020年6月18日。

主诉：颈项不适3年余，加重伴周身疼痛1周。

患者3年前诊断为甲状腺结节后经常感颈项不适，时有酸胀不舒，头昏目重，偶有心慌胸闷。1周前上述症状加重，并开始出现周身不适，肢体疼痛，自觉发热，测体温正常。患者颈项不适，感头部不举，精神抑郁，胸胁胀闷，乳房作胀，无明显咽喉不适，嗳气，少腹不舒，睡眠差，小便可，大便3日未解，月经先后不定期，舌质暗，苔薄白，左脉弱，右脉弦。

西医诊断：甲状腺结节。

中医诊断：项痹。

治法：疏肝养血，健脾和中化痰。

方药：逍遥散加减。

处方：当归10g，赤芍15g，柴胡12g，麸炒白术10g，甘草6g，茯神30g，薄荷6g，陈皮6g，熟大黄6g，麸炒枳实10g，首乌藤30g，猫爪草30g，浙贝母10g，半夏6g。

7剂，水煎服，每日1剂，早、晚温服。

二诊：2020年6月25日。前方服2剂后大便通畅，感觉身体轻松。又继服3剂后，颈项疼痛即除，偶有酸胀不适，睡眠质量较前明显好转。7剂服完，已无明显颈项酸痛、肢体疼痛及躯体化症状。前方获显效，为巩固疗效，仍按前方再服7剂，以收全功。

按：仲景曰："观其脉证，知犯何逆，随证治之。"女性情绪敏感，易受到波动，极易因肝气不舒，而后木乘脾土，导致脾虚，运化水谷之职失常而气血无以化，运化水液之职失常而痰浊易生。而血虚则导致肝阴不制阳，肝气不舒愈盛，形成恶性循环。《成方便读》有云：夫肝属木，乃生气所寓，为藏血之地，其性刚介，而喜条达，必须水以涵之，土以培之，然后得遂其生长之意。若七情内伤，或六淫外束，犯之则木郁而病变多矣。此案初看但觉症状杂多而难以辨证，但细细分析其脉证，究其原因，可知实为肝气不舒导致脾运化失司，气血失养，无以濡养经脉，加之宿疾未愈，痰湿阻滞脉络导致经络阻滞而颈项及周身不适。通过本案患者颈项酸胀不舒、周身疼痛、精神抑郁、胸胁胀闷、嗳气、少腹不舒这些线索，得出疾病病机是肝郁血虚，脾弱痰滞。从疏肝解郁入手，用逍遥散疏肝解郁，健脾养血。方中柴胡疏肝解郁；当归、赤芍养血柔肝；麸炒白术、甘草、茯神健脾养心；薄荷助柴胡以散肝郁；甘草温胃和中；熟大黄、麸炒枳实导滞消痰以泻脏腑之实，大便通则身轻舒适。因之六腑传化物而不藏，故实而不能满；以首乌藤养血安神，疏经通络，卧和则胃安，且加强止痛之力；猫爪草、浙贝母、半夏化痰散结，解毒消肿，以消宿积之痰，并可助气机升降。诸药合之则肝气得舒，脾气得运而血脉通畅，痰湿得消。故服7剂后即取显效。

案3 田某，男，64岁。初诊日期：2019年10月15日。

主诉：颈部酸胀疼痛1个月。

患者1个月前淋雨后出现颈肩背疼痛，颈项僵硬，肩周沉重难以举臂，伴头身困重，活动度差，之后反复发作，阴雨天气加重。现患者头项僵痛，颈肩沉重，肩背麻木，手指麻胀，偶有握物体不稳情况，颈椎挤压试验阳性。患者精神一般，偶有头昏，胸胀满闷，神疲乏力，倦怠懒言，纳呆，厌食油腻，自汗，多梦易惊，大便黏腻，小便正常，舌质润淡红，苔白腻，左脉弦滑，右脉弦细。

西医诊断：神经根型颈椎病。

中医诊断：项痹。

治法：健脾化湿，祛痰通络。

方药：半夏白术天麻汤与香砂六君子汤合方加减。

处方：半夏6g，天麻20g，茯苓12g，橘红3g，炙甘草6g，人参9g，白术10g，陈皮6g，天花粉6g，全蝎10g，僵蚕10g，地龙10g，川芎10g，葛根10g，远志10g，石菖蒲10g。

7剂，水煎服，每日1剂，早、晚温服。

二诊：2019年10月22日。前方服2剂后头项僵痛稍好转。又继服3剂后，颈肩部活动度明显增加，已无明显胀痛不适，偶有酸胀感。前方服完后颈肩背疼痛基本消失，再无头晕、头身困重，知痰湿已去大半，为巩固疗效，仍按前方再服7剂，以收全功。

按：凡痛证皆与气血运行受阻，经脉拘挛有关。风寒湿合而为痹，风性开泄，易袭阳位，极易留滞于头颈肩等阳位，风寒之邪侵袭经络则项背肢节疼痛，湿邪留滞则局部重着沉重。又劳倦伤于情志饮食，脾运化失常，脾虚生湿，湿聚成痰，引动肝风，风痰上扰而阻滞经络，颈项疼痛。脾不升清，津液不能生成及敷布于头面颈肩，经脉失于濡养，而致颈项僵痛麻木。无痰不作眩，风痰上扰，肝风内动，故眩晕头痛，眩晕甚者，自觉天旋地转，痰阻气机，浊阴上逆，故胸闷呕恶。脾湿生痰，为病之本；肝风内动，风痰上扰，为病之标。本方证重点是痰与风，故以化痰息风治标为主，健脾祛湿治本为辅。通过本案患者颈项僵硬，头身困重，阴雨天气加重，胸胀满闷，纳呆，厌食油腻，多梦易惊，大便黏腻这些线索，得出疾病病机是清气不升，痰湿阻络。从祛除痰湿入手，用半夏白术天麻汤健脾化湿，祛痰通络。方中半夏燥湿化痰，降逆止呕，天麻平肝息风而止头眩，白术、茯苓健脾祛湿，以治生痰之源，陈皮理气化痰，使气顺痰消，炙甘草调和诸药。诸药合用，能使风息痰消，眩晕自愈。患者神疲乏力、倦怠懒言、纳呆、厌食油腻、自汗可知病之根源在脾胃亏虚，合六君子汤益气健脾，燥湿化痰。以四君子汤益气健脾，脾气健运则气行湿化，以绝生痰之源，半夏辛温而燥，为化湿痰之要药，并善降逆和胃止呕，陈皮既可调理气机以除胸脘痞闷，又可燥湿化痰以消湿聚之痰，则气顺而痰消。再加天花粉、葛根以增生津和营之功；全蝎、僵蚕、地龙、川芎化痰通络、祛瘀止痛，气血通而疼痛止，更加远志、石菖蒲镇静安神、通窍化痰。由于方证合拍，故服7剂后即取显效。

案4 李某，女，53岁。初诊日期：2019年3月14日。

主诉：颈项胀痛3年。

患者3年前因运动扭伤出现颈肩背疼痛，颈项胀痛，偶有针刺感，疼痛拒按，夜间卧床及久坐后加重，晨起活动后减轻，疼痛部位较固定，肩关节僵硬，难以屈伸，疼痛放射至背部，活动度差，每于拔罐治疗后症状缓解，颈项瘀斑明显。伴头痛头晕，上肢麻木胀痛，辗转反侧，畏寒肢冷。患者精神一般，面色萎黄，面部多处可见浅褐色斑块，食欲稍差，胸闷，胃脘痞胀，厌食油腻，喜热饮，饮不多，大小便尚可，舌质暗淡边有瘀点，苔白腻，脉弦涩。

西医诊断：颈型颈椎病。

中医诊断：项痹。

治法：祛风除湿，祛瘀止痛。

方药：桃红四物汤与羌活胜湿汤合方加减。

处方：川芎15g，白芍10g，当归尾12g，熟地黄12g，桃仁10g，红花4g，羌活20g，独活15g，藁本10g，防风15g，甘草6g，蔓荆子10g，全蝎10g，大血藤12g，伸筋草12g。

7剂，水煎服，每日1剂，早、晚温服。

二诊：2019年3月21日。前方服2剂后颈项胀痛稍好转，关节活动度稍增加。又继服3剂后，疼痛明显减轻，食欲增加，已无明显刺痛感，上肢麻木胀痛亦除。前方服完后颈项疼痛明显缓解，发作频率减少，再无头痛头晕等症状，已获显效，为巩固疗效，仍按前方再服7剂，以收全功。

按：疼痛与气血运行受阻，经脉拘挛有关。风寒湿合而为痹，风性开泄，易袭阳位，极易留滞于头颈肩等阳位，风寒之邪侵袭经络则项背肢节疼痛，湿邪留滞则局部重着沉重。风寒湿郁滞日久则瘀血内积，气血运行受阻，不通则痛，故见颈项部痛如锥刺，痛势缠绵不愈，按之尤甚，痛有定处。血行不畅，不荣则痛，气血不能上承以濡养上肢及头面诸窍，故见上肢麻木、疼痛、头晕。夜间阳气内藏，温煦力减，或久坐不动则血行较缓，瘀滞益甚，故夜间加重。通过本案患者颈项胀痛、辗转反侧、畏寒肢冷这些线索，可知风寒湿郁结于内。通过针刺痛、疼痛拒按、夜间久坐后加重、部位固定、关节僵硬、难以屈伸、颈项面部瘀斑可知气滞血瘀，总而括之得出疾病病机是风湿阻络，气滞血瘀，从活血化瘀入手，用桃红四物汤活血化瘀，通络止痛。方中以强劲的破血之品桃仁、红花活血化瘀，以熟地黄、当归尾滋阴补肝、养血调经，白芍养血和营，川芎活血行气、调畅气血，诸药相合使瘀血去、新血生、气机畅。兼以予羌活胜湿汤祛风除湿止痛。方中羌活、独活辛苦温燥，其辛散祛风，味苦燥湿，性温散寒，故皆可祛风除湿散寒、通利关节，两药相合能散一身上下之风湿，通利关节而止痹痛，防风、藁本入太阳经，祛风胜湿，且善止头痛，川芎活血行气，祛风止痛，蔓荆子祛风止痛。患者疼痛明显，兼有上肢麻木胀痛，加全蝎息风止痉、通络止痛；大血藤、伸筋草活血祛风除湿，舒筋活络止痛。由于方证合拍，故服7剂后即取显效。

案5 徐某，男，75岁。初诊日期：2018年12月6日。

主诉：颈项酸痛10年余。

患者10余年来常感颈项不适，酸胀疼痛，疼痛喜按，肩关节僵硬，难以屈伸，活动度差。伴头痛头晕，上肢麻木胀痛，辗转反侧，畏寒肢冷。常感面部潮热，自汗出，血压忽高忽低，心慌胸闷，齿牙动摇，毛发干燥脱落，腰膝酸软，步行有踏空感。现患者精神较差，乏力纳差，体瘦少肌，目胀耳鸣，听力下降，小便频数，大便时干时稀，舌淡胖边有齿痕，苔薄白，脉沉细。

西医诊断：颈椎退行性病变。

中医诊断：项痹。

治法：培补肝肾，舒筋止痛。

方药：独活寄生汤与龟鹿二仙胶合方加减。

处方：独活10g，槲寄生10g，续断10g，牛膝15g，细辛3g，秦艽10g，茯苓15g，肉桂3g，防风6g，甘草6g，当归10g，赤芍15g，生地黄15g，陈皮6g，川芎10g，鹿角胶10g，龟甲15g，人参15g，枸杞子15g，鬼箭羽20g，金雀根15g，杜仲10g。

7剂，水煎服，每日1剂，早、晚温服。

二诊：2018年12月13日。前方服3剂后颈项酸胀稍好转。又继服2剂后，疼痛明显减轻，关节活动度稍增加，上肢麻木胀痛较前明显减轻。前方服完后颈项疼痛明显缓解，发作频率减少，未再出现心慌、步行踏空感等症状，已获显效，为巩固疗效，前方配蜂蜜制以为膏剂，每日3次，每次1匕勺，服至第2年立春，以培补肝肾，固命门之火。

按：风寒湿侵袭人体，留滞经脉、关节、肌肉，气血运行不畅而闭阻经络，闭阻上焦则作项痹。肝为刚脏，藏血主筋，肾藏精，主骨生髓，肝、肾二脏乙癸同源而精血相互资生，肾、脾二脏为先天后天之本，相互资生。患者年老体衰，肝脾肾不足，肝失藏血，筋脉不荣，脾失运化及升清则清气无以化生输布以濡养头面，肾失藏精，精气不足则髓海不足、骨弱，因此项痹日久不愈必责之肝、脾、肾。肝、脾、肾亏虚则精血无以生，筋骨失其濡养而痹证难愈，故治当补肝脾肾、强筋骨。通过本案患者酸胀疼痛、疼痛喜按、畏寒肢冷、面部潮热、自汗出、齿牙动摇、毛发干燥脱落，腰膝酸软、步行有踏空感、体瘦少肌、目胀耳鸣、听力下降这些线索，可得出疾病病机是肝肾不足，筋脉失养，治之宜祛风散寒除湿治其标，培补肝肾治其本，用独活寄生汤之独活、槲寄生祛风除湿，养血和营，活络通痹；辅以牛膝、杜仲、生地黄补益肝肾，强壮筋骨。其人气血不足，生化无源而精血无以速生，故以八珍汤（去白术）生地黄、川芎、当归、赤芍补血活血，人参、茯苓、甘草益气扶脾以固气血生化之源，脾气健运，一则运化水谷以资后天以助先天，一则运化水液以助祛风除湿，又佐以细辛以搜风治风痹，肉桂祛寒止痛，使以秦艽、防风祛周身风寒湿邪。患者年老体衰，真阳不足，予以龟鹿二仙胶滋阴填精，益气壮阳。方中鹿角胶甘咸微温，温肾壮阳，益精养血，龟甲甘咸而寒，填精补髓，滋阴养血，二味俱为血肉有情之品，能补肾益髓以生阴阳精血，人参大补元气，既可补气生精以助滋阴壮阳之功，又能补后天脾胃以资气血生化之源，枸杞子补肾益精，养肝明目。患者心慌胸闷，加鬼箭羽益心气，通络止痛；加金雀根、杜仲补肝肾强筋骨，通脉止痛。由于方证合拍，故服7剂后即取显效。因精血无以速生，故后期以膏方调补，以固其本。

第三十二章　痹　证

案1　张某，男，53岁。初诊日期：2020年7月23日。

主诉：双侧骶髂关节疼痛半年。

患者半年前出现双侧骶髂关节疼痛，酸重无力，伴臀部及双侧腹股沟酸胀不适，膝盖冷胀感，时有膝关节屈伸不利，偶有足底麻木不仁，伴全身散在皮疹，色质稍暗，无瘙痒。于当地医院骨科就诊，诊断为骶髂关节炎，予双氯芬酸钠栓后疼痛暂缓解，之后仍反复发作。患者精神较差，乏力纳差，体瘦少肌，腰膝酸软，膝关节稍肿胀，浮髌试验阳性，小便频数，大便干结，舌质淡红，苔薄少津，脉沉细。

西医诊断：骶髂关节炎。

中医诊断：痹证。

治法：培补肝肾，舒筋止痛。

方药：独活寄生汤加减。

处方：独活10g，槲寄生10g，续断10g，牛膝15g，细辛3g，秦艽10g，茯苓15g，肉桂3g，防风6g，甘草6g，当归10g，赤芍15g，生地黄15g，陈皮6g，川芎10g，佛手6g，酒黄芩15g，忍冬藤30g，延胡索15g，金雀根30g。

7剂，水煎服，每日1剂，早、晚温服。

二诊：2020年7月30日。前方服5剂后骶髂关节疼痛感明显减轻，膝关节肿胀明显减轻。前方服完后，患者疼痛明显缓解，未再出现足底麻木，身上皮疹范围同前，前方继服7剂。

三诊：2020年8月6日。骶髂关节、双侧臀部及腹股沟未再发疼痛，膝关节浮髌试验阴性，偶有冷胀感。前方获显效，为巩固疗效，仍按前方再服7剂，以收全功。

按：痹证因风、寒、湿、热等外邪侵袭人体，留滞经脉、关节、肌肉，气血运行不畅而闭阻经络所致，痹证日久不愈必责之肝肾。肝为刚脏，藏血主筋，肾藏精，主骨生髓，肝、肾二脏乙癸同源而精血相互资生，肝肾虚则精血无以生，筋骨失其濡养而痹证难愈，故治当补肝肾强筋骨。通过本案患者骶髂关节酸重无力、膝盖冷胀、膝关节屈伸不利、足底麻木不仁、精神较差、乏力纳差、体瘦少肌、腰膝酸软、膝关节稍肿胀这些线索，得出疾病病机是风寒湿杂至而肝肾亏虚。治之宜祛风散寒除湿治其标，培补肝肾治其本，用独活寄生汤之独活、槲寄生祛风除湿，养血和营，活络通痹；辅以牛膝、续断、生地黄补益肝肾，强壮筋骨。其人气血不足，生化无源而精血无以速生，故以八珍汤（去白术）川芎、当归、赤芍补血活血，茯苓、甘草益气扶脾以固气血生化之源，脾气健运，一则运化水谷以资后天助先天，一则运化水液以助祛风除湿；又佐以细辛以搜风治风痹，肉桂祛寒止痛，使以秦艽、防风祛周身风寒湿邪。再加金雀根、延胡索、佛手活血行气，通脉止痛。忍冬藤、酒黄芩一则清热燥湿，疏风通络，以消关节肿胀及局部皮疹，一则防诸药过于辛温。各药合用，是为标本兼顾，扶正祛邪之剂。由于方证合拍，故取显效。

案2 王某，男，45岁。初诊日期：2020年7月7日。

主诉：关节肌肉疼痛3个月，加重2日。

患者3个月前开始出现双侧膝关节及肘关节肌肉疼痛，局部红肿灼热，疼痛拒按，屈伸不利，遇冷及天气转凉稍减轻，伴局部皮肤紫癜，面部蝶形红斑，食欲差，时有头部及四肢沉重感，大便时干时黏腻难尽，自诉于外院诊断为结缔组织病。2日前患者受热后关节肌肉疼痛加重，伴皮肤瘙痒，局部红肿。患者自觉身热，夜间汗出，失眠，易烦躁，口渴不太欲饮水，大便干结，小便短赤，舌质红绛，苔黄腻，脉细数。

西医诊断：结缔组织病。

中医诊断：痹证。

治法：清热凉血，解毒消肿。

方药：五味消毒饮与犀角地黄汤合方加减。

处方：金银花15g，紫花地丁10g，蒲公英15g，野菊花10g，天葵子10g，水牛角10g，生地黄6g，赤芍10g，牡丹皮15g，薏苡仁30g，陈皮10g，茯苓15g，麸炒苍术10g。

7剂，水煎服，每日1剂，早、晚温服。

二诊：2020年7月14日。前方服1剂后自觉身热已退，3剂后肌肉红肿有所消退。又继服3剂后，关节疼痛较前明显好转，无明显皮肤瘙痒及夜间汗出，皮肤紫癜范围较前局限。前方获显效，为巩固疗效，仍按前方再服7剂，以收全功。

按：热毒炽盛，邪在气分，故见高热，烦躁口渴；心主血，又主神明，热入血分，血热损络不循经，血溢于脉外，溢于肌肤者，则有红斑、紫斑；热毒消灼阴血，筋失濡养，则有关节肌肉疼痛；热毒耗伤血中津液，血变黏稠，运行受阻而成瘀，故见舌绛；热毒内陷，则大便干结、小便短赤、苔黄腻、脉数，一派热毒炽盛、动血耗血之象。治之既需清热解毒，以消邪势，又需凉血散血，以防进一步动血耗血，故治当大清气分之热，并清心清营透邪。通过本案患者关节肌肉红肿灼热，疼痛拒按，遇冷缓解，身热，盗汗，失眠烦躁，口渴不欲饮水，皮肤紫癜这些线索，得出疾病病机是热毒炽盛、燔灼血脉。治宜清热凉血，解毒消肿。从清热解毒消肿入手，用五味消毒饮清热解毒，散结消肿；因有失眠烦躁，口渴不欲饮水，皮肤紫癜，可知邪入血分，燔灼脉络，故合犀角地黄汤凉血散瘀，并加强清热解毒之力。方中以苦咸寒之水牛角，凉血清心解毒，甘苦寒之生地黄凉血滋阴生津，二药合力以清热凉血止血，防止热毒进一步动血耗血，并恢复已失之阴血，佐赤芍、牡丹皮增强清热凉血、活血散瘀之力；患者结缔组织病日久，脾胃虚而运化失司，痰湿由生，症见食欲差、身体重着，故以薏苡仁健脾渗湿，除痹，茯苓健脾宁心，合陈皮、麸炒苍术理气除湿健脾，既防止全方过于苦寒伤及脾胃，又可恢复脾之运化，使中气生而卫气复，正气往复以增抗邪之力。由于方证合拍，故服7剂后即取显效。

案3 方某，女，51岁。初诊日期：2020年6月11日。

主诉：四肢关节疼痛1个月余。

患者1个月余前劳累感冒后出现肘、膝等大关节疼痛，当时疼痛酸楚，屈伸不利，痛处游走，自觉恶风发热，患者自觉感冒痊愈，仍有关节疼痛，查风湿因子、肝肾功能均未见异常。患者精神焦虑，求治心切，胸胁胀闷苦满，四肢屈伸不利，身重难以转侧，嗳气，心烦口渴，夜间汗出，皮肤瘙痒，多梦，欲进食而胃不能纳，小便频数，大便稍干，舌质红，苔薄白，右脉弦滑，左脉沉细。

西医诊断：神经官能症。

中医诊断：痹证。

治法：和解清热，养阴舒筋。

方药：柴胡加龙骨牡蛎汤与百合知母地黄汤合方加减。

处方：柴胡 12g，煅龙骨 30g，煅牡蛎 30g，黄芩 6g，西洋参 10g，茯苓 6g，半夏 6g，大枣 10g，生地黄 20g，知母 10g，百合 30g，黄连 3g，玫瑰花 8g，鸡血藤 30g，浮小麦 30g，煅珍珠母 30g，阿胶 5g，郁金 6g，佛手 6g。

7 剂，水煎服，每日 1 剂，早、晚温服。

二诊：2020 年 6 月 20 日。前方服 3 剂后身重、四肢屈伸不利感明显减轻。又继服 4 剂后，关节疼痛明显好转，无明显盗汗、心烦等症状，胸胁胀痛苦满亦除。前方获显效，为巩固疗效，仍按前方再服 7 剂，以收全功。

按：仲景云："伤寒八九日，下之，胸满烦惊，小便不利，谵语，一身尽重，不可转侧者，柴胡加龙骨牡蛎汤主之。"少阳病既不属于太阳的表证，又不属于阳明的里证，而是邪从太阳传入阳明的中间阶段，发于表里之间，所以又称半表半里证。此时外感病邪未除，正气已虚，病邪内侵，结于胆腑。伤寒误治导致少阳枢机不利，因而胸胁苦满，加之湿邪为患，阻滞经络，故见肢体疼痛不利。加之患者精神情绪异常，躯体化症状明显，可知亦为情志病，急需镇静安神、疏肝解郁。本例通过患者精神焦虑、胸胁胀闷苦满、四肢屈伸不利、身重难以转侧、嗳气这些线索，可知少阳枢机不利，通过心烦口渴、夜间汗出、皮肤瘙痒、多梦、小便频数、大便稍干可知阴虚内热，总而括之得出疾病病机是少阳不解、虚热内扰。以和解清热入手，用柴胡加龙骨牡蛎汤（去大黄，因无谵语、腹部胀满、大便不解之腑实热结之象）和解清热。方中龙骨、牡蛎重镇安神，以消烦躁焦虑，半夏和胃降逆，和胃气以复脾土，脾土固则肝气得降，茯苓安心神，利小便，西洋参、大枣益气养营，扶正祛邪。因有阴虚内热之证，又有精神焦虑、烦躁不安之象，故合以百合知母地黄汤养阴清热。玫瑰花、鸡血藤、阿胶既增清热养血疏肝之功，又可起安神通络止痛之效；患者胸胁苦满、身重、四肢屈伸不利、右脉弦滑，可知肝气不畅，湿热邪气阻滞经络，加黄连、郁金、佛手疏肝凉血、理气化湿；由患者夜间盗汗、心烦可知热扰心神，加浮小麦、煅珍珠母清热除烦、潜阳止汗。由于方证合拍，故服 14 剂后即取显效。

案 4 徐某，女，58 岁。初诊日期：2018 年 10 月 25 日。

主诉：双侧手、足、腕、踝关节红肿疼痛 1 年。

患者半年前出现起床时关节活动不利，双侧膝关节红肿疼痛，疼痛游走不定，常感膝关节酸重无力，局部肿胀散漫，膝、腕、踝关节活动不利，膝关节周围皮肤麻木不仁，皮下可见结节样改变。于当地医院风湿内科就诊，诊断为类风湿关节炎，予塞来昔布后疼痛暂缓解，之后仍反复发作。患者精神较差，乏力纳差，体瘦肢痛，头身困重，膝关节肿胀，大小便未见明显异常，舌质淡红，苔白腻，脉滑。

西医诊断：类风湿关节炎。

中医诊断：痹证。

治法：祛风除湿，化痰通络。

方药：小活络丹与薏苡仁汤合方加减。

处方：天南星6g，制草乌6g，制川乌6g，地龙15g，乳香15g，没药15g，薏苡仁15g，当归12g，川芎12g，生姜6g，桂枝10g，羌活12g，独活15g，防风15g，白术20g，麻黄6g。

7剂，水煎服，每日1剂，早、晚温服。

二诊：2018年11月1日。前方服5剂后膝关节疼痛明显减轻，膝关节肿胀稍缓解。前方服完后，患者疼痛明显缓解，未再出现肢体活动不利，身上结节样改变范围同前，前方继服7剂。

三诊：2018年11月8日。双侧膝关节未再发疼痛。前方获显效，为巩固疗效，按前方去天南星、制草乌、制川乌，再服7剂，以收全功。

按：痹证因风、寒、湿、热等外邪侵袭人体，留滞经脉、关节、肌肉，气血运行不畅而闭阻经络所致，痹证日久不愈则湿聚寒凝为痰。痰饮随气流行，机体内外无所不至。若痰饮流注经络，易使经络阻滞，气血运行不畅，出现肢体麻木、屈伸不利，甚至半身不遂等。若结聚于局部，则形成瘰疬、痰核，或形成阴疽、流注等。通过本案患者疼痛游走不定、膝关节酸重无力、局部肿胀散漫、关节活动不利、皮肤麻木不仁、皮下结节、乏力纳差、体瘦肢痛、头身困重这些线索，得出疾病病机是风寒湿蕴结日久而痰湿壅盛。治之以化痰通络为主，用小活络丹祛风除湿，化痰通络，活血止痛。方中制川乌、制草乌辛热峻烈，善祛风散寒，除湿通痹，止痛力专；天南星辛温燥烈，祛风散寒，燥湿化痰，能除经络之风湿顽痰而通络；乳香、没药行气活血止痛，以化经络中之瘀血，地龙善行走窜，功专通经活络。合薏苡仁汤更增祛风除湿、散寒通络之功。方中薏苡仁、白术健脾渗湿，防风、羌活、独活祛风胜湿，制川乌、麻黄、桂枝、生姜温经散寒，除湿止痛，通络搜风，当归、川芎辛散温通，养血活血兼以行气，有“治风先治血，血行风自灭”之意。方中天南星、制草乌、制川乌皆为有毒之品，性烈，用之需充分辨证，且不可久服，患者服药后症状好转，可谓之有病病受之，无病人受之。由于方证合拍，故取显效。

案5 黄某，男，85岁。初诊日期：2020年5月21日。

主诉：关节肌肉疼痛20余年，加重2日。

患者有类风湿关节炎病史20余年，平常时有关节疼痛，疼痛不甚，时发时止，疼痛反喜按，屈伸不利，遇冷及阴冷天气易复发，平时无明显疼痛症状，自诉于外院诊断为类风湿关节炎，治疗不详。2日前受凉感冒后开始出现颈部及胸胁疼痛，后全身大小关节疼痛，行走非常困难，检查各大小关节压痛明显，但不红肿。患者体瘦、精神稍差，面容痛苦，稍畏风寒，身体烦疼，咳嗽流涕，鼻塞声重，少汗，纳差食少，口不甚渴，大便黏，小便短，舌质淡红，苔白，脉浮紧。

西医诊断：类风湿关节炎。

中医诊断：痹证。

治法：扶正解表，祛风散寒除湿。

方药：人参败毒散加减。

处方：党参10g，茯苓10g，生甘草6g，麸炒枳壳10g，桔梗10g，北柴胡12g，前胡10g，羌活10g，独活10g，川芎10g，秦艽10g，生姜10g，片姜黄10g，独一味3g，桑枝10g。

7剂，水煎服，每日1剂，早、晚温服。

二诊：2020年5月28日。前方服1剂后汗稍出，自觉无明显畏风寒，3剂后肌肉、关节肿痛有所减轻。又继服3剂后，关节疼痛较前明显好转。前方获显效，为巩固疗效，仍按前方再服5剂，以收全功。

按：感受时行风寒湿之邪，侵于关节及肌表，脉络闭阻，正气不足则卫气无以卫外，退于肌肉、骨节与邪对峙，故易出现关节肌肉骨骼疼痛。《医方考》言人参败毒散“培其正气，败其邪毒，故曰败毒”。此方扶正祛邪善治体虚感冒、风湿痹证、痢疾初起。关节游走疼痛而不红肿，因痛而致行走困难，无强直僵硬，无肌肉萎缩，无麻木乏力均为邪气在表之象，故用此方甚为合证。通过本案患者高龄、体瘦、受凉感冒后复发加重、稍畏风寒、身体烦疼、咳嗽流涕、鼻塞声重、少汗、纳差食少、口不甚渴、大便黏、小便短这些线索，得出疾病病机是风寒湿邪内蕴、正气不足。治宜扶正解表、祛风散寒除湿，予人参败毒散加减。羌活入太阳经而理游风，独活入少阴而理伏风，兼能祛湿除痛，北柴胡散热升清，协川芎和血平肝，以治头痛目昏，前胡、麸炒枳壳降气行痰，协桔梗、茯苓以泻肺热而除湿消肿，生甘草和里而发表，党参扶正以匡邪，疏导经络，表散邪滞。该方以疏风散邪药为主，忌用全蝎、蜈蚣之辛温走窜之品动血耗血，枉自耗伤精气，以防邪气未去，正气耗伤；不多用牛膝、附子、川草乌等辛热温之品，以防壮火食气，燥伤脾肾之阴，使气血无以生而固卫气；亦少用寒凉之品，如雷公藤、豨莶草、络石藤，以防止全方过于苦寒伤及脾胃。本案治疗致力于解表散寒，恢复脾运化，使中气生而卫气复，正气往复以增抗邪之力。由于方证合拍，故服7剂后即取显效。

第三十三章　口　疮

案1　王某，女，29岁。初诊日期：2020年2月12日。

主诉：反复发作口腔溃疡多年。

自述患口疮多年，经过多方治疗后，效果不显，时轻时重，劳累则甚，曾在医治过程中投寒凉药后，口疮不但未见好转，反而出现脘腹痞满、大便溏泻、食欲不振等不适。体检可见面色苍白无华，形体瘦弱，精神倦怠，口腔及舌边有3处绿豆大小的溃疡，疮面灰白，边缘暗红，舌质淡白，边有齿痕，苔白润，脉沉细无力。

西医诊断：口腔溃疡。

中医诊断：口疮。

治法：健脾益气升清。

方药：补中益气汤加减。

处方：生黄芪15g，白术20g，党参15g，升麻15g，柴胡15g，陈皮10g，当归10g，炮姜6g，肉桂6g，炙甘草6g。

7剂，水煎服，每日1剂，早、晚温服。

二诊：2020年2月19日。7剂之后症状明显缓解，继续守方守法，又进服3剂后口疮已愈，唯有舌质淡，食纳欠佳，后又守方加减服药6剂善后，2年后随访，口疮未见复发。

按：古人早有用甘温法治疗口疮之记载，张景岳说过："口舌生疮，固多由上焦之热，治宜清火，然有酒色劳倦过度，脉虚而中气不足者……或以理中汤，或以制附子之类，反而治之，方可痊愈……"朱丹溪亦说："口疮服凉药不愈者，因中焦土虚，且不能食，相火冲上无制，用理中汤、人参、白术、甘草补土之虚，干姜散火之标"。此患者，原本可能为心脾积热，但因为疾病日久迁延不愈，此时已成虚证，此为中气虚弱，阴火上炎所致，因此若以寒凉之剂，则更加遏脾胃升发之气，导致清阳下陷，便可见便溏、脘腹痞满等症。故以补中益气补益脾胃之气，启其升发之机以治其本，并加肉桂引火归原，炮姜散火之标，标本兼治，故收良效，脉证合参证属中气不足，清阳不升，阳不附阴，虚火上乘之证，治当健脾益气升清，少佐以苦寒敛降阴火，引火归原，方为正治。

案2　陈某，男，44岁。初诊日期：2017年10月3日。

主诉：口疮3年余。

患者自述3年来反复出现口疮时发时止，发作时疼痛较甚，甚则不能进食，曾服用清热解毒类的中成药、抗生素、维生素类，用药后疗效一般，现口疮虽不甚疼痛，但亦不思饮食，患者既往有慢性非特异性结肠炎多年，肛门坠胀感，经常腹泻，大便稀溏而不爽。检查见舌边及上腭有大小不等3处溃疡，溃疡面暗红，无灼痛感，舌淡白，苔薄黄，脉濡弱。

西医诊断：口腔溃疡。

中医诊断：口疮。

治法：健脾益气。

方药：补中益气汤加减。

处方：生黄芪 15g，党参 15g，白术 20g，当归 10g，柴胡 15g，升麻 15g，陈皮 10g，炙甘草 6g，炮姜 6g。

3 剂，水煎服，每日 1 剂，早、晚温服。

二诊：2017 年 10 月 6 日。6 剂后可见患者大便成形，服用 9 剂药后溃疡基本愈合。后又服补中益气丸善后。

按：本病辨证由中阳不足，气虚下陷，阳不附阴，虚火上乘所致，治宜补中益气，敛降阴火，方用补中益气汤加味。顽固性口疮，即口腔黏膜溃疡，该病临床非常常见，虽属小病，但常反复发作，此伏彼起，经久不愈，因此常常影响患者正常生活和工作。清代医家沈金鳌说："凡口疮者，皆病之标也，治者当惟求其本焉。"口疮的治疗亦应与其他病的治疗一样，离不开中医之精髓——辨证论治。疮虽由火所致，但火又有虚实之分，虚者又有阴虚及阳虚之别，若见有口舌糜烂、心烦、多梦、口燥咽干、便秘溺赤，甚则五心烦热，舌质红绛有裂纹，脉弦细数，即为阴虚火旺，虚火上炎，若见有口疮迁延日久，疮面暗而不红，或疮面嫩红，疼痛不剧，无明显灼热感，并伴有面色㿠白，不思饮食，神疲倦怠，甚至四肢不温，大便溏泻，舌质淡白，脉弱者，则应考虑为中阳不足，脾胃气虚，治疗当以甘温之品培补中气，为治本，中气充足，脾胃健壮则阴火自消，此所谓甘温除热法。所以口疮的治疗应结合临床全面辨证施治，切不可一味用清热之药，方能法与证符，药到病除。

案 3 詹某，男，22 岁。初诊日期：2018 年 5 月 18 日。

主诉：发热后出现口腔溃疡 2 周。

患者自诉 2 周前因不慎受凉出现外感发热，体温最高达 39℃，自行服用退热药后热退，后继而出现口舌生疮，舌边及两侧颊黏膜可见多发溃疡，疮面红白，大小不一，吞咽时咽部明显灼痛感，声音轻微嘶哑，自行喷洒西瓜霜后无明显缓解，纳差，睡眠一般，二便调。扁桃体Ⅱ度肿大，舌质淡舌尖红，苔薄黄，脉浮数。

西医诊断：口腔溃疡。

中医诊断：口疮。

治法：疏风清热，运脾通降。

方药：清胃散加减。

处方：甘草 6g，桔梗 6g，炒牛蒡子 10g，重楼 10g，升麻 10g，蝉蜕 6g，连翘 15g，牡丹皮 10g，白及 3g，白僵蚕 10g，川牛膝 10g，黄连 3g，淡竹叶 10g。

7 剂，水煎服，每日 1 剂，分次频服，嘱含漱 3～5min 后再咽下。

二诊：2018 年 5 月 25 日。服药 7 剂后患者口腔溃疡明显好转，扁桃体肿大不明显，嘱患者清淡饮食，多饮水，摄食蔬菜水果。

按：《素问·气交变大论》中指出，口疮的发生一般由气候变化导致，六淫邪气皆可因此致病。患者发病正值夏月暑热时节，患者因外感高热，继而火热之邪上冲心脾，又加外邪之热，邪正相交，搏于咽喉，因此发为口疮。风热搏结于咽喉，外邪侵犯，治当清热解表，但因邪热痹阻于咽喉，此为口疮实邪，使得气机受阻，升降失常，故灼热之邪郁滞于上，正所谓"脾气通于口"，疏风清热的同时，治以运脾通降。方中药用重楼、连翘、黄连清热解毒，桔梗、炒牛蒡子利咽化痰，痰去则气机通畅，升麻、蝉蜕宣畅气机，白僵蚕可入胃经，能化痰疏风散结，助清热化湿，能升阳中清阳，运脾降胃，脾得升则胃自健，川牛膝、淡竹叶药性趋下，淡渗利湿，有引火下行之功，此为“降”。此外，方中白及药性和缓，收涩敛疮，可固守正气，保护消化道黏膜，故此方既祛邪又不伤阴。《素问·至真要大论》中病机十九条云：“诸热瞀瘛，皆属于火。”此为外感风热，气血壅滞于口，发为口疮，故临床见风热病，加一两味凉血活血药，使血脉通降，是为良计，加牡丹皮凉血活血，邪热自除，即“治风先治血，血行风自灭”。

案4 李某，女，70岁。初诊日期：2020年7月3日。

主诉：口腔溃疡反复发作5年，加重2周。

患者自诉口腔溃疡常反复发作，时轻时重，舌边可见散在红白溃疡，未见明显破溃，口角亦有少许破溃，晨起偶有口干口苦，舌涩，平时脾气较急躁，纳食欠佳，饮水不多，大便稀溏，日行1次，小便可，夜寐欠佳，舌淡红，苔薄黄腻，脉细涩。既往有慢性萎缩性胃炎病史，胆囊切除术后3年余。

西医诊断：复发性口腔溃疡；慢性萎缩性胃炎；胆囊切除术后状态。

中医诊断：口疮（胆胃郁热，肝郁脾虚）。

治法：清泻胆热，运脾通降。

方药：黄连温胆汤。

处方：郁金10g，石菖蒲10g，陈皮10g，法半夏10g，茯苓15g，茯神15g，黄连3g，姜竹茹10g，炒枳壳10g，炒僵蚕10g，姜厚朴10g，熟大黄3g，金钱草15g，乌梅炭15g，沉香曲3g。

14剂，水煎服，每日1剂，三餐后温服。

二诊：2020年7月17日。患者自诉舌涩、口腔溃疡明显改善，守上方，茯神加至30g，加炒鸡内金10g。续服14剂，口疮未见新发。

按：复发性口腔溃疡是一种常见的口腔病变，口疮病反复发生常常与脾虚息息相关，脾气虚则湿热内郁，伏邪不愈。此患者的口疮在胆囊切除术后出现，由于胆囊被切除，导致胆汁出现疏泄功能失常，气机阻滞，中焦水谷运化失常，则郁而化热，胆汁为肝之余气所化，肝气失于疏泄，日久精气亏虚，虚火上炎，胆经之郁火上扰心神，致使患者出现失眠急躁。因此，治以清泄胆热、运脾通降之法，以黄连温胆汤为主方加减，方中炒枳壳、郁金、石菖蒲开窍宣畅气机，是为“通”；二陈之义利湿化痰，是为“运”；金钱草清肝胆郁热，乌梅既可敛疮固涩，亦有祛腐生新之用，一举两得，炒炭可助入血络、理血和营，炒僵蚕、炒枳壳、姜厚朴、熟大黄，一升清阳，一降浊阴，在此用熟大黄，酒炙可行气散结，中焦枢机得以调节，郁热自消，是为“通降”。临床常以“黄连温胆汤”加减治疗此证型的口疮患者，基础疾病以胆囊切除术后腹泻、反流性食管炎、消化性溃疡等较为多见。

案5 陈某，女，50岁。初诊日期：2019年8月10日。

主诉：口腔溃疡反复发作3年。

患者口腔溃疡反复发作3年，黄白相间，散在于口腔及口角两侧颊黏膜，自行口服复合维生素片、涂擦蜂胶膏未见明显改善，自觉容易疲劳倦怠，自诉饮食规律，偶有胃纳不佳，平素进食油腻后容易便溏，近半年来月经量少，大便日行2次，大便偏干，舌质淡胖，苔薄白，脉细弱，既往有慢性肾小球肾炎病史。

西医诊断：口腔溃疡。

中医诊断：口疮（脾胃气虚，虚火上炎）。

治法：健脾益胃，升阳运脾。

方药：四君子汤。

处方：党参 10g，生白术 10g，麸炒白术 10g，茯苓 15g，甘草 3g，炒山药 15g，桔梗 6g，砂仁（后下）3g，醋乌梅 10g，沉香曲 3g，焦山楂 15g，炒薏苡仁 15g，莲子肉 10g。

7 剂，水煎服，每日 1 剂，早、晚饭后 1h 顿服。

二诊：2019 年 8 月 17 日。患者服药后口腔溃疡好转，大便可成形，质偏软，日行 1 次，嘱患者继续服用 1 个月，后诸症皆愈。

按：《素问·上古天真论》云："七七，任脉虚，太冲脉衰少，天癸竭。"根据患者的体质及口腔溃疡特征，应当考虑为内因虚证，《丹溪治法心要·口疮》云："口疮，服凉药不愈者，此中焦气不足，虚火泛上无制，理中汤，甚者加附子。"由于患者外用蜂胶膏及口服维生素片均未见起效，并且口疮反复发作，加上既往有慢性肾小球肾炎病史，遂有脾肾亏虚，中焦亏损，中气无力升举脾土，脾虚夹湿，脾胃运化功能失约，气血失于固摄，发为口疮，治宜健脾益胃、升阳运脾，选方以参苓白术散加减。方中四君子、炒山药健运脾土，行运脾之功；桔梗配伍砂仁宣通脾胃气机，焦山楂行气活血；乌梅、莲子肉、沉香曲药性收敛以降虚火，意在"降"，敛虚火入下焦，使上焦溃疡创面得以平复。方中乌梅之所以醋炙炮制，相比炒炭入血，取其酸敛之意，酸甘可化阴，查患者脉细弱，此为脾胃气虚之候，若继续用苦寒清热之药，则损伤脾土，甚则殃及下焦，故应当健中益脾、升阳举陷。

案 6　张某，女，55 岁。初诊日期：2019 年 3 月 19 日。

主诉：口腔溃疡间断性发作 1 个月余。

患者自觉牙龈红肿疼痛 1 个月余，边缘有 3 处散在的口腔溃疡，颜色淡红，自觉有灼热感，伴畏冷，纳可，夜寐差，二便调，舌淡红，苔腻白黄，脉细数。子宫切除术后 6 年余。

西医诊断：口腔溃疡。

中医诊断：口疮（阴虚湿热，心肾不交）。

治法：健脾化湿，滋阴降火。

方药：玉女煎合二陈平胃散。

处方：黄连 5g，川牛膝 15g，生石膏（先煎）30g，知母 6g，麸炒苍术 10g，姜厚朴 10g，陈皮 10g，法半夏 10g，茯苓 15g，茯神 30g，肉桂（后下）3g，佩兰 15g，草果 10g，石菖蒲 10g，沉香曲 3g，

7 剂，水煎服，每日 1 剂，早、晚饭后缓慢漱咽。

二诊：2019 年 3 月 26 日。患者自诉口疮诸症明显好转，继守原方服用 14 剂，后诸症皆愈。

按：《医宗金鉴·外科心法要诀》云："口疮，有虚火实火之分。虚火者，色淡红，满口白斑微点，甚者陷露龟纹，脉虚不渴，此因思虑太过，多醒少睡，以致心肾不交，虚火上炎。"患者至中年，加上既往有子宫切除史，考虑任脉亏损，肾气虚耗。叶天士曰："齿为骨之余……"《素问·六节藏象论》云："肾，其华在发，其充在骨。"所以一般年长之人牙龈出现口疮，则多与肾相关，患者牙龈红肿灼热、口腔溃疡，通过结合四诊，考虑患者牙龈红肿，为肝肾阴虚火旺、湿热之邪火上燔的表现，阴虚则相火不藏，虚火偏盛无以制约，

邪热犯口齿牙龈，则发为口疮。脾胃为中焦之枢纽，脾胃主运化，运化水谷精微，然后疏布全身，使得肝肾精气不断得以充盈滋养，精血充实，则阴平阳秘，治疗上以运脾通降、引火归原，通过健固后天之本以滋先天。肝肾阴虚的患者临床上常应用六味地黄丸，六味地黄丸具有滋阴补肾降火的功效，以达到标本兼治的效果。但此病案中，患者苔腻白黄，此为湿热内蕴之象，脾虚生内湿、气机枢机不通，在使用滋阴药的同时还会加重患者脾虚内湿的证候，于是处方以玉女煎合二陈平胃散加减。方中以生石膏清热降火为君药，配伍知母滋阴清热，二药并用达到降火滋阴之效，运用二陈、石菖蒲、苍术、佩兰健脾益气，脾气健则气机行，气机行则水湿运，也有利于邪热的疏导；肉桂配伍黄连，可引火归原，加上川牛膝、姜厚朴等下行之品，可载邪热下行。中医治疗口疮的方案很多，但从中焦脾胃功能来辨证论治的思路较少。本病案展现了临床应用运脾通降法，治疗不同证候口疮的经验。脾胃为后天之本，气血生化之源，口疮不仅仅是上焦病症，脾胃的运化失常，也可导致口疮的发生，因阴阳失衡，则影响中焦的运化，除中药治疗外，中医尚有针刺、熏洗、外敷等治疗口疮的方法。在临床上，当遇此类口疮患者，要谨记运脾益气、通降三焦，引火邪下行，否则大剂量投入辛凉滋阴之品，反而会导致气机壅滞，故通过健运脾胃、稳固中焦、通畅气机，恢复脾胃升清阳、降浊阴的功能，治疗口疮才会事半功倍。

第三十四章 瘾 疹

案 1 陈某，女，43 岁。初诊日期：2016 年 5 月 3 日。

主诉：全身风团伴瘙痒近半年。

患者自诉全身风团伴瘙痒近半年，间断性发作，于医院就诊服用抗过敏药后稍好转，自觉胸部烦闷，腰膝酸痛，平素怕冷，容易感冒，饮食可，口不渴，睡眠多梦，近期月经提前，小便可，大便稀溏，舌质红，苔薄黄，脉细。

西医诊断：慢性荨麻疹。

中医诊断：瘾疹（太阳少阳太阴合病）。

治法：解表散寒，温化水饮。

方药：真武汤加减。

处方：防风 15g，炮姜 6g，诃子 6g，附片 8g，川牛膝 15g，茯苓 15g，木瓜 15g，地骨皮 10g，甘草 6g。

7 剂，水煎服，每日 1 剂，分 3 次口服。

二诊：2016 年 5 月 10 日。患者自诉全身风团瘙痒仍然反复发作，怕冷，睡眠欠佳，睡眠中多梦，大便稍偏正常。治予柴胡桂枝干姜汤。

处方：北柴胡 15g，白芍 15g，川芎 10g，当归 15g，天花粉 10g，泽泻 15g，茯苓 15g，白术 15g，桂枝 8g，黄芩 6g，干姜 10g，甘草 6g。

14 剂，每日 1 剂，分 3 次温服。14 剂后随访患者已治愈。

按：荨麻疹是一种皮肤局限性水肿过敏反应，它以全身皮肤微血管扩张，随后通透性逐渐增加为特征，在 1 日内可迅速消失，但非常容易反复，中医称之为瘾疹。《诸病源候论》中提到："外感邪气客于肌肤……风寒相聚，风瘙瘾疹起。"它的特点是全身风团丘疹，伴瘙痒，呈游走、持续性发作，无固定部位，突然发作突然停止。风邪，为百病之长，善行而数变，故瘾疹发病急骤，时发时止。本病的发生与外淫邪气入侵机体、患者机体素虚相关；或因情志刺激、饮食而诱发。患者以风团瘙痒半年就诊，根据其初次发病时间，戊戌之年，司天为太阳寒水，在泉为太阴湿土，岁运为太火，气化运行先天。1 月份正处于初之气，主气为厥阴风木，加之少阳相火，司天以太阳寒水为主，患者胸部烦闷、腰膝酸痛主要为寒湿邪气，侵犯机体，阻滞气机，运化失常而成；患者出现易感冒、怕冷的症状，为阳气虚弱的表现，水饮之邪，壅滞心中，则出现睡眠多梦；寒湿之气侵袭机体，脾胃受损，故而出现大便稀溏。故取之酸苦以补火，甘温以平水，扶助其不胜，抑其主运之气。二诊时患者荨麻疹未见明显好转，仍反复发作，怕冷及多梦症状未改善，根据患者临床症状体征及舌脉，可辨经为太阳、少阳、太阴三经合而发病，故选用柴胡桂枝干姜汤，加用当归、白芍以解表之寒邪，和解少阳，温化水饮邪气。

案 2 蔡某，男，50 岁。初诊日期：2017 年 4 月 11 日。

主诉：反复发作性全身风团伴有瘙痒6个月。

患者自诉全身风团丘疹反复发作6个月，伴有瘙痒，患者体形偏胖，平素面部油腻，午后潮热，伴口苦，口干，小便可，大便秘结，唇色偏暗。皮肤划痕征阳性，舌质暗红，苔薄白，脉沉细。

西医诊断：慢性荨麻疹。

中医诊断：瘾疹（少阳病）。

治法：和解少阳。

方药：小柴胡汤加减。

处方：北柴胡20g，桂枝8g，生姜6g，枳实15g，白芍15g，茯苓15g，黄芩10g，牡丹皮10g，桃仁15g，法半夏12g，酒大黄6g。

7剂，水煎服，每日1剂，分3次温服。

二诊：2017年4月18日。患者自觉症状未有明显改善，舌质红，苔白腻，右脉弱，左脉沉滑有力。治予柴胡桂枝干姜汤。

处方：桂枝10g，天花粉15g，黄芩12g，北柴胡12g，川芎10g，泽泻15g，甘草6g，干姜8g。14剂。

三诊：2017年5月5日。患者自诉风团瘙痒较上次就诊明显缓解，心烦好转，小便不畅，头部仍有出汗，胁肋部仍有不适感，脉缓弱。二诊方去泽泻，北柴胡加至15g，桂枝加至15g。14剂。

四诊：2017年5月19日。患者自诉风团瘙痒较前稍缓解，食用鱼、羊肉后加重，唇色暗红，舌红苔细腻，脉缓弱。三诊方北柴胡减至12g，桂枝12g，加茯苓15g、赤芍10g、丹参15g。服用14剂后治愈。

按：肺在体合皮毛腠理，而肌肤腠理是人体抵抗外邪的屏障，如果肌肤腠理受到邪气侵扰，则在外可表现于皮肤异常疾病病变，如瘾疹、湿疮、粉刺等，而实际上肺已虚损，需要追本溯源治疗，失治则会引起多方面疾病的发生。根据疾病特殊的症状变化，其可辨证归纳为阳明、太阳、少阳、少阴等六经证，或合并证。患者首诊时，症见午后潮热，口苦，大便秘结等症状，此皆为半表半里少阳受邪之征象，舌质暗红，说明里有热邪伤阴，故用小柴胡汤加减。二诊时患者诉症状未见明显好转。根据患者舌脉之象，故选用柴胡桂枝干姜汤加减，方中北柴胡、黄芩二者联合应用，清解半表半里少阳经之郁热邪气，干姜、桂枝能温化中焦、通阳散表寒，祛水饮，泽泻能利水渗湿，与天花粉共逐水饮，畅小便；川芎能活血，兼可行气；甘草调和以上药物药性，又可防药峻伤正。三诊时，患者风团瘙痒程度缓解，瘙痒频率较前减轻，患者小便不畅，为避免伤及体内津液，则去泽泻；患者头部出汗症状无缓解，故桂枝、北柴胡加量。四诊时，患者饮食未忌，食用鱼、羊肉等发物燥热之品后反复发作，结合患者唇暗红、舌红等，此时患者可能存在血瘀表现，故加丹参、赤芍以活血化瘀，茯苓以利水渗湿，使湿邪与血瘀二者尽散。

案3 王某，男，45岁。初诊日期：2015年8月1日。

主诉：反复皮肤阵发性瘙痒伴红斑5年余。

患者自诉5年余前无明显诱因出现皮肤阵发性瘙痒，搔抓后可见大片红斑，时隐时现，尤以早、晚发作较重，以冬季夜半时更重，曾多处求治，未见明显疗效，遂来就诊，平日自觉全身乏力，饮食差，睡眠差，常常失眠多梦，健忘怔忡，心悸盗汗。查体：躯干四肢见大片红斑，散布抓痕血痂，部分已增生肥厚，皮肤划痕征阳性，舌质淡，苔白腻，脉濡缓。

西医诊断：慢性荨麻疹。

中医诊断：瘾疹。

治法：养血安神，益气固表。

方药：五皮饮。

处方：黄芪 20g，麦冬 15g，钩藤 10g，五加皮 15g，干姜皮 8g，僵蚕 10g，白芍 10g，桑白皮 10g，地骨皮 10g，赤苓皮 15g，冬瓜皮 15g，首乌藤 30g，珍珠母 10g，刺蒺藜 10g，白鲜皮 30g。

7 剂，水煎服，每日 1 剂，早、晚温服。

二诊：2015 年 8 月 8 日。服上药 7 剂后患者自觉皮肤瘙痒明显减轻，抓后起小片红色风团，舌质淡红，苔白腻，脉濡缓。继续守上方治疗，加用白术 15g，7 剂，水煎服。

三诊：服用 7 剂后皮肤瘙痒明显缓解，睡眠明显改善，其余症状也得到缓解。上方去麦冬，加玄参 15g，又服 14 剂后，随访患者诸症基本消失，治疗效果可。

按：根据患者症状体征及舌脉，辨证为外邪侵袭，气血亏虚，由于患者瘾疹经久不愈，久而久之则气血损耗，加之风邪外袭，以致外不得透达，内不得疏泄，则邪气郁于皮肤腠理之间，邪正相搏而发病，治疗当扶正固表，兼顾祛风攻邪。方中用黄芪益气固表，麦冬、刺蒺藜、白芍养血滋阴，五加皮、僵蚕、白鲜皮能祛风止痒，地骨皮凉血透热，干姜皮、桑白皮、赤苓皮、冬瓜皮清利湿热，首乌藤、珍珠母养心安神，使得气血充足，风邪尽散。

案 4 罗某，女，32 岁。初诊日期：2014 年 5 月 7 日。

主诉：皮肤瘙痒伴有风团 5 年余，加重 1 个月。

患者 5 年余前无明显诱因出现皮肤瘙痒，常起大小不等的风团，起则剧烈瘙痒，严重时痒不欲生，夜间加重，尤其遇冷更甚，虽多处求医看诊，均未获得良效，迁延未愈，2 年来患者体质逐渐虚弱，时常头晕眼花，畏寒恶风，渴不欲饮，小便可，大便干结难解。查体：体质瘦弱，皮肤干燥，四肢及腹部散在片状皮疹，大片的红斑，略高出皮面，皮肤划痕征阳性，舌质淡边有齿痕，苔薄白，脉沉细。

西医诊断：慢性荨麻疹。

中医诊断：瘾疹。

治法：养血疏风散寒，益气固表止痒。

方药：四物汤加减。

处方：当归 15g，白芍 15g，白术 10g，防风 15g，桂枝 10g，干姜皮 8g，僵蚕 10g，黄芪 20g，熟地黄 15g，首乌藤 10g，白鲜皮 30g。

7 剂，水煎服，每日 1 剂，早、晚温服。

二诊：2014 年 5 月 14 日。患者自诉服药 7 剂后皮损明显减少，大便已正常，皮肤划痕征仍阳性，头昏眼花、畏寒恶风较前已明显减轻，治则不变，继续给予上方，将生地黄易熟地黄，服 7 剂，随访患者已痊愈。

按：根据患者症状体征及舌脉，辨证为气血亏虚，正气不足，以至于营卫不能内守，卫表不固，则风邪乘虚外袭，正气不能抵抗邪气，则留郁于肌腠之间，发为瘾疹。又因久病体弱，血虚生风，肌肤失养，而加重本病。患者头昏眼花、畏寒恶风均为气血亏虚证之表现。方中黄芪、白术能健脾益气，脾气充则正气复，当归、熟地黄、白芍等养血滋阴润燥，干姜皮、防风、桂枝、首乌藤、僵蚕均能祛除风寒湿邪，诸药合用，共达养血疏风散寒、益气固表止痒之功效。慢性荨麻疹所产生的痒感或剧烈，或绵延，总会因不适感而影响患者夜间的睡眠，因此针对荨麻疹的综合治疗，常配合安神补脑液保证睡眠，或在方药中加入酸枣仁、远志及首乌藤等安神药物，睡眠充备则精气旺盛，更有助于患者病情恢复，并很大程度上减轻了不适感。

案5 周某，男，75岁。初诊日期：2013年8月21日。

主诉：反复阵发性皮肤瘙痒伴红斑5年余。

患者自述反复阵发性皮肤瘙痒伴红斑5年余，以夜间为甚，影响夜间睡眠，平日服用氯雷他定等抗过敏药缓解，由于反复发作，病情迁延，影响生活质量，现为求中医治疗，特来就诊。查体：皮肤风团不明显，颜色较淡，无明显瘙痒，界限不清晰，主要集中于下肢，舌质淡红，苔薄白，脉浮紧。

西医诊断：慢性荨麻疹。

中医诊断：瘾疹（风寒型）。

治法：宣肺散寒，祛风止痒。

方药：自拟止痒方。

处方：黄芪20g，当归10g，苦参15g，炒牛蒡子15g，荆芥20g，防风15g，路路通30g，徐长卿15g，白鲜皮30g，蝉蜕10g，乌梅15g，炒僵蚕15g，酒乌梢蛇10g，薄荷10g，地龙15g。

7剂，水煎服，每日1剂，早、晚温服。

二诊：2013年8月28日。患者自述服7剂后以上症状有所缓解，但偶觉患处瘙痒感，余无特殊不适，故在上方基础上去路路通、炒僵蚕，加酸枣仁15g、茯神30g，7剂。并嘱其睡前服用氯雷他定，多饮温水，饮食清淡。

三诊：2013年9月5日。服用7剂后症状基本消失，夜间睡眠尚佳。为求进一步巩固治疗，故以二诊方再进7剂，嘱其放松心情，转移注意力，鼓励天暖时外出。后随访得知患者已痊愈。

按：根据患者症状体征及舌脉，辨证为风寒型荨麻疹，治疗上以宣肺散寒、祛风止痒为主，方中蝉蜕、乌梅可祛风止痒，因寒湿之邪常相兼而至，故以白鲜皮、苦参、徐长卿祛风除湿，荆芥、防风祛风解表散寒，患者高龄，且病程日久，所以考虑存在血瘀阻络，故又加炒僵蚕、路路通、酒乌梢蛇、地龙四药祛风通络，薄荷味辛，能宣发肺气，以解寒湿之困遏。二诊时，因病程日久，加上老年人睡眠质量不佳，因此减少祛风药，加用酸枣仁、茯神等安神药物改善睡眠。三诊时，患者瘙痒感基本消失，守原方再服用7剂，而后患者未就诊，电话随访已痊愈。

案6 李某，男，40岁。初诊日期：2012年6月13日。

主诉：皮肤风团伴瘙痒2个月余。

患者自述2个月余前无明显诱因出现手背皮肤瘙痒，抓后出现大小不等的丘疹，瘙痒难耐，并可迅速弥漫至全身，予以氯雷他定等抗过敏药口服后可稍缓解，但常常反复发作，严重影响其生活工作，为寻求中医治疗，特来就诊。查体：患者手臂风团色红，且扪之灼热，面色较红。患者脾气暴躁，容易发火，晨起时口苦，胸胁有时灼痛，小便偏黄，大便秘结，舌质紫红，苔薄黄，脉弦细数。

西医诊断：慢性荨麻疹。

中医诊断：瘾疹（肝火上炎型）。

治法：清肝降火，凉血泻热。

方药：犀角地黄汤加减。

处方：柴胡 15g，生地黄 15g，黄芩 10g，栀子 15g，白鲜皮 20g，炒牛蒡子 15g，牡丹皮 15g，乌梅 15g，炒僵蚕 15g，白芍 15g，路路通 30g，紫草 10g，水牛角 6g，甘草 8g。

7 剂，水煎服，每日 1 剂，早、晚温服。

二诊：2012 年 6 月 20 日。患者自述服用 7 剂后风团明显退去，瘙痒感减轻，但大便仍秘结，故以原方去路路通、白鲜皮，加炒牛蒡子至 20g，加大黄 6g，继续再服 7 剂，服药方法如上。

三诊：2012 年 6 月 27 日。上药服用 7 剂后患者便秘症状明显改善，瘙痒感未再出现，故以原方去水牛角、大黄，加黄芪 15g、当归 10g、火麻仁 10g、枳壳 15g，继续再服 7 剂，服药方法如上。少食辛辣、海鲜，多饮水，保持房屋通风凉爽。嘱其保持心情舒畅，多饮凉开水。

按：根据患者症状体征及舌脉，辨证为肝火上炎型荨麻疹，此患者在春季发病，肝木应疏泄条达，但患者脾气素暴躁，肝火旺盛，故治疗上应以清肝降火、凉血泻热为主。此方取犀角地黄汤之意，生地黄、白芍、牡丹皮、水牛角能清肝火、凉血热、散瘀结，肝胃不和则出现晨起时口苦，故加柴胡以疏肝利胆，牡丹皮合栀子又有丹栀逍遥散之意，可疏肝解郁清热，紫草、白鲜皮二药共用以加强清热解毒之功，炒僵蚕、路路通解瘀通络。二诊时，患者自述大便秘结，故以大黄速下其便，腑气通，则热气泄，加炒牛蒡子可润肠通便，兼清热。三诊时，患者症状基本消失，但由于火热之邪存留太久，惟恐气血亏虚，故加黄芪以补气，当归、火麻仁、枳壳气血同补。此外，情志和饮食是荨麻疹产生的重要因素。情志不畅，大怒伤肝，则肝火上炎，血热而疹出，或忧思伤脾，脾不运化而生痰，痰凝气阻，引动内风而痒疹起；饮食不节，过食肥甘厚味，则脾胃湿热蕴结，则痰湿内生。上述均是荨麻疹产生的病理因素。因此在用药期间，嘱患者保持心情舒畅，进行适宜运动，多饮温水，饮食清淡而不油腻等，对于火邪偏盛者，若因阴津灼伤而见大便秘结者，又当酌配润肠通便之药物，对于血热、湿热而出疹者，因其痒感遇热则剧，故根据自身状况制定出适宜的调节方案。

第三十五章 汗 证

案 1 田某，女，65 岁。初诊日期：2011 年 3 月 12 日。

主诉：汗出较甚 1 个月。

患者自觉近 1 个月来汗出明显，大汗淋漓，动则汗出更甚，白天夜间均有汗出，以夜间尤甚，伴口渴，全身乏力，睡眠差，小便多，大便黏腻不爽，每日 1 次，舌质红有裂纹，苔薄，脉弦。

既往史：患者糖尿病病史 10 年余，现服用格列齐特治疗，空腹血糖波动在 7～8mmol/L。

西医诊断：糖尿病。

中医诊断：消渴（气阴两伤证）。

治法：益气养阴敛汗。

方药：生脉散。

处方：太子参 15g，麦冬 20g，五味子 15g，当归 15g，制龟甲（先煎）10g，地骨皮 15g，白薇 10g，酸枣仁 15g，浮小麦 30g，甘草 6g。

14 剂，水煎服，每日 1 剂，早、晚温服。

二诊：2011 年 3 月 26 日。患者服用 14 剂后自觉汗出症状明显缓解，但仍有口干，心烦，睡眠差，大便不成形，舌质红有裂纹苔薄，脉弦。守原方再进 14 剂。随访患者汗出症状已痊愈。

按：根据患者症状体征及舌脉，辨证为气阴两虚，津液外泄。本案患者消渴日久，耗气伤阴，气虚则肺卫不固，阴津亏虚，气随阴伤，气阴两虚，津液外泄，故汗出明显，口渴，乏力，舌质红有裂纹，苔少。本病临床上多表现为自汗、盗汗相兼，甚至大汗淋漓，动则尤甚，口干舌燥等，临证应用益气养阴、固涩止汗之法，选用生脉散加减治疗。方中太子参补肺气，生津液，为君药，麦冬润肺生津，养阴清热，为臣药，太子参、麦冬二药合用，可达益气养阴之功；当归补血活血，血充则汗出有源；浮小麦能收敛止汗；五味子敛肺止汗，生津止渴，配合地骨皮、白薇清热凉血，固表止汗；酸枣仁宁心安神。诸药合用，共奏益气养阴敛汗、生津止渴之效。消渴患者日久可耗气伤阴，气虚则血行无力，阴虚则脉络空虚，脉道干涸，阴津亏损，阴虚不能化气，气阴两伤，津气俱虚致使汗出，所以临床上治疗主要以益气养阴为主。

案 2 李某，女，25 岁。初诊日期：2011 年 5 月 2 日。

主诉：汗出 2 年，加重 1 周。

患者 2 年前无明显诱因出现汗出、心慌、烘热，遂于当地医院就诊，检查后诊断为甲状腺功能亢进症，予以相关对症药物治疗，现已停药 1 年。近 1 周来患者汗出量明显增多，动则尤甚，伴烘热，心慌，睡眠差，纳食可，月经正常，二便调，舌红，苔薄白，脉弦。

查甲状腺功能：游离三碘甲腺原氨酸 7pmol/L，游离甲状腺素 2.88pmol/L，促甲状腺激素 0.05μU/ml。

西医诊断：甲状腺功能亢进症。

中医诊断：瘿病（肝火旺盛证）。

治法：疏肝理气，清热泻火。

方药：丹栀逍遥散加减。

处方：牡丹皮 15g，栀子 10g，柴胡 15g，炒白术 15g，白芍 10g，茯苓 15g，薄荷 10g，当归 6g，夏枯草 10g，酸枣仁 20g，五味子 6g，炙甘草 6g。

14 剂，水煎服，每日 1 剂，分 3 次口服。

二诊：2011 年 5 月 13 日。患者自诉服用 14 剂后出汗较前明显缓解，纳可，二便可，舌红苔薄白，脉弦。守上方去牡丹皮、栀子，加柏子仁 15g、珍珠母（先煎）30g、浮小麦 30g。14 剂。水煎服，每日 1 剂。

三诊：2011 年 5 月 27 日。14 剂后患者汗出明显减少，余无特殊不适，继续守方服用 14 剂。后电话随访患者已痊愈。

按：根据患者症状体征及舌脉，患者为年轻女性，而女子以肝为先天，肝气失于疏泄，气机不畅，久郁则化热，火热迫津外泄，临床上表现为烘热、心悸、失眠多梦等，辨此证属肝火旺盛，故治疗上采用疏肝理气、清热泻火之法。处方选丹栀逍遥散加减，使肝气郁火得泄，脾气健运。方中柴胡疏肝解郁，当归养血和血，夏枯草能清泄肝火、软坚散结，牡丹皮、栀子清热凉血，白芍柔肝养阴，茯苓、炒白术健脾益气，薄荷疏肝行气，酸枣仁安神定志，五味子宁心安神，甘草补中益气。二诊时患者出汗较前明显缓解，故加浮小麦固表止汗，柏子仁安神止汗、珍珠母安神定志。诸药共奏疏肝理气、清热泻火之效。甲状腺功能亢进症归属于祖国医学“瘿病”范畴。《诸病源候论》曰：“瘿者，由忧愤气结所生。”甲状腺位于咽喉部，为肝经循行之处，甲状腺功能亢进症患者多因情致不舒，肝失疏泄，气机失调，郁而化火，火郁而发则汗出。

案 3 张某，女，30 岁。初诊日期：2014 年 11 月 2 日。

主诉：盗汗 2 年。

患者 2 年前无明显诱因出现盗汗，出汗前自觉发热，以颈部、后枕部为主，汗后恶寒畏风，未行特殊治疗，平素怕热，口干口渴，饮食可，睡眠可，小便黄，大便秘结，舌边尖红，苔薄白，脉弦数。

西医诊断：神经官能症。

中医诊断：盗汗。

治法：清热滋阴，调和营卫，益气固表。

方药：当归六黄汤合玉屏风散。

处方：生黄芪 10g，当归 15g，生地黄 30g，防风 10g，生白术 30g，麦冬 30g，黄柏 10g，黄芩 10g，黄连 6g，栀子 10g，知母 10g，桂枝 10g，赤芍 10g，白芍 10g，甘草 6g。

7 剂，水煎服，每日 1 剂，早、晚温服。

二诊：2014 年 11 月 7 日。患者自诉服药 7 剂后盗汗明显缓解，大便可，舌边尖红，苔薄白，脉弦数。守上方继续治疗，原方改黄柏为 20g、知母为 20g，共 14 剂。电话随诊，患者自诉症状已愈。

按：根据患者症状体征及舌脉，诊其病机为阴虚内热，肺卫不固，阳明热盛，营卫不和。

本病案为青年女性，为阴虚体质，阴虚则虚火内生，逼迫津液外泄，故而盗汗；患者平素畏热，又有口干渴，此为阳明经之热象，故此病例为阴虚内热合并阳明经热。当归六黄汤被誉为“治盗汗之圣方”，所以本病案选用当归六黄汤合白虎汤加减。《医方集解》云“阴虚致盗汗，当归、二地滋阴生津；汗由火扰，黄芩、黄连、黄柏所以泻火；汗由腠理不固，倍用黄芪，所以固表”，此为该方治疗阴虚内热汗证的原理。当归六黄汤祛除体内虚火，而白虎汤可泻实热，唯恐大量汗出，则损伤阳气，故汗出后而畏风，玉屏风散之防风、生白术固表气，桂枝汤之白芍、桂枝调营卫，故肌腠实，而汗自止。

案4 蔡某，女，32岁。初诊日期：2018年9月11日。

主诉：自汗10余年。

患者10余年前无明显诱因出现自汗，动则更甚，以头额部为主，汗出量大如雨，平素怕热，手足心发热，性格急躁易怒，口干口渴，神疲乏力，小便偏黄，大便稀溏，舌质红，舌体淡胖，苔薄白腻，脉弦滑。

西医诊断：神经官能症。

中医诊断：自汗。

治法：疏肝健脾，清热燥湿，清泻阳明。

方药：三黄石膏汤。

处方：柴胡10g，黄柏10g，黄芩10g，黄连6g，栀子15g，生石膏（先煎）30g，寒水石（先煎）30g，炒薏苡仁15g，炒苍术10g，炒白术10g，巴戟天15g，茯苓10g，茯神15g，泽泻30g。

7剂，水煎服，每日1剂，早、晚温服。

二诊：2018年9月18日。患者自诉出汗明显较前缓解，仍有大便溏泻，舌质红舌体淡胖，苔薄白腻，脉弦滑。在原方基础上去茯神，增加巴戟天至30g，加入炮姜10g、合欢皮10g。服用14剂后，随访患者自诉汗多基本消除。

按：根据患者症状体征及舌脉，诊其病机为阳明热盛，湿热内蕴，肝郁脾虚。本案患者以自汗为主诉，方用三黄石膏汤加减，三黄石膏汤源自唐代王焘《外台秘要》，原方组成为黄连、黄柏、黄芩、石膏、香豉、栀子、麻黄，可清解表里俱热之证。本案中患者头汗偏多，平素怕热，加之舌脉之征，均为阳明实热之象，故用生石膏、寒水石清泻阳明之火；黄连、黄柏、黄芩清热燥湿；栀子可清泻三焦之火；患者性情急躁易怒，神疲乏力，大便稀溏，此为肝郁乘脾之象，脾虚失运，则湿邪内生，湿邪注于下焦，遂予以柴胡疏解肝气；以炒白术、炒薏苡仁、茯苓等健脾除湿。二诊中，考虑患者脾阳不足，故加用巴戟天温补肾阳，加用炮姜温中止泻，合欢皮解郁安神。《伤寒论》有云：“伤寒五六日，已发汗而复下之……但头汗出，往来寒热，心烦者，此为未解也，柴胡桂枝干姜汤主之。”由于肝气失于疏泄，气机不顺畅，阻遏于内，发于上焦，故头汗出。用疏肝理气类药物（如柴胡），可使气机升降复常，阳郁得解，则汗自止。所以凡肝郁气滞汗证，气机不利者，亦可从肝论治，使得气郁解而汗止。《素问·经脉别论》中就有“惊而夺精，汗出于心”“疾走恐惧，汗出于肝”等论述五脏情志对汗出的影响，所以人的情志与出汗也密切相关。在临床跟师过程中，大部分焦虑易怒抑郁的患者，都存在出汗的情况，此时常常需要耐心开导，帮助患者疏导不良情绪，告知患者改善生活方式，管理好自己的情绪，保持积极向上的心态。

案5 李某，男，38岁。初诊日期：2019年6月11日。

主诉：自汗盗汗2年。

患者2年前无明显诱因出现自汗，活动后更甚，量大如雨，平日里烘热汗出，汗前自觉烘热，汗后畏寒恶风，口干口渴，盗汗，寐差，手足发热，形体偏胖，舌红苔薄黄，脉濡数。

西医诊断：神经官能症。

中医诊断：汗证。

治法：滋阴凉血，清热燥湿，清泻阳明。

方药：三黄石膏汤。

处方：柴胡10g，黄柏10g，炒黄芩10g，黄连6g，栀子15g，生地黄15g，生石膏（先煎）30g，寒水石（先煎）30g，知母10g，玄参15g，赤芍15g，白芍15g，肉桂10g，桑叶30g，防风10g，甘草6g。

7剂，水煎服，每日1剂，早、晚温服。

二诊：2019年6月18日。患者自诉服用7剂后出汗明显减少，仍觉口干，舌红苔薄黄，脉濡数。在原方基础上知母加至20g，黄柏加至20g，生地黄加至30g，加姜半夏10g、炮姜10g、干姜10g，去防风，共14剂。水煎服，每日1剂，口服。

三诊：2019年7月3日。14剂后患者诉活动后出汗基本缓解，盗汗减轻，舌红、苔薄黄，脉沉细滑。守上方继续服用共14剂，电话随访患者基本痊愈。

按：根据患者症状体征及舌脉，诊其病机为阴虚，湿热内蕴，阳明热盛。此病案为汗证之较重患者，在辨证选方用药时，还是以当归六黄汤为基本方，本方亦适用湿热内蕴三焦，而热重于湿者，方中炒黄芩、黄连、黄柏可荡涤三焦湿热；生地黄清热凉血；患者形体偏胖，口干口渴，舌红苔薄黄，脉濡数，仍为阳明之象，故用生石膏、寒水石、知母清泻阳明之火；栀子可清泻三焦之火；黄连与肉桂合用，养心安神，交通心肾；桑叶可疏风润燥，柴胡疏肝泻热，防风解表祛风，上3味药物共用，达到透表泻热止汗之功效。本方投以大量的寒凉药，往往容易伤及中焦脾阳，故二诊方中加入炮姜、干姜，用以温阳止泻。此类病例，若用浮小麦、煅牡蛎等收敛之品，可致闭门留寇，湿邪郁遏熏蒸，邪无出路，则汗出更剧，所以收敛止汗之品要慎用。治疗汗证的时候，可适量加入解表药物，如薄荷、桂枝等，可使药引经走表，引邪外出，常可提升临床疗效。故临床治病过程中应审查内外，灵活辨证施治。

案6 周某，男，35岁。初诊日期：2014年9月4日。

主诉：自汗3年，加重半年。

患者3年前无明显诱因开始出现手脚湿冷，后逐渐出现手脚心汗多，且手脚发凉，未予以重视。近半年来自觉缺乏锻炼，开始晨起跑步锻炼，坚持2个月后，手脚冰凉出汗反而加重，颈项也开始发凉，并出现畏寒恶风，汗出后更甚。患者体形偏胖，平素饮食肥甘厚腻之品，全身乏力，易疲劳，夜寐欠佳，小便正常，大便稀溏，日行2～3次，舌体胖大有齿痕，舌质暗红，苔薄白，脉沉细。

西医诊断：神经官能症。

中医诊断：汗证。

治法：调和营卫，扶阳解表。

方药：玉屏风散合桂枝汤。

处方：防风10g，生黄芪20g，党参15g，山药20g，炒白术10g，桂枝12g，白芍15g，附片6g，生姜6g，大枣15g，茯苓15g，炮山甲3g，当归15g，陈皮10g，炙甘草6g。

7 剂，水煎服，每日 1 剂，分 2 次饭前口服。

二诊：2014 年 9 月 11 日。患者自诉服上方 7 剂后，自汗较前明显减少，精神状态有所好转，仍有怕冷，继续守方服用 14 剂，水煎服，每日 1 剂，早、晚各 1 次，饭前服用。

三诊：2014 年 9 月 25 日。患者服用 14 剂后复诊，自汗已明显缓解，其余症状均好转。口唇干燥，喜饮水，舌体胖大有齿痕，舌质暗红，苔薄白，脉沉细。在上方基础上去附片、防风，继服 7 剂，复诊时已无自汗，无恶寒及恶风等不适，其余症状均缓解，患者不愿继续服用汤药，嘱外购中成药玉屏风散口服。

按：根据患者症状体征及舌脉，辨证属营卫不和，阳虚兼有表证。张仲景《伤寒论》中有诸多运用桂枝汤治疗汗出的条文，如 12 条“太阳中风，阳浮而阴弱，阳浮者热自发，阴弱者汗自出，啬啬恶寒，淅淅恶风，翕翕发热，鼻鸣干呕者，桂枝汤主之”，13 条“太阳病，头痛，发热，汗出，恶风，桂枝汤主之”，53 条“病常自汗出者，此为荣气和，荣气和者，外不谐，以卫气不共荣气谐和故尔。以荣行脉中，卫行脉外，复发其汗荣卫和则愈，宜桂枝汤”，54 条“病人脏无他病，时发热自汗出而不愈者，此卫气不和也。先其时发汗则愈，宜桂枝汤”。其中第 12 条是用桂枝汤治疗风邪袭表，营卫不和之汗出，第 13 条是营卫不和之汗出均可治疗，“不必问其伤寒、中风、杂病也”，而第 53 条从“荣气和”阐释营卫不和之自汗出，第 54 条从“卫气不和”阐释营卫不和之自汗出。无论从总体而言的 13 条，还是 12 条、53 条、54 条，其病机的根本在于营卫不和，阴阳不调。太阳主表，可统摄营卫，若营卫调和，卫外得固，则可抵御外邪之侵袭；若腠理疏松，外邪入侵，卫不能固外，营不内守，则汗自出。《灵枢·经脉》曰：“膀胱足太阳之脉，起于目内眦，上额，交巅。其支者：从巅至耳上角。其直者：从巅入络脑，还出别下项，循肩髆内，挟脊抵腰中，入循膂，络肾，属膀胱。”此病案为太阳经表证，由于营卫不和，阴阳不调导致自汗出等一系列症状，在疾病的初期未得到及时治疗，使得表邪入里出现其他肺卫表证，治疗当以调和营卫、滋阴和阳、解肌发汗、顾护卫表，若太阳膀胱经脉气血振奋，则营卫调和。本案患者起初手脚心出汗，畏寒恶风，舌体胖大有齿痕，舌质暗红，苔薄白，脉沉细，均为阳气虚弱的表现，阳虚则津液外泄，故汗出，每次晨跑后毛孔开，导致腠理大开，风寒邪气侵袭入里，所谓正气存内，邪不可干，邪之所凑，其气必虚，所以治疗上，诸药合用，共奏调和营卫、扶阳解表之功效。

第三十六章　慢喉痹

案 1　孔某，女，50 岁。初诊日期：2011 年 7 月 19 日。

主诉：反复发作性咽部肿痛 10 年，加重 1 个月。

患者自诉 10 年前无明显诱因出现咽部干燥肿痛，反复发作，近 1 个月来自觉有痰样物附着于咽部，吐之不出，咽之不下，喜饮温水，晨起刷牙时有恶心欲吐感，咽痛严重时，两耳也隐隐牵痛。查体：咽峡部轻度充血，无明显红肿，咽后壁小血管扩张，咽后壁淋巴滤泡增生，舌红，苔薄白，脉沉细。

西医诊断：慢性咽炎。

中医诊断：慢喉痹。

治法：利咽止痛，养阴清肺。

方药：沙参麦冬汤加减。

处方：菊花 10g，金银花 15g，桑叶 10g，连翘 10g，玄参 10g，生地黄 10g，沙参 10g，桔梗 6g，甘草 3g。

7 剂，水煎服，每日 1 剂，分 3 次口服。

二诊：2011 年 7 月 26 日。患者服用 7 剂后，晨起刷牙时恶心欲吐症状较前改善，咽部疼痛及痰样异物感仍未缓解，睡眠差，睡眠多梦。查体：咽峡轻度充血，咽后壁淋巴滤泡增生，舌红，苔薄白，脉沉细。

处方：生地黄 15g，金银花 15g，白茅根 10g，淡竹叶 10g，灯心草 3 扎，芦根 30g，桔梗 6g，甘草 6g。

7 剂，水煎服，每日 1 剂，分 3 次口服。

三诊：2011 年 8 月 4 日。患者自诉仍有轻度咽干，疼痛较前明显缓解，痰样异物感减轻，查体：咽峡轻度充血，咽后壁淋巴滤泡增生，舌红，苔薄白，脉沉细。继续守方加熟地黄 10g，天花粉 10g，天竺黄 6g，山药 10g，玄参 10g。7 剂，水煎服，每日 1 剂，分 3 次口服。

四诊：2011 年 8 月 11 日。患者自觉诸症明显缓解，尤以痰样异物感缓解为著。查体：咽峡部未见充血，舌红，苔薄白，脉沉细。

处方：熟地黄 10g，生地黄 10g，白茅根 10g，连翘 6g，山药 10g，茯苓 10g，泽泻 6g，牡丹皮 6g，金银花 10g，乌梅 10g。

7 剂，水煎服，每日 1 剂，分 3 次口服。

按：根据患者症状体征及舌脉表现，辨证论治为邪不外透，化火炼咽，治当清泻。此病案患者慢性咽炎的病程较长，迁延不愈，反复发作，加上患者慢性基础疾病多，初诊时，患者的慢性咽炎可能因感冒而发作，因此治疗上用桑叶、菊花、银翘辛凉宣肺。二诊时，患者外邪已解，咽部症状较前明显缓解，出现寐差失眠症状，考虑心火旺盛，热盛伤阴，则用白茅根、淡竹叶、灯心草清泻心火，重用芦根、生地黄以养阴生津，金银花、桔梗、甘草作为理咽喉的佐使药。三诊时，患者自诉仍有轻度咽干，疼痛较前明显缓解，痰样异物感减轻，其中，咽喉有痰时加用天竺黄，咽喉干燥难除时用乌梅。四诊时，患者症状基本痊愈，只需巩固即可。黄连阿胶汤由黄连、黄芩、芍药、阿胶、鸡子黄等组成，由汉代张仲景创制，主要针对辨证为心火偏旺、肾阴不足的证候，而此方的辨证思路与张仲景法有所差异，一是没有用阿胶、鸡子黄等“血肉有情之品”，而用生地黄养阴清肺，二是没有用苦寒之黄连，而用甘寒的白茅根之类。

案2 王某，女，45岁。初诊日期：2020年2月18日。

主诉：咽部异物感半年余。

患者半年前无明显诱因出现咽部异物感，反复发作，无明显咽部肿痛不适，曾多次就诊，效果欠佳，现为求中医治疗，遂来就诊。现患者自觉咽喉异物感明显，伴舌体麻木，有烧灼感。查体：咽轻度充血，咽后壁小血管扩张，后壁淋巴滤泡增生，舌红，苔薄白，脉沉细。

西医诊断：慢性咽炎。

中医诊断：慢喉痹。

治法：柔肝养阴生津。

方药：甘麦大枣汤合越鞠丸加减。

处方：香附15g，川芎15g，芦根30g，当归尾10g，赤芍10g，沙参20g，小麦12g，大枣5枚，甘草6g。

7剂，水煎服，每日1剂，分3次口服。

二诊：2020年2月25日。患者自诉服用7剂后咽部仍有异物感，而舌部的麻木感减轻。查体：咽部已不充血，后壁淋巴滤泡增生，舌红，苔薄白，脉沉细。

处方：胆南星6g，天竺黄6g，枳壳15g，陈皮15g，半夏10g，竹叶15g，小麦15g，大枣7枚，灯心草3扎，甘草6g。

7剂，水煎服，每日1剂，分3次口服。

三诊：2020年3月3日。患者服用7剂药后，诸症皆可，但麻感仍反复出现，咽头异物感又出现。查体：咽部已不充血，后壁淋巴滤泡增生，舌红，苔薄白，脉沉细。

处方：香附6g，川芎15g，栀子15g，白术15g，紫苏子10g，神曲10g，陈皮10g，紫苏梗15g，佛手6g。

7剂。后电话随访患者已痊愈。

按：根据患者症状体征及舌脉，辨证为肝气不舒，痰瘀于咽部，此为梅核气与慢性咽炎同时存在。临床上慢性咽炎常常与梅核气兼夹，形成复杂的病症，时轻时重，时作时休。初诊时，患者已经多次使用中药治疗，但其慢性咽炎仍然反复发作，由于患者自觉咽喉异物感，伴有舌体麻木等症，处方取甘麦大枣汤合越鞠丸加减，重点治其气郁、血郁之症。二诊时，患者自诉服药7剂后咽部仍有异物感，而舌部的麻木感减轻，主治其痰郁、火郁。在三诊、四诊时，根据患者的症状情况，化痰郁，或理气郁，或消食郁，相互结合，辨证论治，调理脏腑。清代赵濂的《医门补要·戏药》中写到：“有病日久，初服此医之方一二帖颇效，再服则不效；又延彼医，不问药对症与不对症，初服一二帖亦效，再服又不效；及屡更数十医皆如此，为戏药，终不治”然临床之证，有很多患者，不停更换医师，每个医师治疗方法有差别，只图暂时短期有效，随后又出现反复，尤其是慢性咽炎、梅核气这类慢性病多见。探究其根本原因，《医门补要》认为“病久胃虚，易生变幻，虽医药频更，始则中焦犹暂受，继则气力莫能当”。

案 3 梅某，女，40 岁。初诊日期：2019 年 7 月 21 日。

主诉：慢性咽炎 5 年余。

患者 5 年余前无明显诱因出现咽部不适，发作时采用西药雾化冷喷治疗，效果欠佳。近期因感冒劳累而加重，自觉咽部干燥，咽痒，干咳，轻微疼痛，灼热感，喜饮冷水，伴形体消瘦，精神疲倦，睡眠差，小便可，大便偏干，舌质嫩红苔少色白少津，脉细数。查体：咽部黏膜慢性充血，咽后壁小血管扩张，淋巴滤泡增生，咽反射敏感。

西医诊断：慢性咽炎。

中医诊断：慢喉痹。

治法：滋养肺肾，利咽生津。

方药：猪肤汤加减。

处方：麦冬 10g，天冬 15g，玄参 15g，牡丹皮 20g，桔梗 10g，生山药 15g，猪肤 50g，生甘草 6g，蜂蜜 20g。

7 剂，水煎兑蜂蜜服，每日 1 剂，分 2 次缓缓咽下。

二诊：2019 年 7 月 28 日。患者自诉服 7 剂后咽部不适较前改善，守方继续服用 2 周，症状明显减轻，电话随访半年未见复发。

按：根据患者症状体征及舌脉，辨证为肺肾亏虚，阴虚内热。咽喉为肺肾经脉循行所过，阴液聚集之处，患者自觉咽干轻微疼痛，灼热不适，此为肺肾阴虚，咽喉无以润养之故；肺失于清肃，津液不足，则咽痒干咳；虚火久灼，津枯血燥，故咽部黏膜慢性充血，脉络扩张；虚火灼津，久聚成痰，痰瘀互结，故有颗粒增生，舌脉皆为阴虚内热之征。拟滋养肺肾、利咽生津为法，方以猪肤汤加味，猪肤汤今人较少使用，而古人颇多治验。《伤寒论》310 条：“少阴病，下利咽痛，胸满心烦，猪肤汤主之。”《临证指南医案》载：“张某，阴损三年不复，入夏咽痛拒纳，寒凉清咽反加泄泻，则知龙相上腾，若电光火灼，虽倾盆暴雨不能扑灭，必身中阴阳协和方息，此草木无情难效耳，从仲景少阴咽痛用猪肤主之。”患者多次服用玄参、麦冬、桔梗等养阴生津利咽之品，效果欠佳，然合《伤寒论》中经方猪肤汤化裁，疗效不错，猪肤可滋肺、脾、肾三阴以敛浮热。清代王孟英《随息居饮食谱》谓“猪肤甘凉，清虚热，治下利，心烦，咽痛”，《伤寒蕴要》谓其“补不足，清虚热”。蜂蜜可以润肺补脾，奏滋阴润燥和中之效。山药甘平，健脾补肺，固肾益精。诸药合用，共奏滋养肺肾、利咽生津之功效。

案 4 李某，男，50 岁。初诊日期：2018 年 12 月 4 日。

主诉：慢性咽炎 5 年余。

患者 5 年余前因遭受精神创伤后，自觉咽部疼痛剧烈，声音嘶哑，异物堵塞感，偶感右耳疼痛，遂于当地医院就诊，诊断为“慢性咽炎”。多处就医采用中西药物治疗后，效果欠佳，遂来就诊。患者形体偏肥胖，自觉咽喉堵塞、疼痛感，声音嘶哑，伴心烦胸闷，头痛，烦躁易怒，耳鸣如潮，口气秽臭，口干口苦，喜冷饮，小便偏黄，大便偏干，舌质红舌体胖大，苔黄腻而厚，脉沉滑。查体：咽部黏膜弥漫性充血，血管扩张，咽后壁有较多隆起的淋巴滤泡，并有黏稠分泌物附着，两侧咽侧索充血肥厚。

既往史：慢性前列腺炎。

西医诊断：慢性咽炎。

中医诊断：慢喉痹。

治法：清热涤痰，解毒消肿。

方药：桔梗汤加减。

处方：半夏10g，桔梗15g，浙贝母15g，玄参30g，板蓝根20g，麦冬10g，天冬15g，生甘草10g。

7剂，水煎服，每日1剂，分2次徐徐含咽。

二诊：2018年12月11日。患者自诉服用7剂后咽喉不适明显缓解，但仍感口燥咽干，守上方加麦冬15g，煎法同前，继用7剂，每日1剂，早、晚分服，徐徐含咽。

三诊：2018年12月18日。7剂后患者感咽喉疼痛、异物感虽均有好转，但因近日工作繁忙，压力过大，精神紧张而感胸闷，大便干结，苔黄腻较厚，继守上方加味。

处方：半夏15g，桔梗10g，浙贝母10g，玄参30g，板蓝根30g，黄芩10g，黄连6g，瓜蒌30g，麦冬20g，杏仁10g，生甘草6g。

嘱患者含咽之。14剂后咽喉灼痛、干燥、堵塞明显好转，头痛、耳鸣消失，声嘶改善。继续守方间断服用2个月余，诸症悉除。

按：根据患者症状体征及舌脉，辨证为痰火互结，痰浊壅聚。此病案患者五志过极化火，胖人多痰湿，痰火互结，痰浊壅聚，咽喉气血壅滞，故声音嘶哑，咽部异物感；痰热郁聚，咽喉腐溃，则脓性浊稠之物附着；火热炎上，痰火熏灼，而咽喉疼痛，口气秽浊；火热循经上扰而头痛心烦，气机不利则胸闷不适，火热灼津伤阴致口干难愈，舌脉皆示痰火壅盛，阴液已伤。拟清热涤痰、解毒消肿之法，佐以养阴生津，方以苦酒汤合桔梗汤加味。患者既往多次中医药治疗，屡服清热解毒、利咽止痛、养阴清肺之品，诸如玄参、麦冬、浙贝母、牡丹皮、牛蒡子、桔梗、金银花、连翘、板蓝根、蒲公英、山豆根、黄芩等，都效果欠佳。对于此案例，若治疗仍采用前类方药，恐怕效果不佳。故以经方苦酒汤、桔梗汤合方加味，《伤寒论》312条："少阴病，咽中伤，生疮，不能语言，声不出者，苦酒汤主之。"终归使顽疾取得一定的治疗效果。苦酒即米醋，能解毒消肿敛疮，半夏能化痰散结，主咽喉肿痛，311条："少阴病二三日，咽痛者；可与甘草汤，不差，与桔梗汤。"桔梗能开肺豁痰利咽，生甘草解毒缓和，《伤寒论》用到甘草的有70多处，而此处用生甘草，用意在于解毒泻火。此病案热毒痰浊较重，三诊化裁之方除苦酒汤、桔梗汤外，还合小陷胸汤、半夏泻心汤于一体，诸方合用，以增加其清热涤痰、开结、解毒之效，板蓝根为解毒之佳品，浙贝母可化痰散结，杏仁宣畅肺气，后世喉科常用生地黄、麦冬、玄参之类以养阴生津。诸药合用，能达到良好的疗效。而经方之妙处，于此得到体现。

案5 杨某，男，60岁。初诊日期：2017年3月1日。

主诉：反复咽喉不适半年余。

患者半年前因熬夜劳累过度后突然出现严重的咽部梗阻感，伴呼吸困难，于当地医院就诊后被诊断为会厌炎，予以相关药物对症治疗后稍缓解，但间断有咽部不适，伴有咽痛，发作时难以吞咽，自觉有痰样异物感，咽之不下，吐之不出，平素时有咽干，伴恶寒、倦怠乏力，时有胸闷，胸骨柄有压痛感，饮食尚可，睡眠一般，小便黄，大便正常，舌质偏红，苔厚略黄腻，脉弦。查体：咽黏膜弥漫性充血，血管扩张，咽后壁可见有较多淋巴滤泡增生，两侧咽侧索有充血性肥厚。平素饮酒。

既往史：冠心病。

西医诊断：慢性咽炎。

中医诊断：慢喉痹。

治法：清热除湿利咽，化痰宽胸散结。

方药：银翘马勃散。

处方：金银花 15g，连翘 10g，牛蒡子 15g，马勃 10g，射干 10g，木瓜 10g，泽泻 10g，车前草 8g，郁金 15g，橘核 10g，瓜蒌壳 10g。

7 剂，水煎服，每日 1 剂，分 2 次徐徐含咽。

二诊：2017 年 3 月 8 日。患者自诉服上药 7 剂后咽干较前缓解，现咽喉无异物感，无恶寒，口微渴，偶有轻微心悸胸闷，胸骨柄仍有压痛，仍有心胸烦热，现小便颜色较前淡，但有小便频急，舌质偏红，根苔略黄厚腻，脉略滑。

方药：银翘马勃散合上焦宣痹汤化裁。

处方：马勃 10g，射干 10g，茯苓 15g，浙贝母 10g，枇杷叶 15g，枳壳 15g，炒栀子 10g，木瓜 12g，泽泻 15g，车前草 8g，郁金 15g，通草 6g。

7 剂，每日 1 剂，水煎服。

服药后胸闷心悸明显好转，无明显心胸烦热，小便也明显缓解。考虑因素体脾肾较虚，长期服用汤剂难免产生厌药情绪，故后期建议患者以丸药巩固。

按：根据患者症状体征及舌脉，辨证为痰湿痹阻咽喉，郁而化热，致上焦气机不利。该患者平素劳累、饮酒损伤脾胃，脾土失健运，故痰湿自生，湿、痰痹阻咽喉，郁而化热，导致气机运行不畅，患者自觉咽部有异物感或阻塞感，外感六淫之邪的风、寒、热、燥、火邪致病均不会出现，主要是由于痰湿郁阻上焦气机，壅塞于咽部而致，加上湿邪性质缠绵难除，所以患者自觉咽阻感难以祛除，患者咽部肥厚以及咽后壁半透明的淋巴滤泡增生较多，从中医学角度来讲，则是湿痹于咽的特征，另外由于患者咽炎容易反复发作，缠绵难愈，这也是湿邪致病特点，也是湿邪壅滞于咽部的客观依据，《素问・至真要大论》曰“湿淫所胜……嗌肿喉痹”，患者舌苔厚腻也是湿邪存在依据；熬夜耗伤肾阴，肾阴不足，不能濡养咽喉，故平素时有咽干，如果痰湿由上焦入里，风湿热郁，遏于上焦焦膜，则出现恶寒，咽部有异物感，时有胸闷，舌质偏红，根苔厚略黄腻，咽微红，咽后壁可见有较多淋巴滤泡增生。银翘马勃散为辛凉微苦之剂，《温病条辨》中记载“四五、湿温喉阻咽痛，银翘马勃散主之”，它可以清热解毒，除湿利咽，连翘、金银花共用可清上焦风湿热；射干具有清热解毒、消痰化湿之功，为治疗喉痹咽痛要药；牛蒡子疏风散热，利咽解毒，散结消痹。诸药合用，共奏清热除湿利咽、化痰宽胸散结之功。

第三十七章 带 下

案1 胡某，女，48岁，已婚。初诊日期：2012年7月3日。

主诉：带下量多1年余。

患者自诉白带量偏多，伴有阴道坠胀感，在妇产科多次检查后，服用消炎药后稍好转（具体不详），停药或同房后症状再次复发，遂前来就诊。带下量偏多，质地黏稠，颜色白或淡黄，无异味感，伴阴道坠胀感，小便频，大便稀，伴全身乏力，时有腰膝酸痛。既往月经周期规律，无痛经，舌质淡边有齿痕，苔薄白，脉滑。

西医诊断：外阴阴道炎。

中医诊断：带下（脾肾气虚，湿浊下注证）。

治法：补脾益肾，利湿止带。

方药：完带汤加减。

处方：党参30g，炒白术15g，炒苍术15g，山药30g，芡实15g，生龙骨（先煎）30g，生牡蛎（先煎）30g，升麻10g，车前子（包煎）10g，柴胡10g，白芍20g，补骨脂15g，蒲公英20g。

3剂，水煎服，每日1剂，分3次口服。

二诊：2012年7月6日。服3剂后带下量明显较前减少，阴道坠胀感减轻，但仍伴全身乏力、腰膝酸痛，守上方加炙黄芪30g、赤石脂30g、杜仲15g。

三诊：2012年7月9日。患者自诉服用6剂后白带已恢复正常，阴道坠胀感基本消失，腰膝酸痛减轻。守前方加减，继续服用7剂后，嘱患者改服补中益气丸半个月巩固疗效，半年后随访患者述未再复发。

按：根据患者症状体征及舌脉表现，考虑辨证为脾肾气虚，湿浊下注。本例患者由于脾气虚中气下陷，而无力升举固摄，导致带下偏多，日久则病及肝肾。脾胃为人体后天之本，气血生化之源，为气机升降之枢。本病病机为脾肾俱虚，肝郁不舒，用完带汤加减，疏肝止带，健脾补肾，取得良好疗效。在治疗早期应以补脾益气、收涩止带、疏肝化湿为主，适当加入清热解毒药，治疗后期以补脾益肾为主，以治本为要，标本兼治，收效不错。

案2 张某，女，30岁，已婚。初诊日期：2015年8月11日。

主诉：白带偏黄伴外阴瘙痒2年余。

患者自诉白带颜色偏黄，量不多，伴有异味，外阴瘙痒，使用消炎药和阴道栓剂后症状缓解，停药后复发，白带常规检查提示支原体感染。现患者白带色黄，带有脓性，外阴瘙痒不适，伴腰膝酸软，全身乏力，口苦心烦，睡眠欠佳，二便调，舌质红，苔薄黄，脉细弦。

西医诊断：外阴阴道炎。

中医诊断：带下（冲任虚损，湿毒下注证）。

治法：补益冲任，利湿解毒。

方药：易黄汤加减。

处方：山药30g，芡实15g，黄柏15g，炒栀子15g，苍术15g，车前子（包煎）20g，泽泻15g，白花蛇舌草15g，半枝莲20g，鱼腥草20g，当归15g，生地黄20g，川牛膝20g。

4剂，水煎服，每日1剂，分3次口服。

二诊：2015年8月15日。患者自诉服药后白带颜色正常，外阴瘙痒较前减轻，睡眠佳，嘱患者继续治疗。守上方加柴胡15g、杜仲20g。

三诊：2015年8月21日。患者自诉服上药5剂后白带已经正常，外阴偶有瘙痒不适，前方减川牛膝、杜仲，加苦参15g、蛇床子15g，5剂。半年后随访患者未复发。

按：根据患者的症状体征及舌脉表现，考虑辨证为冲任虚损，湿毒下注。本例患者带下色黄，伴瘙痒，是冲任虚损，湿毒下注导致，应用易黄汤补益冲任，清热止带。方中用山药、芡实可补肾健脾、固涩止带，《本草求真》曰："山药之补，本有过于芡实，而芡实之涩，更有胜于山药。"二者配合相得益彰。患者外阴瘙痒，加入栀子、黄柏、白花蛇舌草等清热解毒药；患者腰膝酸软，全身乏力，此为肾虚症状，以川牛膝、杜仲补肾固涩；肝郁化火患者则出现口苦心烦眠差，加入柴胡疏肝，疗效颇佳。

案3　王某，女，33岁，已婚。初诊日期：2016年10月9日。

主诉：继发不孕1年，反复外阴瘙痒伴带下量多5个月。

患者2年前因胚胎停止发育行清宫术，近1年来未避孕，但未再孕。5个月前因外阴痒伴带下量多于医院就诊，诊断为念珠菌性阴道炎，治疗后仍反复发作。平素带下色黄，外阴灼热瘙痒，心烦易怒，自清宫术后月经渐少，每次经行仅使用4片卫生巾，3～4日干净，经期尚准。检查血性激素正常，输卵管造影双侧通畅，丈夫精液分析正常范围，夫妻染色体正常。妇科检查：外阴无异常，阴道通畅，可见较多白色分泌物，宫颈轻度糜烂，子宫前位，大小正常，无压痛，双侧附件无特殊。

西医诊断：继发不孕；外阴阴道念珠菌病；月经过少。

中医诊断：阴痒；带下病（肝经湿热）。

治法：燥湿清热，补肝肾填精。

方药：完带汤加减。

处方：生黄芪15g，制苍术10g，制白术10g，黄柏8g，金银花10g，忍冬藤18g，土茯苓20g，苦参10g，白芷5g，牡丹皮10g，丹参15g，赤芍10g，蛇床子6g，覆盆子15g，芡实15g，泽泻10g，柴胡6g，石菖蒲9g，当归12g，川芎10g，乌贼骨15g，白鲜皮15g，地肤子20g，生甘草5g。

7剂，水煎服，每日1剂，分3次口服。

二诊：2016年10月17日。患者自诉带下量较前减少，仍感阴部瘙痒，偶有腰膝酸软。湿热已轻而肝肾不足之象凸现，以补肝肾填精为主，兼清余邪。

处方：生黄芪15g，制苍术10g，制白术10g，黄柏6g，芡实10g，忍冬藤18g，土茯苓24g，苦参10g，当归12g，川芎10g，赤芍10g，白鲜皮15g，地肤子15g，车前子（包煎）10g，淫羊藿15g，巴戟天12g，白芷5g，蛇床子6g，覆盆子15g，生甘草5g。

7剂，水煎服，每日1剂，分3次口服。

三诊：2016年10月24日。患者自诉外阴无瘙痒，诸症皆好转，尿HCG阳性，宣告妊娠。

按：该患者阴部瘙痒，由于热灼津液，血虚化燥，肌肤失养而致，血枯津亏而见月经量少，肝肾阴血不足，气血失养，故不能受孕。证属本虚标实，首诊可见湿热之象明显，先治其标，故以清湿热为主，二诊时湿热已轻而肝肾不足之象明显，故以补肝肾填精为主，带下病的病因病理辨证分为虚、实两大类，实者表现为湿热蕴结，虚者表现为脾肾虚湿困，而临床多以虚实夹杂者为主。肾虚者，因封藏失司，失于固摄，阴液外溢，常见带下质稀，腰酸便溏，舌淡苔白润，脉沉细，对于肾虚者，以补肾益精、固摄止带为主，肾阳虚，选用桑螵蛸、补骨脂、菟丝子、金樱子等，肾阴虚，知柏地黄汤加减；脾气虚者，因水谷精微不能输布化生气血，潴留而为湿，流注下焦停滞胞宫，损伤冲、任、督、带脉，常见带下色白或清稀如水，食少便溏，面色萎黄，舌淡胖苔白或腻，脉濡细，对于脾虚者，治宜健脾益气、升阳除湿，以完带汤加减；湿热证者，素体多阴虚内热，复外感湿邪，湿热蕴结损伤血络，带脉失约，任脉不固，可见带下色黄脓，臭秽，伴阴痒、小便短赤，舌红苔黄腻，脉滑数。临床上治宜清热利湿止带，多选用川萆薢、焦栀子、车前草、土茯苓、白花蛇舌草、黄柏等。针对虚实夹杂者，治疗宜分清主次，祛湿时注意不可一味地固涩，以免湿无去路反蕴而化热，唯带下已久、滑脱不止者，可加乌贼骨、煅牡蛎、金樱子等；赤带多者，一般为心火炽热，中气渐损，阴血渐虚，必养心和肝，佐以凉血清气之品。对于临床多见经带同病者，根据病情的轻重，可调带治经，或调经治带，需经带并治者，主张经前调经，经后治带，行经期不宜治带，以免月经紊乱。

案4 周某，女，36岁，已婚。初诊日期：2019年6月21日。

主诉：带下量多半年，伴异味1个月余。

患者自诉带下量多如涕半年，有异味1个月余，伴外阴瘙痒，小便色黄，身形壮实。妇科检查：外阴阴道通畅，有异味，可见黄色黏质分泌物，宫颈轻度炎症，子宫前位，大小正常，质地中等，可活动，有压痛，两侧附件压痛，舌淡红，苔薄腻，脉滑数。

西医诊断：外阴阴道炎。

中医诊断：带下。

治法：攻逐痰湿。

方药：十枣汤合三妙丸加减。

处方：甘遂5g，芫花4g，大戟3g，大枣10枚，炒黄柏10g，苍术12g，川牛膝15g。3剂，水煎服，每日1剂，三餐后温服。

二诊：2019年6月24日。患者自诉服用3剂后带下量较前已少，颜色微黄，服药时伴有恶心、腹痛腹泻，舌淡红，苔薄白，脉滑数。中药守上方加陈皮10g、半夏10g。3剂。

三诊：2019年6月28日。患者诉服用3剂后带下症已明显好转，原方加陈皮、半夏之后，恶心减轻，停药后腹泻可缓解。

按：关于带下论治，有从湿论治者，如《傅青主女科》说“夫带下俱是湿病”，亦有从痰论治的，如朱丹溪说“漏与带俱是胃中痰积流下，渗入膀胱”“主治燥湿为先”。十枣汤本来是治疗悬饮的方剂，用十枣汤治疗带下似乎方不对症。十枣汤原本出自《伤寒论》，具有攻逐水饮的功效，清代吴本立《女科切要》称白带因“屈滞而病热不散，先以十枣汤下之”，其实痰、饮、湿一源三歧，故祛除饮邪亦可达到祛除痰湿的目的，朱丹溪称“结痰白带心下闷”先用小胃丹来疏肝解郁，小胃丹药有甘遂、芫花、大戟、黄柏、制大黄，即是十枣汤去除大枣，加大黄、黄柏而成，由此看来，十枣汤治实证带下古即有之。分析本病例患者带下量多如涕，并且有异味，时间达1个月余，是为痰湿下注偏重者，所以一般的祛湿轻剂难以达到疗效，特选用攻逐祛湿剂，因峻下水湿，故在服药期间出现了腹泻症状，同时加用三妙丸，其中川牛膝具有引药下行的作用，有助于治疗上部病变的十枣汤治疗下部病变的带下，全方共奏逐水祛湿之效，故二诊时带下已较前变少。由于出现恶心症状，故以半夏、陈皮止呕化痰。选方十枣汤加三妙丸，适用带下量多如涕、色黄质黏味臭，或身形壮实，证属痰热结滞辨证的患者。由此可知，十枣汤亦可治疗以痰湿蕴结为主的带下病。十枣汤加三妙丸，前者攻逐痰饮，后者清热利湿，共同治疗痰热互结之带下病，从而获得良好疗效。

案5 董某，女，45岁，已婚。初诊日期：2016年8月3日。

主诉：带下量多，有异味1个月余。

患者自诉劳累后出现带下量明显增多，色淡黄，有异味，下腹隐痛，外院检查发现白带脓细胞（++），子宫附件彩超提示左侧卵巢囊肿大小35mm×45mm，诊断为细菌性阴道炎、慢性盆腔炎，予甲硝唑栓阴道塞药1周，妇科千金胶囊口服治疗2周。复诊查白带脓细胞(+)，腹痛缓解，但白带量仍未减少，偶有异味，卵巢囊肿未消失。患者平素月经规律，月经周期为30日左右，月经期为5日，量中，色红，无痛经，无明显血块，末次月经日期为2016年7月22日，单胎顺产，人工流产1次，最近用药期间否认性生活。来诊时纳尚可，睡眠可，二便调，腰膝酸软，口干不欲饮，倦怠乏力，舌质红舌体胖大，苔黄腻，脉细滑。

西医诊断：细菌性阴道炎，慢性盆腔炎，卵巢囊肿。

中医诊断：带下（湿热下注证）。

治法：清热祛湿止带。

方药：自拟清热祛湿方。

处方：夏枯草15g，浙贝母10g，白茯苓15g，怀山药10g，薏苡仁15g，芡实15g，炒白芍10g，杜仲10g，炒黄柏10g，萆薢10g，白花蛇舌草15g，甘草6g。

7剂，水煎服，每日1剂，早、晚温服。

二诊：2016年8月10日。患者自述服药7剂后白带明显减少，无明显异味，腰膝酸软明显缓解。自觉小便畅，舌质红舌体胖大，苔黄腻，脉细滑，守上方去白花蛇舌草、萆薢，继续服用7剂，电话随访患者症状已愈。

按：根据患者症状体征及舌脉，辨证为湿热下注。对于带下病，辨证论治时重视抓主症特点。带下病通常为本虚标实，虚实夹杂，治疗宜从主症入手，临床上针对突出的主症治疗，一般可得到较好的治疗效果。若以湿热为主者，应先清湿热，其后再补其不足而治疗本源，以脾肾亏虚为主者，若无明显湿热者，以脾肾亏虚为本，以治本为主。本病案患者带下量多、色淡黄、有异味，检查未见异常细菌感染，此时应针对异味大这个主症，辨证为湿热下注，治疗以清热祛湿止带为主，进而可以获得良好的疗效。又如患者自觉腰膝酸软、倦怠乏力、带下量多、色黄、质稠、无明显异味，此症状中均有脾虚、肾虚、湿热的表现，抓住主症治疗诸症皆减轻。同时，建议患者注意寒热起居，劳逸结合，注意饮食清淡，忌辛辣黏腻，注意休息，忌久坐久立，可予以茯苓、芡实、山药、莲子等量煲汤，煲汤时可加莲子、薏米仁适量同服。

案6 王某，女，35岁，已婚。初诊日期：2016年4月11日。

主诉：阴道出血夹白带1年余。

患者1年前无明显诱因在月经干净1周后，出现阴道少量出血，并夹有白带，同时伴下腹疼痛。既往月经规律，经量偏少，无痛经。曾于妇产科多次检查，诊断为慢性盆腔炎、排卵期出血，予抗炎、补充黄体酮等对症治疗后无明显好转。现症：月经周期第 13 日，阴道出血，量少，色褐，夹有白带，伴下腹疼痛、腰部酸软。

西医诊断：慢性盆腔炎，排卵期出血。

中医诊断：带下。

治法：补肾固冲，祛瘀止血，兼清利湿热。

方药：清带汤加减。

处方：山药30g，女贞子20g，墨旱莲30g，红藤20g，黄柏15g，生龙骨（先煎）30g，生牡蛎（先煎）30g，海螵蛸30g，茜草15g，蒲公英20g，白芍15g，醋香附15g。

7剂，水煎服，每日1剂，分3次口服。

二诊：2016年4月18日。患者自诉服7剂药后阴道出血干净，白带正常，仍伴腰酸，睡眠差。守上方减蒲公英，加补骨脂15g、酸枣仁15g。7剂，水煎服，每日1剂，分3次口服。

三诊：2016年4月25日。患者自诉7剂后症状明显好转，要求继续守方治疗。遂予原方调整治疗，半个月后未发现再次排卵期出血症状，电话随访患者半年来均正常。

按：根据患者症状体征及舌脉，此病案辨证为冲任亏虚，湿热瘀滞。女性在排卵期是气血由阴转阳，由虚至盛的时期，若肾阴或肾阳不足，或痰湿内蕴，或瘀阻胞络等因素致阴阳转化时不协调，则可伤及冲任，冲任失调则血海固藏失职而妄行。本病案患者正处于排卵期时出现阴道出血夹有白带的症状，证属于冲任损伤，湿热阻滞，致血带俱出。赤血夹带，处方用清带汤，原方为炒栀子、黄柏、甘草、白芍、车前子、王不留行、麦冬、玄参，达到调补冲任、止血止带之效，同时辅以蒲公英、黄柏清利湿热解毒药，效果尤甚。

第三十八章　乳　　癖

案1　李某，女，48岁。初诊日期：2013年7月19日。

主诉：双侧乳房胀痛6个月，加重2个月。

患者自觉双侧乳房胀痛6个月，近来2个月加重，尤其月经前疼痛加重，可连及两胁疼痛，平素性子急躁，双目常常干涩，偶有耳鸣，食后胃脘痞胀，伴反酸，嗳气，月经淋漓不尽可达10日，量少，失眠差，容易醒，舌淡红，苔白有齿痕，脉弦细。乳腺彩超提示：乳腺小叶增生。

西医诊断：乳腺增生。

中医诊断：乳癖（肝郁痰凝证）。

治法：疏肝理气化痰。

方药：逍遥散加减。

处方：柴胡15g，酒白芍20g，当归20g，焦白术15g，茯苓15g，郁金15g，清半夏15g，枳实15g，煅龙骨30g，煅牡蛎30g，海螵蛸15g，炙甘草15g。

14剂，水煎服，每日1剂，早、晚温服。

二诊：2013年8月15日。服上方14剂后，诸症明显好转，经止，上方加姜黄15g、浙贝母15g，继服14剂，每日1剂，水煎服，早、晚分服。随访患者得知自行按上方服1个月，乳房胀痛消失，月经正常。乳腺彩超提示未见异常。

按：该证乃肝郁气滞，脾失运化所致。足厥阴肝经的循经走向为“布胁肋……连目系”，此患者平素性格急躁，使得肝气郁结，出现气机阻滞，导致乳络经脉阻塞不通，不通则痛，故乳房胀痛，连及两胁。由于肝开窍于目，《灵枢·脉度》曰：“肝气通于目，肝和则目能辨五色矣。”肝藏血，若气血不通畅，则目失所养，故见双目干涩。肝气横犯脾胃，胃失和降，可见食后嗳气、脘痞、反酸。肝失条达，郁而化火，上扰心神，可见寐差。弦脉主肝病，舌红主热象，苔白齿痕为脾虚。以柴胡为君药疏肝解郁。以酒白芍、当归养肝血为臣药，三者合用，血和则肝和，血充则肝柔。佐以焦白术、茯苓、清半夏健脾利湿，和胃降逆。枳实破气除痞，郁金解郁、理气止痛，二者助柴、芍疏肝行滞。海螵蛸味涩，收敛止血，制酸止痛。煅龙骨、煅牡蛎镇静安神，软坚散结，收敛固涩。炙甘草为佐使药，助苓、术健脾益气，兼调和诸药。服用14剂后，诸症均明显好转，二诊时加用姜黄活血行气，消肿止痛，浙贝母与煅牡蛎配伍开郁化痰散结，以消乳癖之肿痛。

案2　张某，女，32岁。初诊日期：2017年9月15日。

主诉：双乳胀痛5日。

患者因双乳胀痛5日来我院就诊，近1年来经常出现经前双乳疼痛，以右侧较重，月经来潮后稍减轻，经行期间腰酸不适，平素急躁易恼怒，善太息，食欲欠佳，口干口苦，自行触摸时发现左乳肿块1枚，曾多处就诊治疗，服用中药后症状未得到改善。体检：焦虑面容，常太息，纳差，夜寐欠佳，口干不欲饮水，双乳可触及条索状组织，轻微触痛，左乳外上触及结节，大如豌豆，舌质偏暗，舌体胖大有齿痕，苔白腻，舌下脉络紫暗，脉沉弦细。乳腺彩超提示右侧乳腺腺体厚度约为 1.0cm；左侧乳腺腺体厚度约为 1.0cm，外上象限 1 点钟处可见范围 1.2cm×0.4cm 非均质回声，形态不规则，边界欠清，少量强回声。

西医诊断：双侧乳腺增生。

中医诊断：乳癖（肝郁痰凝证）。

治法：疏肝止痛，化痰散结。

方药：解郁软坚汤合消瘰丸加减。

处方：醋柴胡 15g，白芍 20g，昆布 20g，海藻 20g，生黄芪 20g，山慈菇 6g，白蒺藜 10g，白芥子 10g，白术 15g，瓜蒌 6g，浙贝母 15g，煅牡蛎 15g，醋三棱 12g，醋莪术 12g，炙甘草 6g。

5 剂，水煎服，每日 1 剂，分 3 次温服。

二诊：2017 年 9 月 21 日。患者自诉胀痛明显减轻，情绪佳，食欲好转，余症均缓解。续守原方，加栀子 15g，14 剂。嘱调节情志，心胸豁达，避免熬夜。

三诊：2017 年 10 月 7 日。患者自诉乳房未再疼痛，口干口苦缓解，舌紫，稍暗，苔白，舌下脉络未见迂曲，脉细。继服原方 2 个月后，复查乳腺彩超提示左侧、右侧腺体厚度皆约为 0.7cm，各象限未见肿块。电话随诊，余症皆除，未再复发。

按：此案例中患者素来情绪不佳，肝气不疏，肝失条达，木旺克土，脾胃失和，津液运行不畅，气、痰、湿郁结，阻滞于乳络，发而为乳癖。方中海藻、昆布、煅牡蛎为海中之品，味咸，可化痰散结，软坚消肿；山慈菇归肝、脾二经，味辛能散，消痈散结，而《本草新编》谓之“正是消痰之药”；浙贝母能开郁结，善滑降痰气，与瓜蒌配伍专治胸中积痰，痰散而肿消；白芥子、瓜蒌通达经络以利气、豁痰消结而止痛；醋三棱、醋莪术破气消积、行血散肿，相须为用，专治癥瘕积聚、肿瘤痞块等，增强煅牡蛎软坚散结之力；白蒺藜行气滞、散结肿、破积聚；方中行散之品久服，恐伤脾胃，故佐以生黄芪、白术健脾和胃，扶固正气，资助运化，调治冲任气血；醋柴胡、白芍柔阴缓肝，气顺则痰可消，旨在引诸药入肝、胆二经，为疏肝解郁最常用药对；栀子可升可降，为阴中阳药，消肿活络，能入诸经；炙甘草补益气血、阴阳并济，调和诸药。本方配伍合理，针对病机，不拘泥于古方，根据证候随证化裁，疏肝与健脾并重，强攻与缓消并投，针对情志发病，嘱患者恬淡虚无，静养生息，这样疾病才得以痊愈。

案 3　陈某，女，40 岁。初诊日期：2018 年 6 月 8 日。

主诉：乳房隐隐作痛半年。

患者因“乳房隐痛半年”来于我院就诊，半年来乳房隐痛时发时止，伴有乏力，怕冷，自行服用乳癖消等药物后疼痛无明显缓解。体检：面色暗淡，双乳触痛，平素月经不规律，经量少，色暗淡，伴乳房胀痛，有腰酸、身倦等不适，夜寐差，小便清长，舌淡苔白胖大，右脉沉迟，左脉弱。乳腺彩超提示双侧乳腺腺体不规则增厚，右侧厚度约为 1.5cm，腺体内见多个低回声结节，边界清楚，形态规则，较大 1 个位于外上象限 10 点钟处，0.60cm×0.32cm；左侧厚度约为 1.3cm，外上象限 2 点钟处可见 1 个低回声结节，0.7cm×0.4cm。

西医诊断：双侧乳腺增生。

中医诊断：乳癖（阳虚痰结证）。

治法：化痰散结，温补肾阳，调和冲任。

方药：化痰散结汤二仙四物汤加减。

处方：仙茅10g，巴戟天8g，鹿角胶12g，淫羊藿10，熟地黄10g，肉苁蓉8g，姜半夏15g，牡蛎20g，海藻18g，昆布20g，白僵蚕15g，陈皮15g，茯苓10g，醋鳖甲12g，枸杞子12g，炙甘草6g。

10剂，水煎服，每日1剂，分3次温服。

二诊：2018年6月19日。乳痛较前减轻，睡眠改善，续守原方，继服1个月。嘱适当运动，御寒保暖，少食生冷。

三诊：2018年7月22日。此次经前乳胀痛较前明显缓解，偶有腰酸，经量较往常稍多，颜色暗红，余症皆缓。故守上方，继服1个月。3个月后随访，月经规律，复查彩超示双侧乳腺腺体厚度皆约为1.0cm，各象限内未见肿块。

按：此女正值六七之年，三阳脉衰，阳气渐亏，冲任失于濡润，内生虚寒，湿停乳络，痰湿聚结成乳癖，虚实夹杂，以实证为主，当以化痰散结、攻补兼施为核心，注意调理阴阳冲任为要。痰为阴邪，应用温药化之，方中淫羊藿、鹿角胶、仙茅、巴戟天温补肾阳，调摄冲任，皆为治疗冲任虚寒病证常用药；熟地黄益精填髓，善补阴血，滋肾水助阳光，阴中求阳，从而阴平阳秘；肉苁蓉调冲任，温肾阳，暖腰膝，培肾固本；鳖甲归肝经，滋阴潜阳，醋制促进药效入经，加强其消积软坚之功效；陈皮、姜半夏、茯苓、炙甘草取二陈汤之意，旨在调理脾胃，行气利水，增强化痰软坚散结之力；白僵蚕可行散经络痰结；枸杞子益精血，补肝肾，为“滋补肝肾最良之药”。全方阳中有阴，温而不燥，补中有散，补而不腻，标本兼治，共奏调摄冲任、补益肾阳、化痰软坚散结之功效。

案4　罗某，女，28岁，已婚未育。初诊日期：2013年8月4日。

主诉：发现双侧乳腺肿块半年。

患者于半年前突然发现自己双侧乳房均有肿块，B超检查发现右侧乳房有3个纤维腺瘤，左侧乳房有1个纤维腺瘤，患者拒绝行手术治疗，要求用中药治疗。查体：患者左乳外上象限1个肿块，大小约为1.50cm×1.10cm，右侧乳房外上象限可扪及1.50cm×1.00cm、1.00cm×1.60cm肿块2个，表面肤色正常，质地偏硬，表面光滑，边界清楚，可推动，无明显疼痛。患者性格急躁，心烦易怒，饮食少，舌淡红，苔白，脉弦细。

西医诊断：乳房纤维瘤。

中医诊断：乳癖。

治法：理气活血，破瘀散结。

方药：自拟行气活血方。

处方：黄芪20g，柴胡10g，青皮10g，桃仁15g，红花15g，三棱10g，莪术10g，穿山甲15g，皂角刺10g。

7剂，水煎服，每日1剂，早、晚温服。

二诊：2013年8月11日。上方服7剂后，患者自觉心烦易怒较前改善，纳食较前改善，肿块有所软化，嘱患者守方继续服用。

按：乳房纤维瘤属于祖国医学的“乳癖”范畴，多与情志、饮食、劳倦内伤相关，病位在肝、脾、肾，《圣济总录》云：“妇人以冲任为本，若失之将理，冲任不和，阳明经热，或为风邪所害，则气壅不散，结聚乳间，或硬或肿，疼痛有核。”乳癖多由气滞血瘀、痰凝互结引起，治疗以疏肝解郁、软坚散结、通络止痛为法，病因包括肝气郁结、痰凝血瘀，冲任失调。《疡科心得集》曰：“乳癖乃乳中结核，形如丸卵，或坠垂作痛，或不痛，皮色不变，其核随喜怒消长。”本病多由情志内伤，气滞血瘀，积聚乳房而致。方中黄芪益气健脾，柴胡、青皮疏肝行气，桃仁、红花活血化瘀，三棱、莪术活血破瘀消癥，穿山甲、皂角刺攻坚散结，活血消肿。全方共奏理气、破瘀、散结之功。本方组成虽然简单，但药力峻猛，可直达病所，对治疗乳房纤维瘤有着意想不到的疗效。

案5 李某，女，34岁。初诊日期：2015年9月22日。

主诉：乳房胀痛2年，发现乳腺结节1个月。

自诉2年来乳房胀痛，性格急躁，月经量少、颜色偏暗，近1个月来，发现两侧乳房内散在多枚小硬结节，触之可活动，每于行经前1周开始出现乳房胀痛，不能触摸，B超检查显示双侧乳腺囊性增生。患者平素胸闷气短，自觉心中郁闷，叹息则舒，舌质紫暗，苔白腻，脉弦数。

西医诊断：双侧乳腺囊性增生。

中医诊断：乳癖（肝郁痰凝证）。

治法：疏肝解郁，化痰软坚。

方药：柴胡疏肝散加减。

处方：柴胡15g，青皮15g，陈皮15g，香附10g，枳壳15g，浙贝母20g，全瓜蒌10g，茯苓20g，半夏10g，桔梗15g，夏枯草30g，牡蛎15g，通草15g。

14剂，水煎服，每日1剂，分2次口服。

二诊：2015年10月7日。上方服14剂后，患者自觉乳房胀痛较前好转，胸闷气短消失，两乳内硬结明显减少。嘱其原方继续服用。

按：乳腺囊性增生病属于中医学“乳癖”“乳中结核”的范畴，病位在肝、脾、肾，多与情志、饮食、劳倦内伤相关，肝气郁结、血瘀痰凝、冲任失调等导致乳络郁滞不畅，肝气郁滞又会导致病理产物的集聚，从而加重了乳络不通，使得诸症状加剧，或因情志不遂，肝郁气滞，气机阻滞，经脉不畅，乳络不通，或忧思伤脾，脾失健运，痰湿内生，郁滞于胸胁，致乳络不畅，抑或阳虚痰湿内结，阴虚炼液为痰，均可致病理产物阻塞乳络，壅塞不通，抑或冲任失调，体内气血亏虚，无力运化，气血凝滞，发而为病，又可各因素相互错杂，发而为病。本病由肝郁痰凝所致，肝郁气滞，水津失于疏布，则聚液为痰，日久成癖。本方以柴胡、香附、枳壳、青皮、陈皮疏肝行气解郁，气顺则水行，茯苓、半夏、桔梗、浙贝母、全瓜蒌宽胸化痰，夏枯草、牡蛎软坚散结。诸药共用，使气血调和，气顺痰消，则乳癖可散去。

案6 严某，女，40岁。初诊日期：2015年8月2日。

主诉：发现乳腺增生2个月余。

患者于2015年6月处于月经前期时自觉乳腺肿胀疼痛，可触及结节，于是于乳腺外科就诊。查体：左乳左上象限可触及多个肿大结节，有压痛，活动度可，与周围组织无粘连，较大者2.0cm×2.0cm，遂行乳腺彩超，提示左侧乳腺可探及多个肿块，较大者3.0cm×3.0cm，考虑纤维乳腺瘤可能性大，后给予小金片、乳癖消等相关中成药物治疗，患者自觉症状无明显改善。医师建议患者行手术治疗，患者表示拒绝，遂为求保守治疗就诊，平素感心烦易怒，月经量偏少，色偏暗红伴血块，经期正常，偶见痛经，白带未见明显异常，纳可，睡眠可，二便可，舌淡红边有齿痕，苔白，脉弦细。

西医诊断：乳腺囊性增生。

中医诊断：乳癖（肝郁痰凝证）。

治法：疏肝解郁，软坚散结，通络止痛。

方药：越鞠丸加减。

处方：柴胡 10g，生当归 15g，郁金 10g，醋香附 15g，生牡蛎（先煎）30g，浙贝母 15g，夏枯草 15g，延胡索 15g，橘叶 8g，生薏苡仁 15g，炒神曲 15g，炙甘草 6g。

7 剂，水煎服，每日 1 剂，早、晚温服。

二诊：2015 年 8 月 9 日。患者自觉服药 7 剂后症状较前减轻，嘱患者继续服 14 剂，后诸症均明显好转，乳房胀痛没有再发，3 个月后随访，患者诉复查彩超肿块较前缩小，表示乳房肿痛未再发。嘱患者调畅情志，保持心情愉悦。

按：目前现代医学对于乳腺增生病尚无理想的治疗方法，主要依赖激素治疗或手术治疗，而乳腺增生症多呈弥漫性病变，局部手术切除不能解决根本问题，所以中医药疗法成为临床治疗乳腺增生疾病的主要手段。陈实功认为“乳癖多由思虑伤脾，怒恼伤肝，郁结而成也”。该患者平素感心烦易怒，此最易导致肝气郁结，气机阻滞。过度思虑则伤脾，脾气失去健运，则可内生痰浊，女子乳头属肝，乳房属胃，脾胃相表里，肝喜条达而恶抑郁，若忧思郁怒，则肝失疏泄，累及脾脏，导致肝郁痰凝，气血瘀滞，不通则痛，则出现乳房结块且伴疼痛；由于月经前期气血旺盛，乳中气血壅盛而致瘀滞加重，故见乳房肿胀疼痛；月经量少伴血块、痛经均是气血瘀滞之表现；脉弦主肝。处方中柴胡芳香辛散，主入气分，可疏肝解郁，而肝体阴而用阳，则生当归配伍柴胡而不致劫肝阴，可养血和营，血充则气和，气舒则血生；郁金、醋香附入肝经，疏肝解郁，疏通患者气滞；牡蛎性寒味咸涩，清热益阴，软坚散结化痰，收敛固涩，与柴胡相伍后，散收有度，升降自如，气血调和；夏枯草、浙贝母可泻心肝之火，此为肝郁气滞易化火，“先安未受邪之地”，化痰消肿，软坚散结排脓，前人谓延胡索“行血中之气滞，气中血滞，故能专治一身上下诸痛”，辛散温通，是常用的止痛药；橘叶可通络，为治胁痛、乳痛的要药；生薏苡仁、炒神曲可健脾祛湿；甘草调和诸药。诸药合用，标本兼治，药证相符，故取得良好的治疗效果。

第三十九章 经期延长

案1 李某，女，38岁。初诊日期：2017年8月31日。

主诉：月经淋漓不尽10余日已2年余。

患者自2年前放置宫内节育器后即出现月经淋漓不尽，8～10日乃净，45日左右一周期，月经量正常，颜色暗红，无瘀血块，伴下腹隐痛不适，白带正常，纳食可，无口干口苦，二便可，月经来潮前常发作口腔溃疡，月经后好转，舌红边有齿痕，苔薄黄腻，脉沉。既往有慢性盆腔炎病史。B超提示宫内节育器位置无异常。下腹压痛阳性。今日为月经来潮第2日。

西医诊断：盆腔炎。

中医诊断：经期延长。

治法：辛开苦降，寒热并用。

方药：乌梅丸加减。

处方：乌梅30g，花椒3g，细辛3g，黄连片6g，酒黄芩10g，关黄柏10g，附片（先煎）3g，干姜3g，党参10g，当归10g，陈皮6g，甘草6g，佛手10g，肉桂3g。

7剂，水煎服，每日1剂，早、晚温服。

二诊：2017年9月7日。本次月经已结束，下腹隐痛不适较前有所好转，口腔溃疡较前愈合快，守原方再服7剂，以收全功。

按：放置宫内节育器引起的月经改变，其病因复杂，西医常予以止血消炎等对症处理。中医辨证论治则显现出得天独厚的优势。乌梅丸最早见于《伤寒论·辨厥阴病脉证并治》："伤寒，脉微而厥，至七八日，肤冷，其人躁，无暂安时者，此为脏厥，非蛔厥也。蛔厥者，其人当吐蛔，今病者静，而复时烦，此为脏寒，蛔上入其膈，故烦，须臾复止，得食而呕又烦者，蛔闻食臭出，其人当自吐蛔。蛔厥者，乌梅丸主之，又主久利。"最初是用于治疗胃热肠寒的蛔厥证，以寒热并用，温脏止痛为治。其实为厥阴正治主方，适用于上热下寒证的治疗。薛师参一通变，用于治疗临床属寒热错杂之腹痛、月经病等内科杂症，颇有疗效。刘渡舟对此曾有描述："凡临床见到的肝热脾寒，或上热下寒，寒是真寒，热是真热，又迥非少阴之格阳，戴阳可比，皆应归属于厥阴病而求其治法。"此例患者为中青年女性，既有月经色暗、经期延长等虚寒之象，又有反复发作口腔溃疡等虚热之象，寒热错杂，治疗当以辛开苦降，寒热并用，方选乌梅丸加减。方中重用乌梅，是其味酸收敛，使血行收敛；花椒、细辛、附片、干姜、肉桂皆为辛温之品，可温脏腑胞宫；黄连、黄芩、黄柏三黄苦寒清热，使虚热下行；加党参益气养血，当归补血活血，以防祛实太强伤及正气；另加陈皮、甘草、佛手顾护脾胃，使气血生化有源。全方共奏清热与温阳并举、补血与补气同施之功，方证合拍，气血阴阳同治，病证乃愈。

案2 张某，女，33岁。初诊日期：2018年8月31日。

主诉：月经淋漓不尽10余日5年余。

患者诉自5年前放置宫内节育器后即出现月经淋漓不尽10余日，西医检查未见明显异常，B超提示宫内节育器位置无异常，诊断为功能失调性子宫出血，予西医治疗后症状缓解，但症状反复不易痊愈。今日为月经来潮第4日，量少，色深，乳胀明显，无腹痛，口干喜热饮，纳可，大便可，白带多、黄白相间，色臭，面部、前胸、后背痤疮，月经完后好转，舌暗红，苔薄，脉涩。

西医诊断：功能失调性子宫出血。

中医诊断：经期延长。

治法：清热解毒，活血行气。

方药：自拟验方加减。

处方：太子参30g，熟地黄10g，净山楂30g，当归10g，川芎10g，忍冬藤30g，黄柏10g，赤芍15g，陈皮6g，青皮6g，川牛膝15g，甘草6g。

7剂，水煎服，每日1剂，早、晚温服。

二诊：2018年9月7日。月经已结束，量较前增多，面色较前稍好转，口干喜热饮，纳可，二便可。去青皮，加佛手10g、桑叶30g、桑枝30g、桑椹30g、砂仁（后下）6g，调整太子参为15g、净山楂为10g、赤芍为10g、黄柏为6g。

三诊：2018年9月14日。面色较前有华，口干较前好转，继守上方再服7剂，巩固疗效。

按：此例患者为中青年女性，病情反复5年余，西医检查未见明显异常，诊断为功能失调性子宫出血，予西医治疗后症状缓解，但症状反复不易痊愈。此例患者月经量少、色深、乳胀明显，为气滞血瘀之象；白带多、黄白相间，色臭为下焦湿热之象；面部、前胸、后背痤疮则为湿热上炎之象；舌暗红、苔薄、脉涩为血热血瘀之征。薛师擅长治疗各种原因所致月经不调，并有自身常用临床药对及验方。久病多虚，久病多瘀，首以大剂量太子参益气生津，配合熟地黄补益肝肾；净山楂行气散瘀力强，现代药理学显示其还可加强子宫收缩；当归、川芎为活血补血，调经止痛之良药；忍冬藤、关黄柏为清下焦热佳品；赤芍亦可清热凉血，散瘀止痛；配以青皮、陈皮行气解郁，气行则血行；川牛膝引血下行；甘草调和诸药。全方共奏清热解毒、活血行气之功。二诊时患者月经已结束，诸症好转，去破气力太强之青皮，加入佛手、砂仁疏肝健脾行气；肾为先天之本，桑叶、桑枝、桑椹为薛师临床常用补肾药对，三者合用补肾力强；并减少清热及补益之力。三诊时患者症状皆好转，继守前方7剂巩固疗效，以收全功。

月经病是妇科临床的多发病，常见的月经病有月经先期、月经后期、月经先后无定期、月经过多、月经过少、经期延长、经间期出血、崩漏、闭经、痛经、经行发热、经行头痛、经行吐衄、经行泄泻、经行乳房胀痛、经行情志异常、绝经前后诸证、经断复来等。月经病的治疗原则重在治本以调经。《素问·阴阳应象大论》指出“治病必求于本”。论治过程中，首辨他病、经病的不同。如因他病致经不调者，当治他病，病去则经自调；若因经不调而生他病者，当予调经，经调则他病自愈。次辨标本缓急的不同，急则治其标，缓则治其本。再辨月经周期各阶段的不同。经期血室正开，大寒大热之剂用时宜慎；经前血海充盛，勿滥补，宜予疏导；经后血海空虚，勿强攻，宜于调补，但总以证之虚实酌用攻补。月经病的治本大法有补肾、扶脾、疏肝、调理气血等。“经水出诸肾”，故调经之本在肾。补肾在于益先天之真阴，以填精养血为主，佐以助阳益气之品，使阳生阴长，精血俱旺，则月经自调。即使在淫邪致病的情况下，祛邪之后，也以补肾为宜。扶脾在于益气血之源，以健脾升阳为主，脾胃健运，气血充盛，则源盛而流自畅。用药不宜过用甘润或辛温之品，以免滞碍脾阳或耗伤胃阴。疏肝以开郁行气为主，佐以养肝之品，使肝气得疏，气血调畅，则经病可愈。调理气血当辨气病、血病，病在气者，治气为主，治血为佐；病在血者，治血为主，治气为佐。气血来源于脏腑，其补肾、扶脾、疏肝也寓调理气血之法。如《景岳全书》所说："故调经之要，贵在补脾胃以资血之源，养肾气以安血之室，知斯二者，则尽善矣。"而本篇所论述经期延长之病症，治疗应以固冲调经为大法，气虚者重在补气升提，阴虚血热者重在养阴清热，瘀血阻滞者以通为止，不可概投固涩之剂，犯虚虚实实之戒。

经期延长的发生常与脏腑经脉气血失调，冲任不固或冲任损伤，经血失于制约密切相关。辨证以月经量、色、质为主，结合全身的证候以及舌脉综合辨证论治。如量多、色淡、质清稀，伴见倦怠乏力，舌淡脉弱，多属气虚；量少、色红、质稀，舌红，脉细数，多属虚热；色暗，伴下腹热痛，舌红，苔黄腻，脉弦数，多属湿热；色紫暗，有块，小腹痛，舌紫暗，脉涩，多属血瘀。治疗重在缩短经期，故服药时间以正经期为主，然不可过用固涩之品，以免止血留瘀。临证需要注意气血同病或多脏同病，《陈素庵妇科补解·经水淋漓不止方论》曰："妇人经行，多则六七日，少则四五日，血海自净。若迟至半月或一月，尚淋漓不止，非冲任内虚，气不能摄血，即风冷外感，使血滞经络，故点滴不已，久则成经漏，为虚劳、血淋等症。若经行合房，以致血漏，尤为难治。"来潮初期量少淋漓不尽者，可在经前适量加用温肾调经之品以促使重阳转阴；来潮初期即量多满盈者，可在行经初期予以活血调经之品，以祛瘀生新。现代医学研究认为，经期延长多属于功能性病变，但临证还须注意，如按常规治疗久未痊愈，则要反思有无合并子宫内膜息肉、盆腔炎或宫内节育器等因素影响，并根据需要选择相关的诊治方法。本病应与崩漏相鉴别，经血失约，可出现月经过多，若失治或误治，常可发展为崩漏，崩漏也为妇女月经病常见病症之一，除阴道流血淋漓不断外，甚者可延续数日或数月不等，常伴有月经周期紊乱；而经期延长行经时间虽也在7日以上，但往往在2周以内可自然停止，月经周期通常正常。

薛师认为，女子以血为用，《灵枢·五音无味》说："妇人之生，有余于气，不足于血，以其数脱血也。"血为气之帅，气为血之母，气病可以及血，血病可以及气，彼此有密切关系。对本病的治疗，固经止血固然重要，但排除子宫内残存的瘀血尤为重要，此瘀血不同于一般之瘀血，与肾虚密切相关，单纯祛瘀血往往不能达到目的，相反可能使血量更多，往往应在祛瘀的同时兼顾补肾养阴。强调西医诊断，中医辨证，病证结合。气血冲任与脏腑间相互关系的影响，以冲任损伤，脾虚、血瘀，肝气郁结为最常见，强调辨病与辨证有机结合。本病的预后一般较好，患者平素应注意外阴卫生，经期避免重体力劳动，《中国医学百科全书·中医妇科学》在"经行宜忌"中归纳为适寒温、调情志、慎劳逸、禁房事、保清洁。但若合并月经过多或久不净者，恐转为崩漏之势，则应引起重视，以崩漏治法论治。

第四十章　痛　　经

案1　徐某，女，15岁。初诊日期：2020年8月15日。

主诉：痛经2年余。

患者诉月经初潮年龄13岁，自初潮开始即出现痛经症状，经期多出现小腹冷痛，月经第2日疼痛最明显，痛经严重时冷汗淋漓，手足冰冷，痛不可忍，需卧床休息，有时需要服用止痛药物，得温痛减；经色暗红，伴有血块，伴腰骶酸痛，上次月经来潮时，伴有流鼻血一次，量少；不伴有头痛、恶心、呕吐等症状。月经周期尚正常，一般28～30日，偶有提前，经期3～5天，月经量偏少。末次月经日期为2020年8月6日。饮食、睡眠、大小便尚可，精神可。舌暗红，苔白，脉细涩。

西医诊断：痛经。

中医诊断：经行腹痛。

治法：温经散寒，养血祛瘀止痛。

方药：温经汤加减。

处方：制吴茱萸6g，阿胶6g，知母10g，川芎10g，当归10g，干姜6g，太子参20g，桂枝6g，姜半夏6g，甘草6g，佛手6g，麦冬10g，净山楂20g，陈皮6g。

7剂，水煎服，每日1剂，下次月经来潮前1日开始煎药服用，早、晚温服。

嘱患者经期忌食生冷、辛辣，注意保暖。

二诊：2020年9月11日。患者痛经症状较前减轻，末次月经日期为2020年9月7日，此次经期小腹冷痛缓解，疼痛程度较前减轻，可忍受，经色暗红，血块较前减少，偶有腰骶部酸痛，无恶心、呕吐，无头晕、头痛症状。舌脉大致同前，舌色暗红较前好转。前方临床疗效明显，继续守上方5剂，煎服方法同前。

按：该患者经行腹痛，结合经期多出现小腹冷痛，严重时冷汗淋漓，手足冰冷，痛不可忍，得温痛减，经色暗红，伴有血块等症状，以及舌苔脉象，辨证为寒凝血瘀证。治宜温经散寒、祛瘀止痛，方用温经汤加减。

从古至今，历代医家对于痛经的病因病机有不同的认识。薛师认为，气血、脏腑、经络、患者的体质因素以及现代的不良生活习惯等都可以引起经血不利，从而导致痛经，其基本病机分为“不通则痛”和“不荣则痛”。痛经与气血有着密切的关系，月经本就是血，而“女子以血为本”。其特殊生理之经、孕、产、乳均以血为本，以气为用。而脏腑为气血之源，在经络上，五脏六腑、十二经脉与冲、任、督、带相连，并通过冲、任、督、带四脉与胞宫相通。在功能上，心主血，肝藏血，脾统血，胃主受纳腐熟，与脾同为生化之源；肾藏精，精化血；肺主一身之气，朝百脉而输布精微。故五脏安和，气血调畅，则血海按时满盈。若胞宫失于濡养，则出现“不荣则痛”，发为痛经；若经期前后冲、任二脉气血的生理期骤变，导致胞宫气血运行不畅，则出现“不通则痛”，发为痛经。

薛师认为，该患者经前或经期出现小腹冷痛拒按，得热则痛减，经血量少，色暗有块，畏寒肢冷，面色青白，舌暗，苔白，脉细涩，临床上多考虑致病因素为寒凝、血瘀。寒客冲任，血为寒凝，瘀滞冲任，气血运行不畅，经行之际，气血下注冲任，胞脉气血壅滞，“不通则痛”，故痛经发作；寒客冲任，血为寒凝，故经血量少，色暗有块；得热则寒凝暂通，故腹痛减轻；寒伤阳气，阳气不能敷布，故畏寒肢冷，面色青白。舌暗，苔白，脉细涩，为寒凝血瘀之征。因此治疗上应该选用具有温通、祛瘀、止痛的中药，女性以血为用，同时应该加用一些养血的药物，故多选用温经汤加减治疗。

温经汤出自张仲景《金匮要略》，功能温经散寒，养血祛瘀，主治冲任虚寒，瘀血阻滞，月经不调，或前或后，或逾期不止，或一月再行，或经停不至，傍晚发热，手心烦热，唇口干燥；或小腹冷痛，久不受孕者。全方由吴茱萸、半夏、当归、人参、桂枝、芍药、阿胶、牡丹皮、川芎、生姜、甘草、麦冬组成。全方配伍得当，温、清、消、补并举，温而不燥，肝脾兼调，为妇科调经之要方。方中吴茱萸、桂枝温经散寒，通利血脉为君；当归、川芎、芍药、牡丹皮养血祛瘀为臣；阿胶、麦冬养阴润燥，人参、甘草益气健脾，半夏、生姜降逆温中为佐；甘草调和诸药为使。诸药相配，共奏温经散寒、养血祛瘀之功。薛师通过多年临床经验，认为温经汤治疗痛经疗效显著，但在临床用药时并非一成不变，应根据患者的症状进行加减变化：若患者痛经发作甚，可加醋延胡索、小茴香；若小腹冷凉，四肢不温，酌情加温肾补阳的药物，如熟附子、巴戟天；若经期纳差，可加炒麦芽、炒鸡内金；若寒湿甚，重用吴茱萸、桂枝，加乌药、艾叶等；若肝郁，加香附、郁金、柴胡等；若血瘀，重用川芎、牡丹皮，加桃仁、红花、丹参、益母草等；若血虚，重用当归、阿胶，加熟地黄、白芍等；若阴虚，加沙参、生地黄等；若气虚，重用人参，加黄芪、山药、白术等。

案2 张某，女，23岁，未婚。初诊日期：2017年12月17日。

主诉：经行腹痛4年，经行时间延长伴腹痛加重3个月。

患者诉4年前开始出现经行腹痛，一般月经来潮前2日疼痛明显，每遇情志不舒时疼痛加重明显。近3个月患者经行时间延长，多为10日左右，月经量适中，色暗红，伴有血块，经行前2日，有明显的小腹痛、腹胀，伴腰骶部酸胀不适，乳房胀痛，带下多呈咖啡色。末次月经时间为2017年11月16日～25日，月经量较前两个月稍多，色暗红，夹有血块；11月26日阴道开始间断出现咖啡色样分泌物，1周后干净。患者诉近期生活压力较大，情绪容易焦虑、烦躁，睡眠欠佳，大小便尚可，食欲一般，精神一般。此次月经今日来潮，自觉小腹两侧胀痛明显，伴乳房胀痛，月经量偏少，呈咖啡色，舌质红，苔白腻，脉弦数。

西医诊断；痛经；月经不调。

中医诊断：经行腹痛；经期延长（肝郁气滞血瘀证）。

治法：疏肝理气，活血止痛调经。

方药：柴胡疏肝散加减。

处方：柴胡12g，川芎10g，陈皮6g，香附10g，麸炒枳壳15g，白芍10g，佛手6g，醋延胡索15g，益母草10g，太子参20g，净山楂20g，酸枣仁30g，茯神30g，甘草6g。

5剂，水煎服，每日1剂，早、晚温服。

嘱患者经期忌食生冷、辛辣，保持心态平和，避免生气、急躁。

二诊：2018年1月21日。患者服用上述中药汤剂后，痛经症状、乳房胀痛症状明显减轻，上个月月经7日即净，咖啡色样分泌物明显减少，但偶有外阴部瘙痒不适，白带偏黄，月经量正常；患者的情绪、睡眠症状明显好转。大小便尚可，精神、饮食可，舌红，苔薄白，脉细滑。上方临床疗效明显，继续以上方为基础方，在上方的基础上减酸枣仁、茯神用量，改为酸枣仁 15g、茯神 15g，同时加用黄柏 10g、忍冬藤 30g，再巩固 5 剂，服药方法同上。

三诊：2018 年 2 月 26 日。患者痛经症状基本消失，经期时间恢复正常，睡眠可，外阴部瘙痒不适症状好转，白带颜色正常。精神、饮食、大小便可，舌红，苔白，脉沉细。继续上方 7 剂，煎服方法同前。

按：该患者经行前 2 日，明显的小腹痛、腹胀，伴腰骶部酸胀不适，乳房胀痛，每遇情志不舒时疼痛加重明显，经期延长，经色暗红，夹有血块，结合舌苔脉象，属于肝郁气滞血瘀证，治宜疏肝理气、活血止痛调经，方用柴胡疏肝散加减。

薛师认为，痛经的发病与肝的关系最为密切，性格内向压抑、工作生活家庭的压力过大等都可导致肝之疏泄失职，肝郁气滞，气血运行不畅，气滞血瘀，不通则痛是发病的主要原因。该患者属于肝郁气滞血瘀证，故痛经的治疗以止痛为先，从肝论治，重在疏肝行气止痛，以调畅气机为主，从而达到通达则不痛的目的，兼以活血化瘀止痛，选用柴胡疏肝散加减。

肝主疏泄，性喜条达，其经脉布胁肋循少腹。若情志不遂，木失条达，则致肝气郁结，经气不利，故见胁肋疼痛，胸闷，脘腹胀满；肝失疏泄，则情志抑郁易怒，善太息；脉弦为肝郁不舒之征。遵《内经》“木郁达之”之旨，治宜予疏肝理气之法。柴胡疏肝散是四逆散加陈皮、川芎、香附而成。而四逆散中四药等量，侧重调畅气机，疏理肝脾；本方重用柴胡，轻用甘草，将枳实改为麸炒枳壳，再加陈皮、川芎、香附重在行气疏肝，兼以和血止痛，为治肝郁血滞之良方。方以柴胡为君，调肝气，散郁结。臣以香附专入肝经，既疏肝解郁，又理气止痛；川芎辛散，开郁行气，活血止痛，二药助柴胡疏肝理气止痛，佐以陈皮理气行滞和胃，醋炒以增入肝行气之功；枳壳理气宽中，行气消胀，与陈皮相伍以理气行滞调中；白芍、甘草养血柔肝，缓急止痛。甘草又调和诸药，兼作使药。诸药合用，能理肝气，养肝血，和胃气，共奏疏肝行气、活血止痛之功。患者经期前 2 日痛经明显，经色暗红，伴有血块，加用益母草、醋延胡索活血化瘀止痛；患者诉睡眠差，方中加用酸枣仁、茯神养血安神助睡眠；薛师还擅长用太子参配伍净山楂，可以促进子宫收缩，利于经期血块排干净，临床疗效佳。

案 3 王某，女，33 岁，已婚。初诊日期：2020 年 7 月 17 日。

主诉：经期或经后小腹隐痛 2 年。

患者诉 2 年前开始出现经期或经后小腹隐痛，经期出现小腹隐痛明显，喜按，月经量少，一般 3 日即净，经色淡，质稀，常伴有神疲乏力、头晕心悸、失眠多梦、脸色苍白。末次月经日期为 2020 年 6 月 22 日。患者体形偏瘦，食欲差，睡眠欠佳，梦多，常有胃脘部胀痛不适，无口干、口苦，大便偏干，小便尚正常，舌淡，苔薄白，脉细弱。

西医诊断：痛经；月经不调。

中医诊断：经行腹痛；月经量少（气血不足证）。

治法：健脾补气养血。

方药：归脾汤加减。

处方：姜半夏 6g，茯神 30g，白术 30g，麸炒枳实 10g，党参 10g，木香 10g，南沙参 10g，北沙参 10g，木香 10g，建曲 10g，炒麦芽 10g，焦山楂 10g，炒鸡内金 10g，炒酸枣仁 15g，川芎 10g，知母 10g，陈皮 6g，甘草 6g。

7 剂，水煎服，每日 1 剂，早、晚温服。

嘱患者经期忌食生冷、辛辣刺激之品。

二诊：2020 年 7 月 24 日。患者昨日月经来潮，痛经症状好转，目前仍有小腹部疼痛，症状较前减轻，月经量较前增多，偶有腰部酸胀不适，睡眠、食欲稍好转，大便稍好转，小便正常，舌脉大致同前。在上方基础上加醋延胡索 15g、当归 10g、玫瑰花 10g，焦山楂改为净山楂 15g，继续服用 7 剂，服药方法同上。

三诊：2020 年 8 月 7 日。患者上次经期痛经症状基本消失，经量正常，食欲好转，大便正常，伴有腹胀不适，舌红，苔白，脉沉细。在 2020 年 7 月 24 日中药方剂的基础上加减用药，去党参、炒酸枣仁，加姜厚朴 10g，继续服用 7 剂，服药方法同上。

四诊：2020 年 8 月 14 日，患者诉上述症状基本好转，腹胀减轻，睡眠明显好转，舌红，苔白，脉细。继续上方巩固 7 剂，服药方法同上。

按：该患者经期或经后小腹隐痛，以经期出现小腹隐痛明显，喜按，月经量少，一般 3 日即净，经色淡，质稀，常伴有神疲乏力、头晕心悸、失眠多梦、脸色苍白，结合舌苔脉象，诊断考虑痛经，辨证为气血不足证，治宜健脾补气养血，方用归脾汤加减。

薛师认为，患者气血本虚，经血外泄，气血更虚，胞宫、胞脉失于濡养，故经期或经后小腹隐痛喜按；气血虚冲任不足，故月经量少，色淡质稀；气虚中阳不振，故神疲乏力；血虚不养心神，故心悸，失眠多梦；气血虚不荣头面，故头晕，面色苍白。舌淡，苔薄，脉细弱，均为气血虚弱之征象。月经是阴血下达子宫，子宫定期藏泄的结果，其生理是气血相和，即气血的正常产生和运行，血是月经的物质基础，气是运行血脉的动力，气血和调则经候如常。气血和调在先天肾精的基础上，有赖于后天脾胃生理功能的正常发挥。正如《景岳全书·妇人规》所说："故月经之本，所重在冲任，所重在胃气，所重在心脾生化之源耳。"脾胃为"气血生化之源，后天之本"。又脾主中气，其气主升，具有统摄血液，固摄子宫之权。脾健运，则血循常道血旺而经调。脾气虚弱，失其统摄之权，则血不循常道而下溢。胃主受纳，为水谷之海，胃中水谷盛，则冲脉之血亦盛，月事以时下。由此可见月经的发生及正常藏泄与脾胃有较大的关系，结合该患者的临床表现，宜用归脾汤加减治疗。

归脾汤，为补益剂，具有益气补血、健脾养心之功效，主治心脾气血两虚证，症见心悸怔忡，健忘失眠，盗汗，体倦食少，面色萎黄，舌淡，苔薄白，脉细弱；脾不统血证，症见便血，皮下紫癜，妇女崩漏，月经超前，量多色淡，或淋漓不止，舌淡，脉细弱。该患者属于气血不足导致的痛经，方用归脾汤加减，方中以人参、黄芪、白术、甘草甘温之品补脾益气以生血，使气旺而血生；当归、龙眼肉甘温补血养心；茯苓（多用茯神）、炒酸枣仁、远志宁心安神；木香辛香而散，理气醒脾，与大量益气健脾药配伍，既能复中焦运化之功，又能防大量益气补血药滋腻碍胃，使补而不滞，滋而不腻；用法中姜、枣调和脾胃，以资化源。该方有以下三个特点：一是心脾同治，重点在脾，使脾旺则气血生化有源；二是气血并补，但重在补气，意即气为血之帅，气旺血自生，血足则心有所养；三是补气养血药中佐以木香理气醒脾，补而不滞。正如汪昂《医方集解·补养之剂》中所说："此手少阴、足太阴药也。血不归脾则妄行，参、术、黄芪、甘草之甘温，所以补脾；茯神、远志、枣仁、龙眼之甘温酸苦，所以补心（远志苦泄心热，枣仁酸敛心气）。心者，脾之母也。当归滋阴而养血，木香行气而舒脾，既以行血中之滞，又以助参、芪而补气（汪机曰：木香与补药为佐则补，与泄药为君则泄）。气壮则能摄血，血自归经，而诸证悉除矣。"患者有睡眠欠佳、多梦症状，方中寓以酸枣仁汤之意调节睡眠。归脾汤在临床上应用广泛，但还注意正确辨证论治，不能一概而论，要学会针对患者的个体差异，进行加减用药。

第四十一章 闭　经

案1 张某，女，35岁，已婚。初诊日期：2019年4月8日。

主诉：人工流产术后停经6个月余。

患者6个月余前行人工流产术，术后至今未来月经，手术前月经周期、经量、经色均正常。现自觉疲劳乏力，气短，偶头晕，纳少，嗜睡，易困，小便可，大便干，脸色苍白，舌淡红，苔白，脉细弱。辅助检查提示血红蛋白101g/L，腔内彩超提示子宫内膜偏薄（0.7cm）。

西医诊断：继发性闭经。

中医诊断：闭经（气血两虚证）。

治法：健脾益气，养血调经。

方药：八珍汤加减。

处方：太子参15g，白术10g，茯苓10g，当归10g，川芎10g，熟地黄15g，鸡血藤15g，白赤芍10g，砂仁6g，陈皮6g，菟丝子10g，枸杞子10g，炙甘草6g。

7剂，水煎服，每日1剂，早、晚温服。

二诊：2019年5月10日。患者诉食欲较前好转，疲劳乏力感、气短、头晕较前减轻，但仍不见月经，嘱患者继续服用上方7剂，服用方法同上。

三诊：2019年6月12日。患者诉月经6月7日至，量少，经期第1～3日可用日用巾2片，2/3满，色暗红，无血块，经期自觉疲劳乏力症状明显。现已恢复正常饮食，疲劳乏力症状明显缓解，面色稍红润，眠可，二便调。今日B超示：子宫内膜0.86cm，子宫及双附件未见异常。在上方基础上加减用药，方中加牛膝10g，继续服用7剂，服用方法同上。

四诊：2019年7月10日，患者本月月经7月8日来潮，经量尚可，色暗红，无痛经，偶有小腹轻微坠胀不适感，余未诉不适，继续服用5剂，服用方法同上。后期随访3个月，患者月经可按月正常来潮。

按：患者人工流产术后停经6个月，伴疲劳乏力，气短，偶头晕，纳少，嗜睡，易困，小便可，大便干，脸色苍白，结合舌苔脉象，考虑患者属于气血两虚引起的闭经，治宜健脾益气、养血调经，方用八珍汤加减。

薛师认为，患者平素体质偏弱，又因人工流产失血过多，血又能载气，导致体内气血一时不能充盈冲任。脾虚生化之源亏乏，冲任气血不足，血海不能满溢，故月经停闭数月；气血亏虚，则伴疲劳乏力，气短；气血不足，不能上荣头目，则见头晕；脾虚运化功能失常，则纳少、嗜睡、易困、脸色苍白；舌淡红，苔白，脉细弱，均为气血两虚的征象。正如《素问·阴阳别论》曰："二阳之病发心脾，有不得隐曲，女子不月。"王冰注："隐曲，隐蔽委曲之事，夫肠胃发病，心脾受之，心受之则血不流，脾受之则味不化，血不流故女子不月，味不化则男子少精，是以隐蔽委曲之事，不能为也。"此述强调气血对女子胞的重要性，因为冲为血海，脾胃乃后天之本，气血生化之源，全身之血脉运行，脏腑之濡养多归之于气血充盛，冲、任二脉也不例外。因此对于该患者，应该从脾胃着手，健脾养胃，益气补血，从而达到血海按时满溢，月经按时来潮的目的。《素问·评热病论》云："月事不来者，胞脉闭也。"肾主生殖，天癸盛则经来，天癸竭则经闭。冲脉、任脉皆出于胞中，冲脉为"血海"，任脉主胞胎。肾虚精亏，胞宫气血不足，冲任不相协调，血海不能按时满溢，则血枯闭经，治以"补"为先。薛师认为，不仅要调补后天之本，还应补先天，补肾调冲，故在八珍汤基础上加菟丝子、枸杞子滋肾益精。

八珍汤为补益剂，具有益气补血之功效，主治气血两虚证，症见面色苍白或萎黄，头晕目眩，四肢倦怠，气短懒言，心悸怔忡，饮食减少，舌淡苔薄白，脉细弱或虚大无力。该方所治疗的气血两虚证多由久病失治，或病后失调，或失血过多而致，病在心、脾、肝三脏。方中人参与熟地黄相配，益气养血，共为君药。白术、茯苓健脾渗湿，助人参益气补脾！当归、白芍养血和营，助熟地黄滋养心肝，均为臣药。川芎为佐，活血行气，使地、归、芍补而不滞。炙甘草为使，益气和中，调和诸药。八珍汤是由四君子汤加上四物汤组成，"四君、四物"，重在气血双补，"二阴、二阳"，重在平调阴阳。四君子汤以益气健脾为主，四物汤以补血养血为主，此为养荣之品，滋水益阴，以培化源，行气温阳，补益胞宫。而三诊中牛膝补益肝肾，引血下行。全方气血双补，阴阳调和，使血海满盈而溢下，遂表现为月经按时来潮。

案2 李某，女，22岁。初诊日期：2017年9月29日。

主诉：停经8个月余。

患者停经8个月余，末次月经日期为2017年1月18日，平时月经量偏少，经色淡，周期正常，偶有痛经、经期乳房胀痛。9月22日服用黄体酮4日后月经来潮，但月经量少，2日后即净，白带正常，伴头晕耳鸣，腰膝酸软，足跟痛，手足心热，潮热盗汗，精神、睡眠欠佳，大小便正常，舌红，苔少，脉细数。患者未婚，否认性生活史。妇科彩超提示子宫内膜厚0.75cm。

西医诊断：继发性闭经。

中医诊断：闭经（肾阴虚证）。

治法：滋肾益阴，养血调经。

方药：左归丸加减。

处方：熟地黄10g，山药10g，酒萸肉12g，菟丝子20g，枸杞子10g，盐车前子15g，牛膝20g，山楂30g，当归10g，醋香附10g，川芎6g，赤芍10g，陈皮6g，玫瑰花6g，醋延胡索20g，甘草6g。

7剂，水煎服，每日1剂，早、晚温服。

二诊：2017年10月26日。患者诉10月22日月经来潮，经量较前稍增多，经色淡，腰膝酸软症状较前好转，偶有小腹隐痛，嘱患者继续服用上方7剂，服用方法同上。

三诊：2017年11月23日。患者诉本月月经按时来潮，经量较前明显增多，无腹痛、腰酸、乳房胀痛等症状，嘱患者继续服用7剂，服用方法同上。后期随访3个月，患者月经可按月正常来潮。

按：该患者停经8个月余，伴头晕耳鸣，腰膝酸软，足跟痛，手足心热，有潮热盗汗，精神、睡眠欠佳，大小便正常，结合舌苔脉象，考虑继发性闭经，辨证属于肾阴虚证，治宜滋肾益阴，养血调经，方用左归丸加减。

薛师认为，患者肾阴不足，精血亏虚，冲任气血虚少，血海不能满溢，故月经量少，渐至停闭；精亏血少，上不能濡养空窍，故头晕耳鸣，下不能濡养外府，故腰膝酸软，或足跟痛；阴虚内热，故手足心热、潮热盗汗、睡眠差。舌红，少苔，脉细数，均为肾阴虚之征象。该患者为年轻女性，薛师认为，对于现在的女性，尤其是年轻女性来说，闭经已经成为一种很常见的疾病，因为随着现在生活节奏的加快，女性在生活中受各种压力的影响，很容易导致内分泌失调，如果原本身体就虚，肾虚就更容易导致月经的紊乱，经期提前或者错后，月经量也时多时少，最后极易导致闭经。

左归丸，出自《景岳全书》，具有壮水之主、培左肾之元阴的功效，主治真阴肾水不足，不能滋养营卫，渐至衰弱，或虚热往来，自汗盗汗；或神不守舍，血不归原；或虚损伤阴；或遗淋不禁；或眼花耳聋；或腰酸腿软，精髓内亏，津液枯涸之证。方中重用熟地黄滋肾益精；枸杞子补肾益精，养肝明目；鹿龟二胶，为血肉有情之品，峻补精髓，其中龟甲胶偏于补阴，鹿角胶偏于补阳，在补阴之中配伍补阳药，意在“阳中求阴”；菟丝子性平补肾。以上为补肾药组。佐山茱萸养肝滋肾、涩精敛汗，山药补脾益阴、滋肾固精，牛膝益肝肾、强腰膝、健筋骨、活血，既补肾又兼补肝、脾。

案3 韩某，女，23岁。初诊日期：2018年8月3日。

主诉：停经6个月余。

患者诉初潮以来，月经基本正常，经期5～7日，周期28日，经量、经色正常，曾因精神压力大，心情抑郁、低落，导致月经3个月未至，现烦躁、易怒，乳房及两肋胀痛，时而累及腰及少腹，夜梦纷扰易惊，食少乏味，四肢无力，舌淡红，苔薄白润，脉弦细而涩。辅助检查示HCG阴性。末次月经日期为2018年1月25日。

西医诊断：继发性闭经。

中医诊断：闭经（肝郁脾虚证）。

治法：疏肝理脾，和营养血。

方药：逍遥散加减。

处方：柴胡10g，当归10g，白芍15g，白术10g，茯苓10g，炙甘草6g，玫瑰花10g，郁金10g，醋香附15g，山楂30g，太子参30g，陈皮6g，怀牛膝15g。

7剂，水煎服，每日1剂，分2次口服。嘱患者保持健康情绪。

二诊：2018年8月28日。患者诉服用上述药物后，月经于8月14日来潮，经量少，色淡，伴小腹隐痛、乳房胀痛，心情、食欲较前好转。患者服用上方临床疗效显著，在上方基础上加减用药，加用醋延胡索15g、佛手10g，嘱患者继续服用7剂，服用方法同上。后期随访3个月，患者月经可按月正常来潮。

按：该患者停经6个月余，伴精神压力大，心情抑郁、低落，烦躁、易怒，乳房及两肋胀痛，时而累及腰及少腹，夜梦纷扰易惊，食少乏味，四肢无力，结合舌淡红，苔薄白润，脉弦细而涩的表现，考虑继发性闭经，辨证属于肝郁脾虚证，治宜疏肝理脾，和营养血，方用逍遥散加减。

薛师认为，妇女以血为本，血是月经的物质基础，气血协调，血脉通畅，血海按时满盈，月经才能如期来潮。肝藏血主疏泄，喜条达，全身血液的贮藏与调节，筋脉关节的濡养，无不依赖于肝。冲为血海，冲脉附于肝，如情志不舒，肝失条达，疏泄失常，冲任不调，则易致闭经。肝病必及于脾，肝郁不能疏泄脾土，以致脾失健运，见神疲、乏力、食少等症，均为肝郁所致。故治法上要顺肝条达之性，开其郁遏之气，并宜养营血而健脾土以达疏肝养肝、健脾补脾的目的。正如《医宗金鉴·妇科心法要诀》中云："妇人从人不专主，病多忧忿郁伤情。"《景岳全书·妇人规》亦云："盖以妇人幽居多郁，常无所伸，阴性偏拗，每不可解。加之慈恋爱憎，嫉妒忧恚，罔知义命，每多怨尤，或有怀不能畅随……此其情之使然也。"《备急千金要方》记载："女子嗜欲多于丈夫，感病倍于男子，加以慈恋爱憎，嫉妒忧恚，染着坚牢，情不自抑。"从上述记载不难理解，女子性格偏于内向，多思善虑，重于情感，易受到不良情绪的侵扰。肝为刚脏，其主疏泄，性喜条达而恶抑郁。肝主疏泄是指肝具有维持全身气机疏通畅达、通而不滞、散而不郁的作用，其生理作用之一就是调理冲任。冲、任二脉与女性生理功能密切相关，其与足厥阴肝经相通，而隶属于肝，肝的疏泄功能正常，足厥阴肝经之气调畅，则经脉通利，太冲脉盛，月经应时而下，带下分泌正常，妊娠孕育和分娩顺利。若肝失疏泄，气血运行不畅，冲任阻滞，可发生月经先后不定期、痛经、闭经、经行乳房胀痛、妊娠腹痛、缺乳、不孕症等；若气郁日久，久而化火，热伏冲任，迫血妄行，可致月经先期量多，崩漏或经断复来。若肝气郁结，横逆犯脾，以致脾气受损，运化失职，致化源不足，可见月经后期、月经量少、闭经；或水湿内停，可见经行泄泻、浮肿；若湿热互结，流注下焦，伤及任带，而成带下。可见妇科疾病的发生与肝郁密不可分，故有"女子以肝为先天"之说。

逍遥散见于《太平惠民和剂局方》，是调和肝脾的名方，具有调和肝脾、疏肝解郁、养血健脾之功效。主治肝郁血虚脾弱证，症见两胁作痛，头痛目眩，口燥咽干，神疲食少，或月经不调，乳房胀痛，脉弦而虚者。本方既有柴胡疏肝解郁，使肝气得以条达，为君药；当归甘辛苦温，养血和血；白芍酸苦微寒，养血敛阴，柔肝缓急，为臣药。白术、茯苓健脾祛湿，使运化有权，气血有源，炙甘草益气补中，缓肝之急，为佐药。用法中加入薄荷少许，疏散郁遏之气，透达肝经郁热；当归、芍药与柴胡同用，补肝体而助肝用，血和则肝和，血充则肝柔。诸药合用，使肝郁得疏，血虚得养，脾弱得复，气血兼顾，体用并调，肝脾同治。其善于疏肝解郁、调理气机主治肝郁脾虚所致妇科、内科等疾病。而妇人之病，多起于郁，诸郁不离乎肝，可见肝郁病变妇科多见，故有"十妇九郁""妇人多郁"之说。薛师教导我们，在临床上应用逍遥散时，要有发散思维，它不仅可以治疗闭经，还可以治疗月经过少、月经后期、痛经等月经病，除此之外，还可以治疗除月经病外的其他妇科疾病，如乳腺疾病、盆腔疾病、卵巢疾病等。因此，临床上我们不仅要学会用该方，还要用好该方，使它更好地为患者减轻病痛，提高临床疗效。

第四十二章 月经过少

案1 陈某，女，39岁，已婚。初诊日期：2020年7月31日。

主诉：月经量少伴淋漓不尽3个月。

患者近3个月开始出现月经量少，月经来前两天经量少明显，色淡质稀，后伴经血淋漓不尽，持续有咖啡渣样分泌物，偶有暗红色血性分泌物，持续半个月左右干净，月经周期尚正常，白带偏黄，量多，经前、经后无痛经、无腰骶酸痛症状，伴头晕眼花、心悸失眠症状，面色萎黄，面部可见散在咖啡色色斑，以唇周及双侧颧骨处明显，饮食、大小便可，舌质红，苔薄，脉沉细。末次月经日期为2020年7月3日。

西医诊断：月经不调。

中医诊断：月经量少（血虚证）。

治法：补血益气调经。

方药：四物汤加减。

处方：赤芍15g，当归10g，生地黄10g，川芎10g，秦皮30g，玫瑰花10g，佛手6g，忍冬藤30g，黄柏10g，牛膝15g，太子参15g，净山楂15g，陈皮6g，甘草6g。

7剂，水煎服，每日1剂，早、晚温服。

嘱患者经期忌食生冷、辛辣刺激。

二诊：2020年8月25日。患者本次月经开始自2020年8月5日，7天干净，月经量较前稍多，经血淋漓不尽的症状减轻，咖啡渣样分泌物及血性分泌物减少，白色稍黄，白带量较前减少，舌脉大致同前。患者服用上述中药汤剂，临床疗效显著，继续上方7剂，服药方法同上。

按：患者月经量少，色淡质稀，伴经血淋漓不尽，后持续有咖啡渣样分泌物，偶有暗红色血性分泌物，持续半个月左右干净，白带偏黄，量多，经前、经后无痛经、无腰骶酸痛症状，伴头晕眼花、心悸失眠症状，面色萎黄，面部可见散在咖啡色色斑，以唇周及双侧颧骨处明显，结合舌苔脉象，考虑月经量少，辨证属于血虚证，治宜补血益气，方用四物汤加减。患者有带下量多，偏黄的症状，考虑月经量少不仅仅有血虚的因素存在，还应考虑到宫腔内是否有感染，从中医学角度来分析，患者虽然体虚血虚，但是仍然存在湿热的因素，故方中加用黄柏、秦皮、忍冬藤等清湿热的药物以减轻炎症因素的影响。患者有经血淋漓不尽的症状，加用净山楂、太子参促进子宫收缩，以促进宫腔内残留的经血及分泌物快速排出，同时也有利于炎症的减轻。

薛师认为，患者营血衰少，冲任气血不足，血海满溢不多，故月经量少，经色淡红，质稀；血虚不能上荣清窍，故头晕眼花；血不养心，故心悸失眠；血虚外不荣肌肤，故面色萎黄，皮肤不润。舌淡苔薄，脉沉细，均为血虚之征象。气血参与月经产生的生理活动，是冲任经脉维持胞宫正常生理活动的基本物质。因此，无论何种原因（如气血虚弱、气滞血瘀、气郁、气虚、血热、血寒等）导致气血失调，都能直接影响冲任的功能，导致胞宫发生经、带、胎、产诸病，所以气血失调成为妇科疾病的重要病机。因而调理气血在妇科治疗中占有重要地位，而成为又一治疗原则。

四物汤药方最早记载于唐代蔺道人著的《仙授理伤续断秘方》，应用较为广泛的药方则是取自《太平惠民和剂局方》的记载，实从《金匮要略》胶艾汤而来，即以原方去阿胶、艾叶、甘草三味（《沈氏妇科辑要笺正》）。四物汤是中医补血、养血的经典方药，方由当归、川芎、芍药、熟地黄四味药组成。方中当归补血养肝，和血调经为主；熟地黄滋阴补血为臣；白芍养血柔肝和营为佐；川芎活血行气，畅通气血为使。四味合用，以熟地黄、白芍阴柔补血之品（血中血药）与辛香的当归、川芎（血中气药）相配，动静结合，补而不滞，滋而不腻，养血活血，可使宫血调和。四物汤被后世医家称为"妇科第一方"，依"血证立法"，"调理一切血证是其所长"及为"妇女之圣药"等。四物汤之所以被称为妇科圣方，是因为女性易血虚、易血瘀、易月经不调。这三个常见的病因常常互为因果，血虚会引起血瘀，血瘀也会导致血虚，血虚血瘀会导致月经不调，同样月经不调也是血虚血瘀的常见病因。而四物汤是针对以上所说的女人三易的生理特点，具有非常好的补血活血调经的作用，所以被称为"妇科圣方"，在临床上被广泛应用。

案2 廖某，女，31岁。已婚，初诊日期：2018年4月6日。

主诉：月经量少半年余。

患者半年前开始出现月经量少，月经周期正常，色暗红，伴有小血块，经前常伴胸胁和乳房胀痛、精神抑郁、胸闷不舒，月经前后无痛经、无腰骶酸痛症状，伴有入睡困难、失眠多梦。末次月经日期为2018年3月18日。患者近期精神压力较大，食欲欠佳，大小便正常，舌淡，苔薄白边有齿痕，脉弦细。

西医诊断：月经不调；睡眠障碍。

中医诊断：月经量少；不寐（肝郁气滞证）。

治法：疏肝理气。

方药：逍遥散合酸枣仁汤加减。

处方：柴胡10g，麸炒白术10g，赤芍15g，当归10g，生地黄10g，茯神30g，忍冬藤30g，炒酸枣仁15g，首乌藤30g，益母草15g，川芎10g，知母10g，炒麦芽10g，建曲10g，焦山楂10g，陈皮6g，甘草6g。

7剂，水煎服，每日1剂，早、晚温服。

嘱患者经期忌食生冷、辛辣刺激。

二诊：2018年4月13日。患者诉服用上述中药汤剂后，睡眠症状较前好转，食欲好转，查妇科彩超提示子宫内膜厚度为7mm，舌红，苔白边有齿痕，脉弦细。患者服用上述中药汤剂，临床疗效显著，继续在上方基础上加减用药，患者子宫内膜厚度偏薄，且处于备孕期，应补肾，故上方去生地黄、益母草，加醋香附15g、熟地黄10g、菟丝子10g、玫瑰花10g，继续服用7剂，服药方法同上。

三诊：2018年4月20日。患者末次月经日期为2018年4月15日，今日月经干净，经色暗红，量少，无血块，经期前后无胸胁胀痛、乳房胀痛，睡眠症状明显好转，纳可，大便正常，小便频数，自觉口干、口臭，无腹胀、腹痛不适，舌红，苔白边有齿痕，脉沉细。

处方：当归10g，赤芍10g，生地黄10g，川芎6g，熟地黄10g，山药15g，酒萸肉10g，牛膝15g，菟丝子10g，枸杞子10g，沙苑子10g，金樱子肉30g，覆盆子10g，醋香附15g，陈皮6g，首乌藤30g，砂仁6g，炒麦芽10g，蒲公英15g，甘草6g。

7剂，每日1剂，水煎服，早、晚各服用1次。嘱患者经期忌食生冷、辛辣刺激之品。

按：该患者月经量少，月经周期正常，色暗红，伴有小血块，经前常伴胸胁和乳房胀痛、精神抑郁、胸闷不舒，伴有入睡困难、失眠多梦，患者近期精神压力较大，食欲欠佳，结合舌苔脉象考虑月经量少、不寐，辨证属于肝郁气滞证，治宜疏肝理气，方用逍遥散合酸枣仁汤加减。

薛师认为，血为气滞，冲任气血运行不畅，血海不能按时满溢，故月经量少；气滞导致血瘀，故经色暗红，或有小血块；气机不畅，经脉壅滞，故胸胁、乳房胀痛、精神抑郁、胸闷不舒。脉弦也为肝郁气滞之征。肝藏血而主疏泄，体阴而用阳，肝体之阴，包括藏血功能，有支持天癸的作用，此外，从五行相生的角度分析，肝肾是母子相生的关系，乙癸同源，因此，肝也有支持肾阴的作用。肝所藏之血，除营养周身外，并注于血海，故有肝司血海、“女子以肝为先天”之说。意在强调肝阴、肝血与妇女生殖生理的密切关系。肝的经脉绕前阴，抵少腹，挟胃贯膈布胁肋，经乳头上巅顶。所以肝与前阴、少腹、乳房等女性特点，亦有着密切的关系，与奇经八脉也有联系，所以八脉亦有隶属于肝肾之说。肝气的疏泄，虽然主要作用于脾胃消化系统，以及精神神经系统方面，但亦有着协助排泄月经、分泌乳汁、排出卵子、通畅脉络、促进受孕等作用，还有着协助脾胃分利水湿等功能，也是月经、孕育的重要脏器。因此调节肝脏的功能在治疗月经病中至关重要。

逍遥散出自《太平惠民和剂局方》，此方是由四逆散合当归芍药散组成的，书中记载逍遥散“治血虚劳倦，五心烦热，肢体疼痛，头目昏重，发热盗汗，血热相搏，月水不调，脐腹疼痛，寒热如疟。又治疗室女血弱阴虚，营卫不和，机体羸瘦，渐成骨蒸”。该方为和解剂，具有调和肝脾，疏肝解郁，养血健脾之功效，主治肝郁血虚脾弱证，症见两胁作痛，头痛目眩，口燥咽干，神疲食少，或月经不调，乳房胀痛，脉弦而虚者。肝为藏血之脏，性喜条达而主疏泄，体阴用阳。若七情郁结，肝失条达，或阴血暗耗，或生化之源不足，肝体失养，皆可导致肝气郁滞，肝郁血虚则疏泄不利，所以月经不调。该方柴胡疏肝解郁，使肝气得以条达，为君药；当归甘辛苦温，养血和血；赤芍酸苦微寒，养血敛阴，柔肝缓急，为臣药。麸炒白术、茯神健脾祛湿，使运化有权，气血有源，炙甘草益气补中，缓肝之急，为佐药。用法中加入薄荷少许，疏散郁遏之气，透达肝经郁热；烧生姜温胃和中，为使药。方中当归、赤芍与柴胡同用，补肝体而助肝用，血和则肝和，血充则肝柔。诸药合用，使肝郁得疏，血虚得养，脾弱得复，气血兼顾，体用并调，肝脾同治。

酸枣仁汤出自《金匮要略·血痹虚劳病脉证并治》：“虚劳虚烦不得眠，酸枣仁汤主之。”为安神剂，具有养血安神、清热除烦之功效，主治肝血不足，虚热内扰证，症见虚烦失眠，心悸不安，头目眩晕，咽干口燥，舌红，脉弦细。方中重用酸枣仁为君，以其甘酸质润，入心、肝之经，养血补肝，宁心安神。茯苓宁心安神；知母苦寒质润，滋阴润燥，清热除烦，共为臣药。与君药相伍，以助安神除烦之功。佐以川芎之辛散，调肝血而疏肝气，与大量之酸枣仁相伍，辛散与酸收并用，补血与行血结合，具有养血调肝之妙。甘草和中缓急，调和诸药为使。在临床用药时，患者虚火重而咽干口燥甚者，可加麦冬、生地黄以养阴清热；兼见盗汗，加五味子、牡蛎以安神敛汗。

案3 刘某，女，35岁，已婚。初诊日期：2017年9月1日。

主诉：月经量少5个月余。

患者13岁初潮，月经周期28天，经期5天。近5个月无明显诱因开始出现月经量少，经色暗红，夹少量血块，伴有头晕耳鸣、腰酸、盗汗，手足心烦热，腹胀，大便干，小便尚可，精神、饮食、睡眠一般，舌质淡，苔薄，脉沉细。孕2产1人工流产1。末次月经日期为2017年8月23日。

辅助检查：阴道超声示子宫及双侧附件未见明显异常。激素水平：黄体生成素12.8U/L，促卵泡激素5.38U/L，雌二醇15.13pg/ml（55.38pmol/L），睾酮0.23ng/ml（0.08nmol/L），孕酮0.42ng/ml（1.33nmol/L），催乳素20.63ng/ml（0.94nmol/L）。

西医诊断：月经不调。

中医诊断：月经量少（肾阴虚证）。

治法：滋阴补肾。

方药：左归丸加减。

处方：熟地黄10g，酒萸肉10g，山药10g，牛膝15g，枸杞子10g，菟丝子10g，黄芪10g，浮小麦30g，姜厚朴10g，麸炒枳实15g，当归10g，麦冬10g，柴胡12g，陈皮6g，甘草6g。

7剂，水煎服，每日1剂，早、晚温服。

嘱患者经期忌食生冷、辛辣刺激之品。

二诊：2017年10月9日。服药后患者月经于2017年9月25日来潮，量稍多，血块减少，经期腰酸好转，仍有盗汗，大便稍干，饮食、睡眠可，舌质淡红，苔少，脉滑。患者服用上述中药汤剂后，临床疗效显著，继续在上方的基础上加减用药，黄芪量加至30g，加防风10g，继续服用7剂，服药方法同上。随访。

按：患者近5个月开始出现月经量少，经色暗红，夹少量血块，伴有头晕耳鸣、腰酸、盗汗，手足心烦热，腹胀，结合舌苔脉象，考虑月经过少，辨证属于肾阴虚证，治宜滋阴补肾，方用左归丸加减。左归丸，出自《景岳全书》，为补益剂，具有壮水之主、培左肾之元阴的功效，主治真阴肾水不足，不能滋养营卫，渐至衰弱，或虚热往来，自汗盗汗；或神不守舍，血不归原；或虚损伤阴；或遗淋不禁；或眼花耳聋；或腰酸腿软，精髓内亏、津液枯涸之证。方中重用熟地黄滋肾益精；枸杞子补肾益精、养肝明目；鹿龟二仙胶，为血肉有情之品，峻补精髓，其中龟甲胶偏于补阴，鹿角胶偏于补阳，在补阴之中配伍补阳药，意在“阳中求阴”；菟丝子性平补肾。以上为补肾药组。佐山茱萸养肝滋肾、涩精敛汗，山药补脾益阴、滋肾固精，牛膝益肝肾、强腰膝、健筋骨、活血，既补肾又兼补肝脾。该患者有盗汗、手足心热的症状，故方中加用黄芪、浮小麦益气敛汗；患者有大便干、腹胀症状，方中加用陈皮、麸炒枳实、姜厚朴行气除满消胀。

薛师认为，该患者肾气不足，精血亏虚，冲任气血衰少，血海满溢不多，故经量明显减少，经色暗红，夹少量血块；精血衰少，脑髓不充，舌质淡，苔薄，脉沉细，均为肾虚之征象。肾为先天之本，肾中精气，只宜固秘，最忌耗泄。若女子肾气不足，冲任亏损，令脾失健运，气血生化乏源，冲任不盛，血海空虚，则经来量少；若女子肾气充足，则脾健气旺，冲任充盈则经血自调；所以治疗月经量少病症时，补肾就是治本，就是使肾精充足，血生有源，冲脉血盛。正如《医学正传》所云：“月经全借肾水施化，肾气既乏，则经血日以干涸，渐而至于闭塞不通。”肾是月经产生的根本，故薛师认为肾中精血不充、肾中之气不健是导致月经量减少的根本原因。薛师在临床上经常教导我们，肾虚可致多种月经病。肾阴亏损，则精亏血少，冲任血虚，血海不能按时满溢，致月经过少，治宜滋阴补肾，养血调经；若肾气不足，冲任不固，血海失司，蓄溢失常，致月经过少，治宜补肾益气，固冲调经；若肾元之气不足，气化推动无力，血行迟滞或肾虚督损，元气衰少，不能温养调通，冲任气血运行不畅，可致月经过少及痛经，治宜行气活血，祛瘀止痛，配以温补肾阳的药物；绝经前后，肾气渐衰，天癸将竭，精血不足，阴阳失衡，或肾阴虚脏腑失于濡养或肾阳虚脏腑失于温煦，致月经过少及经断前后诸证，治宜或滋肾益阴，育阴潜阳，或温肾壮阳，填精养血。由此可见，肾与月经在病理方面亦相互影响，无论肾气虚、肾阳虚、肾阴虚均可导致月经过少病的发生，因此我们在临床上要注意学会找准病因，正确辨证论治，才能收获满意的临床疗效。

下篇　实验研究

第四十三章　中药性、味的元素量化研究

一、105 味中药 42 种元素检测与分析

1. 105 味中药选择及基源

105 味植物类中药是由武汉市药材公司从产地购买的道地药材，随机从武汉市中西医结合草药房挑选，委托武汉市药品检验所鉴别其品种。105 味中药产地详见表 43-1。

表 43-1　105 味植物类中药及产地

序号	名称	产地	序号	名称	产地	序号	名称	产地
1	九节菖蒲	陕西	36	延胡索	浙江	71	牵牛子	湖北
2	土茯苓	湖北	37	地肤子	湖北	72	鸦胆子	广东
3	小茴香	甘肃	38	当归	甘肃	73	香橼皮	云南
4	山茱萸	湖北	39	肉桂子	广西	74	独活	湖北
5	山柰	广西	40	防己	广西	75	秦艽	甘肃
6	川芎	湖北	41	红花	河南	76	秦皮	陕西
7	川楝子	四川	42	红豆蔻	广西	77	桔梗	湖北
8	天南星	湖北	43	红蚤休	湖北	78	桃仁	湖北
9	天麻	湖北	44	麦冬	湖北	79	柴胡	湖北
10	云木香	湖北	45	紫苏子	江苏	80	党参	湖北
11	木通	吉林	46	杏仁	河北	81	凌霄花	江苏
12	五味子	湖北	47	连翘	湖北	82	高良姜	海南
13	太子参	山东	48	吴茱萸	湖北	83	浙贝母	浙江
14	车前子	湖北	49	佛手	四川	84	桑椹子	山东
15	牛蒡子	湖北	50	佛手花	四川	85	黄芩	河南
16	升麻	辽宁	51	辛夷花	湖北	86	黄连	湖北
17	牡丹皮	湖北	52	羌活	四川	87	黄柏	湖北
18	丹参	湖北	53	刺蒺藜	陕西	88	黄藤	湖南
19	乌药	湖北	54	郁李仁	内蒙古	89	菟丝子	河南
20	火麻仁	山东	55	虎杖	江苏	90	菊花	湖北
21	巴戟天	湖北	56	明党参	安徽	91	蛇床子	湖北
22	龙胆	贵州	57	使君子	四川	92	鄂贝母	湖北
23	北沙参	广东	58	金樱子	湖北	93	麻黄	内蒙古
24	生大黄	甘肃	59	狗脊	广西	94	淡大云	内蒙古
25	生半夏	湖北	60	泽泻	四川	95	密蒙花	江苏
26	生地黄	河南	61	细辛	江西	96	葛根	广西
27	生附子	江西	62	草乌	湖北	97	葶苈子	江苏
28	仙茅	四川	63	草果	广东	98	紫草	新疆
29	白木耳	湖北	64	茯苓	湖北	99	鹅不食草	浙江
30	白术	湖北	65	茺蔚子	湖北	100	槐米	湖北
31	白芍	安徽	66	枳壳	四川	101	蔻仁	越南
32	白芷	四川	67	柏子仁	山东	102	蔻壳	越南
33	白花蛇舌草	江西	68	厚朴	湖北	103	槟榔	广东
34	瓜蒌皮	浙江	69	砂仁	广东	104	橘红	广东
35	玄参	湖北	70	砂壳	广东	105	覆盆子	浙江

2. 105 味中药 42 种元素检测

（1）中药标本前处理

1）用新软刷刷去表面的浮土，浸泡于双蒸水中溶胀片刻，表皮折皱处用软刷及双蒸水迅速刷洗并冲洗 2 次。

2）50～60℃排风干燥箱中干燥 2 天。

3）取干燥生药 500g，用不锈钢刀斩成片，再经玛瑙罐无污染性星式粉碎机碾碎。

4）过 40～60 网目尼龙筛。

5）分装于 2 个磨口玻璃瓶中备用。

（2）105 味植物类中药 42 种元素的检测分析

1）酸分解 ICP-AES 法检测 Zn、Cu、Be、Cd、V、Ni、Co、Ba、Sr、Fe 等元素：JOBIN-YVON 48（法）ICP 光量计（单色仪，固定道），测定参数为全息光栅 2400 条/毫米，一级色散率倒数 0.4nm/mm，HEP-1500 型射频发生器 1.5kW，入射功率 1kW，反射功率小于 5kW，冷却氩气流量 12L/min，进样氩气压强 165kPa，垂直观察位置钢管线圈上方 16mm 处，测量积分时间 7～10s。

2）碱分解 ICP-AES 法检测 La、Ce、Pr、Nd、Sm、Eu、Gd、Tb、Dy、Ho、Er、Tm、Yb、Lu、Y 等元素：JOBIN-YVON 38（法）ICP 光量计（测量条件同上），碱分解经分离富集后，计算机控制单元素自动扫描测定 La、Ce、Pr、Nd、Sm、Eu、Gd、Tb、Dy、Ho、Er、Tm、Yb、Lu、Y 等稀土元素。

3）AFS 法测定 As、Sb、Bi、Hg 等元素：WFY-3 型（国产）无色散原子荧光仪，WB 微波发生器，管式无极放电灯，开放式氢化物发生器，测定 As、Sb、Bi、Hg 等元素。

4）电极法测定 Se 元素：JPIA-2 型（国产）示波极谱仪，POL 法，三电极为滴汞电极、参比电极（小型饱和甘汞电极）、辅助电极（铂电极），测定 Se 元素。

5）原子吸收光谱法测定 Ca、Mg、Mn、K、Na 等元素：PERKIN-ELMER 3110（美国）原子吸收光谱仪，高温灰化，酸溶测定 Ca、Mg、Mn、K、Na 等元素。

6）苯芴酮光度法（COL 法）测定 Si、Al、P 元素：ELKO-Ⅱ（德）比色计，COL 法，高温灰化，碱溶测定 Si、Al、P 元素。

7）离子选择电极法（ISE 法）测定 F、Cl、Br、I 等元素：PXJ-1B（国产）数字式离子计，ISE 法，碱分解测定 F、Cl、Br、I 等元素。

（3）结果及分析

1）105 味中药 42 种元素检测结果：表 43-2、表 43-3 所示分别为中药丹参、黄连的 42 种元素检测结果。其他药物元素含量略。

表 43-2　丹参 42 种元素检测值　　单位：μg/g

元素	检测值	元素	检测值	元素	检测值	元素	检测值	元素	检测值
Be	0.120	F	35.000	Na	845.800	Mg	5397.000	Al	2181.000
Si	7170.000	P	2697.000	Cl	2664.000	K	12104.000	Ca	6397.000
V	2.800	Mn	52.670	Fe	1189.000	Co	0.950	Ni	1.860
Cu	51.800	Zn	29.900	As	0.752	Se	0.068	Br	7.200
Sr	43.300	Cd	0.400	Sb	0.100	I	0.050	Ba	62.000
Hg	0.107	Bi	0.014	Y	1.810	La	7.970	Ce	5.710
Pr	1.110	Nd	3.470	Sm	0.513	Eu	0.082	Gd	0.368
Tb	0.063	Dy	0.253	Ho	0.055	Er	0.136	Tm	0.023
Yb	0.101	Lu	0.014						

表 43-3　黄连 42 种元素检测值

单位：μg/g

元素	检测值	元素	检测值	元素	检测值	元素	检测值	元素	检测值
Be	0.020	F	19.000	Na	59.350	Mg	1893.000	Al	211.700
Si	1042.000	P	2706.000	Cl	182.000	K	4168.000	Ca	1794.000
V	0.430	Mn	120.800	Fe	223.800	Co	0.150	Ni	0.400
Cu	34.100	Zn	121.000	As	0.056	Se	0.210	Br	0.100
Sr	15.300	Cd	0.100	Sb	0.040	I	0.190	Ba	15.300
Hg	0.032	Bi	0.006	Y	0.102	La	0.205	Ce	0.407
Pr	0.063	Nd	0.163	Sm	0.039	Eu	0.006	Gd	0.026
Tb	0.007	Dy	0.021	Ho	0.006	Er	0.015	Tm	0.003
Yb	0.012	Lu	0.002						

2）元素含量值的正态性检验：经检验，42 种元素在 105 味中药中的含量数据均不符合正态分布，Kolmogorov-Smirnov（改良的 K-S）检验结果均为 $P<0.01$，Shapiro-Wilk（S-W）检验结果也均为 $P<0.01$（表 43-4）。说明所检测的 42 种元素在植物类中药中的分布是呈偏态的，需要在进行数据转换后，才能用常规统计分析方法进行统计分析。

表 43-4　正态性检验

元素	K-S 检验			S-W 检验			元素	K-S 检验			S-W 检验		
	统计量	自由度	*P* 值	统计量	自由度	*P* 值		统计量	自由度	*P* 值	统计量	自由度	*P* 值
K	0.174	105	0.000	0.822	105	0.000	I	0.105	105	0.006	0.922	105	0.000
Fe	0.305	105	0.000	0.572	105	0.000	Se	0.377	105	0.000	0.241	105	0.000
Ca	0.163	105	0.000	0.795	105	0.000	La	0.281	105	0.000	0.565	105	0.000
P	0.115	105	0.002	0.897	105	0.000	Ce	0.291	105	0.000	0.563	105	0.000
Na	0.325	105	0.000	0.390	105	0.000	Pr	0.290	105	0.000	0.599	105	0.000
Si	0.310	105	0.000	0.430	105	0.000	Nd	0.280	105	0.000	0.612	105	0.000
Mg	0.264	105	0.000	0.619	105	0.000	Sm	0.277	105	0.000	0.622	105	0.000
Al	0.127	105	0.000	0.928	105	0.000	Eu	0.278	105	0.000	0.631	105	0.000
Mn	0.272	105	0.000	0.586	105	0.000	Gd	0.257	105	0.000	0.646	105	0.000
Zn	0.278	105	0.000	0.545	105	0.000	Tb	0.304	105	0.000	0.558	105	0.000
Cu	0.167	105	0.000	0.833	105	0.000	Dy	0.278	105	0.000	0.621	105	0.000
Be	0.318	105	0.000	0.346	105	0.000	Ho	0.284	105	0.000	0.611	105	0.000
Cd	0.282	105	0.000	0.633	105	0.000	Er	0.275	105	0.000	0.597	105	0.000
V	0.311	105	0.000	0.515	105	0.000	Tm	0.289	105	0.000	0.608	105	0.000
Ni	0.306	105	0.000	0.544	105	0.000	Yb	0.270	105	0.000	0.598	105	0.000
Co	0.154	105	0.000	0.863	105	0.000	Lu	0.283	105	0.000	0.603	105	0.000
Ba	0.232	105	0.000	0.739	105	0.000	Y	0.282	105	0.000	0.632	105	0.000
Sr	0.258	105	0.000	0.589	105	0.000	Hg	0.334	105	0.000	0.342	105	0.000
F	0.217	105	0.000	0.639	105	0.000	Bi	0.253	105	0.000	0.582	105	0.000
Cl	0.158	105	0.000	0.778	105	0.000	Sb	0.211	105	0.000	0.564	105	0.000
Br	0.223	105	0.000	0.730	105	0.000	As	0.373	105	0.000	0.293	105	0.000

3. 元素含量在中药中的分布规律

（1）中药 42 种元素的离散概率密度曲线的建立：将每种元素在 105 味植物类中药中的检测值视为等距样本；再根据各自最大值与最小值之间的距离幅度以及数据间离散程度，分成了若干个等幅区间；计算各区间内的样本频数以及各个区间样本频数占总样本数的比例（%）。此百分比称为离散概率密度值。以区间为横坐标，以离散概率密度为纵坐标，绘制出了每种元素的含量-离散概率密度直方图，连接各区间定端中点，即可达到某元素的含量-离散概率密度曲线图。

以铋（Bi）元素为例，按照等距原则及区间内包含一定个体数的原则将其 105 个检测值分成 8 个区间，即：0～0.01，0.01～0.02，0.02～0.03，0.03～0.04，0.04～0.05，0.05～0.06，0.06～0.07，0.07～0.1（合并区间）以及＞0.1（合并区间）。各区间频数分别为 35，23，19，8，10，5，2，1，2；各区间离散概率密度值分别为 34.98%，22.65%，14.66%，9.49%，6.15%，3.98%，2.58%，1.08%，2.58%。Bi 元素的含量-离散概率密度直方图及曲线图见图 43-1、图 43-2。

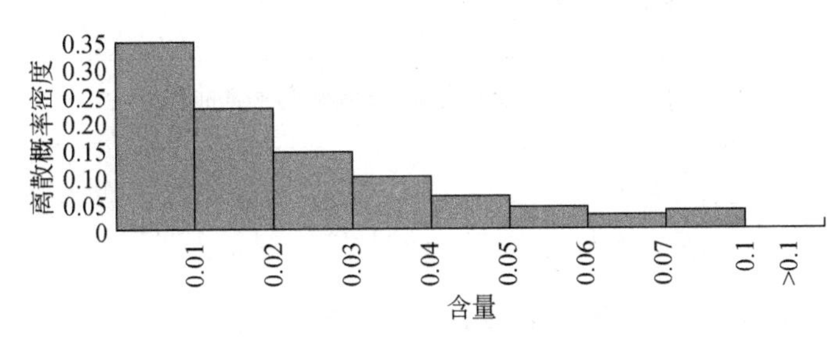

图 43-1　Bi 元素的含量-离散概率密度直方图

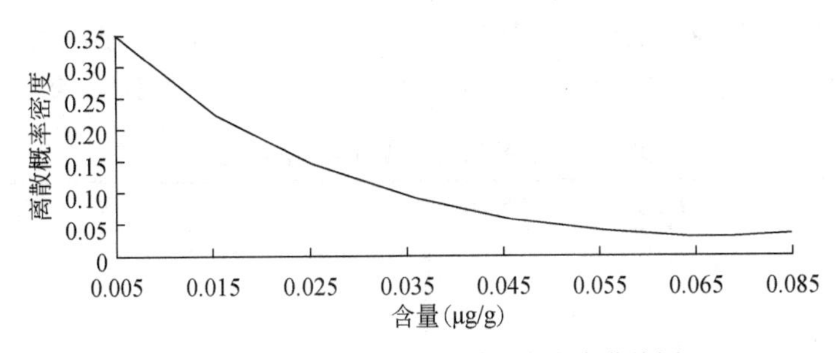

图 43-2　Bi 元素含量-离散概率密度曲线图

同样方法，绘制了全部所检测 42 种元素的含量-离散概率密度曲线图。由于将 15 个镧系元素合并（不包括放射性元素 Pm，加入元素 Y），故有 28 张曲线图。F 元素含量-离散概率密度曲线图见图 43-3。

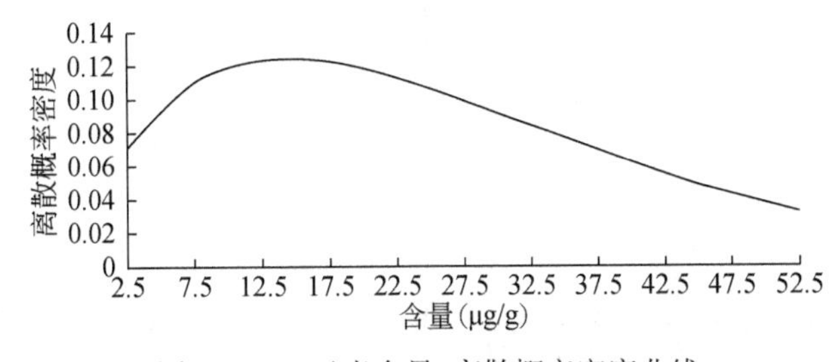

图 43-3　F 元素含量-离散概率密度曲线

（2）各元素含量-离散概率密度曲线的数学归纳：分析各元素的含量-离散概率密度曲线，发现其图形存在对数曲线和山形曲线两种情况（图 43-4）。该曲线特征可以用概率论中的威布尔分布来描述。

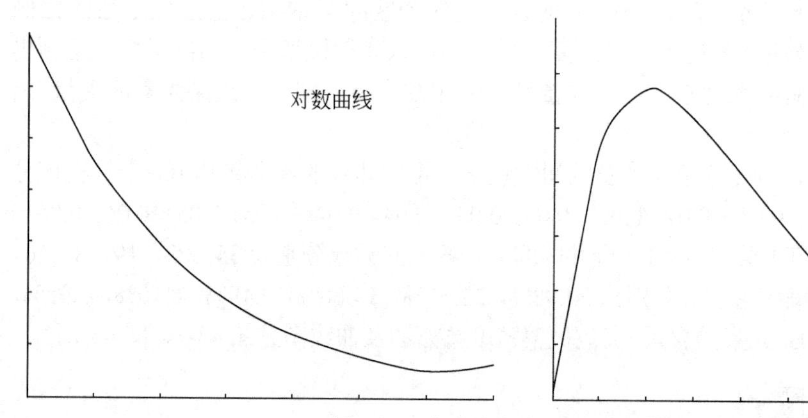

图 43-4 各元素的含量-离散概率密度曲线

威布尔公式，即

$$P=\frac{m}{\alpha^{m}}\cdot X^{m-1}\cdot e^{-(X/\alpha)m} \tag{43-1}$$

其中，P 为概率密度，α、m 为特征参数，X 为自变量。

当特征参数α、m 确定后，公式也就能确定。其中：

当 $m=1$ 时，威布尔曲线表现为对数曲线；当 $m>1$ 时，威布尔曲线表现为山形曲线。

通过数学迭代法，得到各元素的特征参数α和 m 值都得以确定，见表 43-5。

表 43-5 42 种元素的威布尔分布特征参数值

原子序数	元素	参数α	参数 m	原子序数	元素	参数α	参数 m
4	Be	0.03	1	28	Ni	1.9	1.3
9	F	30	1.5	29	Cu	13	1.6
11	Na	300	1	30	Zn	30	1.6
12	Mg	2500	1.85	33	As	0.5	1
13	Al	400	1.5	34	Se	0.09	1.2
14	Si	3600	1.6	35	Br	6.3	1
15	P	2500	1.5	38	Sr	32	1.5
17	Cl	750	1.9	48	Cd	0.362	1
19	K	13 500	2.2	51	Sb	0.07	2
20	Ca	5600	1	53	I	0.35	1.5
23	V	1.29	1	56	Ba	36	1
25	Mn	50	1.4	57～71	*Ln	2.1	1.35
26	Fe	450	1	80	Hg	0.036	1.4
27	Co	0.604	1	83	Bi	0.03	1

注：*Ln 代表 14 个镧系元素（除 Pm 外）加 Y 元素之和。

根据表 43-5，如 Bi 元素的α=0.03，m=1，得到 Bi 元素的威布尔公式，为

$$P=\frac{1}{0.03^1}\cdot X^{1-1}\cdot e^{-(X/0.03)^1}=\frac{1}{0.03^1}\cdot e^{-(X-0.03)}$$

其中 X 为 Bi 元素的含量值。

（3）威布尔曲线的有效性检验：用χ^2检验验证所得到的某种元素的威布尔公式是否能真正反映和代表各元素在植物类中药中的总体分布规律，具体方法是：计算某区间实际样本数减去该区间经计算所得理论样本数的差的平方除以理论样本个数，之后将每一区间段求得的数值相加，见公式：

$$\sum_{i=1}^{n}\frac{(C_{i实际}-C_{i理论})^2}{C_{i理论}} \tag{43-2}$$

其中 i 为某区间，$C_{i实际}$是 i 区间的实际值，$C_{i理论}$是 i 区间的理论值。

查χ^2值表，若其和小于查表所得数，则接受该公式，即该公式能够描述该元素的总体分布规律，反之则拒绝接受该公式。

以 Bi 元素为例，具体说明其χ^2检验的计算过程（表 43-6）如下：从左至右，第一列为序号，第二列是各区间段的区间；第三列是幅值（α）；第四列是该区间中值（X）；第五列是各段的中值（X）代入到 Bi 元素的威布尔公式后得到的（P）值；第六列是理论概率值（p），即用公式求出 P 值后再乘上该段的幅值（α）；第七列是各段中的理论样本数（n_p）；第八列是各段中实际出现的样本个数（f）；第九列为理论样本个数与实际样本个数的差值；第十列是第九列的平方；第十一列是用差值的平方除以理论样本数后所得数值，该列各段的数值之和（Σ）为 3.643。

表 43-6 Bi 元素χ^2检验值计算步骤

序号	区间	幅值（α）	中值（X）	概率密度 P 值	理论概率值 $p=\alpha P$	理论样本数 n_P	实际样本数 f	$f-n_P$	$(f-n_P)^2$	
1	0.00～0.01	0.01	0.005	34.98	0.3498	36.72	35	−1.73	2.99	0.081
2	0.01～0.02	0.01	0.005	22.65	0.2265	23.78	23	−0.78	0.60	0.025
3	0.02～0.03	0.01	0.005	14.66	0.1466	15.39	19	3.61	13.03	0.846
4	0.03～0.04	0.01	0.005	9.49	0.0949	9.96	8	−1.96	3.84	0.385
5	0.04～0.05	0.01	0.005	6.15	0.0615	6.46	10	3.54	12.53	1.939
6	0.05～0.06	0.01	0.005	3.98	0.0398	4.18	5	0.82	0.67	0.160
7	0.06～0.07	0.01	0.005	2.58	0.0258	2.71	2			
8	0.07～0.10	0.03	0.0085	1.08	0.0324	3.4	1	−1.11	1.23	0.202
9	>0.10	0.9	0.55				2			

注：α=0.01，m=1，分组数 k=7，参数个数 r=1，$n'=k-r-1$=5，Σ=3.643，可信度=0.99。

$\chi^2(n')$=16.75>3.643。结论：接受该公式（Pass）。

由表 43-6 可知，Bi 元素的威布尔分布特征参数α=0.01，m=1。其中第 7、8、9 段的 n_P 值均小于 5，故将此三段合并为一组，故实际分组数 k=7；参数个数 r=1（变量个数为 1），自由度 $n'=k-r-1$=5，Σ=3.643。查χ^2值表，在α=0.01 水平下，得$\chi^2(n')$=16.75，显然Σ<$\chi^2(n')$，则接受 Bi 元素的威布尔公式，即 Bi 元素在植物类中药总体中的分布规律符合威

布尔分布。

同样的方法，我们检验了所检测的全部42种元素，表明42种元素在植物类中药总体中均服从威布尔分布规律。

（4）发现元素在植物类中药中服从威布尔分布规律的意义

1）有助于选择正确的统计分析方法：发现了元素在植物类中药中的总体分布规律，能够指导我们正确地选择统计学方法。对于同一份实验数据，如果统计方法选择不恰当，所得到的结论可能与实际情况不符合，甚至引入歧途。回顾以往的中药元素研究不难发现，部分研究人员出于各种因素的限制，在无法得知元素总体分布的情况下，在对所检测元素的含量数据进行统计分析时，未对原始数据进行任何预处理，将其简单地视为正态分布，而套用一些以数据正态分布为前提条件的统计方法，其结果及结论的正确与否可想而知。我们的研究结果表明，元素在植物类中药中服从威布尔分布规律，这是一种典型的偏态分布。

在了解元素总体分布状况的基础上，就能根据各元素具体的分布特征，选用最恰当的统计方法或对数据进行适当的预处理，从而保证了分析结论的准确性和精确性。

2）确定植物类中药中各元素的相对水平：在威布尔分布规律的实际应用上，可以确定植物类中药中各元素含量的相对水平。例如，已知Zn元素的威布尔分布特征参数 m=1.6，α=30(见表43-5)。在黄连中Zn的含量为59.35μg/g。简单地从数值上无法得知黄连的Zn元素含量水平在植物类中药总体中是高还是低。此时，根据Zn元素的威布尔公式，在 m=1.6的条件下推导出，在植物类中药总体中含锌量低于 X 值（59.35μg/g）的药物数量与药物总数的比例公式为

$$W=1-e^{(-X/\alpha)} \quad (43\text{-}3)$$

e 为常数，等于2.718，α为参数，X 为变量。

在本例中则为：$W=1-2.718^{(-59.35/30)}=0.179$

这一数据表明，在植物类中药总体中，含钠量低于黄连的中药数占其总数的17.9%，高于黄连Zn含量的中药占82.1%。这一数值精确地反映出黄连中Zn元素的含量水平在植物类中药总体中所处的相对地位，称为相对含量水平。同法，计算出105味中药的每个元素相对含量水平，如Zn元素含量相对水平见表43-7。

表43-7　105味中药Zn元素含量相对水平（W）

药名	W	药名	W	药名	W	药名	W
山柰	0.832	地肤子	0.864	北沙参	0.253	覆盆子	0.583
柏子仁	0.998	红蚤休	0.213	生大黄	0.172	香橼皮	0.114
虎杖	0.106	橘红	0.106	郁李仁	0.796	吴茱萸	0.496
使君子	0.480	红豆蔻	0.883	草果	0.776	乌药	0.223
瓜蒌皮	0.427	川楝子	0.228	葛根	0.163	狗脊	0.246
金樱子	0.168	升麻	0.223	紫草	0.226	云木香	0.475
高良姜	0.499	土茯苓	0.286	佛手	0.175	仙茅	0.988
白芷	0.528	浙贝母	0.707	当归	0.468	生地黄	0.161
白芍	0.309	麦冬	0.124	麻黄	0.146	葶苈子	0.836
牵牛子	0.823	火麻仁	0.928	菟丝子	0.540	槐米	0.454

续表

药名	W	药名	W	药名	W	药名	W
紫苏子	0.798	刺蒺藜	0.337	鸦胆子	0.327	桑椹子	0.557
牛蒡子	0.679	淡大云	0.233	槟榔	0.165	秦皮	0.172
连翘	0.109	枳壳	0.134	蔻壳	0.996	白术	0.695
砂壳	0.995	密蒙花	0.437	小茴香	0.612	辛夷花	0.646
黄连	1.000	鄂贝母	0.575	独活	0.624	延胡索	0.402
细辛	0.912	九节菖蒲	0.788	凌霄花	0.661	鹅不食草	0.966
车前子	0.892	蛇床子	0.827	茺蔚子	0.820	白花蛇舌草	0.982
肉桂子	0.412	佛手花	0.424	玄参	0.296	柴胡	0.683
太子参	0.470	防己	0.863	明党参	0.256	龙胆	0.592
秦艽	0.458	丹参	0.630	黄芩	0.372	羌活	0.424
茯苓	0.049	白木耳	0.286	山茱萸	0.112	天麻	0.143
草乌	0.309	巴戟天	0.122	桔梗	0.372	天南星	0.475
生半夏	0.382	泽泻	0.979	五味子	0.856	砂仁	0.972
蔻仁	0.979	桃仁	0.769	杏仁	0.773	党参	0.209
厚朴	0.058	黄柏	0.147	生附子	0.410	川芎	0.362
黄藤	0.314	红花	0.885	木通	0.286	牡丹皮	0.120
菊花	0.451						

3）各种元素在植物类中药中的理论含量均值的算法：根据各元素的威布尔分布特征参数，可推导出各种元素在植物类中药中的理论含量均值，计算公式如下：

$$\overline{a} = a \cdot \Gamma\left(1+\frac{1}{m}\right) \tag{43-4}$$

m 为参数，Γ为固定函数。

根据公式计算得到的各元素的理论含量均值$\overline{a}$，见表 43-8。

表 43-8 各元素在植物类中药中的理论含量均值 单位：μg/g

原子序数	元素	$\overline{a}$	原子序数	元素	$\overline{a}$
4	Be	0.030	28	Ni	1.760
9	F	27.000	29	Cu	11.700
11	Na	300.000	30	Zn	27.000
12	Mg	2220.000	33	As	0.500
13	Al	361.000	34	Se	0.085
14	Si	3230.000	35	Br	6.300
15	P	2260.000	38	Sr	28.900
17	Cl	665.000	48	Cd	0.362
19	K	1196.000	51	Sb	0.062
20	Ca	560.000	53	I	0.320
23	V	1.290	56	Ba	36.000
25	Mn	45.600	57～71	Ln	1.930
26	Fe	450.000	80	Hg	0.033
27	Co	0.604	83	Bi	0.023

元素在植物类中药中的理论含量均值，成为一个能直接衡量药物中其含量相对高低的参考标准。若中药中某元素的含量高于其理论含量均值，则说明该药物较富含这种元素，反之则提示其含量偏低。

植物类中药中 42 种元素含量的分布均服从威布尔分布。威布尔分布是一种偏态分布。这是进一步研究植物类中药元素含量特征的重要基础。

4. 中药元素含量区间尺的建立

在所检测的42种元素中，既有宏量元素，也有常量元素，甚至微量元素，这些元素的绝对含量有很大的差异。例如，中药白术，其Fe元素含量为237.80μg/g，Cu元素含量为16.00μg/g，仅从数值上看，白术中的Fe元素高于Cu元素，但实际上，在105味植物类中药中，Fe元素的含量均值为450.00μg/g，Cu元素的含量均值为11.70μg/g；白术中Fe元素的含量低于其均值水平，提示该元素含量偏低；而Cu元素的含量却高出其均值水平，提示Cu元素是中药白术中富含的元素。

为了正确比较药物中的元素含量水平，必须统一量纲。只有统一了量纲才能够做到比较客观、准确地评价药物中各种元素的含量状况。

在统计学中，通常统一量纲的方法有标准正态差变换、极差变换、对数转换等，即在进行一些统计运算之前，对观察值进行标准化处理。为了更直观地考察所检测的105味中药中元素含量的多寡，薛师团队提出并初步制订了“中药元素含量区间尺”。

（1）中药元素含量区间尺建立方法：运用了统计学中聚类分析的思路和方法，根据元素在105味植物类中药中各含量值间贴近度（相似性）的大小，运用有序样品最优分割法，将每种元素的105个含量值从大到小排序后，通过运算统一划分成10级区间段，在统计学意义上，这每一级区间段中的所有含量值相对于其总体分布而言都是处在同一个含量水平上。我们将划分出的这些区间级别称作“元素含量区间尺”。以K元素区间尺为例，105个K元素的值由大到小排列，最大值为55 220μg/g，最小值为523μg/g，其间即是K元素的含量区间。再用有序样品最优分割法把该区间分为10级，其分割点在52 220、33 914、26 898、23 329……8518、4865。第1级从0到4865，第2级从4865到8518……第9级从33 914到52 220，52 220以上为第10级。第1级最小，第10级最大，这就是K元素的区间尺，见表43-9。

表 43-9 105 味中药 K 元素（由大到小排列）含量区间分级 单位：μg/g

55 220	19 842	14 279	10 419	9 315	6 891	5 645
39 767	19 676	14 196	10 419	9 215	6 833	5 637
37 608	19 510	13 947	10 328	9 215	6 559	5 562
35 034	17 949	13 615	10 104	9 107	6 417	5 537
34 619	16 729	13 449	10 087	8 966	6 393	5 272
33 914	16 438	13 383	9 962	8 966	6 227	4 865
29 472	16 355	12 378	9 962	8 518	6 160	4 168
28 766	15 940	12 378	9 913	7 978	6 143	4 143
27 653	15 442	12 328	9 896	7 804	6 019	3 736
26 898	15 027	12 104	9 796	7 771	5 994	3 686
24 234	15 027	12 038	9 796	7 356	5 894	3 171
23 329	14 711	11 855	9 722	7 297	5 894	2 740
21 544	14 695	11 797	9 713	7 206	5 894	2 698
20 307	14 529	11 208	9 614	6 974	5 720	2 391
20 174	14 445	10 461	9 464	6 891	5 645	523

注：下划线数值表示K元素含量区间尺的分割点。

有了中药元素含量区间尺（表 43-10～表 43-13），我们就有了一个能客观度量中药中各种元素含量相对高低水平的参考标尺，区间尺中第 1 级区间的含量水平最低，第 10 级区间的含量水平最高。根据这一标尺，我们可以清楚地知道中药中各元素的含量水平究竟谁高谁低，高是高多少，低是低多少。举例说明，中药黄连，其 Fe 元素含量为 223.80μg/g，处于区间尺第 2 级，而 Zn 元素含量为 121.00μg/g，处于区间尺第 10 级（表 43-11），显而易见，黄连中 Zn 元素的含量水平远高于 Fe 元素的含量水平。使用中药元素含量区间尺来衡量药物中元素与元素间的相对含量水平具有简便、快捷、准确的优点。

表 43-10 中药元素含量区间尺（1） 单位：μg/g

级别	Be	F	Na	Mg	Al	Si	P	Cl	K	Ca	V
10	0.33	200.0	5 045.0	7 278.0	8 246.0	35 064	8 553	7 303	52 220	25 515	13.80
9	0.25	122.0	3 042.0	5 005.0	7 410.0	26 329	5 512	5 157	33 914	22 906	9.93
8	0.22	85.0	2 092.0	4 221.0	4 944.0	16 186	4 608	4 410	26 898	13 508	7.20
7	0.17	64.0	2 003.0	3 618.0	4 023.0	12 386	3 858	3 350	23 329	11 185	4.85
6	0.12	50.0	1 083.0	3 196.0	2 027.0	9535	3 186	2 280	17 949	9 506	3.82
5	0.07	35.0	816.1	2 430.0	1 371.0	6357	2 575	1 500	13 947	7 469	2.80
4	0.06	26.0	442.9	1 893.0	968.6	5179	2 007	1 040	11 208	5 432	1.84
3	0.03	18.0	237.4	1 375.0	587.5	3178	1 458	685	8 518	3 917	1.02
2	0.02	9.6	126.1	777.9	264.7	1729	934	370	4 865	2 137	0.51
1	0.00	0.0	0.0	0.0	0.0	0	0	0	0	0	0.00

表 43-11 中药元素含量区间尺（2） 单位：μg/g

级别	Mn	Fe	Co	Ni	Cu	Zn	As	Se	Br	Sr
10	929.40	4 966.0	2.08	6.43	325.00	121.0	14.900	4.900	39.1	320.0
9	495.70	3 637.0	1.66	4.60	57.80	84.2	4.540	0.930	26.6	172.0
8	487.90	2 623.0	1.37	3.52	49.20	64.1	4.150	0.750	20.0	158.0
7	309.00	1 574.0	1.18	2.68	38.00	45.4	3.050	0.545	16.0	127.0
6	183.60	1 189.0	0.93	1.95	27.20	38.1	1.400	0.430	10.1	94.3
5	116.20	741.4	0.71	1.58	20.50	29.6	0.991	0.320	7.7	62.1
4	75.90	545.5	0.49	1.10	14.40	25.1	0.640	0.200	5.6	42.1
3	41.05	363.7	0.34	0.72	9.12	18.2	0.299	0.113	2.8	24.6
2	18.59	174.9	0.22	0.40	5.68	12.1	0.108	0.051	1.3	12.9
1	0.00	0.0	0.00	0.00	0.00	0.0	0.000	0.0	0.0	0.0

表 43-12 中药元素含量区间尺（3） 单位：μg/g

级别	Cd	Sb	I	Ba	Hg	Bi	Y	La	Ce	Pr
10	2.86	0.690	1.07	451.0	1.240	0.236	3.420	7.840	15.430	1.500
9	2.65	0.229	0.78	157.0	0.235	0.170	2.740	6.670	10.910	1.300
8	1.80	0.150	0.66	130.0	0.232	0.120	2.400	5.550	9.690	1.040
7	1.37	0.113	0.52	109.0	0.122	0.096	1.810	4.450	6.610	0.856

续表

级别	Cd	Sb	I	Ba	Hg	Bi	Y	La	Ce	Pr
6	0.94	0.086	0.45	84.2	0.092	0.054	1.130	2.920	4.910	0.610
5	0.77	0.064	0.38	61.4	0.062	0.042	0.635	1.870	3.710	0.468
4	0.54	0.050	0.29	38.0	0.040	0.028	0.418	0.968	1.910	0.244
3	0.32	0.034	0.22	21.4	0.026	0.020	0.242	0.541	0.994	0.157
2	0.17	0.020	0.13	10.5	0.012	0.009	0.122	0.232	0.433	0.080
1	0.00	0.000	0.00	0.0	0.000	0.000	0.000	0.000	0.000	0.000

表 43-13 中药元素含量区间尺（4） 单位：μg/g

级别	Nd	Sm	Eu	Gd	Tb	Dy	Ho	Er	Tm	Yb	Lu
10	4.280	0.780	0.153	0.641	0.233	0.611	0.122	0.392	0.058	0.314	0.046
9	3.090	0.672	0.132	0.519	0.100	0.520	0.109	0.325	0.050	0.280	0.039
8	2.580	0.580	0.115	0.424	0.087	0.446	0.085	0.246	0.039	0.219	0.032
7	1.970	0.460	0.100	0.340	0.075	0.358	0.074	0.205	0.031	0.176	0.024
6	1.350	0.325	0.082	0.286	0.063	0.248	0.051	0.136	0.023	0.117	0.017
5	0.785	0.153	0.058	0.198	0.039	0.193	0.039	0.074	0.013	0.091	0.013
4	0.514	0.089	0.029	0.119	0.024	0.107	0.024	0.046	0.009	0.058	0.008
3	0.308	0.055	0.017	0.068	0.018	0.065	0.017	0.026	0.006	0.034	0.005
2	0.157	0.032	0.009	0.031	0.009	0.029	0.008	0.013	0.004	0.016	0.003
1	0.000	0.000	0.000	0.000	0.000	0.000	0.000	0.000	0.000	0.000	0.000

查对区间尺表时，凡药物元素含量值与表中值相同时，算上不算下。例如某中药 Fe 元素含量值为 174.9μg/g，其区间尺为 2。当 Fe 元素含量值等于或大于 4966μg/g 时，其区间尺为 10。

（2）建立元素含量区间尺的意义：根据元素含量区间尺，可以绘制出药物的元素含量区间谱，如黄芩、仙茅元素含量区间谱图，见图 43-5、图 43-6。

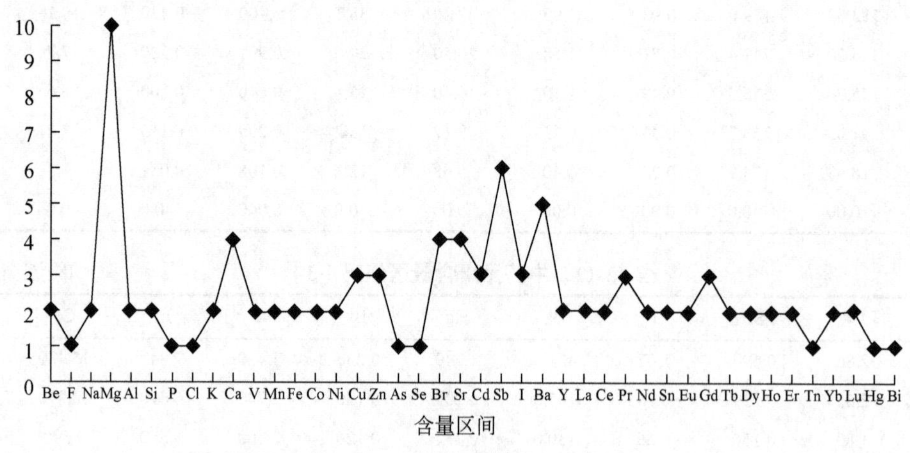

图 43-5 黄芩元素含量区间谱

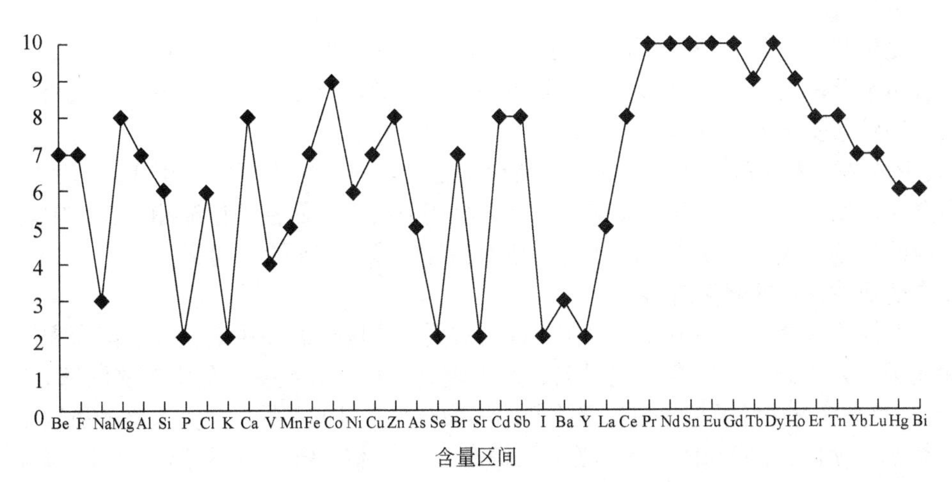

图 43-6 仙茅元素含量区间谱

薛师团队进一步为每一味中药绘制了元素含量的区间谱，根据所检测的105味中药的42种元素含量均值，也绘制了中药元素含量均值区间谱。

中药元素含量区间尺，可以直观地比较不同中药的元素含量高低（图43-5、图43-6所示），为研究中药、方剂四性五味量化以及临床优化组方奠定了基础。

二、中药四性的定量分析

四性理论是医者在长期的医疗实践中，在对各种药物的性质及其疗效的认识不断深化的基础上，结合人体对药物的不同表现进行概括、总结而来的，是中医理论体系的重要组成部分。历代医家对四性的具体所指也有不同看法，对四性的具体描述也各不相同：《神农本草经》中所载药物的四性可归纳为寒、微寒、平、微温、温五类，未提到凉，而是有平；之后各医家又有多种称谓，如冷、大冷、至冷、甚寒、颇寒、甚寒凉、暖等。然而中药的四性总归不过寒、热两种，与阴阳相对应，其他只是在程度上有所不同。虽然多提寒、热、温、凉，但平性也是四性的重要属性，四性描述的平性是相对而言。历代医家所列四性中，平性药物均占有相当的比例。

1. 中药四性理论的渊源

《素问·五常政大论》中指出“气寒气凉，治以寒凉，行水渍之。气温气热，治以温热，强其内守。必同其气，可使平也，假者反之”，是在四性及四性对治疗的指导作用方面进行的论述；《素问·至真要大论》指出“寒者热之，热者寒之，温者清之，清者温之……归其所宗，此治之大体也”，“寒者热之，热者寒之”中的热与寒是指药物的寒热之性而言。《神农本草经》正式提出“四气”之说，明确指出了四气的概念，即“药有酸、咸、甘、苦、辛五味，又有寒、热、温、凉四气……”，“疗寒以热药，疗热以寒药”指出了四性理论对临床治疗的指导作用。

《本草衍义》（宋代寇宗奭）曰：“药有酸、咸、甘、苦、辛五味，寒、热、温、凉四气。今详之：凡称气者，即是香臭之气；其寒、热、温、凉则是药之性……论其四气，则是香、臭、臊、腥，故不可以寒、热、温、凉配之……”对“四气”与“四性”各自的内涵加以界定，认为寒热温凉应是指中药的四性而言。

明清是中药四性理论的完善时期。张景岳提出四性禀受于天之说，《景岳全书·十问篇》曰："气本乎天，气有四，曰寒热温凉是也……温热者，天之阳，寒凉者，天之阴也。"明确表明了四性禀受于天的观点。

《黄帝内经》为中药四性理论的提出奠定了基础，《神农本草经》正式提出"四气"之说，宋金元时期，四性理论有了突破性发展，至明清时期，四性理论渐趋完善。中药四性理论从单纯的理论形式发展成为临床所用，成为指导临床的重要理论基础。

2. 中药四性理论的研究进展

中药四性的研究在国外主要集中在我国周边受到中医药思想影响较深的国家和地区。日本是除我国以外研究应用中药历史最久、水平较高、从业人数多、范围广的国家。20 世纪 70 年代，桑木崇秀探讨了热性药与寒性药原植物产生热量的差异，从大鼠水的摄取量、直肠温度、离体回肠中乙酰胆碱的反应率等方面探索了对身体的影响（如体温、口渴、炎症等），制订的研究方法和客观标准对寒性和热性药物比较实验研究做了有意义的探索。桑木崇秀还分别饲喂大鼠四逆汤和黄连解毒汤，发现热药组（四逆汤）肛温变化不大，而寒药组（黄连解毒汤）肛温降低。同时热药组饮水量增多，身体代谢也升高，说明寒药能消炎，抑制代谢功能。

黎晓敏等检测了 368 种中药中铜、锌、铁、钾、锰等 11 种无机元素含量，表明寒凉药含锰量显著低于温热药，但温热药铁含量显著低于寒凉药；平性药的钾含量显著低于寒凉药和温热药，其余元素三类之间无显著性差异。并且她推测铁主寒、锰主热、钾主平。周韶华等采用微量热法，测定大肠埃希菌在中药提取物作用下的生长热谱曲线，得到如生长速率常数、抑制率、半抑制率和热焓等生物热动力学参数，来描述中药或复方的寒、热、温、凉属性。王米渠等则以知母石膏汤和附子干姜汤（寒、热两首传统复方）对 SD 大鼠实施干预，发现大鼠持续喂饲寒热性中药可出现生理上的代谢、消化功能改变，并影响其生长发育；行为上分别出现寒、热证特征，并影响红细胞免疫功能。同时他发现了热药疗寒的相关 7 类基因，认为温热药主要影响代谢基因表达，推测温热药可能通过基因网络发挥治疗作用。

3. 寒凉、温热的 *F* 值判定

仔细研究中药元素含量区间谱图，发现多数性寒、性凉的中药元素含量偏低，如黄芩（图 43-5），性温、性热的中药元素含量偏高，如仙茅（图 43-6）。元素含量是否与中药寒、凉、温、热四性之间存在某种关系？为进一步验证这一问题，我们用 F 值定量分析之。

（1）药性确定：根据全国大中专院校教材《中药学》，查询所检测的 105 味药物中可以确定四性的药物有 89 味，其他 16 味药根据《中药大辞典》确定其寒、凉、温、热药性，分别为：金樱子，温；土茯苓，凉；柏子仁，凉；党参，温；白木耳，凉；菟丝子，温；郁李仁，温；天麻，温；桔梗，温；茯苓，温；火麻仁，温；秦艽，温；桃仁，凉；覆盆子，温；虎杖，凉；葛根，凉。105 味药中寒性药物 25 味，凉性药物 21 味，温性药物 56 味，热性药物 3 味。

（2）F 值定量分析：统计学中用 F 值来表示某一数值相对于均值的偏移度，在此用来表示根据元素含量计算药物寒凉、温热的药性与寒凉、温热分界线的距离。用如下公式表示

$$F = \frac{\sum_{i=1}^{n} \frac{x_i - \bar{X}_i}{\bar{X}_i}}{n} \tag{43-5}$$

其中，F 代表中药元素区间谱与元素均值区间谱的偏移度；$\bar{X}_i$ 代表某元素的中位数均值；

x_i代表某元素的含量值；n代表元素的总数，为 42。

105 味中药的 F 值计算后，由大至小排列见表 43-14。经分析，若 F 值>0.1，则可认为该药药性为温热，若 F 值<0.1，则可认为该药为寒凉药，可见 F 值的大小可以区别中药寒凉或温热的药性。所谓“传统药性”，是以《中药学》药性为准（《中药大辞典》为补充）。F 值判别与“传统药性”相符的有 72 味药，符合率达到 68.6%。

表 43-14　105 味中药的 F 值量化定性与传统中药药性的比较

序号	药名	传统药性	F值及定性	符合
1	鹅不食草	温	9.129　阳	√
2	细辛	温	7.712　阳	√
3	白花蛇舌草	温	6.937　阳	√
4	地肤子	寒	6.353　阳	
5	菟丝子	平	6.098　阳	√
6	仙茅	温	6.067　阳	√
7	桑椹子	寒	5.817　阳	
8	柴胡	凉	4.455　阳	
9	丹参	温	3.880　阳	√
10	茺蔚子	凉	3.731　阳	
11	龙胆草	寒	2.987　阳	
12	狗脊	温	2.639　阳	√
13	葛根	平	2.566　阳	√
14	黄藤	寒	2.503　阳	
15	小茴香	温	2.481　阳	√
16	虎杖	平	2.444　阳	√
17	槟榔	温	2.388　阳	√
18	砂壳	温	2.161　阳	√
19	紫草	寒	2.143　阳	
20	蔻壳	温	2.074　阳	√
21	蛇床子	温	1.985　阳	√
22	密蒙花	凉	1.867　阳	
23	生附子	热	1.790　阳	√
24	升麻	凉	1.577　阳	
25	山柰	温	1.457　阳	√
26	土茯苓	平	1.355　阳	√
27	葶苈子	寒	1.202　阳	
28	高良姜	温	1.199　阳	√
29	太子参	平	1.187　阳	√
30	瓜蒌皮	寒	1.160　阳	
31	云木香	温	1.090　阳	√
32	当归	温	1.075　阳	√
33	凌霄花	寒	1.064　阳	
34	红花	温	0.947　阳	√
35	淡大云	温	0.827　阳	√
36	秦艽	平	0.815　阳	√
37	刺蒺藜	温	0.716　阳	√
38	巴戟天	温	0.676　阳	√
39	红豆蔻	温	0.659　阳	√
40	羌活	温	0.657　阳	√
41	独活	温	0.647　阳	√
42	桔梗	平	0.618　阳	√
43	生地黄	凉	0.597　阳	
44	麻黄	温	0.566　阳	√
45	九节菖蒲	温	0.506　阳	√
46	红蚤休	寒	0.503　阳	
47	五味子	温	0.432　阳	√
48	佛手花	温	0.402　阳	√
49	蔻仁	温	0.385　阳	√
50	菊花	凉	0.383　阳	
51	川芎	温	0.366　阳	√
52	肉桂子	热	0.356　阳	√
53	白芷	温	0.329　阳	√
54	牵牛子	寒	0.321　阳	
55	防己	寒	0.314　阳	
56	党参	平	0.280　阳	√
57	秦皮	寒	0.240　阳	
58	生大黄	寒	0.232　阳	
59	牛蒡子	凉	0.218　阳	
60	紫苏子	温	0.217　阳	√

续表

序号	药名	传统药性	F值及定性	符合	序号	药名	传统药性	F值及定性	符合
61	吴茱萸	温	0.211 阳	√	84	黄柏	寒	-0.161 阴	√
62	火麻仁	平	0.200 阳	√	85	川楝子	寒	-0.188 阴	√
63	草果	温	0.195 阳	√	86	香橼皮	温	-0.191 阴	
64	覆盆子	平	0.178 阳	√	87	浙贝母	寒	-0.201 阴	√
65	车前子	寒	0.162 阳		88	连翘	凉	-0.213 阴	√
66	白术	温	0.143 阳	√	89	木通	凉	-0.226 阴	√
67	辛夷花	温	0.135 阳	√	90	佛手	温	-0.235 阴	
68	黄芩	寒	0.098 阴	√	91	北沙参	凉	-0.235 阴	√
69	玄参	凉	0.086 阴	√	92	茯苓	平	-0.239 阴	√
70	槐米	寒	0.062 阴	√	93	金樱子	平	-0.311 阴	√
71	鄂贝母	寒	0.051 阴	√	94	延胡索	温	-0.343 阴	
72	乌药	温	-0.011 阴		95	天南星	温	-0.347 阴	
73	厚朴	温	-0.021 阴		96	杏仁	温	-0.358 阴	
74	山茱萸	温	-0.026 阴		97	白木耳	平	-0.384 阴	√
75	泽泻	寒	-0.045 阴	√	98	枳壳	凉	-0.392 阴	√
76	郁李仁	平	-0.056 阴	√	99	橘红	温	-0.394 阴	
77	砂仁	温	-0.059 阴		100	明党参	凉	-0.407 阴	√
78	柏子仁	平	-0.067 阴	√	101	白芍	凉	-0.470 阴	√
79	黄连	寒	-0.072 阴	√	102	使君子	温	-0.471 阴	
80	麦冬	寒	-0.092 阴	√	103	牡丹皮	凉	-0.490 阴	√
81	鸦胆子	寒	-0.094 阴	√	104	生半夏	微寒	-0.554 阴	√
82	桃仁	平	-0.097 阴	√	105	天麻	平	-0.561 阴	√
83	草乌	温	-0.107 阴						

注：凡平性药的药性以 F 值定性为准。

从总的趋势上看，中药元素均值区间谱是寒凉药与温热药的阴阳分界线。由于研究中被检测的药物和元素数量有限，所以寒药与凉药、温药与热药的 F 值界线尚不能确定。

（3）药性 F 值量化定性与传统经验定性的一致性（以柴胡和丹参为例说明）：柴胡药性自古素有争议。《中药大辞典》中有关柴胡的记载："药性：凉。功用主治：和解表里，疏肝，升阳。治寒热往来，胸满胁痛，下利脱肛，月经不调，子宫下垂。"《神农本草经》记载："主心腹肠胃中结气，饮食积聚，寒热邪气，推陈致新。"《名医别录》记载其"微寒，无毒"，治"大肠停积，水胀，及湿痹拘挛"。《药性论》记载："治热劳骨节烦疼，热气，肩背疼痛，宣畅血气，劳乏羸瘦；主下气消食，主时疾内外热不解，单煮服。"《日华子本草》记载："补五劳七伤，除烦止惊，益气力。"《滇南本草》记载："伤寒发汗解表要药，退六经邪热往来，痹痿。"宜忌：真阴亏损，肝阳上升者忌服。

以上药性明确指出柴胡性凉、微寒。然而从功用主治和宜忌分析，柴胡理应属温热药无疑，自相矛盾。"柴胡劫肝阴"之说又为历代医家著书立说所引用的内容，说明柴胡药性当为温热。通过我们计算，柴胡的 F 值为 4.455（大于 0.1），定量分析药性属阳，与其功用主治、宜忌相吻合（由于柴胡 F 值量化定性与《中药大辞典》定性不符，我们仍将柴胡放在“不符合”之中）。柴胡 F 值较大，推测其药性应属热药之列。

丹参在《中药大辞典》中记载：“药性：微温。功用主治：活血化瘀，安神宁心，排脓，止痛。治心绞痛，月经不调，经闭，血崩带下，癥瘕积聚，瘀血腹痛，骨节瘀痛，惊悸不眠，恶疮肿毒。”各家论述中，陶弘景认为：“丹参，时人服多眼赤，故应性热，今云微寒，恐为谬矣。”《本草经疏》载：“丹参，《本经》味苦微寒；陶云性热无毒，观其主心腹邪气，肠鸣幽幽如走水，寒热积聚，破癥除瘕，则似非寒药；止烦满，益气，及《别录》养血，去心腹痼疾结气……又决非热药；当是味苦平微温。”《本草正义》载：“丹参，《本草》谓之微寒，陶弘景已疑其误，缪仲醇亦疑之，至张石顽乃改作微温。”丹参的药性，古人经过长期的、反复的临床实践，最后才确定为温性。丹参的 F 值为 3.880，属温热药范围，F 值定量分析与传统临床经验定性一致。

植物类中药有万余种，按四性归类，平均每类药性有两千多种药物，由于同类药性没有程度上的客观差别，很难做到针对病情的轻重缓急，恰如其分地选用药物。有了 F 值计算方法，实现了药性量化，就能把同类药性的中药进行药性程度的级差排列，这样就能准确地选用药物，从而提高中医临床疗效。

（4）药性 F 值量化定性与中药炮制：中药炮制，是药材在使用前的加工处理过程，其目的之一，是改变药性，扩大治疗范围。例如：炉甘石经煅烧后氧化锌大大增加，其收涩作用明显增强；半夏生用微寒，炮制后性温。历代医家十分重视中药炮制，但由于历史条件所限，对这一丰富的祖国医学遗产，未能全面地加以阐明。

炮制工作，至今仍靠人的感官和经验来操作，客观指标较少，炮制质量难以控制。药物 F 值量化定性，能较准确地评价炮制前后的药性改变，提高炮制质量。同时，也能总结出自古以来各种炮制方法对药性变化的影响，从而对不同炮制方法做出科学的评估。这对改变炮制工艺、制订药物炮制的质量标准、提高临床疗效具有一定意义。

从本研究结果推测，用炮制方法改变药性的过程，实质上是增加或减少药物中元素含量的过程。药物炮制后，元素含量增加，药性就由寒转凉，或由凉转温，或由温转热；元素含量减少，药性就由热转温，或由温转凉，或由凉转寒。

中药炮制的另外一个重要目的是降低或消除药物的毒副作用。例如，川乌传统炮制必须经过长时间的浸泡和煮制，对其有机成分的研究表明，川乌浸漂时可除去水溶性非生物碱毒性成分，再煎煮，使剧毒的乌头碱水解成毒性较小乃至很小的甲酰乌头胺和乌头胺，从而降低了川乌的毒性。川乌炮制前后的元素检测表明，炮制后其水煎液中某些有害元素的含量较炮制前减少，见表 43-15。

表 43-15　炮制前后几种有害元素的含量改变　　单位：μg/g

元素	生川乌	制川乌	生南星	制南星	生甘遂	制甘遂
Hg	0.20	0.05	3.00	0.30	1.20	1.000
As	3.00	2.00	4.00	0.70	14.00	10.00
Pb	17.00	8.00	8.00	5.00	3.00	3.00
Ni	25.00	17.00	60.00	58.00	27.00	20.00
Cd	2.00	1.00	6.00	6.00	4.00	3.00

马钱子苦且有毒，经砂炒后，毒性减低，同时质变酥脆，成分易于煎出，炮制后元素含量增加的有25种，含量减少的有8种（如Al、Hg、Sb等有害元素），Hg元素炮制前是炮制后含量的200倍，而Zn、Mn、Fe、Ca、P均在炮制前1倍以上。这些有益元素的增加和有害元素的减少以及元素内部构成比的改变，为马钱子炮制后毒性的降低和增强通络止痛、消肿散结的作用提供了依据。

砂壳与砂仁，蔻壳与蔻仁，均为温热药，查询历代本草书籍，均认为其壳气淡味清，功效较弱，温性较仁平和。故临床上有病重用仁、病轻用壳的传统习惯。然而通过*F*值量化定性，砂壳的*F*值（2.161）大于砂仁（−0.059），蔻壳的*F*值（2.074）大于蔻仁（0.385）。所测杏仁皮与杏仁元素含量*F*值，结果也是皮的含量大于仁。因此推测，仁的温性较壳、皮平和，与传统经验正好相反。提示在这类药物的炮制过程中，无须去掉果壳，既减少了去壳的烦琐工艺，又可节省人力、财力，还可提高临床疗效。当然，这一推理尚有待临床实验研究验证。

（5）药性*F*值量化定性与传统定性不符合原因分析：研究中造成部分药物误判的原因有三，概括如下。

其一，所检测元素个数不够多，缺失了某一些重要的元素。药性阴阳的定量判别是一个复杂的问题，自然界中能检测到的元素约有90种，我们检测了42种，还有近50种元素未测，用已测的42种元素进行判别时，未考虑到剩余的近50种元素对药性的影响，有些元素很可能是不能被忽略的，这是信息不全引起的误差。

其二，传统药性存在错失。由于中药四性是历代医者依赖望、闻、问、切的方法，并在医疗实践中根据药物作用于机体的反应做出归纳而推导出来的。这种感官的判断，其准确性不可能达到完全正确，而在对*F*值定量的比较中，我们把传统药性看成是完全正确的。这样在判别分析时，产生与传统药性的不同，也是影响定量分析准确率的一个重要因素。

其三，统计分析方法带来的局限性。*F*值计算公式是一个用来简略描述药物中各种元素的含量水平相对于“均值”的偏移度公式。*F*值公式本身所包纳的信息量很少，计算精度较低，只考虑了元素的含量水平而没有考虑元素与元素间的相互作用，也造成了部分误差的形成。

105味中药42种元素含量的测定及*F*值定量分析，验证了从中药元素含量的角度探寻中药四性的可行性。

三、中药辛、甘、苦三味与元素关系

五味，即酸、苦、甘、辛、咸五种基本的味道。《内经》是最早论述中药五味的，如《素问·六节藏象论》载“草生五味”，《灵枢·邪气脏腑病形》载“浊气出于胃，走唇舌而为味”，《灵枢·五癃津液别》载“水谷皆入于口，其味有五”。味，最初是指口尝的直观感觉，如苦参味苦，甘草味甘，昆布味咸，细辛味辛，乌梅味酸等。相传神农尝百草，一日遇七十毒，就是劳动人民亲口尝试药味，认识药物过程的真实写照。

《素问·藏气法时论》谓“辛散、酸收、甘缓、苦坚、咸软”，就是对五味作用的最早认识。后世医家在此基础上加以补充和发挥，使之不断完善并更加切合临床实际。《本草从新》载：“凡酸者能涩能收，苦者能泻能燥能坚，甘者能补能和能缓，辛者能散能润能横行，咸者能下能软坚……此五味之用也。”由是观之，《内经》中的味，不仅表明药物的实际味道，同时也是药物作用的标志。

1. 典型药物选择

“辛甘发散为阳，酸苦涌泄为阴”，中医学通常认为药味辛甘者多为阳药，药味酸苦者多为阴药，即辛甘味中药的 F 值通常大于酸苦味中药的 F 值。为了能较准确地分析辛、甘、苦味的元素分布规律，我们综合了《中药学》《中药大辞典》《中华人民共和国药典》《本草纲目》《神农本草经校正》5 本文献对药物药味的记载（以《中药学》为主，其他文献作为缺失项的补充而确定该药的药味），并从 105 味中药中挑选出元素含量分布水平（即 F 值）符合辛＞甘＞苦规律的中药，共 21 味药物，作为辛、甘、苦 3 种典型味的药物代表，具体药物分组如下。

（1）辛味组：共 6 味，即红花、小茴香、细辛、仙茅、砂壳、鹅不食草。

（2）甘味组：共 6 味，即柏子仁、车前子、泽泻、党参、土茯苓、火麻仁。

（3）苦味组：共 9 味，即黄柏、大黄、槐米、秦皮、黄连、黄芩、鸦胆子、浙贝母、川楝子。

2. 辛、甘、苦三类判别方程的建立

由于元素在植物类中药中呈偏态分布，为了使这种非正态分布特性得到较好的改善，因此首先需要将全部的元素数据进行适当的数据变换，再针对辛、甘、苦 3 味建立三类判别分析，用 Wilks λ 最小化方法从中筛选出对药味有显著性贡献的 11 种元素（$P<0.01$），再按照 Bayes 准则建立“最优”线性判别函数，得到辛、甘、苦 3 味的定量判别函数式如下。

$Z_{(辛)} = -10752 - 1446\times Yb + 154.344\times As + 1029\times Cl + 369.751\times Cu - 469.018\times F + 778.393\times Sm + 1040\times V - 355.345\times Se - 304.458\times Si + 257.105\times Mn - 219.958\times Ni$

$Z_{(甘)} = -7886 - 1233\times Yb + 113.685\times As + 810.843\times Cl + 296.693\times Cu - 352.452\times F + 631.998\times Sm + 858.831\times V - 300.924\times Se - 206.984\times Si + 208.765\times Mn - 181.197\times Ni$

$Z_{(苦)} = -8151 - 1262\times Yb + 113.977\times As + 819.791\times Cl + 300.609\times Cu - 353.825\times F + 643.920\times Sm + 878.085\times V - 307.551\times Se - 211.549\times Si + 211.017\times Mn - 182.105\times Ni$

对上述判别函数，经统计学检验，Wilks $\lambda=0.0018$，$F=16.434$，$P<0.01$。即该函数对辛、甘、苦味 3 味的判别有效。

3. 对 105 味中药“味”的定量判别

利用上述建立的方程判别药味时，只需将该药物的 11 种元素含量值代入 $Z_{(辛)}$、$Z_{(甘)}$、$Z_{(苦)}$ 三方程中，选取所求得的 Z（判别得分）最大值者即为该药的判别定味，例如细辛判别结果，$Z_{(甘)}$=10 412，$Z_{(辛)}$=10 759，$Z_{(苦)}$=10 429，其中 $Z_{(辛)}$ 的值最大，故判别定其味为辛（表 43-16）。

表 43-16 中药判别定味与传统药味比较

药名	$Z_{(辛)}$	$Z_{(甘)}$	$Z_{(苦)}$	判别 $Z_{(max)}$	传统药味	符合
枳壳	6063.4	6753.0	6762.6	苦	苦辛	√
北沙参	6704.1	7251.7	7236.6	甘	甘微苦	√
葛根	122.8	2500.8	2367.9	甘	甘辛	√
明党参	5950.2	6580.34	6552.7	甘	甘微苦	√
黄柏	7747.5	8084.3	8089.4	苦	苦	√
黄连	7763.3	8048.5	8052.1	苦	苦	√
黄芩	7792.7	8138.4	8140.3	苦	苦	√
细辛	10 759	10 412	10 429	辛	辛	√
小茴香	10 621	10 306	10 321	辛	辛	√

注：其他中药判别定味与传统定味比较略。

判别定味只要符合所确定的药味就判为“符合”，否则为“不符合”。判别结果符合的占67%，不符合的占33%。同时，在符合的67%中，判别定味与传统定性一致的（即辛、甘味其性为温，苦味其性为寒）占79.1%，不一致的占20.9%。

4. 判别分析

药物都具有一定的味，味是中药药性的一个主要方面。药味的确定，先是由口尝而得，后来发现药物的味与药物功效之间的规律性联系。因此，味的概念，不仅表示味觉感知的真实滋味，同时也反映药物的实际功效。

中药含有各种化学成分，中药的味，也是由其化学成分决定的，成分不同，其味各异。一般认为，辛味药大多含挥发油，还有苷类和生物碱。苦味药中生物碱的成分最多，其次为挥发油、黄酮及苷类；甘味药以糖类、蛋白质、氨基酸居多。可见，一药往往有多种成分，故其味也不只一种，而是以其偏盛者为主，即是以其主要成分为根据。

由于中药的有机成分复杂，种类繁多，给中药“味”的定量研究造成一定困难，在此我们以药物中所含有的元素为研究对象，对中药的辛、甘、苦3味进行定量判别分析，如表43-16。黄连、黄芩、黄柏、细辛、小茴香等71味药，判别定味与传统定味一致，中药元素判别定味与传统定味的符合率为67%。其中判别定味与传统定味一致，即辛、甘味药之性偏温，苦味药之性偏寒的药物占79%，表明判别定味结果大部分与其药性是一致的。

在进行定量判别时，我们注意到，对于检测的42种元素，在我们所选择的105味中药中全部被检测出来，所不同的只是元素含量的多寡。因此，我们认为，判别分析得到的“味”是该药的主味，其他的味为该药的次味，如明党参主味为甘，次味为微苦；又如葛根主味为甘，次味为辛，经判别得到的味与药物传统主味一致。

中药药味的元素判别与传统定味有33%的不符合，其原因可以归纳为：①统计分析中所选择的药物有限，元素个数也不够多，例如，人体内可以检测到的元素有90种，而我们只选择了其中的42种；②古人的传统定味有一定的偏差。中药五味是古人根据感官的判断，经过长期医疗实践总结而来的，无论是“口尝”还是按功效推论，其中都包含有主观意识，自然会因人而异，从而造成了药味记载的“混乱”，这种现象根据文献统计达44%之多，传统定味的误差是影响差别符合率的主要原因之一。

运用药物元素含量判别药物味的方法，毕竟结束了几千年来依靠使用“口尝”及“推论”药味的历史，对中药药味提出了一个新的定量方法。

四、110首方剂33种元素检测与分析

1. 方剂的选择

方剂，简称方，指医方。《隋书·经籍志》载：“医方者，所以除疾疢保性命之术者也。”剂，古作“齐”，指调剂。《汉书·艺文志》载：“调百药齐，和之所宜。”方剂是治法的体现，是根据配伍原则，总结临床经验，以若干药物配合组成的药方。方剂是理法方药体系中的重要组成部分，是在中药基本性能和功效认识基础上的一次飞跃。中医临床遣药组方，既要考虑到药与证相合，又要使按组方原则组成的方剂对证，所以方剂与其主要组方药物的性质、功用，都是以作用于“证”的效应而论定的。例如，辛温解表、回阳救逆、温补肾阳类的方剂与其主要组方药物同表现为温热作用性质，常用的有麻黄汤、四逆汤、右归丸等。又如，辛凉解表、清热解毒、滋阴降火类的方剂与其主要组方药物又同表现为寒凉作用性质，

常用的有银翘散、黄连解毒汤、大补阴丸等。以上表明，适合一定“证”的方和药在寒凉、温热作用性质上，一般多表现一致。中医方剂寒凉、温热性质是实际存在的，而且也是方剂配伍组方中不可忽视的一个重要原则。

（1）选择方剂：随机从高等医药院校教材《方剂学》中抽取110首方剂为样本。其组成的药物均购于武汉市药材公司，并由武汉药品医疗器械检验所（简称武汉市药检所）鉴定其品质。

（2）样品制备

1）方剂组成：按《方剂学》所记载组方药物的现代剂量进行配方。其中丸散者，参照汤剂常用剂量，按比例拟定。

2）煎具处理：所使用的玻璃烧杯、漏斗、量具及样品瓶等器皿，均在使用前经10%硝酸浸泡24h，自来水冲洗，双蒸水冲洗，烘干后备用。

3）煎药步骤：煎药前，加800ml蒸馏水浸渍药物60min，再置于电热板上大火煎开，小火煎煮30min，经脱脂棉、纱布过滤；药渣中复加400ml蒸馏水按相同步骤煎煮药液至200ml，再过滤；合并两次煎煮液，总量至500ml，作为待检测样品备用。

2. 110首方剂煎煮液中33种元素的检测分析

（1）检测方法：具体略。

（2）检测结果：见表43-17。

表43-17 左归丸33种元素检测值 单位：μg/g

元素	检测值	元素	检测值	元素	检测值	元素	检测值	元素	检测值
Li	26.00	Be	0.50	F	2 412.00	Na	148 906.00	Mg	63 687.00
Al	2 622.00	Si	7 912.00	P	67 896.00	Cl	94 139.00	K	652 267.00
Ca	41 529.00	Ti	53.0	V	5.00	Cr	19.00	Mn	562.00
Fe	4 704.00	Co	12.00	Ni	40.00	Cu	85.00	Zn	876.00
As	21.00	Se	0.20	Br	435.00	Sr	304.00	Mo	6.00
Cd	6.00	Sb	0.60	I	27.00	Ba	179.00	W	2.00
Hg	854.00	Pb	5.00	Bi	0.20				

注：其余方剂的元素含量检测值略。

3. 33种元素在110首方剂中的含量均值

110首方剂均检测了33种元素，计算出每一种元素110个值的均值（中位数），见表43-18。

表43-18 110首方剂中33种元素含量均值（中位数） 单位：μg/g

元素	含量均值	元素	含量均值	元素	含量均值	元素	含量均值
Li	6.00	K	330 848.00	Ni	28.00	Cd	3.00
Be	0.30	Ca	36 108.50	Cu	51.00	Sb	0.50
F	638.50	Ti	32.75	Zn	213.00	I	11.00
Na	18 322.00	V	5.00	As	11.00	Ba	178.00
Mg	54 271.50	Cr	9.00	Se	0.60	W	2.00
Al	1 243.00	Mn	418.00	Br	107.00	Hg	0.10
Si	5 520.50	Fe	883.50	Sr	310.00	Pb	4.00
P	43 455.00	Co	8.00	Mo	3.00	Bi	0.08
Cl	34 405.00						

4. 建立方剂的元素含量“区间尺”

按与中药元素区间尺相同的方法建立方剂的元素含量区间尺。如表43-19～表43-21。

表43-19　方剂元素含量区间尺（1）　单位：μg/g

级别	Li	Be	F	Na	Mg	Al	Si	P	Cl	K
10	475	1.00	2412	832 152	155 116	38 512	61 824	133 212	554 790	763 416
9	251	0.70	1632	654 904	116 880	8 031	22 032	109 839	262 400	652 267
8	204	0.60	1300	458 500	96 646	5 822	17 372	93 072	224 616	512 860
7	191	0.50	1102	368 734	84 595	5 005	12 501	69 336	172 380	453 289
6	106	0.40	926	352 938	68 257	4 036	10 305	59 938	126 850	378 090
5	49	0.30	758	143 115	57 624	2 622	7 728	48 720	82 688	319 276
4	25	0.25	617	93 288	48 972	1 716	5 900	34 522	51 993	261 030
3	11	0.20	515	45 642	34 324	1 165	4 548	23 520	31 920	195 010
2	6	0.09	362	15 688	22 500	580	3 355	15 180	17 272	140 490
1	0	0.00	0	0	0	0	0	0	0	0

表43-20　方剂元素含量区间尺（2）　单位：μg/g

级别	Ca	Ti	V	Cr	Mn	Fe	Co	Ni	Cu	Zn	As	Se
10	337 700	329	17	36	4 555	14 733	23	104	235	1 814	541	50.0
9	201 950	169	12	24	1 651	7 879	15	90	182	1 014	48	3.0
8	147 714	149	9	21	1 568	4 704	12	67	139	711	46	3.0
7	125 412	110	8	16	1 372	3 734	10	50	112	574	34	2.0
6	96 516	86	7	14	1 160	2 656	9	41	85	433	20	1.0
5	72 912	68	6	11	752	1 887	8	35	66	349	16	0.8
4	54 768	44	5	9	513	1 312	7	29	49	279	12	0.6
3	41 529	28	4	7	322	782	6	22	35	207	9	0.4
2	22 554	16	3	5	197	420	4	15	22	116	6	0.2
1	0	0	0	0	0	0	0	0	0	0	0	0.0

表43-21　方剂元素含量区间尺（3）　单位：μg/g

级别	Br	Sr	Mo	Cd	Sb	I	Ba	W	Hg	Pb	Bi
10	800	8 814	143.0	9.0	6.0	18 210	640	6	798.0	40	0.20
9	719	4 733	41.0	8.0	2.0	58	483	5	222.0	16	0.10
8	585	3 802	40.0	6.0	0.9	41	380	5	22.0	10	0.09
7	398	2 785	11.0	5.0	0.7	30	298	4	21.0	8	0.08
6	319	2 139	8.0	4.0	0.6	24	253	3	19.2	6	0.06
5	230	1 075	6.0	3.0	0.5	18	203	3	15.0	5	0.05
4	152	658	4.0	2.0	0.4	14	162	2	10.0	4	0.04
3	102	417	3.0	1.0	0.3	10	124	2	2.0	3	0.03
2	69	229	1.5	0.8	0.2	6	68	2	0.8	2	0.02
1	0	0	0.0	0.0	0.0	0	0	0	0.0	0	0.00

5. 110 首方剂 33 种元素的含量区间谱图及分析

对照方剂的元素含量区间尺表，绘制出黄连解毒汤元素含量区间谱图，以方剂元素含量区间尺为纵坐标，以所检测的 33 种元素为横坐标（按元素的原子序数由小到大排列），见图 43-7。同时将 110 首方剂中 33 种元素的中位数均值区间图绘制于图上。在黄连解毒汤的 33 种元素中，高于方剂元素含量均值的有 4 种，低于方剂元素含量均值的元素有 26 种之多，而该方的组方药物中，4 味药全部都是寒性药。

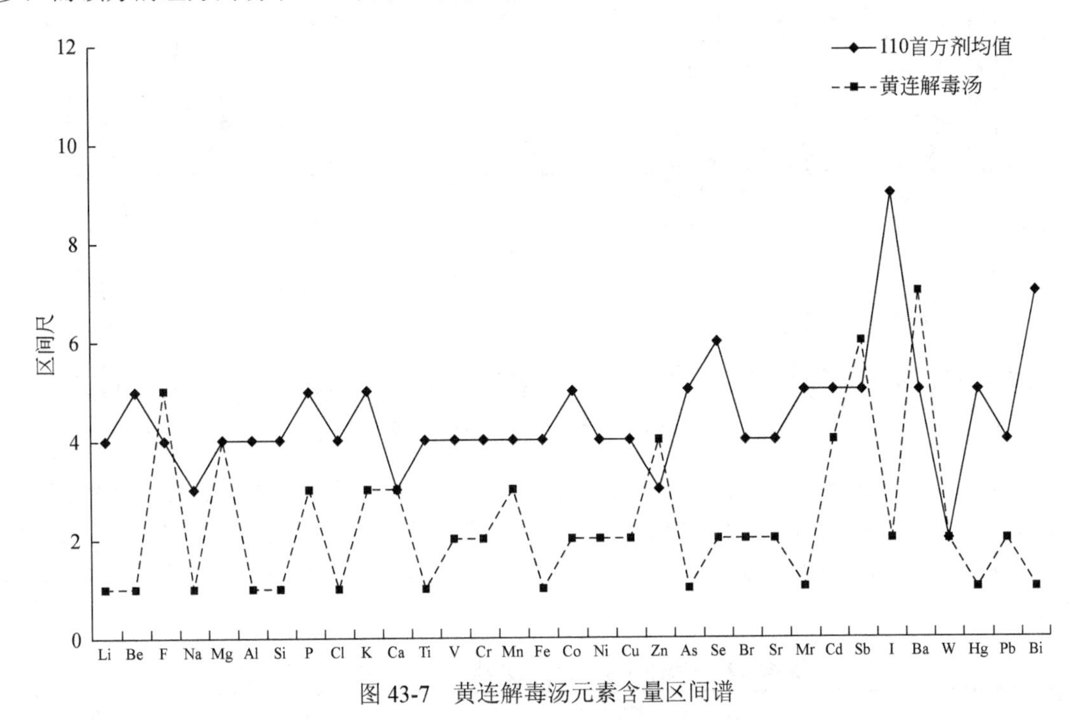

图 43-7 黄连解毒汤元素含量区间谱

通过对 110 首方剂的方剂元素区间谱与方剂元素均值含量区间谱的比较，我们发现 110 首方剂中：以温热药为主组成的方剂，其多数元素的含量水平高于方剂元素含量均值区间谱；而以寒凉药为主组成的方剂，其多数元素的含量水平低于方剂元素含量均值区间谱。例如：乌梅丸方剂元素区间谱与方剂元素含量均值区间谱的比较（图 43-8），乌梅丸的 33 种元素中，高于方剂元素含量均值的元素有 17 种，低于方剂元素含量均值区间谱的元素有 11 种，而该方的组方药物中，温热性药占 6 味，寒凉性药只占 2 味。

6. 方剂寒凉、温热四性的 *F* 值定量分析

为了准确地反映方剂元素区间谱与方剂元素含量均值区间谱的关系，揭示方剂元素分布与其寒凉、温热性质的相关关系，按与中药 *F* 值相同的方法计算方剂 *F* 值，公式如下：

$$F = \frac{\sum_{i=1}^{n} \frac{x_i - \overline{X}_i}{\overline{X}_i}}{n} \tag{43-6}$$

用此公式计算出 110 首方剂的 *F* 值，并与组方药物定性、方剂功用定性，列于表 43-22 中，进行综合分析比较。

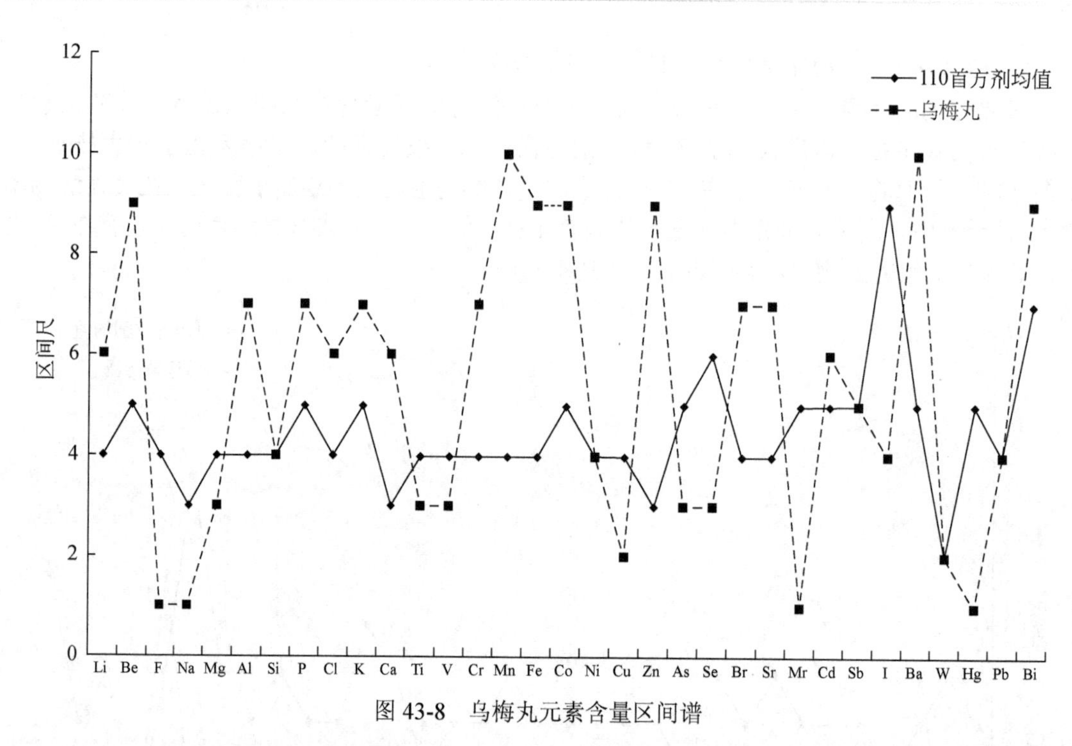

图 43-8 乌梅丸元素含量区间谱

表 43-22 中，组方药物定性是根据方剂中寒凉药或温热药数量多寡而定的；药物的寒、凉、温、热四性是以高等医药院校教材《中药学》描述为准。方剂的功用以高等医药院校教材《方剂学》为准。F 值量化定性中，确定方剂 F 值＞0.439 判为温热，F 值≤0.439 判为寒凉。

表 43-22 *F* 值量化定性与组方药物定性、方剂功用定性

序号	方名	组方药物定性				方剂功用定性		F 值量化定性	
		温热药味数	寒凉药味数	平性药味数	定性	功用	定性	F 值	定性
1	左归丸	3	1	4	温热	滋阴补肾	寒凉	259.935	温热
2	七厘散	3	3	2	寒凉	活血散瘀，收敛清热	寒凉	245.017	温热
3	炙甘草汤	4	2	3	温热	通阳复脉，滋阴补血	温热	68.013	温热
4	橘核丸	4	5	2	温热	行血气，散寒湿，消肿胀	温热	53.753	温热
5	牵正散	1	0	2	温热	祛风化痰止痉	温热	11.849	温热
6	控涎丹	1	2	0	寒凉	祛痰逐饮	温热	6.812	温热
7	温经汤	7	3	2	温热	温经散寒，祛瘀养血	温热	6.346	温热
8	补肺阿胶汤	1	2	3	寒凉	养阴补肺	寒凉	5.145	温热
9	金锁固精丸	1	3	2	寒凉	补肾涩精	温热	3.683	温热
10	附子汤	3	1	1	温热	温经助阳，祛寒化湿	温热	3.649	温热
11	右归丸	7	0	3	温热	温补肾阳	温热	2.819	温热
12	补阳还五汤	4	2	1	温热	补气活血通络	温热	2.508	温热

续表

序号	方名	组方药物定性				方剂功用定性		F值量化定性	
		温热药味数	寒凉药味数	平性药味数	定性	功用	定性	F值	定性
13	右归饮	5	0	3	温热	温肾填精	温热	2.135	温热
14	水肿汤*	4	4	4	温热	宣肺补气利水	温热	2.062	温热
15	十补丸	6	2	2	温热	温补肾阳	温热	1.999	温热
16	乌梅丸	6	2	1	温热	温脏安蛔	温热	1.956	温热
17	五子衍宗丸	2	1	2	温热	益肾补髓	温热	1.727	温热
18	人参养荣汤	9	1	2	温热	养气补血	温热	1.588	温热
19	桃核承气汤	1	2	2	寒凉	祛蓄血清瘀热	寒凉	1.578	温热
20	四逆汤	2	0	1	温热	回阳救逆	温热	1.455	温热
21	回阳救急汤	8	0	2	温热	回阳救急	温热	1.377	温热
22	四神丸	5	0	0	温热	温补脾肾	温热	1.204	温热
23	身痛逐瘀汤	6	2	4	温热	祛瘀通络，活血行气	温热	1.145	温热
24	实脾散	8	0	2	温热	温阳健脾	温热	1.135	温热
25	旋覆代赭汤	5	1	1	温热	降逆化痰，益气和胃	温热	1.086	温热
26	真武汤	3	1	1	温热	温阳利水	温热	1.041	温热
27	济生肾气丸	4	3	3	温热	温补肾阳	温热	0.931	温热
28	归脾汤	7	0	3	温热	健脾养心	温热	0.928	温热
29	茵陈五苓散	2	2	2	寒凉	利湿退黄	寒凉	0.903	温热
30	调胃承气汤	0	2	1	寒凉	缓下热结	寒凉	0.899	温热
31	通窍活血汤	6	1	1	温热	活血开窍通阳	温热	0.846	温热
32	健脾丸	9	1	3	温热	健脾和胃，兼化湿热	温热	0.826	温热
33	茵陈四逆汤	2	1	1	温热	温里助阳	温热	0.803	温热
34	加味香苏散	6	1	3	温热	发汗解表	温热	0.771	温热
35	大羌活汤	7	5	1	温热	发散风寒，祛湿清热	温热	0.740	温热
36	肾气丸	4	2	2	温热	温补肾阳	温热	0.697	温热
37	独活寄生汤	8	3	4	温热	祛风湿止痹痛	温热	0.630	温热
38	葛花解酲汤	9	1	3	温热	温中利湿	温热	0.621	温热
39	十全大补汤	9	1	2	温热	温补气血	温热	0.584	温热
40	人参蛤蚧汤	2	3	3	寒凉	益气清肺	寒凉	0.562	温热
41	活络效灵丹	2	1	1	温热	活血祛瘀，通络止痛	温热	0.551	温热
42	白头翁加甘草阿胶汤	0	4	2	寒凉	清热解毒	寒凉	0.542	温热
43	小青龙加石膏汤	6	2	1	温热	解表蠲饮除烦	温热	0.514	温热
44	大安丸	5	1	2	温热	消食健脾	温热	0.501	温热
45	桑螵蛸散	4	2	2	寒凉	调补心肾	温热	0.480	温热

续表

序号	方名	组方药物定性				方剂功用定性		F值量化定性	
		温热药味数	寒凉药味数	平性药味数	定性	功用	定性	F值	定性
46	丹参饮	2	1	0	温热	活血祛瘀	寒凉	0.478	温热
47	一贯煎	1	4	1	寒凉	滋阴疏肝	寒凉	0.439	寒凉
48	枳实导滞丸	2	4	1	寒凉	消导化滞，清热祛湿	寒凉	0.421	寒凉
49	银翘散	1	7	2	寒凉	辛凉解表	寒凉	0.418	寒凉
50	葱豉桔梗汤	1	5	2	寒凉	清肺泻热	寒凉	0.412	寒凉
51	蚕矢汤	4	5	1	寒凉	清热利湿	寒凉	0.395	寒凉
52	六味地黄丸	2	2	2	寒凉	滋补肝肾	寒凉	0.384	寒凉
53	血府逐瘀汤	3	4	4	寒凉	行气活血，化瘀消热	寒凉	0.362	寒凉
54	新制橘皮竹茹汤	2	1	1	温热	清热止呃	寒凉	0.336	寒凉
55	柴胡疏肝散	2	3	2	寒凉	疏肝行气	寒凉	0.328	寒凉
56	升陷汤	1	3	1	寒凉	益气升陷	温热	0.323	寒凉
57	五淋散	1	2	2	寒凉	清热凉血，利水通淋	寒凉	0.309	寒凉
58	加味逍遥散	3	5	2	寒凉	疏肝健脾，和血调经	寒凉	0.285	寒凉
59	橘皮竹茹汤 a	4	1	1	温热	益气清热	寒凉	0.279	寒凉
60	黄芩滑石汤	2	3	2	寒凉	清热利湿	寒凉	0.270	寒凉
61	萆薢分清饮	1	5	2	寒凉	清热利湿	寒凉	0.267	寒凉
62	普济消毒饮	1	9	4	寒凉	清热解毒	寒凉	0.260	寒凉
63	都气丸	3	2	2	温热	滋肾纳气	寒凉	0.260	寒凉
64	定喘汤	5	2	2	温热	清热祛痰	寒凉	0.252	寒凉
65	当归六黄汤	3	4	0	寒凉	滋阴泻火	寒凉	0.246	寒凉
66	麦味地黄丸	3	3	2	寒凉	敛肺纳肾	寒凉	0.235	寒凉
67	资生丸	7	3	7	温热	渗湿止泻，兼化湿热	寒凉	0.198	寒凉
68	四妙勇安汤	1	2	1	寒凉	清热解毒	寒凉	0.167	寒凉
69	当归龙荟丸	3	7	0	寒凉	清泻肝胆实火	寒凉	0.156	寒凉
70	逍遥散	3	3	2	寒凉	疏肝解郁	寒凉	0.147	寒凉
71	柴葛解肌汤 b	0	8	1	寒凉	解肌清热	寒凉	0.140	寒凉
72	桃红四物汤	4	1	1	温热	养血活血逐瘀	寒凉	0.124	寒凉
73	柴葛解肌汤 a	2	5	1	寒凉	解肌清热	寒凉	0.119	寒凉
74	芍药汤	4	4	1	寒凉	调和气血，清热解毒	寒凉	0.112	寒凉
75	大柴胡汤	3	5	0	寒凉	和解少阳，内泻热结	寒凉	0.096	寒凉
76	八珍汤	5	1	2	温热	平补气血	寒凉	0.092	寒凉
77	大补阴丸	1	3	0	寒凉	滋阴降火	寒凉	0.083	寒凉
78	麻杏石甘汤	2	1	1	温热	辛凉宣泄	寒凉	0.081	寒凉

续表

序号	方名	组方药物定性				方剂功用定性		F值量化定性	
		温热药味数	寒凉药味数	平性药味数	定性	功用	定性	F值	定性
79	仙方活命饮	6	5	2	温热	清热解毒	寒凉	0.077	寒凉
80	小柴胡汤	4	2	1	温热	和解少阳	寒凉	0.052	寒凉
81	四妙丸	1	2	1	寒凉	清热利湿	寒凉	0.040	寒凉
82	七宝美髯丹	3	0	4	温热	滋肾水益肝血	寒凉	- 0.013	寒凉
83	青蒿鳖甲汤	0	5	0	寒凉	养阴透热	寒凉	- 0.014	寒凉
84	小承气汤	1	2	0	寒凉	轻下热结	寒凉	- 0.014	寒凉
85	生脉散	2	1	0	温热	益气生津	寒凉	- 0.017	寒凉
86	保和丸	4	1	2	温热	消食和胃	寒凉	- 0.037	寒凉
87	四物汤	3	1	0	温热	补血调血	寒凉	- 0.049	寒凉
88	白头翁汤	0	4	0	寒凉	清热解毒	寒凉	- 0.057	寒凉
89	越婢汤	3	1	1	温热	发汗利水	寒凉	- 0.080	寒凉
90	猪苓汤	0	2	3	寒凉	利水清热滋阴	寒凉	- 0.084	寒凉
91	活人葱豉汤	2	2	0	温热	发汗解表	温热	- 0.085	寒凉
92	橘皮竹茹汤 b	3	2	3	温热	和胃清热	寒凉	- 0.105	寒凉
93	三妙丸	1	1	1	寒凉	清热燥湿	寒凉	- 0.111	寒凉
94	四逆散	0	3	1	寒凉	透邪解郁，疏肝理脾	温热	- 0.122	寒凉
95	白虎汤	0	2	2	寒凉	清热生津	寒凉	- 0.132	寒凉
96	金铃子散	1	1	0	寒凉	行气疏肝，活血止痛	寒凉	- 0.147	寒凉
97	藿朴夏苓汤	5	2	3	温热	解表化湿	寒凉	- 0.163	寒凉
98	清胃散	1	4	0	寒凉	清胃凉血	寒凉	- 0.203	寒凉
99	桂枝茯苓丸	1	2	2	寒凉	活血化瘀，兼清瘀热	寒凉	- 0.278	寒凉
100	百合固精汤	2	6	2	寒凉	养阴润肺，化痰止咳	寒凉	- 0.283	寒凉
101	香连丸	1	1	0	寒凉	清热化湿	寒凉	- 0.286	寒凉
102	栀子柏皮汤	0	2	1	寒凉	清热利湿	寒凉	- 0.300	寒凉
103	四苓散	1	1	2	寒凉	淡渗利湿	寒凉	- 0.314	寒凉
104	二妙散	1	1	0	寒凉	清热燥湿	寒凉	- 0.319	寒凉
105	黄连解毒汤	0	4	0	寒凉	泻火清热解毒	寒凉	- 0.333	寒凉
106	黄芩汤	1	2	1	寒凉	清热止痢	寒凉	- 0.341	寒凉
107	升麻葛根汤	0	3	1	寒凉	解肌透疹	寒凉	- 0.393	寒凉
108	左金丸	1	1	0	寒凉	清肝泻火	寒凉	- 0.463	寒凉
109	枳实芍药散	0	2	0	寒凉	行气活血	寒凉	- 0.498	寒凉
110	葶苈大枣泻肺汤	1	1	0	寒凉	泻肺行水	寒凉	- 0.505	寒凉

注：*为自拟消水肿方。

F 值量化定性与组方药物定性、方剂功用定性的比较结果见表 43-23。

表 43-23　方剂 *F* 值量化定性与组方药物定性、方剂功用定性的比较

	符合方剂数（百分比）	不符合方剂数（百分比）
F 值量化定性与组方药物定性	82　（74.5%）	28　（25.5%）
F 值量化定性与方剂功用定性	98　（89.1%）	12　（10.9%）
F 值定量分类与（组方药物＋方剂功用）定性	78　（70.9%）	32　（29.1%）

由表 43-23 可见，方剂元素区间谱图中观察到的结果与 *F* 值定量分析的结论基本吻合，即寒凉性方剂的多数元素含量水平较低，温热性方剂的多数元素含量水平较高。且这一规律与中药规律基本一致。

在分析方剂寒凉、温热性质时，可以将组方药物定性和方剂功用定性综合考虑，偏颇任何一方都是不全面的。例如，当寒凉、温热两类药物味数相等时，判断该方作用性质的方向出现困惑，此时方剂功用定性就显得尤为重要。如柴葛解肌汤的组方中，温热药和寒凉药各有四味，平性药两味，从组方药物上无法定性，但从该方“清热解肌”的功效来看，应定性为寒凉。同样，仅以“功用定性”为准也会遇到困难，如和解剂、气血双补剂、消食等功用的方剂寒热性质就不是很明显。所以说，只有综合运用两种定性方法，才可以在理论和临床上准确地确定每个方剂的实际功效、性质。

7. 方剂元素研究的意义

其一，揭示了方剂基础理论现代实验研究的新方法。近年来随着中药寒、热药性的物质基础、生物物理学及其药效等实验研究的深入开展，其已展现出广阔的发展前景。然而，方剂的寒、凉、温、热性质的实验研究却极少触及，中成药药性理论基础及其运用规律的认识也亟待解决。方剂元素的研究揭示了方剂四性与其所含元素的密切相关性，是对“根据中药药理，选择相关项目，探求方剂实质”的方剂实验研究途径的新探索。

其二，方剂四性有了确切的定量表述。我们认为，组方药物定性和方剂功用定性可以视作方剂寒凉、温热性质的定性，而方剂的元素 *F* 值则为其定量。只有将方剂的这种定性和定量两者结合，才能为现代科学所理解和接受。对方剂的定量表述将对目前中医所面临的亟待解决的问题具有特别的意义，如新的复方及其提取物的寒热性质如何判定等。

其三，提高临床辨证论治水平。方剂是中医临证治病的主要措施，但传统方剂学没有对作用性质相同的方剂进行量化区别，随着症、证定量研究的深入，这个问题已引起了国内外学者的注意。有研究根据感邪轻重，人体偏虚偏实的差异，把《伤寒论》中辛温解表剂分成四类：辛温解表轻剂、辛温解表峻剂、中等强度辛温解表方、温阳解表方。如果再应用本研究的元素 *F* 值定量分析，给予温热轻重层次上的定量，就能为临床选方提供更多的科学依据，纠正、补充某些方剂传统认识的不足，提高辨证论治水平。

第四十四章　右归丸血液元素药效学及其与肾阳虚证疗效关系研究

为探讨肾阳虚证与元素的相关性，用常用的灌胃羟基脲的方法复制大鼠肾阳虚证模型，再以治疗肾阳虚证的代表方右归丸进行治疗，并比较治疗前后血液中元素的含量水平，以观察肾阳虚证在治疗过程中与元素的关系。

一、右归丸对正常家兔血液元素含量的时间-效应

1. 右归丸药物制备

（1）药物组成：右归丸是治疗肾阳虚证的代表方，出自《景岳全书》，具有温补肾阳、填精补血之功效，用于肾阳不足、命门火衰、腰膝酸冷、精神不振、怯寒畏冷、阳痿遗精、大便溏薄、尿频而清等肾阳虚证。药物组成见表44-1。药物购于武汉市药材公司，并经武汉市药检所鉴定，均符合《中华人民共和国药典》要求。

表44-1　右归丸药物组成、剂量及产地

药名	剂量（g）	产地	药名	剂量（g）	产地
熟地黄	24	河南	杜仲	12	湖北
山药	12	河南	当归	9	安徽
山茱萸	9	浙江	肉桂	6	越南
枸杞子	12	宁夏	制附子	6	湖北
鹿角胶	12	新疆	菟丝子	12	江西

（2）右归丸煎煮液的制备：将上述右归丸1剂的配方药物（鹿角胶除外）经双蒸水漂洗后，放在经清洗的刻度玻璃烧杯中混匀，用双蒸水800ml浸泡1h后，控温100℃煎煮至500ml，过滤药渣出药液约300ml；再加入400ml双蒸水继续煎煮至300ml，过滤药渣出药液约200ml。过滤合并两次煎煮液。鹿角胶另外小烧杯盛装，烊化后兑入煎煮液中混匀；最后调整液体至114ml，分装至已清洗的玻璃药瓶备用。药物浓度为1g/ml。

2. 实验方法与步骤

（1）实验步骤：雄性家兔8只［（1.5±0.1）kg］，购于武汉市生物制品所。适应性喂养1周后，禁食12h，随机分为2组：用药组4只，按7.98ml/1.5kg家兔（按体重换算灌喂剂量）灌喂右归丸，对照组灌喂等体积双蒸水。各组动物于上午8时开始灌喂，计为0h。分别于0h、0.5h、1h、2h、3h、4h、6h、8h、24h耳缘静脉采血，准确量取1ml分装于已清洗的试管中备用。

（2）元素检测：用湿法消解全血，原子吸收光谱法检测锌（Zn）、铜（Cu）、铁（Fe）、锰（Mn）、锶（Sr）、钴（Co）、镍（Ni）、铬（Cr）等8种元素。

（3）质量控制：牛血成分分析标准物质（批号：GBW09131）购于国家技术监督局，作为元素检测的质控物以监控元素检测质量，质控方法为（$\bar{x} \pm s$）质控规则。在元素检测过程

中，牛血质控物在控。

3. 结果与分析

（1）不同时间点元素检测结果：用药组和对照组家兔在各时间点血液元素含量检测结果见表 44-2、表 44-3。由于不知道元素含量数据是否符合正态分布，为比较各元素间的相对含量水平，各元素含量换算为相应百分位含量值，用于进一步的统计分析。

表 44-2 对照组家兔血液元素含量均值 单位：mg/L（n=4 $\bar{x}\pm s$）

时间点	Cu	Zn	Co	Ni
0h	0.755±0.168	4.05±0.56	0.020±0.006	0.070±0.009
0.5h	0.734±0.116	3.83±0.35	0.021±0.004	0.076±0.012
1h	0.762±0.123	3.76±0.62	0.019±0.003	0.075±0.009
2h	0.722±0.140	4.03±0.33	0.020±0.002	0.065±0.009
3h	0.678±0.120	3.51±0.54	0.019±0.002	0.058±0.011
4h	0.616±0.152	3.33±0.61	0.020±0.004	0.061±0.011
6h	0.643±0.124	3.45±0.48	0.019±0.004	0.065±0.009
8h	0.628±0.121	3.35±0.36	0.021±0.005	0.070±0.009
24h	0.728±0.162	3.67±0.55	0.020±0.003	0.068±0.009

时间点	Fe	Mn	Cr	Sr
0h	330.25±30.97	0.053±0.009	0.27±0.04	0.125±0.010
0.5h	397.08±21.06	0.061±0.009	0.26±0.06	0.095±0.011
1h	372.00±34.42	0.040±0.004	0.20±0.04	0.111±0.009
2h	381.00±25.25	0.048±0.009	0.21±0.03	0.088±0.009
3h	346.73±14.10	0.047±0.005	0.22±0.06	0.090±0.010
4h	377.00±25.78	0.052±0.005	0.20±0.05	0.083±0.006
6h	344.00±26.41	0.042±0.001	0.17±0.04	0.085±0.007
8h	344.00±35.96	0.050±0.004	0.22±0.05	0.083±0.004
24h	348.00±25.82	0.049±0.003	0.26±0.08	0.107±0.009

表 44-3 用药组家兔血液元素含量均值 单位：mg/L（n=4 $\bar{x}\pm s$）

时间点	Cu	Zn	Co	Ni
0h	0.782±0.124	4.11±0.44	0.021±0.004	0.066±0.0860
0.5h	0.856±0.116	5.39±0.36	0.043±0.002	0.076±0.009
1h	0.912±0.095	6.89±0.51	0.050±0.007	0.075±0.009
2h	1.125±0.122	7.54±0.24	0.070±0.003	0.110±0.011
3h	1.121±0.109	8.95±0.48	0.130±0.005	0.140±0.011
4h	1.054±0.133	7.68±0.36	0.060±0.001	0.120±0.009
6h	0.847±0.114	6.60±0.59	0.040±0.001	0.095±0.009
8h	0.840±0.099	6.02±0.54	0.040±0.004	0.090±0.009
24h	0.802±0.084	4.25±0.39	0.022±0.003	0.071±0.009

时间点	Fe	Mn	Cr	Sr
0h	352.0±32.5	0.050±0.008	0.29±0.02	0.116±0.011
0.5h	401.0±31.2	0.061±0.007	0.35±0.02	0.095±0.013
1h	456.0±33.5	0.087±0.005	0.47±0.04	0.111±0.008
2h	505.0±28.1	0.095±0.008	0.62±0.03	0.092±0.007
3h	542.0±14.5	0.105±0.010	0.87±0.06	0.090±0.009
4h	591.0±33.1	0.124±0.007	0.88±0.09	0.084±0.009
6h	487.0±28.7	0.088±0.009	0.64±0.04	0.085±0.010
8h	405.0±35.6	0.065±0.004	0.55±0.04	0.094±0.007
24h	325.0±25.2	0.052±0.004	0.26±0.03	0.107±0.005

（2）右归丸血液元素含量的时间-效应变化：以观察时间点为横坐标，元素含量为纵坐标，绘制两实验组家兔血液元素时间-浓度曲线图，即为血液元素含量随时间变化的曲线，血液中 Cu、Zn 元素含量随时间变化曲线见图 44-1～图 44-2。

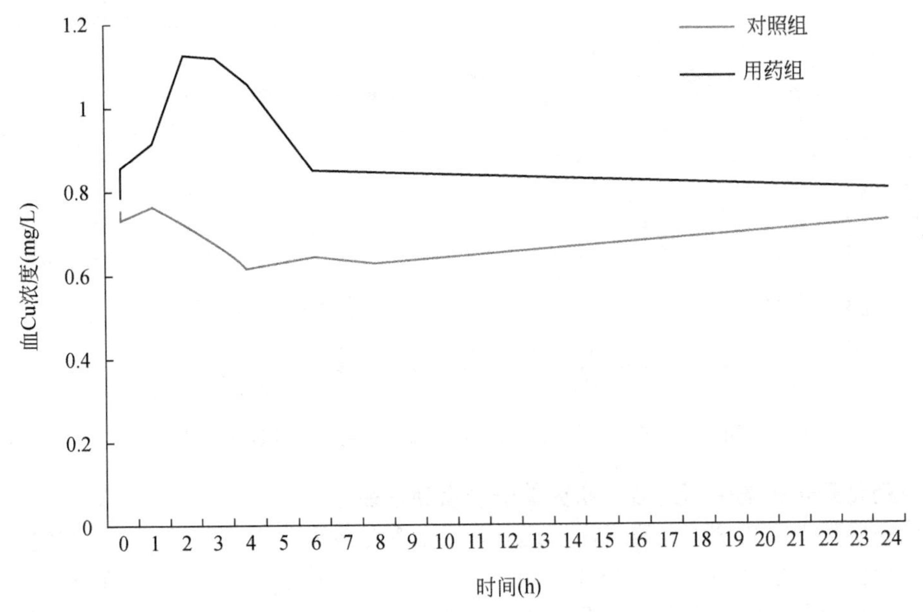

图 44-1　对照组与用药组血液 Cu 元素含量随时间变化曲线图

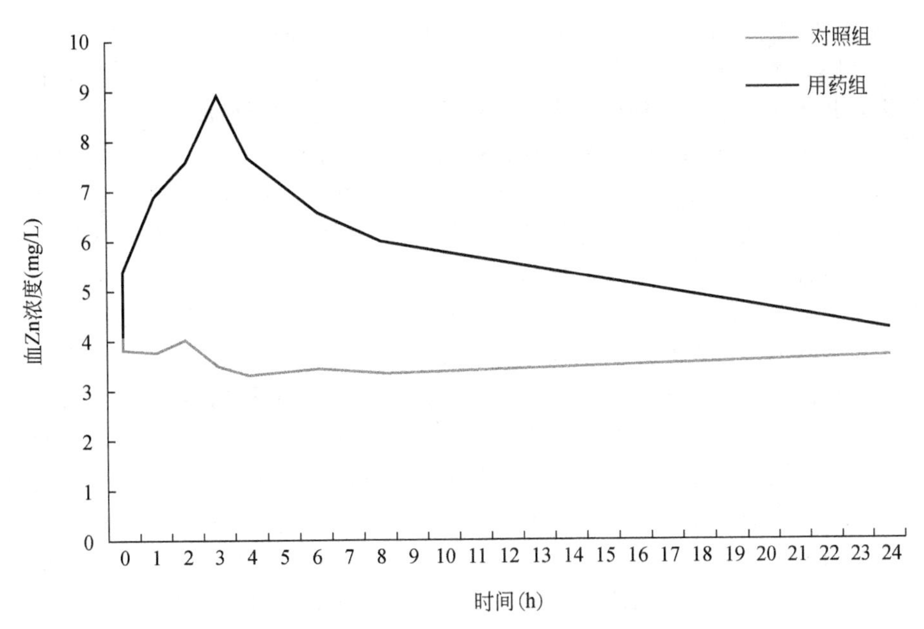

图 44-2　对照组与用药组血液 Zn 元素含量随时间变化曲线图

由对照组和用药组各元素的时间-浓度曲线图对比分析可以看到，对照组各元素的时间-

浓度变化曲线基本平缓；而用药组各元素的时间-浓度变化曲线除元素 Cs 外，均表现为两头低、中间高的“山形曲线”模式，多数元素的“血药浓度”峰值出现在 3h 左右。用药组与对照组 3h 时血液元素含量比较，见图 44-3。

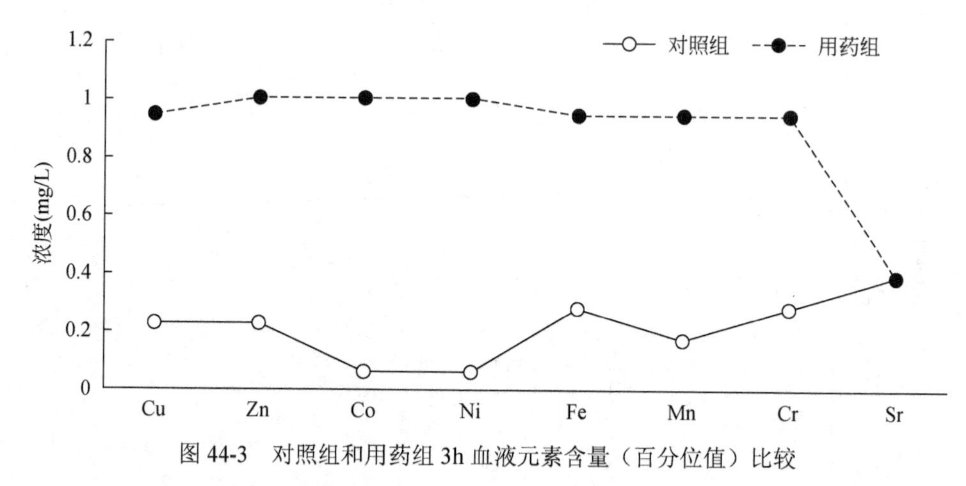

图 44-3　对照组和用药组 3h 血液元素含量（百分位值）比较

4. 中药元素研究是中药药效学研究的一个崭新途径

无论是单味中药还是中药复方，其组成本质上都是各种化学成分组成。这些化学成分是研究中药理论和疗效机制的物质基础。长期以来对中药的研究，一开始着重放在有机成分上，即重点在于从中药中分离提取各种有机化合物及有效单体，而后进行人工合成及药理实验、临床试验等。但这种方法并不能体现中医宏观辨证、整体调控的特色，至今仍不能满意地、完全地解释中药药效的物质基础。

在中医药传统理论指导下的中药元素研究，积极把握中西结合、洋为中用的原则，并在中药四性、五味、配伍禁忌、升降浮沉以及临床效用等方面取得了一些成果和进展。通过中药元素研究，揭示中药的有效成分，不仅是有机成分，也包括无机成分。

中药中的元素含量对其所处的环境和存在状态有强烈的依赖关系，单纯量的富含或贫瘠对其生物效应的影响并不完全一致。中药元素研究，已从单味中药、单个病证、单个元素的含量分析，发展到中药和病证的群体研究，已从简单的元素含量检测，进一步深入到对元素存在状态、生物活性物质的探讨。作为一门多学科结合的边缘科学，中药元素理论日益成熟。

研究表明，补肾中药 Zn、Mn 的含量普遍较高，但也有的 Zn、Mn 含量不高；而非补肾中药，其 Zn、Mn 的含量亦有的高于或等同于某些补肾药物。可见，单纯依靠元素的绝对含量水平并不能很好地提示中药在功效上的差异。又如，补肾药淫羊藿和清热解毒药大青叶，Mn 的绝对含量相近，在研究两者在家兔体内的吸收和利用情况时，发现服用大青叶的家兔血 Mn 浓度低、消退快，而服用淫羊藿的家兔正好相反，血 Mn 含量高且能持续很长时间。这说明功效不同的中药，即使其元素含量水平相同，由于元素存在形式的差别，其进入机体后的吸收代谢情况也可能会完全不一样。中药中元素的绝对含量水平，只是中药发挥特定功效的物质基础之一，更重要的取决于元素在药物中的存在状态和生物活性，包括其被机体吸收难易、存在时间、利用效率，等等。由于中药中的有效活性成分十分复杂，对其中起有效功用的元素种类和绝对含量的检测分析相对容易，而对其存在状态和生物活性的直接研究，则因影响因素太多以及分析技术不足等方面的原因而进展十分缓慢。

正常情况下，体内的元素是一种动态平衡状态，当疾病发生时会导致该平衡状态的失衡，而随着中药中包括元素在内的所有药效活性成分进入体内，这种疾病所导致的失衡状态得到调整，直至恢复到一个新的平衡态。这一过程中，机体内元素系统经历了“平衡→失衡→再平衡”的动态变化过程。外部或（和）内部因素使机体对之产生反应，其结果会在机体内的元素平衡系统中得到相应的映射。药物与疾病对机体的影响与之相同，药物中的各种有效活性物质进入机体后所产生的综合效应，将在体内元素平衡系统中产生回馈。进而能够通过观察机体内元素平衡体的动态改变，反推药效活性物质在机体内的作用效应。因此，可以将药物进入机体后最终形成的机体内（血液中）的元素含量谱，视为该药物的“生物药效探针”。通过对这种“生物药效探针”的综合对比分析，可以在某种程度上认识药物的药效机制。

中药的“生物药效探针”与中药生药的元素含量谱有着本质的区别。后者是药物中元素的绝对含量水平和分布状况的反映；而生物药效探针则是药物中各种药效活性成分被机体吸收利用后最终形成的机体内的元素分布特征，是中药元素特征谱在体内的反应。

5. 中药对机体内元素平衡系统具有明显的作用效应

在严格控制实验条件和标准的前提下，观察并发现了经典温补肾阳方右归丸对正常家兔血液元素含量变化的时效规律。通过对照组全血元素时间-浓度变化曲线，发现家兔正常状态下的不同时间点元素的生理波动；相对于正常组，用药组全血元素时间-浓度变化曲线变化则十分明显，其曲线表现为山形（两头低、中间高）。这证实了在中药作用于机体后，能对机体内的元素平衡系统产生显著的影响，并存在明显的时效性。

通过对两组元素不同时间点元素峰值的对比，发现 3h 是右归丸在家兔体内的元素变化峰值。元素 3h 峰值曲线可以看作是右归丸被机体吸收利用后的最佳药效表现，即右归丸的“生物药效探针”。

二、右归丸治疗家兔肾阳虚证的血液元素含量变化规律

制备肾阳虚动物模型的方法主要有激素类和药物类等。其中激素类主要有甲状腺减退型、皮质激素型等；药物类主要有腺嘌呤型、羟基脲型等。本研究选择《中药新药研制与申报》中推荐的较为简便、经济的羟基脲来制备肾阳虚动物模型。

1. 实验步骤与指标检测

（1）实验步骤

1）实验动物：清洁级家兔，12 只，购于武汉生物制品所，适应性喂养 5 天。

2）按 500mg/（kg・d）剂量灌胃家兔，连续 8 天，复制家兔肾阳虚模型。

3）第 9 天时，耳缘静脉采血于清洁试管中备用。

4）按 5.32g/kg 剂量灌胃右归丸煎煮液，连续 8 天。

5）于末次灌胃 3h 耳缘静脉采血备用。

（2）指标检测

1）皮温检测：剪去家兔前肢腋窝处部分兔毛，将温度计放于其腋窝处并合拢其前肢，同时轻轻安抚家兔，固定 1min 后，取出温度计读数，连续测定 3 次，取其平均值为本次测定的皮温值。

2）生化指标检测：岛津 CL-7200 生化分析仪检测血浆尿素氮（BUN）、乳酸脱氢酶

（LDH）、总蛋白（TP）、总胆固醇（TC）、肌酐（Cr）、谷丙转氨酶（ALT）、甘油三酯（TG），放射免疫法检测皮质醇。

3）元素检测：原子吸收光谱法检测 Cu、Fe、Ni、Zn、Co、Sr、Mn、Cr 等元素。

2. 右归丸治疗肾阳虚证的元素变化规律

（1）实验过程中家兔外观及皮温变化：造模过程中，实验家兔出现饮食减少、毛发失去光泽、体重和皮温明显下降、消瘦、反应迟钝、倦怠、脱毛、弓背等反应，并分别于第 6、7 天死亡 1 只。经右归丸煎剂灌服后，实验家兔饮食逐渐增加，脱毛现象逐渐减少，精神好转，毛发逐渐恢复光泽，体重明显增加，或者增加，皮温明显升高。实验前后模型家兔皮温及体重变化情况见表 44-4。

表 44-4　家兔皮温及体重变化情况（$\bar{x}\pm s$）

时期	皮温（℃）	体重（kg）	例数
造模前	38.80±0.28	2.03±0.25	12
造模后	34.0±1.14*	1.84±0.07*	10
用药后	37.7±0.98#	2.05±0.17#	10

注：*与造模前对照相比，$P<0.001$；#与模型组相比，$P<0.001$。

（2）实验前后模型家兔血液生化指标比较：造模前、造模后、用药后血液生化结果经百分位变换，绘制直方图（图 44-4）。

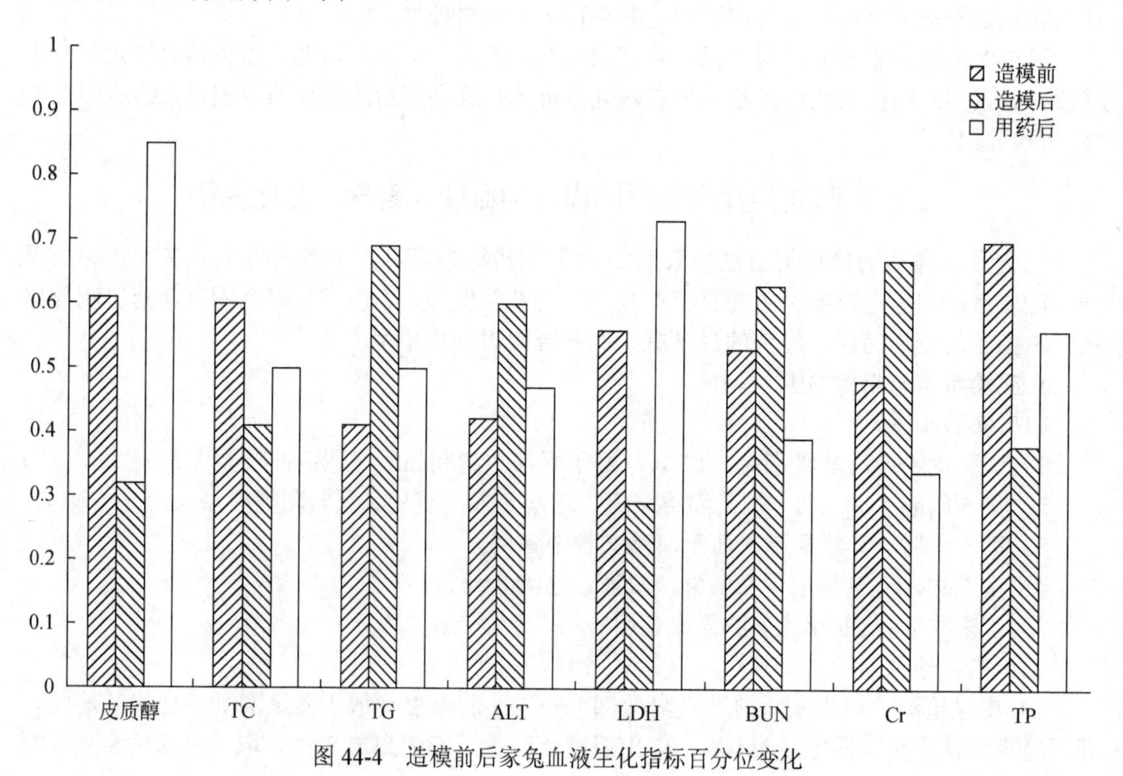

图 44-4　造模前后家兔血液生化指标百分位变化

经统计，造模后皮质醇、LDH、TP、TC 较造模前显著降低（$P<0.05$），而 TG、BUN、

Cr、ALT 显著升高（$P<0.05$）。用药后皮质醇、LDH、TC、TP 含量较造模后显著升高（$P<0.05$）；而 TG、BUN、Cr、ALT 显著降低（$P<0.05$）。造模前与用药后相比，除 TP 和皮质醇有显著差异外（$P<0.05$），其他指标无显著性差异。

（3）造模前、造模后、用药后家兔血液元素含量比较：造模前、造模后、用药后实验家兔血液元素结果经百分位转换，计算其百分位含量换算值，绘制直方图加以比较，见图 44-5。

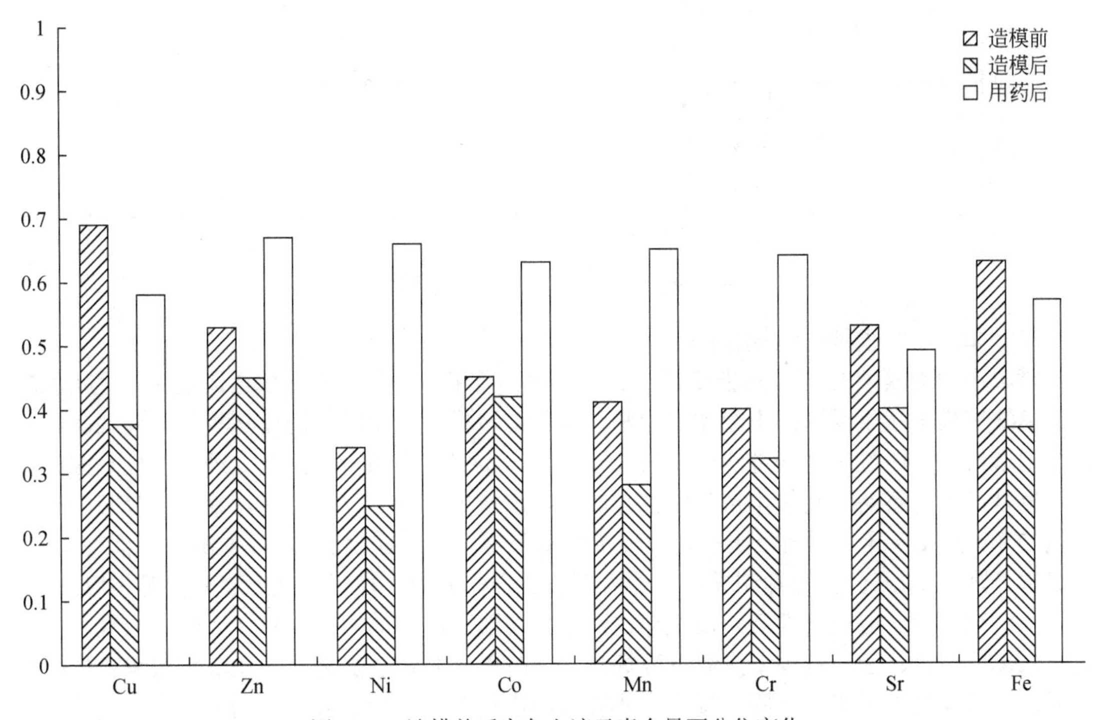

图 44-5 造模前后家兔血液元素含量百分位变化

经统计，造模后全血 Cu、Fe、Zn 元素含量较造模前显著降低（$P<0.05$）。用药后全血 Cu、Fe、Ni、Mn、Zn、Cr 元素含量较造模后显著升高（$P<0.05$）。用药后与造模前相比，Cu 元素显著降低（$P<0.05$），Ni、Mn、Cr 元素显著升高（$P<0.05$）。

（4）家兔元素含量聚类分析：将造模前、造模后及用药后三组共 32 份元素样本数据依次编号，1～12 号为造模前组、13～22 号为造模后组、23～32 号为用药后组，运用非线性映射方法将其投射至二维坐标图上，如图 44-6 所示，32 个数据点大致可划分为三类：

第一类（与对照组相应）：2，3，4，5，6，7，8，9，10，11，12，14，17。

第二类（与造模组相应）：1，13，15，16，18，19，20，21，22。

第三类（与用药组对应）：23，24，25，26，27，28，29，30，31，32。

如图 44-6 所示，造模前组居右，造模后组位于左下，用药后组位于中上。造模后组在灌服右归丸后，产生了向造模前组方向上的整体位移。这种位移趋向反映了造模及用药前后机体元素平衡状态的动态变化。

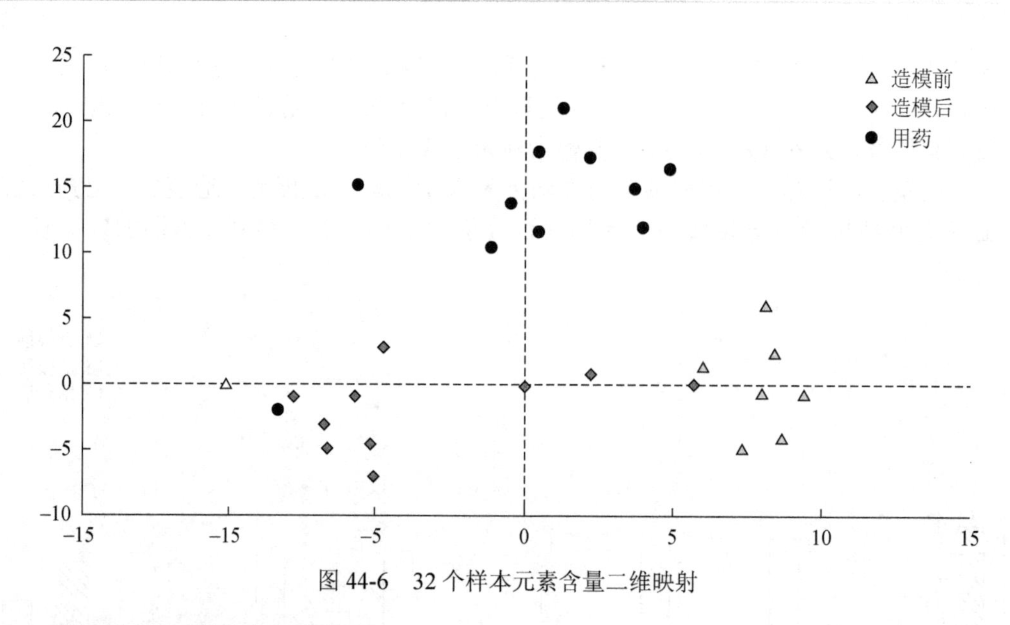

图 44-6 32 个样本元素含量二维映射

3. 肾阳虚动物模型的造模情况

肾阳虚动物模型的制作方法较多，主要有激素类和药物类。皮质激素造模法、甲状腺减退造模法等属于激素类肾阳虚模型造模法；羟基脲造模法、腺嘌呤造模法等属于药物类肾阳虚模型造模法。通过对这些方法的比较及预实验，本研究选用较为简便、经济的羟基脲造模法，也是《中药新药研制与申报》中推荐的肾阳虚造模方法之一。同时，临床上肾阳虚患者一般 DNA 合成率降低，而羟基脲是一种抗肿瘤药物，它能抑制 DNA 还原酶活性而使 DNA 合成率下降，DNA 合成的抑制导致了体内蛋白质合成障碍，与肾阳虚患者的情况相似。

本研究显示，造模 6 天后，模型动物开始出现形寒肢冷的阳虚表象（如体重减轻、反应迟钝、蜷曲弓背、活动减少、皮温下降等），同时伴有肝肾功能恶化，血液皮质醇含量明显降低，元素含量水平明显下降，说明本实验肾阳虚模型的复制是完全成功的。

4. 模型家兔造模前后生理、生化变化情况分析

本研究显示，连续造模 8 天，由于体内蛋白质合成受到抑制，总蛋白水平显著下降，肝功能（ALT）、肾功能（BUN、Cr）急性损伤，导致饮食不振、消瘦、精神状态萎靡，伴随发生了一系列体内代谢紊乱。

肾阳虚的许多表现均与肾上腺皮质激素分泌不足密切相关。有研究发现，肾虚证骨质疏松与肾上腺皮质激素分泌不足密切相关。皮质醇是肾上腺皮质分泌的糖皮质类固醇，是在肾上腺皮质的束状带细胞中，以胆固醇为原料而合成的。造模后，由于总胆固醇合成量明显减少，从而引起皮质醇合成量严重不足。

皮质醇在体内的生理作用是调节糖代谢，主要表现在促进糖异生，增加肝糖原的存贮和升高血糖。皮质醇的糖异生作用是通过加强蛋白质的降解代谢，动员、生成多量的氨基酸，再由氨基酸转变为酮酸而合成糖，皮质醇合成量不足导致造模后体内糖代谢紊乱。乳酸脱氢酶水平明显降低，LDH 作用于糖酵解过程，其活性高低，直接反映了糖酵解的强度。造模后 LDH 总活性下降，糖氧化供能受到抑制，使模型家兔出现体温下降、畏冷等症状。

5. 模型家兔用药前后生理、生化变化情况分析

右归丸（《景岳全书》）是温补肾阳的经典代表方。是在金匮肾气丸的基础上，去“三泻”（茯苓、泽泻、牡丹皮），增加鹿角胶、菟丝子、杜仲、枸杞子而成。其药物组成，少用“泻”妨碍补之力，加强补益肾阳的作用。方中肉桂及鹿角胶填精补髓，均属温补肾阳之类；而养肝补脾如熟地、山茱萸、菟丝子、枸杞子、杜仲俱为温补肾阳之药。诸药合用，共奏温阳补肾、填精补血之功，以收培补肾中元阳之效。有研究证实，右归丸可以使肝酶活性升高（谷氨酸脱氢酶、琥珀酸脱氢酶、单胺氧化酶、LDH等），增加DNA含量，有效改善实验动物外观。

在本实验中，肾阳虚模型经右归丸治疗后，其体内蛋白质合成障碍排除，TP水平有所恢复，提示模型家兔营养状况有所改善；ALT、BUN、Cr水平大幅降低，说明肝、肾功能急性损伤得到有效的改善。经右归丸治疗后，动物体重增加，饮食渐增，毛发渐有光泽，脱毛减少。TC的合成量增加，TG水平明显回落，皮质醇及LDH水平显著升高，糖脂代谢紊乱的状况得到显著改善，糖合成量增加，糖酵解增强，使得动物体温回升，精神明显好转。

与造模前比较，经右归丸治疗的肾阳虚模型动物除总蛋白尚未完全恢复外，其他各项生化指标均恢复至造模前水平。从生化指标方面来看，模型家兔经右归丸煎剂灌服8天后，其系列代谢紊乱得到了良好的纠正和改善。

6. 实验过程中模型家兔血液元素呈现明显规律变化

实验过程中，在肾阳虚模型家兔生化指标逐渐恶化的同时，在血液元素含量方面，变为全血元素Cu、Zn、Fe等含量较造模前显著降低（$P<0.05$）；经右归丸治疗后，生化指标明显改善的同时，全血元素Cu、Zn、Fe、Mn、Cr、Ni等含量较用药前均显著增高（$P<0.05$）。元素聚类分析结果还表明，家兔血液元素在实验过程各阶段中发生了整体位移，治疗后位移趋向于造模前。

以上充分说明，在造模前及用药前后，动物体内的血液元素变化确实经历了“平衡→失衡→再平衡”这样一个动态变化的过程，肾阳虚引起的机体代谢紊乱在用药后得到明显改善。本实验揭示了肾阳虚动物血液元素动态变化规律，不仅说明了血液元素可以作为正确评价病证转归和药物疗效的指标，也证明了在中药对证治疗过程中，可以通过体内元素含量变化揭示中药对机体的整体调控作用。

第四十五章 富锌中药驱铅丸对慢性铅中毒模型的疗效及机制研究

自然界中铅的存在十分广泛，而且不易分解。铅因其良好的柔性和抗腐蚀性特点，在工业和日常生活中广泛应用。由于铅的大量挖掘、提炼和使用，导致其广泛分布于大气、土壤、水和食物中，且易通过消化道、呼吸道而被人体吸收。美国疾病预防与控制中心提示儿童血铅＞100μg/L 时，将对儿童的智能发育、体格生长、学习能力和听力产生危害。另有研究显示，血铅＞50μg/L 就会对儿童的生长发育及智力产生不可逆的损害。临床上，儿童慢性铅中毒主要表现为多动、注意力不集中、偏食或食量较少等。目前对于铅中毒普遍采用螯合剂排铅治疗，但在驱铅的同时往往把人体一些必需的元素（如钙、铁、锌等）同时排出体外，从而引起体内元素的平衡失调。为了解决铅中毒的治疗问题，在辨证论治原则指导下，根据临床症状、中药元素关系，我们拟出了驱铅丸。

一、材料与方法

1. 实验动物

刚断乳的 Wistar 大鼠，购于湖北省动物实验中心，SPF 级，128 只，50～80g，雌雄各半（动管证编号：医动字第 19-084 号）。

2. 实验仪器

PE-3110 原子吸收光谱仪，用于检测铅、钙、锌等元素含量；MK-I 型微波消化炉，用于微波消解血液、骨及肝、肾、脑等；电镜（日本 H-300 S-450 电镜），用于观察肾组织超微结构；上海亚荣 SZ-93 自动双重纯水蒸馏器（上海亚荣生化仪器厂），用于制备双蒸水；CELL-1600 血液分析仪，用于检测血常规；722 型分光光度计，用于比色；彩色细胞图像分析系统，用于免疫组化观察；实验动物不锈钢笼具；其他器材包括微波炉、开口器、导尿管、注射器、烘箱、手术器械、恒温箱等；元素分析试管，为 5ml 带盖塑料试管，放在稀硝酸和稀盐酸的混合液中浸泡 48h，然后用自来水冲洗 3 次，再用双蒸水冲洗 3 次，37～50℃烘干备用。

3. 实验试剂

醋酸铅，购于天津市化学试剂三厂，批号为 20000123；硝酸（MOS 纯）、高氯酸（优级纯）；免疫组织化学试剂，北京中山公司提供免疫组织化学试剂，p53（批号：SC-6243）、Bcl-2（批号：SC-7382）抗体等；SOD 检测试剂、MDA 检测试剂、NO 检测试剂、NOS 检测试剂，购自南京建成生物工程研究所，批号分别为 20001124、20001115、20001114、20001115；甲醛、戊二醛试剂。

4. 实验药物

中药驱铅丸，由白术 15g、甘草 6g、山药 6g、肉豆蔻 6g、黄连 6g、党参 10g、柏子仁 6g、丹参 10g 等药组成，由武汉市第一医院制剂中心按传统方法制成水丸，批号为 011018。临用前捣碎再用双蒸水配制成混悬液，浓度为 0.35g/ml。依地酸钠钙注射剂（Ca-EDTA），批号为 990907（天津市氨基酸公司人民制药厂）。

5. 实验步骤

（1）将上述 Wistar 大鼠 128 只适应性喂养 3 天后，随机分为 2 组：模型组 112 只（在饮水中添加 0.02%醋酸铅）、正常对照组 16 只（饮用双蒸水）。

（2）在模型组连续饲铅 60 天时，分别于代谢笼中收集各组大鼠 24h 尿液备用。再从两组各取 8 只大鼠，戊巴比妥注射后心脏采血，立即准确取 1ml 全血放于已洁净塑料试管中，取 0.5ml 血于 $EDTANa_2$ 抗凝管检测血红蛋白，其他肝素抗凝备用；快速分离脑、肝、肾组织，并截取右侧股骨，分析天平称重后备用。

（3）将余下的模型组动物随机分为 4 组，每组 26 只：模型对照组（不予任何治疗）、中药高剂量治疗组［前述中药按 3.5g/（kg・d）的剂量灌胃，连续治疗 60 天］、中药低剂量治疗组［按 0.7g/（kg・d）的剂量灌胃中药，连续治疗 60 天］、Ca-EDTA 治疗组［依地酸钠钙加普鲁卡因肌内注射，50mg/（kg・d），连续注射 4 天为 1 个疗程，休息 4 天后进行下一个疗程，连续治疗 7 个疗程］。

（4）分别在治疗第 15、30、45 天时，从模型对照组、中药高剂量治疗组、中药低剂量治疗组、Ca-EDTA 治疗组各取 6 只大鼠，按前述方法采集样本备用。

（5）治疗 60 天时，将各组剩余的各 8 只动物按前述方法采集样本备用。

6. 项目检测

（1）元素检测：采用微波消解法预处理全血及肝、肾、脑等组织样本，原子吸收光谱石墨炉法测定血铅、尿铅含量，火焰法测定锌、钙元素含量。

（2）SOD、MDA、NO、NOS 检测参照说明书。

（3）免疫组织化学检测：所取组织迅速投入中性甲醛溶液内固定，常规方法脱水，石蜡包埋，0.2μm 厚度切片，用 0.01mol/L 枸橼酸盐缓冲液进行抗原修复，常规组化 ABC 法染色，以正常人血清作为阴性对照，Bcl-2 及 p53 抗体 1∶200 稀释。阳性判定：细胞核呈棕黄色至深棕黄色（或棕红色）为 p53 阳性表达，单纯细胞质着色而核无着色为 p53 阴性表达，连续计数 10 个视野，其中阳性细胞个数占细胞总数的 10%以上为阳性；染色细胞质呈棕黄色至深棕黄色为 Bcl-2 阳性表达，与 p53 相同，阳性细胞占 10%以上为阳性。

（4）肾组织超微结构观察：按电镜标本制备的常规方法，将所取肾脏髓质组织切成小于 $1mm^3$ 的小块，戊二醛固定，按漂洗、包埋、切片等步骤制作电镜标本。

7. 统计学方法

数据采用 SPSS 统计软件进行两组均数 t 检验及 x^2 检验。

二、结果与分析

1. 各组动物体重及血红蛋白检测结果

（1）造模 60 天时，模型组与对照组动物体重、血红蛋白比较：见表 45-1。经统计，模型组体重与血红蛋白均显著降低（$P<0.05$）。

表 45-1　模型组与对照组动物体重及血红蛋白比较（$\bar{x}\pm s$）

组别	体重（g）	血红蛋白（g/L）
模型组	134 ± 8.1	112 ± 21
空白对照组	$158\pm7.5^{*}$	$135\pm23^{*}$

注：*与模型组比较，$P<0.05$。

（2）治疗 60 天时，各组动物体重、血红蛋白比较：如表 45-2 所示。经统计，与空白对照组比较，模型对照组、Ca-EDTA 治疗组血红蛋白显著降低（$P<0.001$），中药高剂量治疗组、中药低剂量治疗组血红蛋白显著高于模型对照组（$P<0.001$）。就血红蛋白而言，两中药治疗组高于 Ca-EDTA 治疗组（$P<0.01$），且中药高剂量治疗组优于中药低剂量治疗组（$P<0.05$）；体重的变化与血红蛋白类似，中药高剂量治疗组优于中药低剂量治疗组（$P<0.05$），优于 Ca-EDTA 治疗组（$P<0.01$），且均与模型对照组有非常显著的差异（$P<0.01$）。

表 45-2　治疗 60 天时各组动物生化指标比较（$\bar{x}\pm s$）

组别	只数	血红蛋白（g/L）	体重（g）
空白对照组	8	156 ± 4.3	318 ± 23
中药高剂量治疗组	8	$154\pm5.0^{\triangle\triangle}$	$305\pm25^{\triangle\triangle}$
中药低剂量治疗组	8	$143\pm13^{\triangle}$	$269\pm31^{\#\triangle}$
Ca-EDTA 治疗组	8	$141\pm11^{**\#\#\triangle}$	$259\pm24^{*\#\triangle}$
模型对照组	8	$108\pm6.8^{**}$	$193\pm15^{**\#}$

注：*与空白对照组比较，$P<0.05$；**与空白对照组比较，$P<0.01$；#与中药高剂量治疗组比较，$P<0.05$；##与中药高剂量治疗组比较，$P<0.01$；Δ与模型对照组比较，$P<0.05$，ΔΔ与模型对照组比较，$P<0.01$。

2. 元素检测分析结果

（1）造模 60 天时，全血、24h 尿、骨及肝、肾、脑元素含量比较：如表 45-3 所示，模型组尿铅、血铅含量显著增高（$P<0.05$），肝、肾、脑、骨铅含量显著增高（$P<0.001$），血锌含量降低（$P<0.001$），脑锌、钙含量降低（$P<0.05$）。

表 45-3　模型组与对照组元素含量比较（$\bar{x}\pm s$）　单位：mg/g

组别		只数	钙	铅	锌
对照组	24h 尿	8	208.19 ± 65.23	1.38 ± 0.21	11.84 ± 2.03
	血液	8	54.2 ± 10.3	0.038 ± 0.011	5.06 ± 0.09
	肝	8	81.9 ± 23.4	0.91 ± 0.17	25.1 ± 6.72
	肾	8	73.9 ± 18.1	1.05 ± 0.70	31.8 ± 11.8
	脑	8	16.2 ± 4.50	0.67 ± 0.16	8.59 ± 2.33
	骨	8	—	0.23 ± 0.09	—
模型组	24h 尿	8	$1035.1\pm179.5^{**}$	$10.33\pm2.17^{**}$	$36.54\pm8.31^{**}$
	血液	8	54.8 ± 10.8	$0.350\pm0.025^{**}$	$4.60\pm0.40^{**}$
	肝	8	69.1 ± 21.9	$7.34\pm1.40^{**}$	31.2 ± 10.5
	肾	8	66.3 ± 21.5	$9.92\pm1.99^{**}$	26.4 ± 10.6
	脑	8	$12.5\pm2.9^{*}$	$10.6\pm1.95^{**}$	$6.61\pm1.74^{*}$
	骨	8	—	$70.5\pm26.9^{**}$	—

注：*与对照组比较，$P<0.05$，**与对照组比较，$P<0.01$；尿铅含量单位：μg/24h 尿。

（2）治疗 60 天时，各组动物尿液元素含量比较：经药物治疗 60 天，各组动物 24h 尿元素含量见表 45-4，经统计分析，中药高剂量治疗组、中药低剂量治疗组尿铅含量低于 Ca-EDTA 治疗组和模型对照组（P＜0.001），空白对照组的铅元素含量显著低于其他各组（P＜0.001），Ca-EDTA 治疗组低于模型对照组（P＜0.05）；尿锌含量，模型对照组显著低于 Ca-EDTA 治疗组（P＜0.01），高于空白对照组与两中药治疗组（P＜0.05），中药高剂量治疗组尿锌含量显著低于 Ca-EDTA 治疗组（P＜0.001）；Ca-EDTA 治疗组尿钙含量显著高于空白对照组且高于模型对照组（P＜0.05），两中药治疗组尿钙含量显著低于模型对照组和 Ca-EDTA 治疗组（P＜0.01）。

表 45-4　治疗 60 天各组动物 24h 尿液元素含量比较（$\bar{x}\pm s$）　　单位：μg/24h 尿

组别	只数	钙	铅	锌
空白对照组	8	278.6±86.1	1.78±0.34	12.41±3.64
中药高剂量治疗组	8	332.6±81.8$^{\Delta\Delta}$	3.23±0.95$^{***\Delta}$	14.33±2.45$^{*\Delta}$
中药低剂量治疗组	8	428.5±74.2$^{**\#\Delta}$	4.28±1.05$^{***\#\Delta}$	23.84±3.07$^{*\Delta}$
Ca-EDTA 治疗组	8	769.3±206.1$^{***\#\#\#}$	4.57±1.25$^{***\#\#\#\Delta}$	34.65±3.33$^{***\#\#\#\Delta}$
模型对照组	8	693.1±312.8$^{***\#\#}$	5.01±3.40$^{***\#}$	27.57±3.40***

注：*与空白对照组比较，P<0.05；**与空白对照组比较，P<0.01；***与空白对照组比较，P<0.001；#与中药高剂量治疗组比较，P<0.05；##与中药高剂量治疗组比较，P<0.01；###与中药高剂量治疗组比较，P<0.001；△与模型对照组比较，P<0.05。

（3）经药物治疗 60 天后，各组动物血液元素含量比较：如表 45-5 所示，空白对照组血铅含量低于其他各组（P＜0.01），三治疗组血铅低于模型对照组（P＜0.05），而中药高剂量治疗组血铅含量低于 Ca-EDTA 治疗组和中药低剂量治疗组（P＜0.05）；血锌含量，空白对照组显著高于其他各组（P＜0.05）；各组之间血钙含量无差别（P＞0.05）。

表 45-5　治疗 60 天各组动物血液元素含量比较（$\bar{x}\pm s$）　　单位：mg/g

组别	只数	钙	铅	锌
空白对照组	8	68.2±17.2	0.045±0.012	4.96±0.61
中药高剂量治疗组	8	59.6±15.8	0.070±0.029$^{**\Delta}$	4.31±0.55*
中药低剂量治疗组	8	63.8±17.4	0.094±0.030$^{**\#\Delta}$	4.00±0.87*
Ca-EDTA 治疗组	8	61.3±16.8	0.082±0.025$^{**\#\Delta}$	4.06±0.31*
模型对照组	8	55.35±14.6	0.263±0.045**	3.68±0.86*

注：*与空白对照组比较，P<0.05；**与空白对照组比较，P<0.01；#与中药高剂量治疗组比较，P<0.05；Δ 与模型对照组比较，P<0.05。

（4）经药物治疗 60 天后，各组动物肝脏元素含量比较：如表 45-6 所示，空白对照组肝脏铅含量低于其他各组（P＜0.01），中药高剂量治疗组肝脏铅含量与 Ca-EDTA 治疗组之间无差别（$P>0.05$），三治疗组肝脏铅低于模型对照组（$P<0.05$）；Ca-EDTA 治疗组肝脏锌含量低于空白对照组、模型对照组和中药高剂量治疗组（$P<0.05$），其他各组之间肝脏锌含量无差别（$P>0.05$）；各组肝脏钙含量也无差别（$P>0.05$）。

表 45-6　治疗 60 天各组动物各部位元素含量比较（$\bar{x}\pm s$）　　单位：mg/g

部位	组别	只数	锌	钙	铅
肝	空白对照组	8	23.5±5.7	76.3±21.9	0.91±0.091
	中药高剂量治疗组	8	25.6±6.78	68.2±23.5	2.08±0.36**△
	中药低剂量治疗组	8	20.4±3.54#	66.7±15.4	2.17±0.4*
	Ca-EDTA 治疗组	8	19.5±1.32*#△	71.5±16.9	1.93±0.52**△
	模型对照组	8	22.5±2.1	88.2±23.5	8.03±0.34**
肾	空白对照组	8	29.6±10.5	63.5±13.4	1.26±0.34△△
	中药高剂量治疗组	8	20.3±3.6***△△	48.5±12.3*	8.42±1.17△△*
	中药低剂量治疗组	8	15.3±2.8***##△	44.2±8.7*	15.3±2.15***
	Ca-EDTA 治疗组	8	13.5±3.0***###	44.7±10.9*	43.6±8.23△△***###
	模型对照组	8	11.5±2.33***#	45.6±12.0*	52.69±4.76***
脑	空白对照组	8	9.12±2.14△△	13.2±3.9	0.42±014△△
	中药高剂量治疗组	8	5.70±0.30△△	9.32±1.02*△	1.03±0.16△△***
	中药低剂量治疗组	8	3.71±0.42△△	9.38±1.17*△	1.28±0.20***△△
	Ca-EDTA 治疗组	8	3.69±0.87△△△###	10.6±1.62***△△△	1.30±0.26△△###***
	模型对照组	8	2.51±0.60***	6.88±0.97	5.57±2.62**
骨	空白对照组	8			0.31±0.12
	中药高剂量治疗组	8			8.36±1.02***
	中药低剂量治疗组	8			28.3±2.17***#
	Ca-EDTA 治疗组	8			58.3±19.7***###
	模型对照组	8			65.8±22.6***###

注：*与空白对照组比较，$P<0.05$；**与空白对照组比较，$P<0.01$；***与空白对照组比较，$P<0.001$；#与中药高剂量治疗组比较，$P<0.05$；###与中药高剂量治疗组比较，$P<0.001$；△与模型对照组比较，$P<0.05$；△△与模型对照组比较，$P<0.01$；△△△与模型对照组比较，$P<0.001$。

（5）各组动物肾脏元素含量比较：如表 45-6 所示，三治疗组铅含量均高于空白对照组（$P<0.001$），模型对照组的铅元素含量显著高于其他各组（$P<0.01$），中药高剂量治疗组肾铅含量低于中药低剂量治疗组和 Ca-EDTA 治疗组（$P<0.001$）；锌含量，空白对照组高于其他各组（$P<0.001$），两中药治疗组高于模型对照组（$P<0.05$），且高于 Ca-EDTA 治疗组（$P<0.001$）；空白对照组肾钙含量高于其他各组（$P<0.05$），其他各治疗组及模型对照组之间无差别（$P>0.05$）。

（6）各组动物骨铅元素含量比较：如表 45-6 所示，空白对照组骨铅含量低于其他各组（$P<0.001$），中药低剂量治疗组低于 Ca-EDTA 治疗组及模型对照组（$P<0.05$），中药高剂量

治疗组明显低于低剂量治疗组、Ca-EDTA 治疗组和模型对照组（$P<0.001$）。

（7）各组动物脑元素含量比较：如表 45-6 所示，模型对照组的铅元素含量显著高于其他各组（$P<0.01$），中药高剂量治疗组含量低于 Ca-EDTA 治疗组（$P<0.001$），三治疗组铅含量均高于空白对照组（$P<0.001$）；对锌而言，模型对照组含量显著低于其他各组（$P<0.01$），中药高剂量治疗组高于低剂量治疗组和 Ca-EDTA 治疗组（$P<0.001$），三治疗组高于模型对照组（$P<0.001$）；模型对照组钙含量低于空白对照组和 Ca-EDTA 治疗组（$P<0.001$），中药治疗组脑钙含量低于空白对照组（$P<0.05$），三治疗组之间无差别（$P>0.05$）。

（8）治疗过程中，肝、肾、脑、骨、血液、尿液中元素含量的动态变化见表 45-7～表 45-9。

表 45-7 治疗过程中肝、肾、脑、骨、血液、尿液中铅含量动态变化（$\bar{x}\pm s$） 单位：mg/g

部位	组别	治疗前	治疗 15 天	治疗 30 天	治疗 45 天	治疗 60 天
肝	正常对照组	0.91±0.17				0.91±0.091
	中药高剂量治疗组	7.34±1.40	10.52±1.20	9.33±0.45	5.18±0.38	2.08±0.36
	中药低剂量治疗组	7.34±1.40	8.37±0.95	6.25±1.32	5.03±0.41	2.17±0.41
	Ca-EDTA 治疗组	7.34±1.40	8.54±1.63	5.32±0.82	3.11±1.25	1.93±0.52
	模型对照组	7.34±1.40	7.81±0.53	8.03±0.47	7.39±0.91	8.03±0.34
肾	正常对照组	1.05±0.70				1.26±0.34
	中药高剂量治疗组	9.92±1.99	32.42±2.32	36.76±2.16	28.55±1.39	8.42±1.17
	中药低剂量治疗组	9.92±1.99	25.13±5.12	28.37±3.08	26.74±4.52	15.38±2.15
	Ca-EDTA 治疗组	9.92±1.99	23.45±4.33	33.83±8.55	38.67±2.33	43.6±8.23
	模型对照组	9.92±1.99	13.81±1.08	24.75±2.61	38.52±3.08	52.7±4.76
脑	正常对照组	0.67±0.16				0.42±014
	中药高剂量治疗组	10.6±1.95	8.14±0.91	5.03±0.32	3.35±0.26	1.03±0.16
	中药低剂量治疗组	10.6±1.95	8.51±0.68	6.11±0.52	3.92±0.39	1.28±0.20
	Ca-EDTA 治疗组	10.6±1.95	7.11±0.38	5.10±0.54	4.30±0.51	1.30±0.26
	模型对照组	10.6±1.95	9.14±0.80	7.83±0.60	6.53±0.37	5.57±2.62
骨	正常对照组	0.23±0.09				0.31±0.12
	中药高剂量治疗组	70.5±26.9	56.1±4.23	21.5±1.25	12.1±0.84	8.36±1.02
	中药低剂量治疗组	70.5±26.9	53.2±2.55	44.7±1.39	36.3±2.39	28.3±2.17
	Ca-EDTA 治疗组	70.5±26.9	61.2±3.68	62.5±2.33	61.1±3.55	58.3±19.7
	模型对照组	70.5±26.9	68.3±4.21	71.9±4.10	64.7±4.17	65.8±22.6
血液	正常对照组	0.038±0.011				0.045±0.012
	中药高剂量治疗组	0.350±0.025	0.491±0.032	0.565±0.031	0.228±0.019	0.070±0.029
	中药低剂量治疗组	0.350±0.025	0.423±0.038	0.361±0.028	0.212±0.014	0.094±0.030
	Ca-EDTA 治疗组	0.350±0.025	0.429±0.051	0.512±0.049	0.196±0.013	0.082±0.025
	模型对照组	0.350±0.025	0.326±0.026	0.294±0.013	0.351±0.024	0.263±0.045
尿液	正常对照组	1.38±0.21				1.78±0.34
	中药高剂量治疗组	10.33±2.17	16.84±0.96	19.33±1.65	8.63±0.66	3.23±0.95
	中药低剂量治疗组	10.33±2.17	13.72±1.03	16.51±1.28	10.33±0.93	4.28±1.25
	Ca-EDTA 治疗组	10.33±2.17	15.69±1.22	12.37±1.37	11.03±0.82	8.08±1.25
	模型对照组	10.33±2.17	10.25±0.87	8.69±0.64	7.05±0.38	5.01±3.40

表 45-8 治疗过程中肝、肾、脑、血液、尿液中锌含量动态变化（$\bar{x}\pm s$） 单位：mg/g

部位	组别	治疗前	治疗 15 天	治疗 30 天	治疗 45 天	治疗 60 天
肝	正常对照组	25.1±6.72				23.5±5.7
	中药高剂量治疗组	31.2±10.5	28.3±1.93	26.8±1.51	27.2±1.69	25.6±6.78
	中药低剂量治疗组	31.2±10.5	26.4±1.63	27.1±1.62	23.5±1.52	20.4±3.54
	Ca-EDTA 治疗组	31.2±10.5	27.7±2.08	28.5±1.47	22.3±2.14	19.5±1.32
	模型对照组	31.2±10.5	26.5±1.57	22.7±1.55	24.7±2.14	22.5±2.1
肾	正常对照组	31.8±11.8				29.6±10.5
	中药高剂量治疗组	26.4±10.6	25.2±1.35	24.0±1.52	24.1±1.81	20.3±3.6
	中药低剂量治疗组	26.4±10.6	23.5±1.28	22.8±1.33	21.9±0.96	15.3±2.8
	Ca-EDTA 治疗组	26.4±10.6	21.4±1.54	20.8±1.28	18.5±0.87	13.5±3.0
	模型对照组	26.4±10.6	26.6±1.60	20.5±1.60	16.7±1.24	11.5±2.33
脑	正常对照组	8.59±2.33				9.12±2.14
	中药高剂量治疗组	6.61±1.74	6.84±0.54	6.05±0.52	6.32±2.34	5.70±0.30
	中药低剂量治疗组	6.61±1.74	5.37±0.38	5.08±0.41	4.44±1.57	3.71±0.42
	Ca-EDTA 治疗组	6.61±1.74	6.17±0.41	6.03±0.39	4.85±2.61	3.69±0.87
	模型对照组	6.61±1.74	6.03±0.27	5.37±1.63	4.21±2.22	2.51±0.60
血液	正常对照组	5.06±0.09				4.96±0.61
	中药高剂量治疗组	4.60±0.40	4.33±0.26	4.67±0.35	4.52±2.35	4.31±0.55
	中药低剂量治疗组	4.60±0.40	4.06±0.35	4.37±0.42	4.40±2.94	4.00±0.87
	Ca-EDTA 治疗组	4.60±0.40	4.17±0.19	4.19±0.62	4.23±1.96	4.06±0.31
	模型对照组	4.60±0.40	4.52±0.28	4.14±0.27	3.99±2.18	3.68±0.86
尿液	正常对照组	11.84±2.03				12.41±3.64
	中药高剂量治疗组	36.54±8.31	26.31±1.36	20.48±1.85	16.32±1.05	14.33±2.45
	中药低剂量治疗组	36.54±8.31	33.14±1.28	28.51±1.67	26.36±2.07	23.84±3.07
	Ca-EDTA 治疗组	36.54±8.31	43.85±2.52	50.76±3.51	46.21±3.28	34.65±3.33
	模型对照组	36.54±8.31	31.42±2.33	32.94±2.67	28.96±1.57	27.57±3.40

表 45-9 治疗过程中肝、肾、脑、血液、尿液中钙含量动态变化（$\bar{x}\pm s$） 单位：mg/g

部位	组别	治疗前	治疗 15 天	治疗 30 天	治疗 45 天	治疗 60 天
肝	正常对照组	81.9±23.4				76.3±21.9
	中药高剂量治疗组	69.1±21.9	71.3±5.12	65.4±7.3	66.1±8.1	68.2±23.5
	中药低剂量治疗组	69.1±21.9	68.4±6.18	70.3±6.2	62.1±3.6	66.7±15.4
	Ca-EDTA 治疗组	69.1±21.9	83.3±4.33	85.7±8.9	80.5±5.4	71.5±16.9
	模型对照组	69.1±21.9	63.7±5.17	72.5±6.9	80.3±10.3	88.2±23.5

续表

部位	组别	治疗前	治疗15天	治疗30天	治疗45天	治疗60天
肾	正常对照组	73.9±18.1				63.5±13.4
	中药高剂量治疗组	66.3±21.5	61.6±2.39	50.3±5.1	58.7±6.9	48.5±12.3
	中药低剂量治疗组	66.3±21.5	55.3±3.81	60.4±8.2	52.7±3.8	44.2±8.7
	Ca-EDTA治疗组	66.3±21.5	58.1±5.10	55.3±6.3	50.2±3.3	44.7±10.9
	模型对照组	66.3±21.5	61.8±4.46	58.2±5.1	55.5±5.0	45.6±12.0
脑	正常对照组	16.2±4.50				13.2±3.9
	中药高剂量治疗组	12.5±2.9	15.4±1.04	13.5±2.5	15.7±1.36	9.32±1.02
	中药低剂量治疗组	12.5±2.9	11.3±0.93	13.8±0.96	10.9±0.96	9.38±1.17
	Ca-EDTA治疗组	12.5±2.9	11.7±0.84	10.8±3.5	11.0±1.63	10.6±1.62
	模型对照组	12.5±2.9	11.3±1.00	9.8±1.1	7.1±0.90	6.88±0.97
血液	正常对照组	54.2±10.3				68.2±17.2
	中药高剂量治疗组	54.8±10.8	58.3±2.51	61.2±10.8	60.8±8.3	59.6±15.8
	中药低剂量治疗组	54.8±10.8	52.3±3.84	63.7±9.6	61.2±9.2	63.8±17.4
	Ca-EDTA治疗组	54.8±10.8	68.8±5.20	61.7±5.4	63.9±3.5	61.3±16.8
	模型对照组	54.8±10.8	58.4±4.11	50.5±8.3	50.3±7.8	55.35±14.6
尿液	正常对照组	208.19±65.23				278.6±86.1
	中药高剂量治疗组	1035.1±179.5	854.4±96.5	763.2±69.5	511.3±63.8	332.6±81.8
	中药低剂量治疗组	1035.1±179.5	863.5±102.5	762.5±93.5	633.3±86.3	428.5±74.2
	Ca-EDTA治疗组	1035.1±179.5	933.5±123.4	881.7±102.5	803.6±102.5	769.3±206.1
	模型对照组	1035.1±179.5	893.2±142.6	742.5±86.3	742.5±120.8	693.1±312.8

3. 各组动物超氧化物歧化酶（SOD）、丙二醛（MDA）结果比较

（1）造模60天时模型对照组与空白对照组MDA、SOD比较：如表45-10所示，两组血浆SOD有非常显著的差异（$P<0.01$），两组肝肾组织MDA、SOD均有非常显著的差异（$P<0.01$），两组脑组织MDA含量有非常显著的差异（$P<0.01$）。

表45-10　造模60天时模型对照组与空白对照组MDA、SOD比较（$\bar{x}\pm s$）

部位	组别	例数	MDA	SOD
血浆	空白对照组	8	7.76±2.08	379.21±10.80
	模型对照组	8	8.39±2.12	319.21±23.76*
肝	空白对照组	8	5.64±2.67	26.77±3.43
	模型对照组	8	10.20±3.83*	20.34±1.14*
肾	空白对照组	8	3.13±1.41	33.19±3.23
	模型对照组	8	11.81±2.35*	27.50±2.76*
脑	空白对照组	8	4.60±1.62	95.62±9.88
	模型对照组	8	6.94±1.67*	86.13±11.71

注：*模型对照组与空白对照组相比有非常显著意义（$P<0.01$）。

SOD单位：血浆NU/ml，组织NU/mgprot；MDA单位：血浆μmol/L，组织μmol/gprot。

（2）治疗 60 天后各组动物 MDA、SOD 比较（表 45-11）：经统计，与空白对照组比较，模型对照组血浆及肝、肾、脑组织中 MDA 含量均显著增高（$P<0.01$），血浆及脑组织中 SOD 含量显著降低（$P<0.01$）；Ca-EDTA 治疗组和中药低剂量治疗组与空白对照组比较血浆 MDA 含量均有显著性差异（$P<0.05$）；与空白对照组比较，模型对照组和 Ca-EDTA 治疗组血浆 SOD 明显降低（$P<0.01$），两中药治疗组血浆 SOD 含量与模型对照组比较均显著增高（$P<0.05$）。

在肝脏，与模型对照组比较，中药高剂量治疗组 MDA 含量降低（$P<0.05$）；与空白对照组比较，模型对照组和 Ca-EDTA 治疗组 SOD 含量增高（$P<0.01$，$P<0.05$）。

在肾脏，两中药治疗组 MDA 含量均较模型对照组降低（$P<0.01$），中药高剂量治疗组与空白对照组之间无差异（$P>0.05$）；SOD 含量，模型对照组与空白对照组有显著差异（$P<0.05$）。

在脑组织中，三治疗组 MDA 含量均与模型对照组有显著性差异（$P<0.05$），其中 Ca-EDTA 治疗组和中药低剂量治疗组与空白对照组有显著性差异（$P<0.05$）；各组之间脑组织 SOD 含量与 MDA 含量差异类似。

表 45-11　治疗 60 天后各组动物 MDA、SOD 比较（$\bar{x}\pm s$）

部位	组别	只数	MDA	SOD
血浆	空白对照组	8	$8.06\pm2.96^{**}$	$375.52\pm28.25^{**}$
	模型对照组	8	$11.94\pm1.09^{\#\#}$	$257.12\pm28.92^{\#\#}$
	Ca-EDTA 治疗组	8	$10.33\pm0.97^{\#\#}$	$284.10\pm26.24^{\#\#}$
	中药高剂量治疗组	8	$8.51\pm1.33^{**}$	$338.61\pm44.19^{**}$
	中药低剂量治疗组	8	$9.04\pm1.41^{**\#}$	$349.99\pm42.23^{**}$
肝	空白对照组	8	$5.81\pm4.51^{**}$	$22.87\pm1.15^{**}$
	模型对照组	8	$11.16\pm3.51^{\#\#}$	24.41 ± 0.81
	Ca-EDTA 治疗组	8	$9.68\pm1.18^{\#\#}$	$24.17\pm1.65^{\#}$
	中药高剂量治疗组	8	$7.94\pm2.19^{**\#}$	23.92 ± 1.40
	中药低剂量治疗组	8	$9.71\pm3.13^{\#}$	23.69 ± 0.83
肾	空白对照组	8	$3.18\pm0.90^{**}$	$28.17\pm1.30^{**}$
	模型对照组	8	$10.89\pm5.27^{\#\#}$	30.52 ± 1.55
	Ca-EDTA 治疗组	8	$5.12\pm0.93^{**\#}$	27.31 ± 2.22
	中药高剂量治疗组	8	$3.34\pm2.51^{**}$	28.60 ± 1.64
	中药低剂量治疗组	8	$4.49\pm1.88^{**\#}$	29.49 ± 1.78
脑	空白对照组	8	$4.24\pm2.90^{**}$	$85.55\pm7.21^{**}$
	模型对照组	8	$7.98\pm2.19^{\#\#}$	$58.41\pm16.30^{\#\#}$
	Ca-EDTA 治疗组	8	$5.51\pm0.75^{**\#}$	$63.53\pm10.91^{\#}$
	中药高剂量治疗组	8	$4.27\pm1.97^{**}$	$82.92\pm3.78^{**}$
	中药低剂量治疗组	8	$5.27\pm1.83^{**\#}$	$75.38\pm5.07^{**\#\#}$

注：**与模型对照组比较，$P<0.01$；#与空白对照组比较，$P<0.05$；##与空白对照组比较，$P<0.01$。

SOD 单位：血浆 NU/ml；组织 NU/mgprot；MDA 单位：血浆μmol/L；组织μmol/gprot。

4. 各组动物一氧化氮（NO）、一氧化氮合酶（NOS）检测结果

（1）造模 60 天时空白对照组、模型对照组 NO、NOS 结果比较：如表 45-12 所示，与空白对照组比较，模型对照组血浆 NO、NOS 含量显著降低（$P<0.05$，$P<0.01$）。

表 45-12 造模 60 天时血浆 NO、NOS 含量（$\bar{x}\pm s$）

组别	只数	NO（μmol/L）	NOS（U/ml）
空白对照组	8	265.3±34.06**	9.41±3.32*
模型对照组	8	215.6±39.49	8.79±3.40

注：*与模型对照组比较，$P<0.05$；**与模型对照组比较，$P<0.01$。

（2）治疗 60 天时各组动物 NO、NOS 结果比较：如表 45-13 所示，经统计分析，空白对照组 NO 含量高于其他各组（$P<0.05$），模型对照组 NO 含量低于两中药治疗组（$P<0.05$），而中药高剂量治疗组 NO 含量高于 Ca-EDTA 治疗组（$P<0.05$）；空白对照组 NOS 含量高于模型对照组（$P<0.05$），中药高剂量治疗组高于模型对照组（$P<0.05$）。

表 45-13 治疗 60 天时各组动物血液 NO、NOS 含量（$\bar{x}\pm s$）

组别	只数	NO（μmol/L）	NOS（U/ml）
空白对照组	8	207.3±15.7	10.5±2.05
中药高剂量治疗组	8	186.2±13.5*	11.3±2.50*
中药低剂量治疗组	8	137.5±23.5#	8.34±1.02#
Ca-EDTA 治疗组	8	141.5±9.6#	9.36±3.65#
模型对照组	8	131.9±11.7#	8.60±1.91#

注：*与模型对照组比较，$P<0.05$；#与空白对照组比较，$P<0.05$。

5. Bcl-2、p53

在慢性铅中毒大鼠肾组织内的表达 Bcl-2 蛋白阳性标准：Bcl-2 蛋白阳性染色为位于细胞质或核膜的褐色颗粒或团块。p53 蛋白阳性标准：p53 蛋白阳性染色为位于细胞核的细小棕褐色颗粒。采用成像仪计数各组阳性率见表 45-14。

表 45-14 慢性铅中毒各组 p53、Bcl-2 表达率比较

组别	只数	Bcl-2	p53
空白对照组	8	0.213±0.046*	0.342±0.105*
模型对照组	8	0.106±0.038	0.529±0.135
中药低剂量治疗组	8	0.131±0.027	0.412±0.084*
中药高剂量治疗组	8	0.154±0.033*	0.395±0.096*
Ca-EDTA 治疗组	8	0.136±0.061	0.436±0.134*

注：*与模型组相比，$P<0.05$。

6.各组动物肾组织超微结构比较

电镜下超微结构显示：正常对照组细胞核、细胞器间隙、基底膜、线粒体等结构正常；模型对照组可见线粒体基质明显肿胀，核内包涵体及溶酶体增多，线粒体内及周围均有黑色致密圆形小体，内质网泡增多，内质网池扩张，呈网状结构；Ca-EDTA 治疗组可见核内包涵体，内质网增多，核周围有致密小体，棘不规则，双层膜消失，核糖体线粒体基质肿胀，线粒体内亦可见褐色圆形致密小体；中药高剂量治疗组可见肾小管上皮细胞质内，内质网增多，基底膜侧微粒增加，细胞器间隙稍肿胀，偶见致密小体。

三、驱铅丸对慢性铅中毒大鼠保护作用的部分机制研究

1. 驱铅丸对铅导致的氧化损伤的影响

SOD 是体内清除 O_2^- 自由基的酶，O_2^- 自由基是在机体正常代谢过程产生的一种活性氧，在体内其性质活泼并可经进一步反应生成 OH· 等自由基，后者可以攻击生物膜中不饱和脂肪酸，形成过氧化基团，从而造成机体损伤。MDA 因为是生物膜脂质过氧化的主要降解产物，其水平高低可以反映机体细胞受自由基攻击的严重程度。

本研究显示，大鼠在低剂量铅长期接触后（2 个月），血铅明显上升（$P<0.01$），超过了美国疾病控制中心（CDC）制定的铅中毒标准。此时，肝、肾、脑组织 MDA 显著升高（$P<0.01$），血浆、肝、肾组织 SOD 显著降低（$P<0.01$），提示长期的慢性铅接触可造成肝、肾、脑等组织的氧化损伤。

经过 60 天的治疗，3 个治疗组血铅含量显著降低（$P<0.01$），说明中药驱铅丸和 Ca-EDTA 均可改善血铅含量。而此时，中药驱铅丸和 Ca-EDTA 治疗组，均可明显升高大鼠血、肝、脑中 SOD 活性，并拮抗铅在血和肝、脑等脏器中对 SOD 的抑制，降低 MDA 含量，从而减轻铅对血、肝、肾、脑组织的氧化损伤，且中药高剂量组对各脏器的保护作用更为明显。

2. 驱铅丸对 NO、NOS 的影响

NOS 是铅毒作用的靶分子之一，多数研究表明，铅可致脂质过氧化损伤，导致 MDA 升高，NO 作为细胞间信息分子和类神经递质，参与多组织的功能调节，同时又具有神经细胞毒性，具有“双刃剑”作用。NO 作为一种链式阻断剂，能抑制脂质过氧化。NO 能直接清除过氧基而阻断过氧化。NO 是一种弱氧化剂，具有自由基的性质，同时又是一种抗氧化剂，能够对抗脂质过氧化性病理损伤。

铅可致大脑皮质兴奋与抑制功能紊乱，铅对人与动物学习记忆功能的影响早有报道。NO 在神经系统中起重要作用，它参与信息传递，可从局部扩散到邻近细胞，通过 cGMP 起作用。NO 兼有第二信使的作用，又是效应分子，它能激活信号传导通路，从而导致多种生理效应。从本实验结果可见，中药治疗对血铅、血 NOS 含量有显著影响，能明显改善中毒的状况。染铅模型对照组 NOS 显著低于对照组（$P<0.05$），中药治疗组 NOS 显著高于模型对照组。

3. 驱铅丸对肾脏 *p53*、*Bcl-2* 基因的影响

铅是环境中一种常见的污染物，可造成人体多器官系统的损害，肾脏是其毒性作用的靶器官之一，但铅的肾毒作用机制至今尚未完全阐明。细胞凋亡是一个主动的、固有的程序化细胞死亡方式，许多生理或病理过程都有细胞凋亡的参与和调节。细胞凋亡的发生，受到许多因素的调控，如癌基因 *Bcl-2*、*bax*、*p53*。本文研究铅对肾小管上皮细胞凋亡的诱导及相关基因的作用，观察治疗前后肾小管上皮细胞凋亡的发生情况及抑癌基因 *p53* 及细胞存活基因 *Bcl-2* 的表达，以进一步揭示铅的肾毒作用机制，为预防和治疗铅中毒提供科学依据。

在细胞对毒性因素的反应中，细胞周期限制点（cell cycle restrictive point）是维持细胞基因组完整的主要环节，*p53* 参与其中。*p53* 可激活 *p21* 和 *p27* 基因，诱导细胞停滞于 G_1/S 限

制点，使受损 DNA 有充分时间修复。

野生型 *p53* 是一种肿瘤抑制基因，在正常细胞中有低水平表达。*p53* 诱导细胞凋亡与其 DNA 结合功能及基因调控功能有关。*p53* 的生物学功能是在 G_1 期监视细胞基因组 DNA 的完整性。如果 DNA 受到损伤，p53 蛋白就使细胞停留在 G_1 期，修复后再进入 M 期；如损伤不能修复，则诱导凋亡，避免异常细胞进入细胞周期，从而发挥其维护基因组完整的作用。*Bcl-2* 属细胞存活基因，其表达可阻止 *p53* 介导的凋亡，使细胞停留在生长停滞状态。有观点认为，当 *Bcl-2* 被活化、表达升高后可以反过来下调 *p53*。

目前，*p53* 诱导凋亡的下游途径仍不完全清楚，但已发现，在 *Bcl-2* 中有 *p53* 结合元件，*p53* 与之结合，可以使 *Bcl-2* 表达下降，这可能是 *p53* 诱导凋亡的机制之一。*p53* 基因除有阻断细胞于周期检查点的作用外，还有直接诱导凋亡的功能。本实验结果提示铅可能通过 *p53* 的上调来诱导神经细胞凋亡。

本研究表明，铅可通过下调 *Bcl-2* 的表达来诱导凋亡，提示醋酸铅染毒后，使 *p53* 表达增加，进而启动 *p53* 与 *Bcl-2* 结合，使 *Bcl-2* 表达下降，进一步诱导细胞凋亡。中药制剂驱铅丸在慢性铅中毒的治疗过程中，能提高肾小管上皮细胞 *Bcl-2* 的表达，而达到对慢性铅中毒导致的肾脏细胞损害的保护作用，且优于西药。

4. 电镜结果

核内包涵体是铅对肾脏病理性改变中最敏感的指标。核内包涵体有一不定形状的致密核心，是由铅和蛋白质组成的复合体，周围伴有放射状的纤维结构，细纤维结构与染色质颗粒明显不同。已知铅很大部分累积在近曲小管，较其他部分（如肾小球、远曲小管和集合管）为多，核内包涵体在近曲小管第二段最多。Mitchell 报道，当动物给予 0.1%醋酸铅溶液时，在四周肾近曲小管上皮细胞内才出现核内包涵体，心内注射铅 6h 后即可见核内包涵体，因此，核内包涵体出现的时间与肾铅浓度有关。

Valverde 等认为包涵体的生物学意义是，能对铅引起的细胞中毒影响起保护作用，因此不仅在肾小管上皮细胞，而且在肝细胞和骨髓细胞内亦可见到包涵体，在 250ppm 及 400ppm 剂量组的线粒体内及其周围发现圆形褐色致密小体（嗜锇颗粒）。

MurakMi 报道，在 12 周大剂量组铅中毒动物内发现这种结构非常硬，用力才能切开，其主要由铅和钙组成，是大剂量或长期接触铅的结果。大量接触铅的工作人员是否可引起泌尿器官结石，尚无报道，临床上发生铅绞痛是否与此有关，尚待研究。

线粒体基质肿胀是经常发生的，而且和剂量呈正相关。大剂量组线粒体改变不甚明显，仅见内质网增多。中剂量线粒体肿胀则较明显，棘不规则，双层膜消失。小剂量组线粒体基质肿胀更加明显，棘减少，同时双层膜消失，内质网池也明显扩张。细胞器间隙随剂量增加而膨胀，特别在基底部分形成空泡聚集呈筛板状结构，其中为絮状的蛋白样物质。细胞器间隙水肿膨胀，可能影响这些细胞离子和渗透性平衡功能失调。文献报道，溶酶体增多，细胞质物质被溶酶体吞饮和消化，形成大的含有碎片的溶酶体，最大达 3.10mm。细胞质内溶酶体活动的大量增加，是铅在上皮细胞内代谢的结果。

本实验表明，接触一定剂量铅后，肾小管上皮细胞的超微结构已有变化。大鼠肾近曲小管上皮细胞内出现核内包涵体，内质网及溶酶体增加，线粒体基质肿胀，棘减少，双层膜消失，并出现嗜锇颗粒等。

综上所述，驱铅丸具有如下特点：①能同时降低模型动物血铅、骨铅含量（在改善骨铅含量上优于 Ca-EDTA），Ca-EDTA 在降低铅含量的同时，血液、脏器中的锌、钙元素含量也降低，而驱铅丸没有这种现象（差异有显著性）；②从抗氧化损伤的机制上可以解释驱铅丸对铅引起的组织损伤的保护作用；③驱铅丸能减轻铅导致的肾组织细胞凋亡，从而减轻肾组织损伤；④超微结构的改变能证明驱铅丸对铅导致的肾组织损伤的保护作用。

第四十六章　伸秦颗粒对高尿酸血症小鼠的影响

一、材料与方法

1. 动物

SPF 级昆明小鼠 110 只，雄性，（20±2）g，由湖北省疾病防控中心提供（实验动物饲养许可证号：SCXK［鄂］2003-2005），饲养于武汉市第一医院 SPF 动物实验室。造模前适应环境 1 周，整个实验过程中自由摄食和饮水。

2. 药品、试剂与仪器

（1）药品

1）造模药品：腺嘌呤（购自上海悠祥生化试剂有限公司，批号为 20080123）；乙胺丁醇（购自武汉中联集团四药药业有限公司，批号为 070801）；酵母膏（购自北京奥博星生物技术有限责任公司，批号为 20070906）。

2）治疗药品：伸秦颗粒，由伸筋草颗粒、车前子颗粒、秦皮颗粒、络石藤颗粒组成（购自江阴制药厂，其组成批号分别为：伸筋草颗粒 0807114、车前子颗粒 0807021、秦皮颗粒 0808046、络石藤颗粒 0804104）；别嘌呤醇（购自广东彼迪药业有限公司，批号为 20080305）；苯溴马隆（购自宜昌长江药业有限公司，批号为 071101）。

（2）试剂：尿酸试剂（氧化酶法）（购自上海科华东菱诊断用品有限公司，批号为 20080312），黄嘌呤氧化酶（XOD）测试盒（购自南京建成生物工程研究所，批号为 20080729），腺苷脱氨酶（ADA）测试盒（购自南京建成生物工程研究所，批号为 20080729）。

（3）仪器：TU—1800S 紫外可见分光光度计；Certrifuge B4i 离心机；PL402-L 电子分析天平；Axioskop40 光镜。

3. 实验方法

（1）模型制作：本次实验的预实验是参照文献，采用加速尿酸合成、抑制尿酸排泄和进食大量高嘌呤食物相结合的方法，给予小鼠腺嘌呤、乙胺丁醇和酵母膏灌胃，结果第 21 天时血尿酸高于空白组（$P<0.05$），有显著性差异，证明用此方法造模成功。用此方法继续灌胃，到第 26 天时，血尿酸仍高于空白组（$P<0.05$），有显著性差异，证明此造模方法可以使小鼠血尿酸持续升高 26 天。而且，此方法对小鼠肾脏的损坏较小。

（2）分组及给药方法：随机分为 5 组，空白组 15 只，模型组 29 只，伸秦颗粒组 22 只，别嘌呤醇组 22 只，苯溴马隆组 22 只。除空白组灌胃生理盐水外（50ml/kg，1 次/天）；其余各组均灌胃腺嘌呤 100mg/kg、乙胺丁醇 250mg/kg、酵母膏 15g/kg 的混合物 1ml，每日 1 次，连续 26 天给药；同时给药治疗（1ml/d 灌胃），伸秦颗粒组按 50g/（kg・d）灌胃给药；别嘌呤醇组按 40mg/（kg・d）灌胃给药；苯溴马隆组按 20mg/（g・d）灌胃给药。

4. 观察指标

（1）血尿酸的检测：第 26 天，将小鼠禁食 5h 后，眼球取血，室温下自然凝固 1h，再

3500×g 离心 10min，取上清液，检测血尿酸。

（2）黄嘌呤氧化酶（XOD）和腺苷脱氨酶（ADA）活性的测定：4℃下快速取出小鼠肾脏，称重后加入 5 倍体积的 80mmol/L 的磷酸盐缓冲液，在冰浴中充分匀浆，4℃3000×g 离心 10min，取上清液 4℃ 10 000×g 离心 60min，取上清液采用分光光度法测定 XOD 和 ADA 的活性。

（3）组织学送检：取各组小鼠肾脏，用 4%多聚甲醛浸泡固定，石蜡包埋切片，经 HE 染色，封片后光镜下观察。根据其纤维增生的程度分为Ⅲ级。Ⅰ级：肾小管上皮细胞有灶性水肿，间质有炎症细胞浸润，病变范围≤15%；Ⅱ级：肾小管上皮细胞有小片性水肿，间质有炎症细胞浸润，有脓尿、蛋白尿、尿酸结晶形成，病变范围＞15%，≤50%；Ⅲ级：肾小管上皮细胞有片状水肿，间质有炎症细胞浸润、轻度纤维化，有脓尿、蛋白尿、尿酸结晶形成，病变范围＞50%。

5. 统计分析 用 SPSS 13.0 统计软件处理，多组间用方差分析比较，两组间采用 t 检验。

二、结　果

（1）治疗后各组小鼠血尿酸的比较：模型组与空白组有显著差异（$P<0.01$）；证明造模成功。伸秦颗粒组、别嘌呤醇组和苯溴马隆组与模型组有显著差异（$P<0.01$），证明治疗药物有效。伸秦颗粒组的血尿酸值与西药组比较，无明显差异（$P>0.05$），见表 46-1。

（2）治疗后各组 XOD 和 ADA 活性比较：模型组 ADA 的活性高于空白组，证明造模成功。伸秦颗粒组 ADA 的活性与空白组比较无显著差异（$P>0.05$），与西药组比较有显著差异（$P<0.01$），证明伸秦颗粒组抑制 ADA 的活性效果优于其他治疗组。从 XOD 活性来看，伸秦颗粒的 XOD 活性低于模型组和其他治疗组，与模型组比较有显著差异（$P<0.01$），与西药组比较有显著差异（$P<0.05$），证明其抑制 XOD 活性的作用优于其他治疗组，从而抑制尿酸生成，见表 46-1。

表 46-1　各组小鼠血尿酸、血清 XOD 和 ADA 活性的比较（$\bar{x}\pm s$）

组别	血尿酸（μmol/L）	ADA 活性（U/mgprot）	XOD 活性（U/L）
空白组	573±173△△	0.347±0.141	7.106±0.894
模型组	915±314	0.434±0.132	7.789±0.639
伸秦颗粒组	458±109△△**	0.344±0.081*△	6.526±1.359#▽
别嘌呤醇组	536±148△△	0.556±0.214	7.333±1.13
苯溴马隆组	525±104△△	0.502±0.142	7.324±1.112

注：**与西药组比较，$P>0.05$；*与空白组比较，$P>0.05$；△与西药组比较，$P<0.01$；△△与模型组比较，$P<0.01$；#与西药组比较，$P<0.05$；▽与模型组比较，$P<0.01$。

（3）肾小球、肾小管-间质的病理改变：模型组可见肾小管上皮细胞有片状水肿，间质有炎症细胞浸润、轻度纤维化，病变范围＞50%；伸秦颗粒组及西药组病变程度较模型组轻，肾小管上皮细胞有灶性水肿，间质有炎症细胞浸润，病变范围＜15%，见图 46-1。

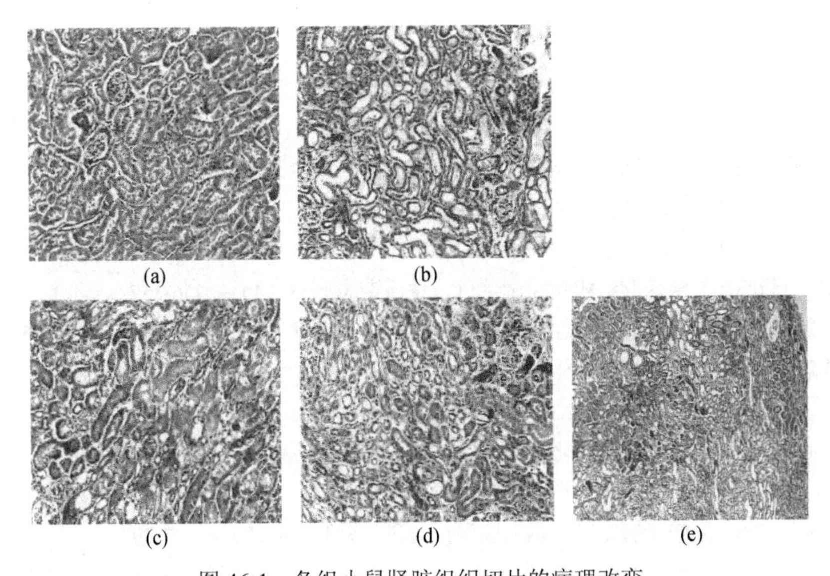

图 46-1　各组小鼠肾脏组织切片的病理改变

（a）空白组；（b）模型组；（c）伸秦颗粒组；（d）别嘌呤醇组；（e）苯溴马隆组

三、讨　论

腺嘌呤是一种含氨杂环嘌呤类化合物，其最终代谢产物是尿酸。当给大鼠灌胃腺嘌呤后，体内合成尿酸的底物——磷酸核糖焦磷酸和（或）谷酰胺增加，另外，谷酰胺磷酸核糖焦磷酸转移酶及黄嘌呤氧化酶的活性也可能增加，使尿酸合成加速。尿酸在血中呈过饱和状态而形成结晶，沉积于肾间质及髓质，刺激局部，引起肾小管间质化学炎性反应，间质可见炎性细胞浸润及纤维化。乙胺丁醇抑制尿酸排泄，增加尿酸在体内的蓄积，从而提高血尿酸浓度。酵母含有丰富的蛋白质、核苷酸、B 族维生素等，在体内充分水解能产生含氮的有机碱（包括嘌呤碱类、嘧啶碱类）和磷酸，当大剂量的酵母进入体内后，能干扰机体正常的嘌呤代谢，致嘌呤代谢紊乱，其主要表现为黄嘌呤氧化酶活性增加，加速了尿酸的生成，从而产生大量尿酸。

本次实验的预实验是参照文献进行的，采用加速尿酸合成、抑制尿酸排泄和进食大量高嘌呤食物相结合的方法，给予小鼠腺嘌呤、乙胺丁醇和酵母膏灌胃，结果第 21 天时血尿酸高于空白组（$P<0.05$），有显著性差异，证明用此方法造模成功。之后用此方法继续灌胃，到第 26 天时血尿酸仍高于空白组（$P<0.05$），有显著性差异，证明此造模方法可以使小鼠血尿酸持续升高 26 天。由于此方法对小鼠肾脏的损坏较小，故决定用此造模方法进行正式实验。别嘌呤醇可以抑制黄嘌呤氧化酶，减少尿酸的生成。苯溴马隆抑制肾小管回吸收尿酸的作用强，从而促进尿酸的排泄。

从本次实验来看，使用的造模方法是成功的，伸秦组方对血尿酸、XOD 和 ADA 活性的影响也很显著，其抑制 XOD 和 ADA 的活性效果优于其他治疗组，从而抑制尿酸生成，具有良好的抗高尿酸血症作用。从经 HE 染色的组织切片来看，伸秦组方能减轻高尿酸血症对肾脏超微结构的损伤，抑制肾间质纤维化，减轻疾病病变的进展程度，延缓疾病的自然过程，具有良好的肾脏保护作用。

参考文献

陈芳，梅璇，2001. 痛风的中医药治疗概况 [J]. 现代中西医结合杂志，12（9）：93.

段富津，1999. 方剂学 [M]. 6 版. 上海：上海科学技术出版社：25-26.

高学敏，2004. 中药学 [M]. 北京：中国中医药出版社.

管竞环，2012. 中药归经与疾病归经相关探讨 [J]. 中医杂志，53（4）：356-357.

管竞环，李恩宽，1990. 植物类中药四性与无机元素关系的初步研究 [J]. 中国医药学报，5（5）：40.

管竞环，李恩宽，1998. 中医药理论量化与微量元素 [M]. 武汉：湖北科学技术出版社.

侯家玉，2002. 中药药理学 [M]. 北京：中国中医药出版社：71.

胡安明，毕志明，李萍，2004. 怀牛膝化学成分的研究 [J]. 江苏药学与临床研究，12（3）：18-19.

江苏新医学院，1977. 中药大辞典 [M]. 上海：上海人民出版社.

蒋季杰，钱桐荪，1981. 尿酸肾病 [J]. 国外医学：内科学分册，8（7）：293-297.

李丽萍，杜雪荣，徐慧宁，等，2005. 活血化瘀法及其方药治疗慢性肾小球肾炎进展 [J]. 吉林大学学报（医学版），31（3）：482.

李丽英，王海燕，1995. 黄芪当归对肝脏和肾功能的保护作用 [J]. 中华肾脏病杂志，11（6）：372-373.

刘德清，2002. 尿酸性肾病辨治体会 [J]. 中国中医急症，11（3）：229.

刘强，牟洪波，刘元禄，2007. 中药车前子对小鼠气囊滑膜炎细胞因子 TNF-α及 IL-12 影响的实验研究 [J]. 中华中医药学刊，25（4）：818.

刘毅，2000. 管竞环运用“黑、淡、虚、瘀、浊”辨治慢性肾衰的经验 [J]. 中医杂志，7（11）：59-61.

刘毅，2002. 管竞环诊治水肿的思路与方法 [J]. 湖北中医杂志，24（6）：14-15.

刘毅，马威，吴文莉，等，2000. 坚肾合剂对 Adenine 所致 CRF 大鼠血 NO、NOS 及 TNF-α的影响 [J]. 中国实验方剂学杂志，6（1）：28-30.

刘毅，薛沙，2001. 管竞环诊治慢性肾炎血尿的经验 [J]. 辽宁中医杂志，1（1）：14-15.

马威，管竞环，2008. 中医内科疾病用药归经的分析思考 [J]. 中国中医基础医学杂志，14（3）：209-210.

陶兴，孙伟，2008. 浊毒理论在慢性肾衰竭中的应用及治疗策略 [J]. 辽宁中医杂志，35（10）：1495-1496.

汪国松，杨亚滨，李潘，2007. 秦皮的研究进展 [J]. 国外医药·植物药分册，22（3）：38.

王海燕，2008. 肾脏病学 [M]. 3 版. 北京：人民卫生出版社：1815.

王彤，2006. 管竞环论“辨疾病归经”在肾病临床中的应用 [J]. 湖北中医学院学报，8（4）：45-46.

王彤，马威，聂祥志，等，2011. 管竞环论肾系疾病辨证论治选药组方筛选法 [J]. 中国中医药信息杂志，18（9）：98-100.

魏练波，刘冠贤，叶任高，1997. 肾脏病临床备要 [M]. 北京：人民卫生出版社：171.

奚九一，2001. 因邪致瘀、祛邪为先——论脉管病的诊断思想与方法 [J]. 上海中医杂志，35（6）：4-6.

薛莎，朱琼洁，马威，2010. 伸秦组方对高尿酸血症小鼠的影响 [J]. 中国药物经济学，2：87-91.

张建胜，王雪梅，高云清，2008. 伸筋草提取物体外清除活性氧自由基及抗氧化作用研究 [J]. 云南中医中药杂志，29（3）：38.

张英，刘毅，薛莎，等，2001. 在辨证指导下根据中药钙磷比值选药治疗慢性肾功能衰竭的实验研究 [J]. 中国中医基础医学杂志，7（3）：168-172.